常见疾病针灸推拿与康复

主编 周坤 魏洪升 王丁磊
武长虹 王颖达 刘瑞玲
梁小龙

黑龙江科学技术出版社
HEILONGJIANG SCIENCE AND TECHNOLOGY PRESS

图书在版编目（CIP）数据

常见疾病针灸推拿与康复 / 周坤等主编. --哈尔滨：
黑龙江科学技术出版社，2023.2
ISBN 978-7-5719-1776-0

Ⅰ. ①常… Ⅱ. ①周… Ⅲ. ①针灸疗法②推拿③中医
学－康复医学 Ⅳ. ①R24②R247.9

中国国家版本馆CIP数据核字（2023）第031419号

常见疾病针灸推拿与康复
CHANGJIAN JIBING ZHENJIU TUINA YU KANGFU

主　　编	周　坤　魏洪升　王丁磊　刘瑞玲　武长虹　王颖达　梁小龙
责任编辑	项力福
封面设计	宗　宁
出　　版	黑龙江科学技术出版社
	地址：哈尔滨市南岗区公安街70-2号　邮编：150007
	电话：（0451）53642106　传真：（0451）53642143
	网址：www.1kcbs.cn
发　　行	全国新华书店
印　　刷	黑龙江龙江传媒有限责任公司
开　　本	787 mm×1092 mm　1/16
印　　张	29
字　　数	733千字
版　　次	2023年2月第1版
印　　次	2023年2月第1次印刷
书　　号	ISBN 978-7-5719-1776-0
定　　价	198.00元

前 言
FOREWORD

　　针灸和推拿是中医学的重要组成部分，经过几千年来历代医家的临床研究与实践，形成了独具特色的理论体系。其临床疗效显著、安全，鲜少有不良反应，又有一定强身健体的效果，为全人类的健康事业作出了不可磨灭的贡献。在科学技术高速发展的今天，针灸推拿学通过与现代化科学技术结合，将疾病的诊治与康复融为一体，实现了多学科之间的交叉渗透、相辅相成。作为从事现代针灸推拿的医务人员，不仅要继承传统医学中的宝贵经验，还应掌握现代科学赋予针灸推拿的新内涵，以求更好地为患者服务。为此，我们特组织人员编写了《常见疾病针灸推拿与康复》一书。

　　本书共十七章，首先讲述了经络、腧穴、针灸推拿检查方法、针法、灸法、推拿治疗手法的内容，而后系统地阐述了各科病证的针灸推拿治疗，包括急性病证、神经科病证、呼吸科病证、消化科病证、泌尿生殖科病证、风湿免疫科病证、骨科病证、外科病证、妇科病证及儿科病证。本书对疾病的辨证以脏腑为要，其他辨证为辅，以辨病证的不同证候；施治部分包括治则治法、选穴处方、其他疗法等。本书在编写上吸取了近年来针灸推拿学成熟的临床经验，以临床应用为前提，辨证与辨病相结合，突出了临床诊断的准确性和治疗的针对性。可广泛适用于针灸专业医生、社区医生及基层医生。

　　由于本书编者较多，每位编者的特点、撰稿及文笔不尽一致，加之时间仓促，书中难免会有不足和错误之处，恳请广大读者给予批评指正。

《常见疾病针灸推拿与康复》编委会

2022 年 9 月

目 录
CONTENTS

第一章

绪　论

第一节　中医的特点

一、整体观念

中医治病，是从整体着眼的。首先把人体内脏和体表各组织及器官之间的关系，看作是不可分割的，同时还认为环境的变化对人体生理和病理有着重大的影响。因此，强调人体内部的统一性，也重视人体和外界环境的统一性。于是，在临证上总是从全面考虑问题，不单从有病的局部着想，并观察季节、气候和水土，注意患者的情绪和生活习惯等。这种整体观念是中医治病的基本观念，现在分几个方面来说明。

（一）人体的整体性

中医认为人体各部都是有机联系着的。首先把十二内脏看成十二种功能，称作"十二官"；又分为六脏、六腑，从作用上把一脏一腑分别结合，称作"表里"。这种内脏的归纳划分，不等于各自为政，恰恰相反，而是把生理活动或病理变化，理解作相互之间有不可分割的关系。这种关系不仅表现在脏腑，同时表现在脏腑和形体的各组织各器官方面。例如，心主脉、主舌，肝主筋、主目，脾主肉、主口，肺主皮毛、主鼻，肾主骨、主耳；再如脾主四肢，肾司二便，等等，都是说明脏腑的功能和脏腑与形体的关系。更重要的，通过经络有系统地分布全身，循环往复，成为体内和体表的联络路线，这样，使人体在功能上保持内外相关的整体。正因为如此，治疗上关于内脏的病，不单治一脏，甚至不医治有病的一脏，而从其他内脏进行治疗得到痊愈，如胃病兼治脾脏，肺病可从治脾胃着手，以间接增强肺脏的抵抗力。尤其显著的，形体局部的病症，往往采取治内脏的办法来治愈，如风火红眼用清肝方法，虚火牙痛用温肾方法；又如脱疽（能使十个足趾零落），现代医学多用截除手术，中医用活血温经方法收到良好效果。此外，如皮肤病、肿疡、溃疡等外症，中医大多用内服药来消散或排脓、收口。

（二）人体和气候

大自然的一切，特别是生物的生存和发展，直接受到客观环境的影响。中医十分重视这个关系，认为人体健康和气候不能分开，必须和自然环境相适应才能无病和长寿。因而，从一年中找出春温、夏热、秋凉、冬寒等四季的特性，以及四季里的风、寒、暑、湿、燥、火等六种不同气候的变化规律,并指出应该怎样适应客观环境的方法和违背气候变化后可能招致的疾病。还根据这些原则,分析演绎出诊断和治疗等方法。例如,非其时而有其气,即春应温而反寒或热,就是不正之气,称作"虚邪贼风"。这些不正之气,必须及时回避。至于四时气候有规律的变化,这对人体是有利的,称为"正气"。因此,常常利用春、夏、秋、冬四季的气候正常转变来调养和治疗疾病。举个浅显的病例来说,老年人常见的痰饮咳喘,春夏轻减,秋冬加重,原因是脾肾阳虚,湿浊凝聚为痰,临证上常用温药调养,并且主张利用夏季阳气最旺的时期来调理预防。又如血虚肝阳旺的患者,到了春天容易发作头晕、脑胀、目眩、耳鸣、精神疲倦等症。这种症状的发生是和气候息息相关的,故在冬季给予滋补,可以防止发病的机会。从这些例子中可以理解到中医对于养生和治病,密切注意内外环境的相互适应。

(三)人体与地土方宜

不同的水土,不同的生活习惯,可以产生不同的疾病。我国幅员广阔,西北地区气候寒冷,地高多燥,东南气候温和,地卑多湿。因而不同地区常有不同的病症。此外,对一般病的治法和用药及药量,南北方也有出入。中医常说,因时制宜、因人制宜、因地制宜,便是这个意思。

(四)其他

禀赋的强弱,形体的肥瘦,情绪的愉快、忧郁、急躁,以及精神刺激等,中医也是非常注意的,认为与疾病的发生和发展很有关系,在治疗时必须顾及。如强者耐受重药,体弱者不宜重剂;体丰肥者多湿多痰,瘦者多阴虚内热。这些虽然不是刻板的,但一接触具体病症,就有很现实的参考价值。

中医的理论体系,是在整体观的基础上建立起来的。从整体观念出发,中医在临症上有两个突出点就是:其一,不仅仅着眼于疾病的局部症状而忽视其他部分所受到的影响;不因重视某一发病因素而忽视因此引起的其他因素。同时,在及时治疗之外,还利用季节来进行防治。例如,咳嗽是一个肺脏疾病,经久不愈可以影响到心脏而兼见心痛,喉中介如梗状,咽肿喉痹;或影响到肝脏而兼见两胁下痛,不能转动,转动则两胁胀满,也能影响到胃而呕吐,或影响到膀胱而咳时遗尿,称作心咳、肝咳、胃咳和膀胱咳,治法就各有不同。又如一个气郁病,或引起肠胃疾病,或妇女适值月经来潮而引起腹痛,必须兼顾肠胃和调经。还有如风湿性痹痛趁伏天治疗,肺痨病趁秋凉治疗,疗效都比冬季或夏季为优,这是由于病的性质和脏气的性质适宜于炎热和秋凉的关系。其二,认识到病和患者是不可分开来看的,每一个病都应从两面着想,一面是病邪,一面是正气,即患者的抵抗力和恢复能力。因而一面要祛除病邪和改善病况;另一面要调理患者的生理机能,增强其自然的抵抗力,帮助恢复健康。这就提出了"扶正"和"祛邪"两种治法,及"邪去则正自复,正充则邪自却"的两种战术方法。不难体会,疾病的过程就是正和邪两个方面矛盾斗争的过程,当邪气退却,正气进入恢复的阶段,这一斗争才算结束。邪正的斗争,有急有缓,有长有短,虽然因病因人而异,主要是决定于疾病发展过程中正和邪双方力量的对比。正气战胜邪,就走向痊愈,邪气战胜正,就导致病重。所以,中医在未生病时重视避邪,既受邪时又急于祛邪,但同时不忽视扶正,在某些情况下,还把扶正作为主体。这是中医整体观念的概况,说明这一观念是贯彻在生理、病理、诊断和治疗各个方面的。要进一步明白这些道理,必须学习《黄帝内经》,它是中医理论的渊薮,一直在指导中医实践。

二、辨证论治

辨证论治为中医普遍应用的一个诊疗规律,从认识病症到给予治疗,都是依靠这个规律来完成的。辨证论治是综合理、法、方、药作为基础,离开了这个基础就无法进行。它是有理论有法则,理论和实践相结合的。

辨证论治的意义:辨,就是分析、鉴别,症,就是症状、现象,论,就是讨论、考虑,治,就是治疗的方针。症和治是现实的;辨和论是灵活的,要通过分析和思考的。前人告诉我们,有是症,用是法,用是药。究竟凭什么来认识这个症,以及凭什么用这种法和这类药,就需要下一番辨和论的功夫。疾病的发生必然有某种因素,某种因素就表现出某种症状,离开症状是无从辨别疾病的性质。同时仅仅注意症状也还不可能全面了解病情,有时症状的表现不一定反映真相,中医称之为"假象",这就要求必须做到细致地辨证。总的说来,辨证,就是从疾病过程中找出疾病的客观规律,务使求得症状和病因的统一。引用辨证法的词句来说,就是"本质决定现象,现象表现本质"。故中医治病有一定步骤,观察症状,决定病因,商讨治法,然后处方用药。因而,中医对任何疾病在没有辨明症状以前,是无法确定治法,更谈不到处方用药。辨证论治的重要性就在于此。

症状是病邪作用于人体所发生的反映,它反映着病邪的性质和生理机能的强弱。在症状的表现上,从细小到显露,从表面到深层,可以鉴别发病的因素和生理病理的状况,可以随着症状的消失和增添,探知病邪的进退及其发展方向。

病因以六淫和七情为主,也就是外感和内伤两大病类的主要因素。比如《黄帝内经》里指出,风邪使人眩晕、抽搐,热邪使人痈肿,燥邪使人口渴、皮肤枯裂,寒邪使人浮肿,湿邪使人腹泻,又指出恼怒使人气上逆,喜乐使人气舒缓,悲哀使人气消索,恐惧使人气下沉,惊吓使人气机混乱,思虑使人气结聚。这些都是从症状来观察六淫、七情的变化的。任何一个病没有无原因的,病因是发病的根源,能直接伤害人体引发各种症状。中医所说的病因,主要包括人体正气和病邪两方面,即从病体全面来观察,病邪固然是病因,但本身机能衰弱或亢奋,也是病因。

症状是辨证的主要对象,如何辨认对象,就需要确切的诊断。中医诊断分望色、闻声、切脉和询问,目的是在观察和分析症候,也就是把症状联系起来,分出主症、主脉,这样,才能正确地掌握病情,不为或有的假象所蒙混。所以诊断的要点,除了听取患者的主诉症状以外,还应客观地从多方面来观察其他有关症状,以推索病因。因为症状是病因的反映,但是不能单看肤浅的现象,必须看到它隐藏的一面,还要看到下一阶段的发展趋向。总之,必须看到真实的一面,不能为假象所迷惑。这就不能单靠主诉的自觉症状来决定诊断,需要进一步地辨证,如有些疾病依据一般症状已能作出初步的印象,但经过深入分析后,又往往能否定初步印象。比如患者嚷着内热口燥,并有发热、头痛等症状,一般可以认作温热病,但如果仔细地诊察一下,发现患者虽渴不欲饮,饮后觉胀,并且喜喝热水,便可断定口渴是假象,不是真正内热。于此可见辨证在确诊上的重要性。一个病的症状有简单的,也有复杂的,复杂并不等于杂乱无章,只要明白症状的相互关系,加以分析归纳,就能发现它的前因后果,来龙去脉,从而获得全面的正确的认识。

中医辨证,客观地从疾病发生和发展情况来肯定体内的矛盾,它包括正面和反面,指出了矛盾在每一疾病所呈现的普遍性和特殊性,成为具有实在内容的认识方法。至于治疗,就是针对辨证的结果定出方针,根据方针来处方用药。

论治,应该掌握三个方面,即病因、病症和病的部位。例如,辨证上明确了病因是停食,它的病症是脘腹胀满,病的部位是在肠胃,在论治上就以宽中、消食为方针,选用催吐、消运或通大便的药物来治疗。又如经过辨证确认病因是血虚,它的病症又是头晕、心悸、惊惕不安,病的部位是在心肝两经,那么论治就以滋补心营肝血为主,结合潜阳、安神等镇静方法。在这里可以看到"辨证"和"论治"是连贯的,基本的要求在于根据具体情况,灵活运用。

以上所谈的是辨证论治的意义和方法。至于辨证的法则,有依据六经来辨的,有的依据三焦来辨的,最重要的是根据阴、阳、表、里、虚、实、寒、热八纲。八纲的意义是先把阴阳分为正反两方面,再以表里来测定病的部位,虚实来测定病的强弱,寒热来测定病的性质。把各方面测定的结果联系起来,就有表寒实症、里热虚症等不同病型,也就是包括了上面所说的病因、病症和病的部位在内。临床辨证是极其细致的工作,症状的出入,就是病情在变化,有时看来似乎极微的变化,而病的趋势却已改变。比如发热是一个常见症状,但是在临床上必须弄清楚以下一系列的问题:有否怕冷? 有否汗出? 热到什么程度? 汗出后是否怕冷消失、热势下降? 热势下降的同时是否脉象也跟着平静? 有没有汗出后怕冷消失而热势反增,或热渐下降而汗出不止,或忽寒忽热一天中反复往来等情况? 还必须观察有没有神志不清? 有没有口渴,真渴还是假渴? 有没有大便闭结或腹泻? 有没有头痛、身体疼痛、咳嗽等症状? 以及一天中热势升降的时间、脉象、舌苔如何?对于一个发热症状所以要了解得这样仔细,是因为在发热的同时,如有其他不同的症状加入,诊断就不同,治疗也不同;另一方面,通过如上的鉴别,就可以求得表里、虚实、寒热的病情,借以定出治疗的方针。比如发热而怕冷、头痛、身体疼痛、无汗,此为伤寒病初期,用辛温发散法;倘咳嗽,有汗或无汗,是伤风症,用宣肺祛邪法;倘有汗、口渴,是风温病初期,用辛凉清解法;倘不怕冷,高热稽留,是阳明热症,用辛寒清热法;倘日晡热势更剧,大便闭结,为胃家实症,用苦寒泻下法;倘大便泄泻,为协热利症,用表里清解法;倘寒热往来,一日数次,为少阳病,用和解退热法;倘舌红,神志不清,为热入心包症,用清心凉营法。其他如热降而汗出不止,须防亡阳虚脱等。这些说明了辨证是要分辨疾病的性质,明确疾病的性质才能论治,否则失之毫厘,谬将千里。然而辨证并非到此为止,因为邪正相搏往往是一个很复杂的病理过程,在这过程里由于邪正消长和体内各部分互相影响的关系,会使症情随时转变,形成疾病在发展过程中的阶段性。这样不仅在初病时要辨证,在发展的每一阶段也要辨证。概括地说,论治先要辨证,不辨证就无从论治。所以有人问治咳嗽用什么药? 虽然明知是肺脏疾病,但如果不了解具体症状,便无法答复;再如有人问口干能不能用石斛? 明知石斛可治口干,在未辨清属于哪一种口干以前,同样不能回答。因此,辨证论治是中医诊疗的基本法则,它的精神实质是理法方药相结合的一套治疗体系。

(王丁磊)

第二节 基本学说

一、阴阳

阴阳学说是古人在观察自然现象中归纳出来,用以解释自然现象的一种思想方法。前人发现万物万象都有正反两种属性,这种属性是对立而又统一的,普遍存在于一切事物中,就创立了阴阳学说,用阴阳这个名词来代表一切事物中所存在着的对立统一的关系。如天为阳,地为阴;日为阳,月为阴;昼为阳,夜为阴;火为阳,水为阴等,并用相反相成、对立统一的道理去解释宇宙间一切事物的变化。中医用阴阳学说来说明医学上的基本问题,从而成为中医理论的思想体系,它贯穿在中医学中的生理、病理、诊断、治疗和药物等各个方面,构成了一整套合乎客观实际的医疗方法,灵活地指导着中医的临床实践。

在生理方面：中医认为人体的生理也能用阴阳学说来加以解释。一般地说，阳的性质属于动，阴的性质属于静；阳有保卫体表的能力，阴有保守内部精气的作用。故在生理上，以阳代表体表皮毛、肌肉、筋骨等，以阴代表体内脏腑；并以五脏主藏精气为阴，六腑主司消化传导为阳。又从位置上分：上焦为阳，下焦为阴；外侧为阳，内侧为阴。从物质和功能上分：血为阴，气为阳；体为阴，用为阳。每一处都存在着阴阳的属性，用以说明生理的特有的性质和特殊的功能。

在病理方面：根据发病的部位和性质，区别表证属阳，里证属阴；热证属阳，寒证属阴。凡是机能衰弱，如少气、懒言、怕冷、疲倦、不耐劳动等多为阳的不足；物质的损失，如贫血、萎黄、遗精、消瘦等多为阴的不足。因而把一般症状分作四个类型：阳虚、阴虚、阳盛、阴盛。指出阳虚的外面应有寒的现象，阴虚的里面应有热的现象；相反，阳盛的外面应该热，阴盛的里面应该寒。比如阳盛的症状为发热、口干、呼吸粗促、胸中烦闷；阴盛的症状为怕冷、四肢不温，甚至战栗；但有时阴虚的也能发生脉数、狂妄等类似热证；阳虚的也会有腹内胀满等类似寒证。概括地说，一切亢进的、兴奋的、有热性倾向的都归阳证，衰弱的、潜伏的、有寒性倾向的都归阴证。推而至于外科，阳证多是红肿发热，阴证多是白陷不发热。

在诊断方面：如以脉诊来说，分有六个纲要，即在至数上分迟和数，体状上分浮和沉，动态上分滑和涩。数、浮、滑属于阳，迟、沉、涩属于阴；阴脉多见于阴证，阳脉多见于阳证。以舌诊来说，舌质的变化属于血液的病变，色见红、绛，乃是血热属阳，色淡或青，乃是血虚或血寒属阴；舌苔的变化多系肠胃的病变，燥的黄的属阳，潮的白的属阴。所以《黄帝内经》上说："善诊者，察色按脉，先别阴阳。"

在治疗方面：表证用汗法，里证用下法，寒证用温法，热证用凉法，都含有阴阳的意义。主要是阳胜则阴病，阴胜则阳病；阳胜则热，阴胜则寒，重寒能现热象，重热能现寒象。所以，《黄帝内经》提出了"阳病治阴，阴病治阳；从阴引阳，从阳引阴"等大法。

在用药方面：中药的药性主要是分别气味。一般以气为阳，味为阴。气又分四种，寒、凉属阴，温、热属阳；味分五种，辛、甘属阳，酸、苦、咸属阴。故附子、肉桂、干姜等具有辛热性味的称作阳药，能升能散；黄连、银花、龙胆草等具有苦寒性味的称作阴药，能降能泻。此外，有芳香健胃作用的如砂仁、豆蔻等，也叫作阳药，有滋养肝肾作用的如首乌、地黄等，也叫作阴药。

这里顺便提一下，因为中药的药理，就是中医基本理论在中药学上的运用，所以，要深明中药的气味，必须首先了解中医的阴阳学说，然后才能结合辨证恰当地用药。

《黄帝内经》说："阴阳者，数之可十，推之可百；数之可千，推之可万……然其要一也。"这说明不论事物的巨细，只要有对立统一的关系存在，均可运用阴阳来解释。故在中医学中就有阴中之阳、阴中之阴、阳中之阳、阳中之阴的进一步分析，也就是在阴和阳的里面再分出阴阳来。例如一天之内，白昼是阳，夜间是阴；白昼又分上半天是阳中之阳，下半天是阳中之阴；上半夜是阴中之阴，下半夜是阴中之阳。又如以脏腑来说，则六腑是阳，五脏是阴；五脏中间则心、肺为阳，肝、脾、肾为阴；再分心为阳中之阳，肺为阳中之阴，肝为阴中之阳，肾为阴中之阴，脾为阴中之至阴。在药物气味方面同样如此：气为阳，味为阴；味厚的为阴中之阴，味薄的为阴中之阳；气厚的为阳中之阳，气薄的为阳中之阴。这样的分析是从客观实际中总结出来，又回到客观实践中证实了的。举个虚汗的例子来说，白天是阳盛的时间，假如白天自汗，就认作阳虚，因为白昼属阳，用黄芪、附子一类补气补阳药去制止它；在夜间自汗，就认作阴虚，因为夜间属阴，用地黄、山萸一类补血养阴药去制止它。又如找不到原因的发热，而发热又有一定时间的，在夜间发作的多用补阴药，称为养阴退热法；白天发作的多用补阳药，称为甘温除热法。由此可见，阴阳学说在中医学中是深入浅出的一种分类方法,也是由博返约的一种归纳法则。

阴阳既是事物对立统一的概括性代名词,故不论物质的、机能的、部位的对立,都可以包括。不过应该明确中医广泛地把阴阳应用于各个方面,都是实有所指的,因此要彻底理解中医运用阴阳的道理,必须通过临症,只有通过临症才能明白阴阳所起的实际作用。例如热是属于阳,但热有表里、虚实的不同,故伤风感冒引起的发热,当用发汗法,叫作疏散解表;化脓性肿疡引起的发热,当用内消法,叫作消散清解;肝火引起的发热,当用清降法,叫作平肝清热;虚劳引起的发热,又当用滋补法,叫作养阴退蒸。所以,热属于阳这是一般情况,而热的属于表、属于里、属于虚、属于实则是机动的。还有,临症上常分阴盛阳虚、阳盛阴虚、阳虚阴盛、阴虚阳盛,意思是说同样的阴证和阳证,有因阴盛而引起的阳虚,有因阳盛而引起的阴虚,有因阳虚而引起的阴盛,也有因阴虚而引起的阳盛,这就和一般的阳虚、阴虚、阳盛、阴盛症有所差别。如果是单纯的阴虚、阳虚,则治疗法就比较简单;如果阴虚、阳虚是由阳盛、阴盛引起的,则就需要标本兼顾了,像腹水症用温运逐化法,温运是扶阳,逐化是排除阳虚而产生的水湿;口渴症用清胃生津法,清胃是制热,生津是补充因阳盛而消耗的津液。这里的阴阳或指机能,或指物质,在部位方面也不相同,但均有所指这是实在的。

最后还应指出,阴阳在中医理论中是一个突出的重点,中医在阴阳的运用上,有两个最重要的概念:第一,是阳生阴长,阳杀阴藏。生长和杀藏,即互相依存、互相约制的意思。阴阳在作用上与表现上都是彼此相反,但又是彼此相容,彼此促进,绝对不能分离的,所以《黄帝内经》上说:"阴在内,阳之守也;阳在外,阴之使也。"又说:"两者不和,若春无秋,若冬无夏。"第二,是阴阳和调。阴阳必须和调,即矛盾必须求得统一。不仅人体内部存在的阴阳偏盛偏衰的对立要统一,就是体内外环境也要统一,使内外调和以维持身体的健康。故《黄帝内经》上说:"阴阳和调,则血气淖泽滑利。"又说:"阴平阳秘,精神乃治。"

二、五行

中医除用阴阳学说来说明人体内部的对立统一以外,还引用了五行学说来说明人体内部的联系。

五行,即木、火、土、金、水。这五者的关系,主要有两个方面,即"相生"与"相克"。

相生,就是相互资生和助长的关系。五行中的相生关系是这样的:木生火,火生土,土生金,金生水,水生木。从五行相生的关系中,可以看出,任何一行都有生我和我生两个方面,如以木为例,生我者为水,我生者为火,故借母子关系来说,水为木之母,火为木之子。其他四行以此类推。

相克,就是相互约制和克服的关系。五行中的相克关系是金克木,木克土,土克水,水克火,火克金。在这五行相克的关系中,也可看出任何一行都有克我和我克两个方面,再以木为例,克我者为金,我克者为土,也就是金为木所"不胜"者,土为木所"胜"者。

上述五行相生和相克两个方面,它们之间的关系,不是并行不悖,而是相互为用的,也就是生克之间有密切的联系,即生中有克,克中有生。这种相互为用的关系,称作"制化"关系,如木克土、土生金、金克木。

制化关系,是维持平衡的必要条件,否则有生无克,必使盛者更盛;有克无生,必使弱者更弱。

在生克中还有一种反常现象,即我克者有时反来克我,克我者也有时反为我克。比如,水本克火,在某种情况下,火亦能反过来克水,这就称作"相侮"。

凡是相生、相克、相侮均有一个条件,就是本身之气充实则相生,否则不能生;本身之气有余则能克所胜和侮所不胜,不及则不但不能克所胜而反为所不胜乘侮。故《黄帝内经》上说:"气有余则制己所胜而侮所不胜,其不及则己所不胜侮而乘之,己所胜轻而侮之。"

五行在中医学上的运用,主要是按五行的属性,将自然界和人体组织在一定的情况下归纳起来,同时以生克的关系说明脏腑之间的相互关系。就自然界来说,如方位的东、南、中、西、北,季节的春、夏、长夏、秋、冬,气候的风、暑、湿、燥、寒,生化过程的生、长、化、收、藏,以及五色的青、赤、黄、白、黑,五味的酸、苦、甘、辛、咸,均可依木、火、土、金、水的次序来从属。在人体方面,以肝、心、脾、肺、肾为中心,联系到目、舌、口、鼻、耳的七窍,筋、脉、肉、皮毛、骨的五体和怒、喜、思、忧、恐的五志等。明白了这一归类方法后,当接触到属于某一行性质的事物时,便可从直接或间接的关系把它们结合起来加以分析,以便理解这一事物的性质。

中医的五行学说和阴阳学说一样,同样是指导中医临床工作的。举例来说,如木性条畅,肝气也应舒畅,郁则为病,治以疏肝理气;木能克土,肝病可以犯脾,未犯前,就应当预为防止,已发现脾病时,则宜疏肝健脾;水能生木,所以肝虚的病症,可用滋肾的方法来柔肝;金能克木,则肝旺的症候,可用佐金平肝法。其他脏病,如肺劳用培土生金法,脾泻用益火培土法,都是按照五行相生、相克的道理处理的。从这些治法的运用上,也可说明一个问题,即中医非但不把内脏孤立起来,而且极其重视内脏之间的密切联系,常常在甲脏有病时,从乙脏或丙脏来进行治疗,因而有"隔一""隔二"和"虚则补其母,实则泻其子"等方法。

再从五行与人体脏腑、体表器官的联系来说,如目属于肝,因内热而引发的目赤羞明,多用清肝法;肌肉属于脾,形体消瘦羸弱,多用补脾法。又如肝主风,凡有头晕目眩等肝风上旋的症状,多用柔肝息风法;脾主湿,凡有胸腹胀满、小溲短少等阻滞症状,多用健脾理湿法。这些都是用五行来分析归纳的。当然,不是说所有治法不能离开五行,而且也不容许任何病症都机械地搬用五行,而是应该根据具体情况加以灵活应用。

中医的五行学说虽以五种物质作基础,配合内脏加以演绎的,但并非表示该脏器就由那种元素所构成,只是用来说明其性质。前人指出五行的性质是木气正直,其性柔和,其用曲直,其化生荣;火气升发,其性急速,其用燔灼,其化蕃茂;土气平厚,其性和顺,其用高下,其化丰满;金气莹明,其性刚劲,其用散落,其化坚敛;水气内明,其性流下,其用流溢,其化坚凝。这里所说的气意思就是本能,性是性情,用是作用,化是变化,每一行的性情、作用和变化都是根据本能来的。例如,木的本能是正直的,所以它的性情也柔和顺物,它的作用在曲中求直,它的变化为生气荣茂。因而结合到五脏,在病变方面就主张木郁达之、火郁发之、土郁夺之、金郁泄之、水郁折之。无非根据五种不同性质,使其畅达、发扬、疏利、肃降和疏通,以恢复它的本能。

阴阳要平衡,五行也必须求其平衡。所以,《黄帝内经》又指出了五行的平气和太过、不及现象,如说:"平气如何?木曰敷和,火曰升明,土曰备化,金曰审平,水曰静顺;太过,木曰发生,火曰赫曦,土曰敦阜,金曰坚成,水曰流衍;不及,木曰委和,火曰伏明,土曰卑监,金曰从革,水曰涸流。"这些名词,都是用来形容五行的正常和不正常的现象。比如木得其平,便敷布和气,故曰敷和;木气不及则阳和委屈,称为委和;如果有余,则生发无制,故称发生。在研究五行的时候,对这方面能够细细体会,便易掌握其运用规律。

三、经络

经络学说也是中医理论体系中重要的组成部分,《黄帝内经》上说:"经脉者,所以决死生,处百病,调虚实,不可不通。"又说:"十二经脉者,人之所以生,病之所以成,人之所以治,病之所以起,学之所始,工之所止也,粗之所易,上之所难也。"郑重地指出了经络的重要性,为医者必修的一门课程。它和阴阳、五行学说一样,贯串在中医的生理、病理、诊断、治法、药物等各个方面,并起有重大的作用。

经络,直者为经,横者为络,纲罗全身,错综联系。它的作用是内属脏腑,外络形体,行气血,营阴阳,濡筋骨,利关节。全身经络,主要的为十二经脉、十二经别、十二经筋和奇经八脉。其中十二经脉分为六支阳经、六支阴经,逐经相传,循行脏腑、头面、四肢;经别是十二经脉的别出,在阳经和阴经之间构成表里配合,着重于深部的联系;经筋是起于肢末,行于体表,着重于浅部的联系;奇经八脉则为调节十二经脉的。所以经脉是气血运行必经的通路,贯串在人体内外、上下、左右、前后,从而将人体各部分包括五脏、六腑、头面、躯干、四肢、九窍等,联系成为有机的统一整体。并由于经络互相衔接,由阴入阳,由阳入阴,从里走表,从表走里,自上而下,自下而上,气血流行,循环不息,所谓阴阳相随,内外相贯,如环无端。

人体生理功能,是以五脏六腑为主,但使人体内外、上下保持着平衡的协调,进行有机的整体活动,则经络起有重要的作用。经络学说,是前人在长时期的临症实践中根据无数病例治疗效果的分析研究而形成的。故用经络来分析症候,也能作为辨证论治的准则之一。一般外邪的传变,大多通过经络由表入里,由浅入深。如以真中风病来说,轻者中络,症见肌肤麻木,口眼㖞斜;稍重中经,症见左瘫右痪,身重不胜;再重则中腑、中脏,症见口噤、舌强、神昏不醒、便溺或阻或遗。又如自内脏发生的疾病,同样会在所属经络反映出来,如肺、心有邪,其气留于两肘,肝有邪其气留于两胁,脾有邪其气留于两髀,肾有邪其气留于两腘。气留则痛,临症上常可遇到。

在临症治疗上,经络也是重要依据之一。大家熟悉的针刺手上合谷穴,能治龈肿齿痛;刺足三里穴,能治胃病,这些都是通过经络所起的作用。此外,经络与处方用药也有关系,如中药学上将药物的主治功能分属十二经,见那一经病用那一类药。像麻黄入太阳经,葛根入阳明经,柴胡入少阳经。以上三药均能治疗风寒头痛,如痛在后脑及项者,属太阳经,用麻黄;痛在前额及眉棱骨者,属阳明经,用葛根,痛在头之两侧或一侧者,属少阳经,用柴胡。其他尚有一些药常用于某种病症,成为某种病的主药,如辛夷用于鼻塞,荔子核用于疝气,姜黄用于手臂痛,狗脊用于背脊疼痛等,都是从分经上来的。

一般认为经络学说专门指导针灸治疗的理论根据,这是不全面的。中医无论内科、外科以及妇、幼、推拿、正骨各科,从来没有脱离以经络学说为指导的范畴。经络学说的重要性,在长期实践中已经证明其实际价值,近来通过中西医密切合作,在试验研究中也初步证实了好些问题。如针刺委中、内庭、足三里等穴后,胃的蠕动、波速、波幅、胃张力及排空时间均有明显变化;针刺合谷、三阴交等穴,可使子宫收缩加强和间隔缩短;针刺膻中、天突、合谷、巨阙等穴,在 X 线下观察到食管壁蠕动增强,食管腔增大,能缓解吞咽困难的痛苦等。这些不仅说明了针刺对内脏活动的影响,也说明了经络与脏器的关系,值得注意。

四、预防

预防的目的,为消灭疾病,保障健康。《黄帝内经》里很早就提到了:"圣人不治已病治未病。病已成而后药之,譬犹渴而穿井,斗而铸兵,不亦晚乎。"在《黄帝内经》的预防思想指导下,历来有关个人卫生和公共卫生的知识,如在《备急千金方》等书内早有记载。现在重点谈谈中医预防的基本精神。

第一,前人认为疾病的发生,除日常饮食起居不节外,与自然界气候变化有密切关系,而本身的体力强弱尤为主要因素。故保持健康,首先要充实精力,其次应避免外邪的侵袭。《黄帝内经》

上曾说："邪之所凑，其气（指人身精气）必虚。"又说："虚邪贼风，避之有时，恬惔虚无，真气从之，精神内守，病安从来。"还指示了适应四季正常气候来锻炼身体的方法，如春夏宜保养阳气，秋冬宜保养阴气，以及春气养生，夏气养长，秋气养收，冬气养藏之道。务使内外环境互相适应，达到预防疾病，从而健康长寿，这是中医预防的基本理论。

第二，早期治疗，认识到有病即治，事半而功倍。如《黄帝内经》指出："邪风之至，疾如风雨，故善治者治皮毛，其次治肌肤，其次治筋脉，其次治六腑，其次治五脏。治五脏者半死半生。"这是说外邪侵害人体，多从表入里，病在皮毛即当急治，拖延下去便逐步深入，等到传入脏腑，病就严重而难治了。所以，预先给予医疗，防止疾病恶化，对于临症工作来说，是十分重要的。

第三，疾病的发生、发展均有它的规律，掌握病情，必须有预见性。如《金匮要略》指出："见肝之病，知肝传脾，当先实脾。"因为肝病往往影响到脾，如果治肝病的时候照顾到脾，使脾不受到损害，那么就可不让肝病传变，容易痊愈。中医在临症工作上十分重视病邪的发展，并强调要及时控制其变化。在《伤寒论》和温病学方面有很多地方讨论这些问题。此外，在切脉、望舌等诊断方面也经常指出病邪传变的预兆，足供参考。

于此可见，中医的预防，分未病预防和已病防止两个方面，预防疾病的发生是主要的，如果已经得病那就要将预防精神贯彻到治疗方面去，也就是在治疗时努力防止疾病向坏的方面发展。这种寓预防于治疗之中的医疗方法，也是中医特点之一，并在这方面积有丰富的经验。

（王颖达）

第三节　病　因

一、外因

病因就是致病因素，分为内因、外因、不内外因三种。凡病从外来者为外因，病从内起者为内因，不属以上范围内的如意外创伤和虫兽伤害等为不内外因。

外因方面以六淫为主，即风、寒、暑、湿、燥、火。寒、暑、燥、湿、风本为一年四季的常气，春主风、夏主暑、长夏主湿、秋主燥、冬主寒，在正常的情况下称为五气。又因暑即是热，热极能化火，其余风、湿、燥、寒在一定条件下亦能化火，因而又将"火"加入，一般称作"六气"。六气本为正常气候，亦称"正气"，如果非其时而有其气，便是反常气候，就叫"邪气"，如风邪、暑邪、湿邪之类，又因这种现象都是越出常轨，故又叫"六淫"。

六淫是外感的主要因素，当人体内外环境失调时，感受六淫后即能发病。其中除暑和燥二气在夏秋季节外，风、寒、湿、火四季均能发现，故外感病因又以这四气为最多。

（一）风

风性多动善变，流行最广，常因季节不同，跟着气候转化，而有风温、风热、风寒之异。又常与其他邪气结合为风暑、风湿、风燥、风火等，故前人称风为百病之长。

感染风邪发病，轻者在上焦气分为伤风，出现恶风、发热、头痛、鼻塞、流涕、咳嗽、声重。重者在经络脏腑为"中风"，出现口眼㖞斜，语言謇涩，半身不遂，猝然倒仆，轻微的移时即能苏醒，严重的不省人事。但这种"中风"（中医称之为"真中风"）与由于内因引起者不同，必有"发热或不发

9

热、有汗或无汗"等表证可辨。

风从内生的，多由阴血亏损或痰火热甚所造成，使人昏厥、惊搐、晕眩、麻木、角弓反张等，虽似风的症状，但与外风截然不同，称作"内风"。

（二）寒

寒为阴邪，性主收引。伤于体表者为伤寒，呈现恶寒、发热、头痛、身体疼痛、脉象浮紧、舌苔白腻等症状。直接伤于里者为"中寒"，呈现呕吐清水、腹痛、肠鸣、大便泄泻，并有严重的肢冷、脉伏。

祛散寒邪，只有辛温一法，但伤寒以解表为主，中寒则宜温中回阳。伤寒传变可以化热，不能固执温散，中寒很少化热，且常使阳气日渐衰退。

寒邪最易伤阳，而阳气衰弱的亦能产生寒象，如呕吐、腹痛、泄泻、肢冷等症，这是寒从内生，故称作"内寒"。由于这种寒根本上由于阳虚引起，故治以扶阳为主，与中寒的温法有所区别。

（三）暑

暑是夏令的主气。根据《黄帝内经》说："在天为热，在地为火，其性为暑。"又说："先夏至日为病温，后夏至日为病暑。"可知暑病就是热病，仅是季节上的分别而已。故感受暑热，多见壮热、口渴、心烦、自汗等热证，由于暑热伤气，影响心脏，又常兼见喘喝、脉洪而虚。

暑热夹风伤表，影响上焦，类似风温症初起，有恶风、身热、口渴、自汗等症。倘在烈日下长途奔走，或在田野劳动，感受暑热，则身热口渴，头痛，气粗，体重肢软，精神倦怠，小便短赤，这就称为中暑，也叫中暍。体质素虚，过度劳累，汗多心弱，亦能头晕，心烦，倒地不省人事，冷汗不止。

中暑是热证，多因动（如烈日下劳动奔走）而得之，阳主动，故也称阳暑；相反地，暑令有静而得病的，即避暑于凉亭水榭，或贪凉露宿，迎风裸卧，因而发生恶寒、发热、头痛、无汗等症，或因恣啖生冷，再加上腹痛、泄泻的，就称作阴暑。阴暑实际上是一个寒邪症。

暑热之气最易伤气伤阴，稽留不解，能使阴液耗伤，精神疲惫，有如虚痨，称为暑瘵。

暑热往往挟有湿气，这是由于天热地湿郁蒸的结果，或多啖瓜果，内先积湿，再感暑邪，则暑湿愈盛。故暑症常兼胸闷、呕恶等症，前人有治暑必兼治湿的说法。

（四）湿

湿为重浊之邪，黏滞难化。在外因中多指雾露或天雨潮湿，感受者发为寒热，鼻塞，头胀如裹，骨节疼痛。也有因坐卧湿地，居处潮湿，或水中作业，汗出沾衣，湿邪由皮肤流入肌肉、经络，则发生浮肿和关节疼痛重着等症。

嗜食膏粱厚味，或过食生冷瓜果、甜腻食品，能使脾阳不运，湿自内生，称作内湿。内湿在上则为胸闷、气分不畅、痰多；在中则为脘痞、呕吐、饮食呆减、消化不良；在下则为腹满、溲少、大便泄泻；也能上至头为面浮，下至足为脚肿，流窜肌肉经络为四肢酸痛。

湿属阴性，与风邪结合为风湿，与寒邪结合为寒湿，比较易治，若与热邪结合为湿热，则如油入面，急切难解。湿和热性质不相同，湿热病的症状亦多矛盾，例如湿温症身热，足冷，口渴喜热饮，舌苔厚腻而黄，治疗时必须双方兼顾。

（五）燥

燥为秋季主气，亦称秋燥。外感秋燥之邪多在上焦，类似伤风，表现为微寒微热，头痛，口干，唇干，鼻干，咽喉干，干咳无痰，或痰少黏滞夹血，大便燥结等。

燥亦为火之余气，热病之后往往发现干燥现象。燥与津血又有密切关系，津血内亏，燥症易起。凡此皆属内伤，不同秋燥时气外乘，故秋燥当于甘凉剂中佐入微辛清泄，此则但宜甘凉清润。

内伤燥症范围较广,在外则皮肤干糙,口唇燥裂,目涩,鼻孔觉热;在内则渴饮、善饥,咽干噎膈,便闭,尿黄短涩等。

过服温热之品,或用汗、吐、下法克伐太过,均能伤津亡液,出现燥象,并能酿成痿躄、痉病、劳嗽等重症。

(六)火

从外因方面来说,火是一种热邪,由风、寒、暑、燥、湿五气所化。及其燔灼则充斥三焦,表现为口臭,喉痛红肿,舌生芒刺,胸闷烦躁,口渴引冷,腹满溲赤,甚至发斑发疹,神昏狂乱,迫血妄行,有如燎原之势。

五脏亦能化火,称作五志之火。以肝胆之火(又称"相火")最为多见,症现目赤,口苦,头昏胀痛,面红耳鸣,睡眠不安,乱梦颠倒,胸闷,胁胀,以及梦遗、淋浊等。不论五气化火或五志之火,多为实火,当用苦寒直折,不是一般清热剂所能治疗。

阴虚内热,出现潮热盗汗,面颊泛红,虚烦不眠,舌红光剥。或阳虚于下,火浮于上,出现牙痛、心烦、头汗、耳鸣等症,称为"虚火"。虚火是与实火相对而言,实火可泻,虚火当补,实火可降,虚火当引之归原。实火和虚火均有水亏现象,但实火多先火旺而后水亏,其势急;虚火则先水亏而后火旺,其势缓。

外感症由六淫引起,是指风、寒、暑、湿、燥、火之邪侵袭肌表的症候。另有直接侵害内脏的如中寒等,虽属外邪不能认作外感病。同时如内风、内寒、内湿,以及津血内亏之燥,五志内郁之火,虽与六淫的名称相同,但性质不同,应加严格区别。特别是对于外因和内因错杂并见的症候,如外寒和内湿兼病及外寒和外湿兼病,同属寒湿二邪,治法各异,必须分辨清楚。

疫疠之邪,亦为外来致病因素之一。疫是互相染易,不问大小,病状相似,即传染的意思;疠是指自然界一种毒戾之气,危害健康最大,不同于普通的六淫之邪。疠气的发生,多由淫雨、亢旱,或家畜瘟死,秽物腐败等酝酿所成。从性质上分为寒疫和瘟疫两项,多由口鼻吸受,直入肠胃,发病极速。

感染六淫之邪不即发病,经过一个相当时期方才出现病症,例如,冬天受了寒邪,到夏天才生温病;夏天受了暑邪,到秋天才出现暑病。这就称作"伏邪"。伏邪和新感相对,主要是从症状的表里、轻重和传变的迟速来鉴别。以温病为例:新感温病初起多表证,来势较轻,逐渐化热,由表入里,传变也比较慢。伏邪温病初起无表证,一发作后就显出内热甚重,有伤阴耗液的趋势,即使由于新感触动伏邪引发,初起虽有表证,但它的传变也特别迅速。

二、内因

内因以七情为主,还有痰、瘀、寄生虫等,同为重要因素。

(一)七情

七情即忧、思、喜、怒、悲、恐、惊,《黄帝内经》上指出:"怒则气上,喜则气缓,悲则气消,恐则气下,惊则气乱,思则气结。"又指出:"喜伤心,怒伤肝,思伤脾,忧伤肺,恐伤肾。"据此,七情发病是一种情志病,是因外界事物的刺激,使精神上发生变化。由于外界刺激的不同,精神的变化也有不同的反映。常见的症状,如抑郁不乐,喜怒无常,心烦意乱,惊惕善疑,失眠多梦,悲哀哭泣,不饥不食,胸闷太息,严重的神志恍惚,语言错乱,如癫如痴。

七情引起的病变,主要是气的变化,《黄帝内经》提出了气上、气缓、气消、气下、气乱、气结,后人根据这些理论又有气滞、气壅、气郁、气闭等名称。总的说来,七情的影响最先是气,气与血是不可分离的,故病情进一步就影响到血。气血受七情影响为病有虚有实,但在初期实多虚少,故以调达气血,使其舒畅和平,实为重要步骤。

七情变化既由外界刺激引起,似可作为外因,但是与一般的外因发病毕竟不一样。外因引起的只要去其外因其病即愈,七情已经在精神上起到变化,并使内在的生活情况改变,即使刺激不再存在时也不能立即恢复。

同样的七情病,由于刺激有强弱,在病症上就有显著的差别。同时,患者的体质和敏感性,对受病亦有极大关系,需要仔细观察。

(二)痰

脾阳衰弱,水湿不化,凝聚成痰;肺热煎熬津液,亦能成痰。痰与内脏的关系,以肺和脾最为密切。

痰的主要症状为咳嗽,阻碍气机肃降则为喘息;亦能流窜经络,出现手足麻木、舌强謇涩、瘰疬瘿瘤等症。若和其他因素结合,有寒痰、热痰、燥痰、湿痰、风痰等,则症状更为复杂了。

痰在病因中占有重要地位,除了因痰生病之外,很多病症均能引起痰浊,既有痰浊必须兼顾。显而易见的如伤风、伤寒,多有咳痰,疏散风寒剂中往往佐入化痰药。中风症尤以涤痰开窍为治疗要点。

(三)饮食

饮食为营养的泉源,但恣贪口腹,没有节制,运化不及,亦能致病。如胸膈痞闷,脘腹胀痛,吐逆吞酸,或引起寒热、头痛、泄泻的,称作伤食。

伤食,多成肠胃病。即《黄帝内经》所说的"饮食自倍,肠胃乃伤"。也有本身消化薄弱,不能多食,食后饱胀,稍进油腻,大便溏薄,中医称为脾虚。并以能食不消化为胃强脾弱,知饥不能食为脾强胃弱。

(四)虫

以蛔虫、蛲虫、寸白虫等肠寄生虫为常见。多由湿热素重、饮食不洁、杂进生菜瓜果和香燥肥甘等而成。

患有肠寄生虫病的症状,呈现面黄肌瘦,眼眶、鼻下黑色,鼻孔或肛门作痒,唇内生白点如粟粒,食欲减退或异常亢进,有的还嗜食生米、茶叶,腹内阵痛,面部变色。在小儿尤易酿成疳积,腹大坚满,俗呼疳膨食积。

痨瘵即传尸痨,由痨虫传染,病在于肺。症见咳嗽咯血,失音气促,骨蒸盗汗,面色㿠白,颧红如妆,伤人最甚。

病因虽分外因和内因,但不能把它们孤立起来看。中医分疾病为外感和内伤两大类,就以六淫和七情作为两者的主因,其实,外因不通过内因不容易侵害人体,同样地内因也往往由外因而引发。同时,除了发病的主因之外,还应当注意其他素因,如生活、营养、居住条件等,均有极大关系。

三、不内外因

疾病的发生,有意外损害,既不属于内因,又不属于外因,称为不内外因。

(一)房室伤

指色欲过度,精气受伤。不仅身体虚弱,还易招致病邪。其症状多为面色憔悴,神情忧郁,腰背酸痛,四肢清冷,梦遗滑精,阳痿早泄,因而引起心悸、盗汗、潮热等。

(二)金刃伤

指刀剑创伤或跌打损伤一类。主要是体表肿痛、出血,或筋伤、骨折、皮烂,或瘀血凝滞等。

(三)汤火伤

指汤水烫伤或火灼烧伤。

(四)虫兽伤

指毒蛇猛兽等咬伤,除了体表受到直接伤害外,还能引起不同程度的中毒。

(五)中毒

一般多指食物中毒或药物中毒。如《黄帝内经》所说:"诊病不问其始,忧患饮食之失节,起居之过度,或伤于毒,不先言此,猝持寸口,何病能中。"《金匮要略》也指出了"盐多食,伤人肺"及"矾石生入腹,破人心肝"等。

不内外因和内因、外因也有关系,譬如刀伤后外邪再从创口侵入,能发生严重的破伤风症。所以三因中任何一因,都不能把它孤立起来。

三因之说,最早见于《金匮要略》:"千般疢难,不越三条:一者,经络受邪入脏腑,为内所因也;二者,四肢、九窍、血脉相传,壅塞不通,为外皮肤所中也;三者,房室、金刃、虫兽所伤,以此详之,病由都尽。"后来陈无择作《三因极一病证方论》(简称《三因方》),指出:"一曰内因,为七情,发自脏腑,形于肢体;二曰外因,为六淫,起于经络,舍于脏腑;三曰不内外因,为饮食、饥饱、叫呼伤气,以及虎狼毒虫、金疮、压溺之类。"以上二说虽然同样分为三因,意义并不一样。《金匮要略》以外邪为主,认为伤于皮肤和血脉为浅,即为外因;由经络入脏腑为深,即为内因。是以病症的部位浅深分内外,不是从病因上分内外。三因方则以天人表里立论,以六淫侵害、病从外来者为外因;七情所伤、病从内生者为内因;而以饮食饥饱等与六淫七情无关者为不内外因。从病因来说,当以三因方的分类较为明确,他在每类之后,还有论有方剂,可以采作参考资料。

四、三因括约

病之来,必有因,一个原因可以生出多种不同的病,而同一病症也可由各种不同的原因造成。所以中医有"异病同治,同病异治"的特点,一个药方能治几种不同的病,有时在一种病上又必须用几个药方来治疗。例如同一热邪,有的表现为发热,有的咳嗽,有的失血,只要求得是热邪,病症虽异都能用清凉剂;又如同一发热,有因热邪、因寒邪、因血症而起的,发热虽同而所以引起发热的原因不同,就不能专用清凉剂退热了。这是说明病因对于治疗的重要性,故治疗任何一种病,首先要把原因弄清楚。

为了便于初步掌握病因,我想把内因、外因和不内外因加以合并和补充,提出十三个纲要,即:风、寒、暑、湿、燥、火、疫、痰、食、虫、气、血、虚,并综合地结合一般治法,加以说明如下。这当然是不够成熟的,而且必须在了解三因以后才能应用,但对临症上尚有一定的帮助。

(一)风

轻者伤于表,症见鼻塞声重,时流清涕,咳嗽;稍重则身热头痛,自汗或无汗。重者中于里,在经络为口眼㖞斜,手臂麻木,肌肉不仁,身体重着;在脏腑为口流痰涎,舌强语謇,昏不知人。

风邪从外来,必须驱之外出,治法不离辛散。在表宜宣肺疏风,在里宜追风达邪。至于治中风症而用滋阴熄风、涤痰或降火诸法的,乃属类中风的疗法,当于因虚、因痰、因火各因中求之。

(二)寒

伤于表,症见恶寒身热、头项强痛、体疼、无汗;中于里为呕吐、泄泻、腹痛、四肢厥冷。

寒邪亦为外邪,但性寒易伤阳气,故在表用辛温疏解,在里当温中,倘表里同病,则温中散表并用。

(三)暑

轻者,症见身热汗多,烦渴,倦怠少气;重则为昏倒,壮热,身软,汗出、气粗。

暑虽外邪,性热耗气,不当发汗。轻症宜宣热却暑,重症宜清心涤暑。暑与热的差别在于暑夹湿气,故常佐芳香之品。倘由于贪凉、饮冷而招致的阴暑病,根本上是一种寒证,可参照寒邪治疗。

(四)湿

表湿,症见寒热、头胀如裹、胸闷、体重;内湿,在中焦为胸闷、舌腻、脾胃不和;在下焦为泄泻、足肿,小便不利。积湿成水,则腹部肿胀,或流溢皮肤为上下浮肿。

湿系重浊有形之邪,用芳香可以化湿,苦温可以燥湿,风药可以胜湿,利尿可以导湿,通便可以逐湿。故在表宜发汗祛湿;在中焦轻者宜芳香化湿,重者宜温燥湿浊;在下焦宜渗利膀胱或攻逐积水。湿与热合,成为湿热证,治法不离清热化湿,就须衡量湿重热轻或热重湿轻而随症使用。

(五)燥

秋燥伤表,症见微热,干咳、鼻燥、口干。津液枯燥,伤于内,则为口干、消渴、唇燥皲裂、大便闭结。

在表宜辛甘微凉,轻宣上焦;在内宜甘凉清润,滋养肺胃。倘阴血枯燥而现动风症状,则应列入虚症范围论治。

(六)火

邪热燔灼,症见壮热,口臭,腹满便结;邪火郁结不发,则症见烦闷、头胀、喉肿、牙痛;君火上亢,则症见烦躁不寐,舌尖红绛;相火不静,则症见头胀耳鸣,梦遗;虚火内燔,则症见潮热盗汗,面部泛红等。

火性炎上,其用为热,治法以清降为主。实火宜承制,郁火宜宣发,君火宜宁静,相火宜苦泄,虚火宜潜养。因火而热,因热而燥,明了火和燥,热已包括在内。

(七)疫

寒疫,症见背寒头胀,胸闷、手麻;温疫,症见壮热神昏,咽痛、发斑。

疫症不循经络传变,虽有表里之分,大多邪伏中焦,治宜辟秽温化,或清瘟败毒。

(八)痰

风痰,多见咳嗽恶风;痰热,多见咳嗽口干;湿痰,多见咳嗽呕恶;痰饮,多见咳嗽气短;痰水停积,多见咳嗽胸胁作痛;痰气凝结,多发瘰疬等。

痰的生成,不外湿聚、热炼而成。湿宜健脾化痰,热宜清肺化痰。然后再依具体情况,加以分别治疗:外感用宣散,痰饮用温化,痰水停积用泻下,痰核瘰疬用消磨喫坚。痰的症状在外感和内伤症中经常出现,或作主症治,或作兼症治,随症斟酌。

(九)食

伤食在胃,症见胸满吞酸,噫出腐气;在肠则为腹痛泄泻。

食滞内阻,以消导为主,在胃宜消运,在肠宜导滞。因伤食而引起的其他病症,如痢疾等治法均不例外。

(十)虫

虫症多见心嘈,腹痛阵作,面色萎黄,甚则腹部膨胀如鼓。

有虫当予杀虫,一般多用杀虫剂治疗,亦有用辛酸苦降合剂,使虫萎靡致死。

(十一)气

气滞,症见忧郁、恼怒、胸胁不畅、脘腹胀满;气逆,则症见胸宇堵塞、呼吸短促;气浮,则症见心悸、惊惕、神思不安;气陷,则症见委顿困倦、四肢无力、腹内常有下坠感。

中医对于气分病是极为重视的,《黄帝内经》说:"百病皆生于气。"气滞宜疏利,气逆宜肃降,气浮宜镇静,气陷宜升提。一切血病往往由气分引起,或虽不因气分引起而须从气分治疗的,均宜密切注意。

(十二)血

血热,症见妄行溢出之症;血寒,多见凝滞之症;血瘀多见癥积、月经闭阻。血不固摄,多见吐衄、崩漏不止。

血宜循行通畅,血病则不是流溢妄行,即是凝滞不行。行者当止,宜清凉,宜固涩;不行者当通,宜温和,宜散瘀。其有气虚不摄或气滞瘀阻者,宜参用益气摄血或理气去瘀法。

(十三)虚

精虚,症见脑鸣,脊背痛,腰酸,脚软,阳痿早泄;神虚,为心悸,失眠,恍惚,健忘,不能思考;气虚,为音低,呼吸短促,常感胸闷、疲劳,自汗,消化迟钝;血虚,为头晕,脱发,爪甲不华,面色㿠白,形瘦,肤燥,月经量少色淡,或经闭不潮。

虚症当补,精虚补肾,神虚补心,血虚补肝,气虚补肺与脾。也可简分为阳虚和阴虚,阳虚则怕冷,少气,自汗,食减,大便溏;阴虚为骨蒸,怔忡,盗汗,遗精,经闭等。补阳宜甘温益火,补阴宜以甘凉滋水为主。

十三个纲要里,我们把七情分散在各方面,加入了气、血两项。气和血虽然不是病因,而且气和血的病变常由多种原因引起,但已经引起了气或血的病变,往往成为一个重要病因。比如因七情引起气郁,可以影响其他内脏产生一系列的病症,治疗上也以调气为主。所以《黄帝内经》对外感病指出风为百病之长,对内伤症又指出百病皆生于气。很明显,气在病理上也是病因之一。此外,又补充了虚作为原因,虚是其他因素所致的后果,然既成为虚也能产生其他病变。例如,伤风发汗太多,造成阳虚,症见汗出不止,即当从虚治;久泻不止,造成脾肾两虚,此时,可以抛弃发病原因不管,而从虚治;其他疲劳过度、房室过度造成的虚弱,和一般病后、妇女产后的虚弱症,同样要从虚治。总之,因病可以致虚,因虚亦能致病,一到虚的地步,就成为一个病因了。

每个病因所引起的症状相当复杂,而且有的时候,病因和病症还有互为因果的情况。临症上变化虽多,能够抓住几个主要的纲,依据表里、虚实、寒热的辨证方法,将主因、主症分别清楚,从而按照主治加减,便不至茫无头绪。

(王颖达)

第四节　病　机

基本病机是指在疾病过程中病理变化的一般规律及其根本机制,包括邪正盛衰、阴阳失调、气血失调、津液失常。疾病的发生、发展与变化,与患病机体的体质强弱和致病邪气的性质有密切关系。因此,尽管疾病的种类繁多,临床征象错综复杂,千变万化,各种疾病、各个症状都有其各自的机制。但从总体来说,总不外乎邪正盛衰、阴阳失调、气血失调、津液失常等病机变化的一般规律。

一、邪正盛衰

(一)邪正盛衰的含义

邪正盛衰又称邪正消长,是指在疾病过程中,邪正斗争所致的彼此盛衰消长的病理变化。邪正斗争,不仅关系着疾病的发生,而且直接影响着疾病的发展和转归,同时也影响着病证的虚实变化。邪正斗争贯穿疾病过程的始终,所以疾病的过程,也就是邪正斗争及其盛衰变化过程。

在疾病的发展变化过程中,正气和邪气的力量对比不是固定不变的,而是在正邪的斗争过程中,不断地发生着消长盛衰的变化。正盛则邪退,邪盛则正衰,随着邪正的消长,疾病反映出两种不同的本质,即虚与实的变化。

(二)邪正盛衰的基本病机

"邪气盛则实,精气夺则虚。"(《素问·通评虚实论》)虚实概括了邪正盛衰的基本病机。但虚与实是相对的,而不是绝对的。

1.实

(1)实的含义:指邪气亢盛,邪正相搏,形成的各种亢盛性的病理变化。

(2)实的病机特点:"邪气盛则实"。在疾病过程中,邪气亢盛,正气未虚,邪正相争导致以邪气盛为主的实性病理变化,谓之邪气盛则实。邪气亢盛,正气未虚为实的基本机制,其所表现的证候称之为实证。发病之后,邪气亢盛,正气尚足以同邪气抗争,临床表现为亢盛有余的实证。实证必有外感六淫或痰、食、血、水等病邪滞留不解的特殊表现,一般多见于疾病的初期或中期,病程相对较短。

如外感热病进入热盛期阶段,出现大热、大汗、大渴、脉洪大等四大症状,或潮热、谵语、狂躁、腹胀满坚硬而拒按、大便秘结、手足微汗出、舌苔黄燥、脉沉数有力等症状(前者称"阳明经证",后者称"阳明腑证")。就邪正关系而言,它们皆属实,就疾病性质来说它们均属热,故称实热证。此时,邪气虽盛,但正气尚未大伤,尚能奋起与邪气斗争,邪正激烈斗争的结果,以实热证的形式表现出来。或因痰、食、水、血等滞留于体内引起的痰涎壅盛、食积不化、水湿泛滥、瘀血内阻等病变,都属于实证。

2.虚

(1)虚的含义:指正气虚衰,抗病力弱,邪正相搏,形成各种衰退性病理变化。

(2)虚的病机特点:"精气夺则虚"。在疾病过程中,正气过度耗损,邪正相搏,导致以正气虚为主的虚性病理变化。虚所表现的证候,称之为虚证。体质素虚,或疾病后期,或大病久病之后,气血不足,伤阴损阳。导致正气虚弱,正气虽能抗邪,但力量已显严重不足,难以出现较剧烈的病理反应,所以,临床上出现一系列虚损不足的证候。虚证必有正气不足、脏腑功能衰退的特殊表现,一般多见于疾病的后期和慢性疾病过程中,病程相对较长。

若大病、久病,消耗精气,或大汗、吐、利、大出血等耗伤人体气、血、津液、阴阳,均会导致正气虚弱,出现神疲体倦,面无华色、心悸、气短、自汗、盗汗,或五心烦热,或畏寒肢冷、脉虚无力等气血阴阳虚损之证。如崩漏,由于大量出血,其症状除了出血之外,同时伴有面色苍白或萎黄、神疲乏力、心悸、气短、舌淡、脉弱无力或浮大重按无力等,称作"脾不统血"。就邪正关系而言,心脾生理功能低下,既有脾虚之证,又有心血不足之候,属虚证。

3.虚实错杂

(1)虚实错杂的含义:又称虚实夹杂,是正虚与邪实交错并存的病理变化。包括虚中夹实和实中夹虚。在疾病过程中,邪正的消长盛衰,不仅可以产生单纯的虚或实的病理变化,而且由于疾病的失治或治疗不当,以致病邪久留,损伤人体的正气;或因正气本虚,无力驱邪外出,而致水湿、痰饮、瘀血等病理产物的凝结阻滞,往往可以形成虚实同时存在的虚中夹实、实中夹虚等虚实错杂的病理变化。

(2)虚实错杂的形式包括虚中夹实和实中夹虚。

虚中夹实:指正虚为主,兼有实邪结滞的病理变化。如脾阳不振之水肿即属于此。脾阳不振,运化无权,皆为虚候;水湿停聚,发为浮肿为实。上述病理变化以虚为主,实居其次。

实中夹虚:指以实为主,兼见虚候的一种病理变化。如外感热病在发展过程中,常见实热伤津,气阴两伤之象。因邪热炽盛而见高热、汗出、便秘、舌红、脉数之实热证,又兼口干舌燥、口渴引饮、尿短赤及喘促气短、乏力等邪热伤津耗气之征,病本为实为热,气津耗伤源于实热,而属于虚,此为实中夹虚。其病机特点以实为主,虚居其次。

分析虚实错杂的病机,应根据邪正之孰缓孰急,虚实之孰多孰少,来确定虚实之主次。由于病邪所处部位不同,尚有表实里虚、表虚里实、下虚上实、上虚下实之分,临床又当详辨。

4.虚实转化

(1)虚实转化的含义:指实邪久留而损伤正气或正气不足而实邪积聚,导致虚与实之间的相互转换变化,包括由实转虚和因虚致实。

虚实转化,指疾病过程中,邪正斗争,在一定条件下所发生的由实转虚和因虚致实的病理变化。疾病发生后,邪正双方力量的对比经常发生变化,因而疾病的虚实在一定条件下也常常发生转化。

(2)虚实转化的形式包括由实转虚和因虚致实。

由实转虚:指以邪气盛为主的实性病变,向以正气虚损为主的虚性病变的转化。疾病在发展过程中,邪气盛,正气不衰,由于误治、失治,病情迁延,虽然邪气渐去,但是人体的正气、脏腑的生理功能已受到损伤,因而疾病的病理变化由实转虚。例如,外感性疾病,表寒证或表热证等,疾病初期多属于实,由于治疗不及时或治疗不当,护理失宜,或年高体弱,抗病能力较差,从而病情迁延不愈,正气日损,可逐渐形成肌肉消瘦、纳呆食少、面色无华、气短乏力等肺脾功能衰弱之虚象,即为由实转虚。

因虚致实:指以正气虚为主的虚性病变,向以邪气亢盛为主的实性病变的转化。由于正气本虚,脏腑生理功能低下,无力驱邪外出,或导致气、血、津液等不能正常运行,从而产生气滞、血瘀、痰饮、水湿等实邪停留体内的病理变化。此时,虽邪实明显,但正气亦衰,故谓之因虚致实。如肾阳虚衰,不能主水,而形成的阳虚水停之候,既有肾脏温化功能减退的虚象,又有水液停留于体内的一派邪实之象,这种水湿泛滥,乃由肾阳不足,气化失常所致,故称之为因虚致实。实际上,因虚致实是正气不足,邪气亢盛的一种虚实错杂的病理变化。

5.虚实真假

(1)虚实真假的含义:病机的或实或虚,在临床上均有一定的征象。但必须指出,临床上的征象,仅仅是疾病的现象,在一般情况下,即现象与本质相一致的情况下,可以反映病机的虚或实。但在特殊情况下,即现象与本质不完全一致的情况下,临床上往往会出现与疾病本质不符的许多假象。虽然假象也是由疾病的病机所决定的,但它并不如真象那样更直接地反映疾病的本质,往往会把疾病掩盖起来,因此,必须详细地占有临床资料,全面地分析疾病的现象,从而揭示疾病的真正本质。

虚实真假是指邪气盛极之实而夹假虚之象或正气虚极之虚而夹假实之征的病理变化,包括真虚假实和真实假虚。

(2)虚实真假的形式包括真虚假实和真实假虚。

真虚假实(至虚有盛候):指正气虚极而反见假实之象的病理变化。真虚,为病理变化的本质,而实则是表面现象,是病变的假象。多因正气虚弱,脏腑气血不足,运化无力,有时反出现类似"实"的表现。如脾虚患者,一方面可以见到纳呆食少、疲乏无力,舌胖嫩苔润,脉虚无力等正气虚弱的表现,同时又可见腹满、腹胀、腹痛等一些类似"实"的症状。但其腹虽满,却有时减轻,不似实证之腹满不减,或减不足言;腹虽胀,但有时和缓,不若实证之常急不缓;腹虽痛,但喜按,与实证之腹痛拒按不同。

概言之,病理变化本质为虚,假象为实,是真虚假实的基本机制。

真实假虚(大实有羸状):指邪气盛极而反见假虚之象的病理变化。真实假虚之病机本质为实,而虚则是表现现象,为假象。多因热结肠胃、痰食壅滞、湿热内蕴、大积大聚等,使经络阻滞,气血不能畅达,反而出现一些类似虚的假象。如热结肠胃,里热炽盛之患者,一方面见到大便秘结、腹满硬痛拒按、潮热谵语、舌苔黄燥等实证的表现,有时又可出现精神萎靡、不欲多言,但语声高亢气粗;肢体倦怠,稍动则舒适;大便下利,但得泄而反快之真实假虚证。

概言之,病理变化的本质为实,假象为虚,是真实假虚的基本机制。

总之,在疾病的发生和发展过程中,病机的虚和实,只是相对的,而不是绝对的。由实转虚、因虚致实和虚实夹杂,常常是疾病发展过程中的必然趋势。因此,在临床上不能以静止的、绝对的观点来对待虚和实的病机变化,而应以运动的、相对的观点来分析虚和实的病机。

二、阴阳失调

(一)阴阳失调的含义

阴阳失调是指阴阳盛衰所导致的各种病理变化的总称,包括阴阳偏盛、阴阳偏衰、阴阳互损、阴阳亡失及阴阳离决等。指在疾病的发生、发展过程中,由于致病因素的作用,导致机体的阴阳消长失去相对的平衡,形成阴阳的盛衰、互损、格拒、转化或亡失的一系列病理变化。阴阳失调又是脏腑、经络、气血、营卫等相互关系失调,以及表里出入、上下升降等气机运动失常的概括。由于六淫、七情、饮食、劳倦等各种致病因素作用于人体,也必须通过机体内部的阴阳失调才能形成疾病。所以阴阳失调又是疾病发生、发展、变化的内在根据。

(二)阴阳失调的基本病机

阴盛则阳病,阴盛则寒;阳盛则阴病,阳盛则热;阳虚则寒,阴虚则热。寒与热是阴阳失调的基本病理机制,阴阳失调是邪正盛衰在病变性质上的表现形式。邪正盛衰有虚实之变,故阴阳失调通过疾病性质的寒热虚实而表现出来,但阴阳失调旨在阐明疾病的寒热之性。

1.阴阳偏盛

阴阳偏盛是阴偏盛和阳偏盛的病理变化。阳盛则热,阴盛则寒,是阳盛和阴盛病机的特点。前者其病属热属实,后者其病属寒属实。阳长则阴消,阴长则阳消,所以,"阳胜则阴病,阴胜则阳病"为阳盛或阴盛等病理变化的必然发展趋势。

(1)阳盛:是阳热偏盛的实热性病理变化。阳盛的病机特点为阳盛而阴未虚,其病变性质为热而且实,所表现的证候为实热证。

阳盛则热,为感受温热阳邪,或感受阴邪而从阳化热,或七情内伤,五志过极而化火,或因气滞、血瘀、痰浊、食积等郁而化热化火所致。这种因阳邪偏盛导致热的病理变化,称之为阳盛则热。

一般而言,阳盛则热的病理变化,多表现为阳盛而阴未虚的实热证。阳以热、动、燥为其特点,故阳气偏盛产生热性病变,以及燥、动之象,出现发热、烦躁、舌红苔黄、脉数等。由于阳的一方偏盛会导致阴的一方相对偏衰,所以除上述临床表现外,同时还会出现口渴、小便短少、大便干燥等阳盛伤阴,阴液不足的症状。但矛盾的主要方面在于阳盛。

但需要指出,“阳胜则阴病”,阳邪偏盛导致各种伤津、伤阴的病理变化,称之为阳胜则阴病,阳盛必损阴而虚。在病机上,必须分清阴的相对不足还是绝对亏虚。邪客于阳而致阳盛,阳盛必损阴,但阴虽亏而尚未达到阴虚的程度,阴仅相对不足,其病机为阳盛而阴未虚,从而表现为实热证。若阴由相对的不足转而成为绝对的虚损,阳盛与阴虚并存,或只有阴虚,则病机便从实热转变为实热兼阴亏或阴虚内热,其证便从实热证转变为实热兼阴亏证或阴虚内热证。

(2)阴盛:是阴寒偏盛的实寒性病理变化。阴盛的病机特点为阴盛而阳未虚,其病变性质为寒而且实,其所表现的证候为实寒证。阴盛多由感受寒湿阴邪,或过食生冷,寒湿中阻,阳不制阴而致阴寒内盛之故。这种因阴邪偏盛导致寒而且实的病理变化,称之为阴盛则寒。

一般地说,阴盛则寒的病理变化,多表现为阴盛而阳未虚的实寒证。阴以寒、静、湿为其特点,故阴偏盛产生寒性病变及湿、静之象,表现为形寒、肢冷、喜暖、口淡不渴、苔白、脉紧或迟等,所以说阴盛则寒。由于阴的一方偏盛,常常耗伤阳气,导致阳的一方偏衰,从而出现恶寒、腹痛、溲清、便溏等。这种阳气偏衰的表现是由于阴盛所引起,所以又称“阴胜则阳病”。

“阴胜则阳病”,阴寒偏盛导致阳气衰微的病理变化,称之为阴盛则阳病。阴盛必伤阳而阳虚。从病机变化来说,阴盛则阳虚,虽然也可区分为阳的相对不足和绝对的虚损,但是,由于阳主动而易耗散,而且阴寒内盛多因素体阳虚,阳不制阴所致。所以,在阴偏盛时,多同时伴有程度不同的阳气不足,难以明确区分为相对不足和绝对损伤,临证时应综合分析各种信息区分其异同而做出正确的判断。

2.阴阳偏衰

阴阳偏衰是阴偏衰和阳偏衰的病理变化的统称。阳气亏虚,阳不制阴,使阴相对偏盛,形成阳虚则寒的虚寒证。反之,阴精亏损,阴不制阳,使阳相对偏亢,从而形成阴虚则热的虚热证。

(1)阳衰:阳衰又称阳虚,是指阳气偏衰的虚寒性病理变化。阳衰的病机特点为阳气不足,其病变性质为寒而且虚,其所表现的证候为虚寒证。

阳虚是由于先天禀赋不足,或后天饮食失养,或劳倦内伤,或久病损伤阳气所致。一般地说,其病理变化多表现为机体阳气不足,阳不制阴,阴相对偏盛的虚寒证。阳气虚弱,温煦功能减退,必然导致寒而且虚的病理变化,称之为阳虚则寒。

就五脏而言,阳气不足,五脏皆有,但一般以脾肾之阳虚为主,其中尤以肾阳不足为最,因为肾阳为人身诸阳之本。所以,肾阳虚衰(命门之火不足)在阳偏衰的病机中占有极其重要的地位,由于阳气的虚衰,阳虚则不能制阴,阳气的温煦功能减弱,经络、脏腑等组织器官的某些功能活动也因之而减弱,血和津液的运行迟缓,水液不化而阴寒内盛,这就是阳虚则寒的主要机理。

阳虚则寒与阴盛则寒的区别:阳虚则寒,虽也可见到面色苍白、畏寒肢冷、舌淡、脉迟等寒象,但尚有喜静蜷卧、小便清长、下利清谷等虚象。所以,阳虚则寒与阴盛则寒,不仅在病机上有所区别,而且在临床表现及发病缓急方面也有不同;前者是虚而有寒,后者是以寒为主,虚象不明显;前者发病势缓,无明显受寒原因,后者发病势较急,有明显受寒原因。

(2)阴衰:阴衰又称阴虚,是指机体阴液亏损的虚热性病理变化。阴衰的病机特点为阴液亏损,其病变性质为热而且虚,其所表现的证为虚热证。阴衰多由于阳邪伤阴,或因五志过极,化火伤阴,或因久病耗伤阴液所致。一般地说,阴虚则热的病理变化多表现为阴液不足和滋养、宁静功能减退,以及阳气相对偏盛的虚热证。

机体阴液亏损,阴不敛阳,阳相对偏亢,必然导致热而且虚的病理变化,称之为阴虚则热。

就五脏而言,阴虚亏损,五脏俱有,但一般以肝肾为主,其他三脏之阴虚,久延不愈,最终多累及肝肾,五者之间,亦多夹杂并见。临床上以肺肾阴虚、肝肾阴虚为多见,因为肾阴为诸阴之本,所以,肾阴不足在阴偏衰的病机中占有极其重要的地位。由于阴液不足,不能制约阳气,从而形成阴虚内热、阴虚火旺和阴虚阳亢等多种表现,如五心烦热、骨蒸潮热、面红升火、消瘦、盗汗、咽干口燥、舌红少苔、脉细数无力等,即是阴虚则热的表现。

阴虚则热与阳盛则热的区别:阴虚则热与阳盛则热的病机不同,其临床表现也有所区别:前者是虚而有热,后者是以热为主,虚象并不明显。

3.阴阳互损

阴阳互损是阴或阳任何一方虚损到一定程度,累及另一方使之亦虚损,所导致的阴阳两虚的病理变化,包括阳损及阴和阴损及阳。

阴阳互根,相反相成,因此,阴与阳两者在病理情况下,无论盛与衰,都会彼此伤害、累及,故"互损"在理论上适用于阴阳的盛与衰。但在中医基础理论中,阴阳互损仅限定在阴阳偏衰的范畴中使用。

肾藏精气,内寓真阴真阳,为全身阳气阴液之根本。所以,无论阴虚或阳虚,多在损及肾脏阴阳及肾本身阴阳失调的情况下,才易于发生阳损及阴或阴损及阳的阴阳互损的病理变化。

(1)阴损及阳:阴损及阳是指阴液亏损继而累及于阳,使阳气虚弱,从而导致以阴虚为主的阴阳两虚的病理变化。阴损及阳的病机特点为阴阳两虚,阴虚为主。其病变性质的虚热虚寒并存,虚热为主,其所表现的证候为阴损及阳证。

阴损及阳是由阴液亏损,累及阳气,使阳气生化不足或无所依附而耗散,从而在阴虚的基础上又导致了阳虚,形成以阴虚为主的阴阳两虚的病理变化。例如,临床常见的遗精、盗汗、失血等慢性消耗性病证,严重地耗伤了人体阴精,因而化生阳气的物质基础不足,发展到一定阶段,就会出现自汗、畏寒、下利清谷等阳虚之候。此即由阴虚导致阳虚,病理上称为阴损及阳。其主要特点是:虚寒与虚热并存,但以虚热为主,虚寒居次。

(2)阳损及阴:指阳气虚损,继而累及于阴,使阴液亏损,从而导致以阳虚为主的阴阳两虚的病理变化。阳损及阴的病机特点为阴阳两虚,阳虚为主。其病变性质为虚寒虚热并存、虚寒为主。其所表现的证候为阳损及阴证。

阳损及阴是由阳气虚损,无阳则阴无以生,累及阴液的生化不足,从而在阳虚的基础上又导致了阴虚,形成以阳虚为主的阴阳两虚的病理变化。例如,水肿一病,其病机主要为阳气不足,气化失司,水液代谢障碍,津液停聚而水湿内生,溢于肌肤所致。但其病变发展,则又可因阴无阳生使阴阳日益亏耗,而见形体消瘦、烦躁升火,甚则瘿瘕等阴虚症状,转化为阳损及阴的阴阳两虚证。此即由阳虚导致阴虚,病理上称为阳损及阴。其主要特点是虚寒与虚热并存,但以虚寒为主,虚热居次。

实际上,由阴或阳的一方不足导致另一方虚损,终究会导致阴阳两虚,只是某一方虚损程度轻重不同而已。因为肾阴为全身阴液之本,肾阳为全身阳气之根,故阳损及阴、阴损及阳,最终又总是以肾阳、肾阴亏虚或肾中精气亏损为主要病变。

4.阴阳格拒

阴阳格拒是阴或阳的一方偏盛至极而壅踞于内,将另一方阻遏于外,所形成的寒热真假的病理变化,包括阴盛格阳和阳盛格阴。阴阳格拒主要是由于阴或阳的一方偏盛至极或一方极度虚弱,因而使盛者壅遏于内,将另一方排斥于外,迫使阴阳之间不相维系所致。阴阳格拒表现为真寒假热或真热假寒等复杂的病理现象。

(1)阴盛格阳:又称阴极似阳,是指阴寒盛极于内,逼阳浮越于外,所形成的(内)真寒(外)假热的病理变化。阴盛格阳的病机特点为阴盛为真,阳盛为假,即本质为阴盛,假象为阳盛,其病变性质为真寒假热。其所表现的证候为阴盛格阳证,又称真寒假热证。

阴盛格阳(真寒假热)多由素体阳虚,或因久病而致阳气虚损,发展至严重阶段,阴盛太过,格阳于外(或格阳于上)而致。如虚寒性疾病发展到严重阶段,其证除有阴寒过盛之四肢厥逆、下利清谷、脉微细欲绝等症状外,又见身反不恶寒(但欲盖衣被)、面颊泛红等假热之象。身反不恶寒、面颊泛红,似为热盛之证,但与四肢厥逆、下利清谷、脉微欲绝并见,知非真热,而是假热。

阴盛格阳因假热表现部位不同而有格阳和戴阳之分。格阳是内真寒而外假热,阴盛格阳于体表(身反不恶寒)。戴阳是下真寒而上假热,阴盛格阳于头面(面赤如妆)。格阳和戴阳均属真寒假热证,其病机同为阴阳格拒。实际上,疾病发展到阴阳格拒的严重阶段,格阳证和戴阳证常常同时出现,只是名称不同而已。

(2)阳盛格阴:又称阳极似阴,是指阳热盛极于内,阳气闭郁,逼阴浮越于外,所形成的(内)真热(外)假寒的病理变化。阳盛格阴的病机特点为阳盛为真,阴盛为假,即本质为阳盛,假象为阴盛,其病变性质为真热假寒,其所形成的证候为阳盛格阴证,又称真热假寒证。

阳盛格阴(真热假寒)是由于阳热至极,邪气深伏于里,阳气被遏,闭郁于内,不能透达于外所致。其病变的本质属热,而临床症状反有某些假寒之象,故又称真热假寒。如热性病发展到极期(如阳明经证白虎汤证,阳明腑证承气汤证),既有阳热极盛之心胸烦热,胸腹扪之灼热,口干舌燥,舌红等症状,又有阳极似阴的四肢厥冷或微畏寒等。热势愈深,四肢厥冷愈甚,所以有热深厥亦深,热微厥亦微之说,四肢厥冷是假象。

5.阴阳转化

在病机学中,阴阳转化是指在疾病的发展过程中,阴的病理变化和阳的病理变化,在一定的条件下,所形成的相互转变的病理变化。包括由阳转阴和由阴转阳,这种转化在证候上表现为表证与里证,寒与热,虚证与实证,阴证与阳证的互相转化。

(1)由阳转阴:指在疾病过程中,在一定条件下,阳证转化为阴证的病理变化。疾病的本质本为阳气偏盛,但当阳气亢盛到一定程度时,就会向阴的方向转化。如某些急性外感性疾病,初期可以见到高热、口渴、胸痛、咳嗽、舌红、苔黄等一些热邪亢盛的表现,属于阳证。由于治疗不当或邪毒太盛等原因,可突然出现体温下降、四肢厥逆、冷汗淋漓、脉微欲绝等阴寒危象。此时,疾病的本质即由阳转化为阴,疾病的性质由热转化为寒,病理上称之为"重阳必阴"。"重阳必阴"与"阳证似阴"不同,前者的"阳"和"阴"皆为真,后者的"阳"为真,而其"阴"为假。

(2)由阴转阳:指在疾病过程中,在一定条件下,阴证转化为阳证的病理变化。疾病的本质为阴气偏盛,但当阴气亢盛到一定程度,就会向阳的方向转化。如感冒初期,可以出现恶寒重发热轻、头身疼痛、骨节疼痛、鼻塞流涕、无汗、咳嗽、苔薄白、脉浮紧等风寒束表之象,属于阴证。如治疗失误,或因体质等因素,可以发展为高热、汗出、心烦、口渴、舌红、苔黄、脉数等阳热亢盛之候。此时,疾病的本质即由阴转化为阳,疾病的性质则由寒转化为热,病理上称之为"重阴必阳"。"重阴必阳"与"阴证似阳"有本质的区别。

6.阴阳亡失

阴阳亡失是指机体的阴液或阳气大量脱失,而致生命垂危的病理变化,包括亡阴与亡阳。

(1)亡阴:又称阴脱,是指机体阴液大量亡失,导致阴液功能突然衰竭,生命垂危的一种病理变化。其亡阴的病机特点为阴液脱失,阴虚之极,其病变的性质为虚而且热。其所形成的证候称之为亡阴证。

在疾病过程中,机体阴液发生突然性的大量消耗或丢失,而致全身功能严重衰竭,便出现亡阴之变。一般地说,亡阴多由于热邪炽盛,或邪热久留,大量煎灼阴液所致,也可由于其他因素大量耗损阴液而致亡阴,其临床表现多见汗出不止、汗热而黏、四肢温和、渴喜冷饮、身体干瘪、皮肤皱褶、眼眶深陷、精神烦躁或昏迷谵妄、脉细数疾无力,或洪大按之无力。同样,由于阴液与阳气的依存互根关系,阴液亡失,则阳气所依附而涣散不收,浮越于外,故亡阴可迅速导致亡阳,阴竭则阳脱,而致阴阳俱脱,阴阳不相维系而衰竭,生命也随之告终了。

(2)亡阳:又称阳脱,是指机体阳气大量亡失,导致阳气功能突然衰竭,生命垂危的一种病理变化。亡阳的病机特点为阳气脱失,阳虚之极,其病变性质为虚而且寒,其所形成的证候称之为亡阳证。

在疾病过程中,机体的阳气发生突然脱失,而致全身功能突然严重衰竭便会出现亡阳之变病理变化。一般地说,亡阳多由于邪盛,正不敌邪,阳气突然脱失所致,也可由于素体阳虚,正气不足,疲劳过度等多种原因,或过用汗法,汗出过多,阳随阴泄,阳气外脱所致。慢性消耗性疾病的亡阳,多由于阳气的严重耗散,虚阳外越所致,其临床表现多见大汗淋漓、手足逆冷、精神疲惫、神情淡漠,甚则昏迷、脉微欲绝等一派阳气欲脱之象。

由于阳气和阴精具依存互根的关系,亡阳则阴精无以化生而耗竭。所以,亡阳之后,继之往往出现阴竭之变,阳亡阴竭,生命就告终了。

(3)亡阴与亡阳的关系:亡阴和亡阳,在病机和临床征象等方面,虽然有所不同,但由于机体的阴和阳存在着互根互用的关系。阴亡,则阳无所依附而浮越;阳亡,则阴无以化生而耗竭。故亡阴可以迅速导致亡阳,亡阳也可继而出现亡阴,最终导致"阴阳离决,精气乃绝",生命活动终止而死亡。

邪正盛衰旨在揭示虚与实的病理机制,而阴阳失调旨在揭示寒与热的病理机制。阴阳失调的病机,是以阴阳的属性,阴和阳之间的相互制约、相互消长、互根互用和相互转化关系的理论,来分析、综合阐释机体一切病理现象的机制。因此,在阴阳的偏盛和偏衰之间,亡阴和亡阳之间,都存在着密切的联系。也就是说,阴阳失调的各种病机,并不是固定不变的,而是随着病情的进退和邪正盛衰等情况的变化而变化的。

邪正盛衰和阴阳失调,共同揭示了病理变化寒热虚实的本质,寒热虚实是疾病病理变化的一般规律,或者说是根本规律。因此,严格地说,邪正盛衰和阴阳失调才是疾病的基本病机。

三、气血失调

(一)气血失调的概念

气血失调是气与血及相互关系异常的病理变化。

气血是构成人体和维持人体生命活动的两大物质系统,是人体脏腑、经络等一切组织器官进行生理活动的物质基础,而气血的生成与运行又有赖于脏腑生理功能的正常。因此,在病理上,脏腑发病必然会影响到全身的气血,而气血的病变也必然影响到脏腑。气血的病理变化总是通过脏腑生理功能的异常而反映出来,由于气与血之间有着密切关系,所以在病理情况下,气病必及血,血病亦及气,其中尤以气病及血为多见。

气血失调是从气血的异常气化过程来揭示疾病病理变化的规律和本质,气血失调的病理变化虽以气血称谓,但也必然表现出寒热虚实之性,其具体病理变化又总是以脏腑气血阴阳失调的形式而表现出来。

气血失调同邪正盛衰、阴阳失调一样,不仅是脏腑、经络等各种病变机制的基础,而且也是分析研究各种疾病病机的基础。

(二)气血失调的基本病机

气和血的生成、运行、生理功能,以及气血之间的关系异常为其基本病理变化,包括气失调、血失调和气血关系失调。

1.气失调

气失调是气的生成、运行和生理功能失常的病理变化的统称,包括气的生成不足或耗散太过,或气的运行失常,以及气的生理功能减退。具体表现为气虚、气陷、气滞、气逆、气闭、气脱等。

(1)气虚:气虚是真气虚弱而致全身或脏腑功能衰退的病理变化。气虚的病机特点为真气虚弱,功能衰退,其病变的性质是虚而无寒象或虚而寒象不显,以脏腑组织功能衰退或低下,抗病能力下降的具体形式表现出来。

气虚主要表现为元气不足,脏腑功能活动减退,以及机体抗病能力下降等方面,其形成的主要原因多是先天不足,或后天失养,或肺脾肾功能失调,也可因劳伤过度、久病耗伤、年老体弱所致。气虚多见于慢性疾病、老年患者、营养缺乏、疾病恢复期及体质衰弱等。其临床表现以少气懒言、疲倦乏力、脉细软无力等症为重要特点。

各脏腑气虚的特点,多与其生理功能有关,如肺气虚的特点是"主气"的功能衰退,心气虚的特点是"主血脉"和"藏神"的功能衰退,脾胃气虚的特点是"腐熟水谷"和"运化精微"的功能衰退以及中气下陷等,肾气虚的特点是"藏精""生髓"和"气化""封藏"及"纳气"等功能的衰退等。

因肺主一身之气,脾为后天之本、气血生化之源,脾肺气虚直接影响元气的生成,故临床上所谓气虚证,多是指脾气虚和肺气虚以及脾肺气虚。

气虚和阳虚的关系:气虚与阳虚虽然都是脏腑组织功能活动的衰退和抗病能力的减弱,但气虚则是指单纯的功能减退,而阳虚则是在气虚进一步发展的基础上,出现了阳气虚少,所以气虚属于阳虚的范畴,气虚可发展为阳虚,但气虚则不一定阳虚。其区别在于:气虚是虚而无寒象,而阳虚则是虚而有寒象。

气虚与血、津液的关系:由于气与血、津液的关系极为密切,因而在气虚的情况下,必然会影响及血和津液,从而引起血和津液的多种病变。如气虚可导致血虚、血瘀和出血,也可引起津液的代谢障碍,如脾气虚不能运化水湿而形成痰饮、水肿等。

(2)气机失调:指气的升降出入失常而导致的病理变化,包括气滞、气逆、气闭、气陷、气脱等。

气陷:气陷,又习称气虚下陷、中气下陷,是气之升举无力,应升反降的病理变化。气陷的病机特点:气虚而升举无力或应升反降。

气陷多由气虚发展而来,为气虚病机之一。脾宜升则健,脾气虚,易于导致气陷,故气陷多指中气下陷。气陷的病理变化主要表现在两个方面：一是上气不足。由于脾气虚弱，升清之力不足，无力将水谷精微充分地上输头目，使头目失养而见头晕、眼花、耳鸣、疲倦乏力等。二是中气下陷。由于脾气虚弱，升举无力，气机趋下，降多升少，脏腑器官维持无力可致内脏位下移，形成内脏下垂（如胃下垂、肾下垂）、脱肛、阴挺等。多兼见腰腹胀满重坠、便意频频，以及短气乏力、语声低微、脉弱无力等症。

大气下陷（宗气下陷）与气陷：大气下陷，始见《医学衷中参西录》。张锡纯提出"大气下陷"的概念，并创立升陷汤（黄芪、知母、柴胡、桔梗、升麻）以治其证。其临床特征为气短不足以息，或努力呼吸，有似乎喘，或气息将停，危在顷刻，或满闷怔忡，或神昏健忘，脉象沉迟微。大气下陷，本谓胸中大气下陷。"宗气积于胸中，出于喉咙，以贯心脉，而行呼吸。"（《灵枢·邪客》）在中医学中，大气的含义之一为宗气，"肉分之间，溪谷之会，以行营卫，以会大气。"（《素问·气穴论》）故大气下陷，实为宗气下陷，系心肺气虚而下陷。所谓"五脏六腑，大小经络，昼夜循环不息。必赖胸中大气斡旋其间。大气一衰，则出入废，升降息，神气化灭，气立孤危。"（《医门法律·大气论》）宗气下陷，与"宗气泄"之义相近。"胃之大络，名曰虚里，贯膈络肺，出左乳下……其动应衣，宗气泄也。"（《素问·平人气象论》）由此可见，大气下陷病在心肺与本节所讲的气陷不同，后者其病在脾。

气脱：指气虚之极无以固摄，真气外泄的病理变化。气脱的病机特点为气不内守而外脱。

气脱多由于正不敌邪，正气骤伤；或慢性病长期消耗，正气衰竭；或大汗，大出血，频繁吐下等，气随血脱或气随液脱，以致脏腑生理功能极度衰退，真气外泄而陷于脱绝危亡之境。临床可见面色苍白，汗出不止，目闭口开，全身瘫软，二便失禁，脉微欲绝等。

气脱有虚脱、暴脱之分：精气逐渐消耗，引起脏腑功能极度衰竭者，为虚脱；精气骤然消耗殆尽，引起阴竭阳亡者，为暴脱。如心气虚脱则心神浮越，脉微细欲绝；肝气虚脱则目视昏蒙，四肢微搐；脾气虚脱则肌肉大脱，泻利不止；肺气虚脱则呼吸息高，鼾声如雷；肾气虚脱则诸液滑遗，呼气困难。阴气暴脱则肤皱眶陷，烦躁昏谵；阳气暴脱则冷汗如珠，四肢厥逆等。

气滞：指气机运行阻滞所导致的病理变化。气滞的病机特点为气运不畅而停滞。其病变性质为实。

气滞多由情志抑郁不舒，或痰、湿、食、积、瘀血等有形之邪阻碍气机，或脏腑功能障碍所致，亦有气虚运行无力而滞者，以闷胀、疼痛为其临床特点。

人体气机升降多与肝主疏泄、肺主宣降、脾主升清、胃主降浊，以及肠主泌别传导功能有关，故气滞多与这些脏腑功能失调有关。

因肝主疏泄，调畅气机，故气滞以肝气郁滞为最。气滞于不同部位，其临床表现也不尽一致。如气滞于肝，则胁肋胀满疼痛；气滞于胃，则胃脘胀满，嗳气则舒；气滞于肺，则胸闷、咳喘等。

气行则血行，气滞则血瘀；气行水亦行，气滞则水停。所以气滞可以引起血瘀、水停，形成瘀血、痰饮、水肿等病理变化。

气滞与气郁：气郁是情志不舒，气机郁结的病理变化。气郁的病机特点为气郁结而不发散，其病变性质与气滞同属气机不畅范畴。气机不畅是气机郁结或阻滞的病理变化，包括气郁和气滞。气郁重在气之郁而不散，而气滞重在滞而不行，其病理表现，前者重在情志抑郁，后者重在胀满疼痛。

气逆：指气机升之太过或降之不及而逆于上的病理变化。气逆的病机特点为气机上逆，气机横逆，其病变性有虚实寒热之分。

气逆多由情志所伤,或因饮食寒温不适,或因痰浊壅阻等所致,最常见于肺、胃和肝等脏腑。肺以清肃下降为顺,若肺气逆,则肺失肃降,发为咳逆上气;胃气宜降则和,若胃气逆,则胃失和降,发为恶心、呕吐、嗳气、呃逆;肝主升发,若肝气逆,则升发太过,发为头痛胀,面红目赤而易怒。肝为刚脏,主动主升,且又为藏血之脏,因此,在肝气上逆时,甚则可导致血随气逆,或为咯血、吐血,或壅遏清窍而致昏厥。

一般地说,气逆于上,以实为主,但也有因虚而气上逆者。如肺虚而失肃降或肾不纳气,都可导致肺气上逆;胃虚失降也能导致胃气上逆等,均属因虚而气逆。

气闭:指气机闭塞,真气外出受阻,而致脏腑功能异常的病理变化,气闭的病机特点为气不外出而内闭,即"气闭塞而不行"(《兰台轨范·厥门》)。其病变性质有寒热虚实之异。

气闭多是风寒湿热痰浊等邪毒深陷于脏腑或郁闭于经络,以致某一窍隧失其通顺之常所致。如心气内闭则谵语癫狂,神昏痉厥;胸肺气闭,则胸痹结胸,气喘声哑;膀胱气闭则小便不通;大肠气闭则大便秘结;经络气闭则关节疼痛;阳气内闭,不能外达,则可见四肢厥冷,甚则拘挛等。其中以心闭神昏最为严重。

2.血失调

血失调是指血液生成、运行等生理功能异常的病理变化,包括血虚、血瘀、血热、血寒和出血等。

(1)血虚:指血液亏虚,功能减退,脏腑经络失养所致的病理变化。血虚的病机特点为血液亏虚,营养失职。其病变性质为虚而无热,或虚而热象不显。

血虚形成的原因:一是失血过多,如吐血、衄血、月经过多、外伤出血等使体内血液大量丧失,而新血又不能及时生成和补充;二是血液生化不足,脾胃为气血生化之源,脾胃虚弱,化源不足,导致生成血液的物质减少,或化生血液的功能减弱;三是久病不愈,慢性消耗等因素而致营血暗耗;四是瘀血阻滞,瘀血不去则新血不生等,最终导致全身血虚。

血是维持人体生命活动的重要物质之一,对人体具有营养作用。因此,血液虚亏不能营养脏腑组织,必然导致全身或局部失于营养,生理功能逐渐减退等病理变化。其临床表现以眩晕,面色不华,唇、舌、爪甲淡白无华为重要特征。

由于心主血,肝藏血,脾为气血生化之源,肾精能化血,所以血虚多与心、肝、脾、肾等脏功能失调关系密切。

血虚与阴虚:血虚与阴虚同属阴血不足,但血虚是虚而无热象,而阴虚是虚而有热象,两者在病机上既有联系又有区别。

(2)血瘀:指血瘀运行迟缓、凝聚而停滞的病理变化。血瘀的病机特点为血行不畅而停滞,其病变性质为实,血得温则行,得寒则凝,故血瘀以寒为多。

血瘀指瘀血内阻,血行不畅。或气滞而致血行受阻,或气虚而血运迟缓,或痰浊阻于脉络,或寒邪入血,血寒而凝,或邪热入血,煎熬血液等,均足以形成血瘀,甚则血液瘀结而成瘀血。所以,瘀血是血瘀的病理产物,而在瘀血形成之后,又可阻于脉络,而成为血瘀的一种原因。

血瘀而血行不畅,甚则形成瘀血。瘀血阻滞在脏腑、经络等某一局部时,则发为疼痛,痛有定处,得寒温而不减,甚则可形成肿块,称之为癥。同时,可伴见面目黧黑、肌肤甲错、唇舌紫黯及瘀斑、红缕等血行迟缓和血液瘀滞的现象,可与病因一章中的瘀血相关内容互参学习。

血瘀反过来又可加剧气机的郁滞,从而形成气滞导致血瘀、血瘀导致气滞的恶性循环。

由于血瘀与气虚、气滞、血寒、血热等病理上相互影响,所以常常出现它与气虚、气滞、血虚等相兼而病的病理改变。

（3）血热：指热入血分，血液妄行所导致病理变化。

血分在温病病机演变过程中，是指继卫分、气分、营分之后的最深入的阶段，病及心、肝、肾、血脉等。及至后期或极期，病情危笃，以动血、耗血、瘀热内阻为其主要病理变化，以身热、神昏、出血、斑疹、舌质深绛为其临床特征。

热入血分为邪热侵入血分，迫血妄行，热瘀交结的病理变化，为温热侵袭血分的基本病理机制。血热的病情特点为热瘀交结，血液妄行。血热多由外感热邪侵袭机体，或外感寒邪入里化热，伤及血分以及情志郁结，郁久化火，火热内生，伤及血分所致。

血得温则行，故在血热的情况下，血液运行加速，甚则灼伤脉络，迫血妄行，邪热又可煎熬阴血和津液。所以，血热的病理变化，以既有热象，又有耗血、动血及伤阴为其特征。

（4）血寒：指血分有寒，血行迟缓或凝滞不通的一种病理变化。血寒的病机特点为血行迟缓或血液凝滞。其病变性为寒，有虚实之分。血寒多因寒邪侵袭或阳虚内寒所致，以肢体手足麻木冷痛，心腹冷痛，得温则减，女子月经不调等为其病变特征。

（5）出血：出血的病机特点为血溢脉外，多由火气上逆，或热邪迫血妄行，或气虚不能摄血，或瘀血停滞，或因外伤损伤脉络等，使血液不能正常循行而溢于脉外所致。出血之候，随处可见，由于出血部位、原因以及出血量之多寡和血的颜色不同，可表现出不同的病理现象。

出血过多，可以导致血虚气弱，发展成为气血两虚，从而加剧脏腑组织功能减退。

出血与血脱：血脱是血海空虚，血液脱失的危重病理变化，突然大量出血可致血脱，血脱气亦脱，气随血脱，甚则发生阴阳离决而死亡。

（三）气血关系失调

气血关系失调是气为血帅，血为气母的关系异常所导致的病理变化。生理上相互依存，相互为用，故病理上也相互影响而致气血同病。气对于血，具有推动、温煦、化生、统摄的作用，故气的盛衰和升降出入异常，必然影响及血。如气虚则血无以生化，血必因之而虚少；气虚则推动、温煦血液的功能减弱，血必因之而凝滞；气虚则统摄功能减弱，则血必因之外溢而出血。气滞则血必因之而瘀阻；气机逆乱血必随气上逆或下陷，甚则上为吐衄，下为便血、崩漏。另一方面，血对于气，则具有濡养和运载作用，在血液虚亏和血行失常时，也必然影响及气。如血虚则气亦随之而衰；血瘀则气亦随之而郁滞；血脱则气无所依而脱逸。气血关系失调，主要有气滞血瘀、气不摄血、气郁血脱、气血两虚等几方面。

1.气滞血瘀

气滞血瘀是气机运行阻滞，以致血液运行障碍，而气滞血瘀并存的病理变化。气滞血瘀的病机特点为气滞与血瘀并存。气滞血瘀由于气的运行不畅，导致血运的障碍而形成，也可因闪挫外伤等因素，而致气滞和血瘀同时形成。在一般情况下，肝主疏泄而藏血，肝的疏泄在气机条畅中起着关键性的作用，因此，气滞血瘀多与肝的生理功能失常密切相关。其次，由于心主血脉而行血，故在心的生理功能失调时，则多先发生血瘀而后导致气滞。气滞血瘀，在临床上多见胀满疼痛，瘀斑及积聚癥瘕等症。

2.气虚血瘀

气虚血瘀是指气虚而行血无力，导致血行瘀滞，气虚与血瘀并存的病理变化。气虚血瘀的病机特点为气虚与血瘀并存，其病变的性质为虚实夹杂。

气能行血，气虚则推动无力而致血瘀。轻者，气虚无力，但尚能推动，只不过血行迟缓，运行无力;重者,因气虚较甚,无力将血送至人体各个部分,发挥营养作用,血失濡养,则可见瘫软不用,甚至萎缩,肌肤干燥、瘙痒、欠温,甚则肌肤甲错等瘀血性病证。

3.气不摄血

气不摄血是气虚固摄无力,统摄血液功能减退,以致血液逸出脉外而出血的病理变化。气不摄血的病机特点为气虚出血。气不摄血,多因气的不足,固摄血液的生理功能减弱,血不循经,溢出脉外,而导致咯血、吐血、衄血、发斑、便血、尿血、崩漏等各种出血的病理变化,其中因中气不足,气虚下陷而导致血从下溢,则可见崩漏、便血、尿血等病证。

4.气随血脱

气随血脱是指大量出血的同时,气随血液的突然流失而脱散,导致气血并脱的病理变化。

气随血脱,常由外伤失血或妇女崩漏、产后大出血等因素所致。血为气之载体,血脱,则气失去依附,故气亦随之散脱而亡失。

5.气血两虚

气血两虚,即气虚和血虚同时存在的病理变化,多因久病消耗、气血两伤所致,或先有失血,气随血耗;或先因气虚,血的生化无源而日渐衰少,从而形成肌肤干燥、肢体麻木等气血不足之证。其病变性质为虚,其所形成的证候称之为气血两虚证。

四、津液失常

津液失常是指津液的生成不足,或输布失常、排泄障碍,以致津液在体内的环流缓慢,形成水液潴留、停阻、泛滥等病理变化,主要包括津液不足和水湿停聚两个方面。

(一)津液不足

津液不足是指津液亏少,濡润滋养失职,所导致的干燥失润的病理变化。津液不足的病机特点为津液亏损,其病变性质为虚而多热。

津液不足,多由燥热之邪或五志之火,或高热、多汗、吐泻、多尿、失血,或过用辛燥之剂等引起津液耗伤,进而导致内则脏腑,外而孔窍、皮毛,失其濡润。

津液不足的病理变化,由于津液亏损程度不同,而有伤津和伤阴之分。如炎夏而多汗,或因高热而口渴引饮;气候干燥季节,常见口、鼻、皮肤干燥等,属于伤津为主的临床表现。热病后期的久病伤阴,所见到的舌光红无苔或少苔、唇舌干燥、形瘦毛枯等,属于阴液枯涸以及动风的临床表现。

伤津和脱液:在病机和临床表现方面虽然有所区别,但津和液本为一体,二者之间在生理上互生互用,在病理上也互相影响。一般说来,轻者为伤津,重者为伤阴,伤津并不一定兼有伤阴,但伤阴则必兼有伤津,所以说,伤津乃伤阴之渐,伤阴乃伤津之甚。

(二)水湿停聚

水湿停聚是津液输布和排泄障碍而致湿浊困阻、痰饮凝聚和水液潴留等病理变化的统称。

1.湿浊困阻

虽为肺脾肾等相关为病,但以脾不运湿为要。湿之为病最多,《医原记略》指出:"其为害最缓、最隐,而难觉察也……在经多见是肿而冷,或腰背强,头重如裹,或肢作困,为疮为疡,湿性缠绵,或全身疼痛、浮肿、痹证、痿躄,种种为病;入里则气机壅塞,为胀为痞,或温湿寒热,湿痰泄泻,为病不一。"

2.痰饮凝聚

痰与饮都是脏腑功能失调,津液代谢障碍,以致水湿停聚而形成的病理产物,又是多种疾病的致病因素,可导致复杂的病理变化。

3.水液潴留

多由肺脾肾等脏腑功能失调,水液代谢障碍,从而使水液潴留体内,而发为水肿。水液泛溢肌肤,则头面、眼睑、四肢浮肿,甚则全身水肿。若水邪潴留腹腔,则腹肿胀大,发为腹水。

(三)津液与气血关系失调

津液与气血之间,在病理上相互影响,主要表现为水停气阻、气随液脱、津枯血燥及津亏血瘀等方面。

1.水停气阻

水停气阻是指水液停潴体内,阻碍气机运行的病理变化。水停气阻的病机特点为水停与气滞并存。津液的生成、输布和排泄,依赖于脏腑气机的升降出入运动,气行则水行。津液的气化失常,则水液停聚而形成水湿痰饮,水湿痰饮阻碍气机运行,水停则气阻,水停与气阻互为因果,形成既有水湿停聚,又有气机失调的病理变化。如水饮阻肺,则肺气壅滞,失于肃降,则可见胸满咳嗽,喘促不能平卧;水饮停滞中焦,阻遏脾胃气机,则可致清气不升,浊气不降,而见头昏、腹胀、恶心呕吐等。

2.气随液脱

气随液脱是指津液大量丢失,气亦随津液而大量外泄,导致严重气虚,全身衰竭的病理变化,气随液脱的病变特点为气脱与液脱并存。

气随液脱多由大汗伤津,或严重吐泻,耗伤津液所致。由于津液大量丢失,气失其依附而随津液外泄,从而导致阳气暴脱亡失的气阴两脱的危笃之候。

3.津枯血燥

津枯血燥是指津液匮乏,血失充盈濡润而燥热内生,甚则血燥生风的病理变化。津枯血燥的病理特点为津血匮乏。其病变性质为虚,兼夹热或燥或风。

津枯生燥或因高热伤津,或烧伤,而津液大亏,或阴虚痨热,津液暗耗,甚则枯竭,从而导致血燥虚热内生,或血燥生风,而见心烦,鼻咽干燥,口渴喜饮,肌肉消瘦。

4.津亏血瘀

津亏血瘀是指津液亏损,血行瘀滞的病理变化,津亏血瘀的病机特点为津亏与血瘀并存。其病变性质为虚实夹杂。

津亏血瘀是因高热、烧伤,或吐泻、大汗出等因素,使津液大量消耗,则津液亏少而血亦亏虚,使血液循行滞涩不畅,即可发生血瘀之病变。临床表现为在原有津液亏损不足基础上,又出现舌质紫绛,或见瘀斑等血瘀之征。

（周　坤）

第五节　疾病的传变

健康与疾病,阴阳平衡与阴阳失调,二者共处同一机体内,始终处于动态变化之中。健康与疾病,均是一个动态的概念,疾病的过程就是一个动态变化过程,邪正交争是疾病过程的基本矛盾,它决定着疾病的发生、发展和转归。

中医学在长期发展过程中,逐步形成了系统的完整的对疾病发展规律的认识,即疾病的传变理论,这种理论最早见于《黄帝内经》,经历代医家的发展,逐步系统完备起来,成为病机学的重要组成部分。

一、疾病传变的概念

疾病传变,简称病传。所谓"传变",一般认为"传"是指病情循着一定的趋向发展,"变"是指病情在某些特殊条件下起着性质的转变。传变是疾病本身发展过程中固有的某阶段性的表现,也是人体脏腑经络相互关系紊乱依次递传的表现,疾病传变是指疾病的传变规律和过程。转化和传变不同,转化是指两种性质截然相反的病理变化之间的互相转变,如阴证和阳证、表证和里证、寒证和热证、虚证和实证之间的互相转化。而传变,则是指脏腑组织病变的传变转化。疾病的传变和转化称之为传化,人是一个有机整体,机体的表里上下、脏腑组织之间,有经络气血相互沟通联络,因而某一部位或某一脏腑的病变,可以向其他部位或其他脏腑传变,引起疾病的发展变化。这种疾病传变的理论,不仅关系到临床辨证论治,而且对疾病的早期治疗,控制疾病的发展,推测疾病的预后等,都有重要的指导意义。

二、疾病传变的形式

疾病传变包括病位传变和病性转化,病位传变的形式多种多样,但不外经络传变和脏腑传变两种。如就外感和内伤而言,一般来说,外感疾病的传变是六经传变、卫气营血传变和三焦传变;内伤杂病的传变则为经络之间传变、经络脏腑之间传变,以及脏腑之间生克制化传变等。当然,这不是绝对的,无论哪种传变,都是以脏腑经络功能失常为其基本病理变化。病性的转化,则有寒热转化和虚实转化两种。

(一)病位传变

病位,指病变的部位。人是一个有机的整体,机体的表里之间、脏腑之间,均有经络相互沟通联络。因此,某一部位的病变,可以向其他部位波及扩展,引起该部位发生病变,称之为病位的传变。常见的病位传变包括表里之间与脏腑之间传变两个方面。

一般地说,外感病发于表,发展变化过程是自表入里、由浅而深的传变,所以外感病的基本传变形式是表里之间的传变。内伤病起于脏腑,发展变化过程是由患病脏腑波及影响其他脏腑,所以内伤病的基本传变形式是脏腑之间的传变。

掌握病位的传变规律,对临床有着重要的指导意义。临证时运用动态的观点对待疾病,在病已发而未深,微而未甚之时,便能见微知著,掌握病势发展趋向,从而抓紧时机进行治疗,可以防止疾病的发展与传变,将疾病治愈在初期阶段。

1.表里出入

表里出入,又称表里传变、内外传变。它代表病变部位的深浅,标志着病理变化的趋势。表里传变可分为表邪入里(或由表入里)和里病出表(或由里出表)两种形式。

表与里,具有相对的含义。以整体而言,则肌肤为表,内在的脏腑组织器官为里。以经络与脏腑相对而言,经络为表,脏腑为里;以脏腑相对而言,腑为表,脏为里;以经络而言,三阳为表,三阴为里。在三阳之中,太阳为表,阳明为里,少阳为半表半里。但作为辨证纲领的表证和里证,一般是指肌肤和脏腑而言的。

六淫之邪,首先犯表;七情过激,饮食劳倦,则病起于内。即所谓:"故犯贼风虚邪者,阳受之;

食饮不节起居不时者,阴受之。阳受之则入六腑,阴受之则入五脏。"(《素问·太阴阳明论》)病在表,多见邪在经络肌腠的症状;病在里,多见脏腑的症状。一般而言,病在表者多较轻浅,病在里者多较为深重。

人体的脏腑经络,原是表里相通的,疾病也在不断变化和发展之中,所以病在表的可以入里,病在里的也可以出表。病邪由表入里,一般都是按皮毛→络脉→经脉→脏腑的规律而依次相传的。如"五脏皆有合,病久而不去者,内舍于其合也。故骨痹不已,复感于邪,内舍于肾。筋痹不已,复感于邪,内舍于肝……诸痹不已,亦益内也。"(《素问·痹论》)反之,病在里,也可出表。如温热病变,内热炽盛,而汗出热解或疹病透发于外,即为里病出表。

表里互传的机制,主要取决于邪正双方势力的对比。正不胜邪,则表邪可以入里内陷;反之,正胜邪却,则里证可以出表。因此,以外感疾病而言,病邪由表入里者,多为病进之象;由里出表者,多为向愈之兆。故曰:"伏温由阴而出于阳,于病机为顺,若病发于阴而溃于阴,不达于阳,此病机为逆。"(《温热逢原》)

此外,在伤寒病机传变中,其病邪之出入,尚须经过半表半里阶段,即外邪由表内传而尚未入里,或里邪透表又尚未至表的病理阶段。少阳居于太阳、阳明之间,邪传少阳,则病邪既不在太阳之表,又未达于阳明之里,故少阳病变亦称半表半里之病变,其病机即为邪入少阳,正邪分争,少阳枢机不利,胆火内郁,进而影响及胃。故临床常以往来寒热、胸胁苦满、口苦咽干、目眩、默默不欲饮食、心烦喜呕等症为特点。

2.外感疾病的传变

(1)六经传变:关于六经传变规律,《素问·热论》仅指出:"伤寒一日,巨阳受之","二日,阳明受之","三日,少阳受之","四日,太阴受之","五日,少阴受之","六日,厥阴受之",以示为之次第。故曰:"一日、二日、三四五六者,犹言第一、第二、第三四五六之次序也。大要譬如计程,如此立个前程的期式约摸耳,非计日以限病之谓。"(《伤寒论条辨》)汉代张仲景在《伤寒论》中系统地论述了外感疾病的发生发展规律,创立了完整的六经传变理论。本文所说的六经传变就是指此而言。

六经传变的一般规律:六经之中,三阳主表,三阴主里。三阳之中,太阳为一身之藩篱,主表,阳明主里,少阳主半表半里;三阴之中,太阴居表,依次为少阴、厥阴。外邪循六经传变,由表入里,渐次深入。即太阳→阳明→少阳→太阴→少阴→厥阴。如风寒初客于表,出现发热恶寒、头项强痛、脉浮等为太阳病。若邪气入里,出现但热不寒,不恶寒,反恶热,口渴,汗出,甚而腹满硬痛拒按、大便秘结或结旁流,神昏谵语等则为阳明病。若邪正交争于半表半里,出现寒热往来、胸胁苦满、心烦喜呕、嘿嘿不欲饮食、口苦咽干、目眩、脉弦等则为少阳病。三阳经病以热证实证为主,邪气虽盛,正气未衰。若正气已衰,抗邪无力,则病入三阴。如脾虚湿胜而现腹满而吐、食不下、自利、时腹自痛、脉缓弱者,称之为太阴病。如病及心肾而现"脉微细,但欲寐"者,称之为少阴病。由于患者体质不同,少阴病又有寒化和热化之分。寒化证为少阴虚寒本证,除上述主证外,尚有四肢厥逆、下利清谷、恶寒蜷卧等;热化证则尚有心烦不得卧等。病入厥阴,以及于肝、胆、心包、三焦,以寒热错杂为其病机特点,出现消渴、气上撞心、心中疼热、饥而不欲食、食则吐蛔、下之利不止等。这种传变规律反映了疾病由表入里,由阳入阴,由轻而重的发展趋势。

六经传变的特殊规律:六经传变不完全按着六经次序循经相传,还有一些特殊的传变形式。

越经传:越经传是不按六经次序而传变,如由太阳而传至太阴。

表里传:表里传是表里两经相传,如由太阴而传至阳明。

直中:凡病邪不经三阳经传入,而直接出现三阴经证候者,称为直中。如直中太阴或少阴,其中以直中太阴为多。因素体脾胃阳虚,所以发病即现太阴症状,称之为直中太阴。

合病:两经或三经同时发病,因而两经或三经证候同时出现,而无先后次第之分者,称为合病。如太阳阳明合病、太阳少阳合病、三阳合病等。

并病:一经证候未罢又出现另一经证候者,称为并病。与合病不同之处在于前一经证候还在,而后经证候又具备的条件下,两经交并为病,而有先后次第之分。

(2)卫气营血传变:温病学中关于卫气营血的传变规律有顺逆之分。

顺传:在卫气营血传变中,顺传是指病邪由卫传气,由气传营,由营传血。这种传变规律,反映了温热病由表入里,由外而内,由浅入深,由轻而重的疾病演变过程,揭示了病变的不同程度和阶段。一般来说,病在卫分为病势较轻浅,病位在皮毛和肺,以发热恶寒为其临床特点。病在气分为邪已传里,病势较重,病位在肺、胸膈、胆、胃肠、脾,以但热不恶寒为其临床特点。病在营分为邪已深入,病势更重,病位在心和心包,以舌质红绛、心烦不寐为其临床特点。病在血分为邪更深入一层,最为严重,病位在心、肝、肾,以舌质红绛及耗血、动血、阴伤、动风为其临床特点。

由于病邪性质、感邪轻重和体质不同,温病在传变过程中,亦有不出现卫气营血全程传变者:在初起邪在卫分,治后即愈,不复传里的;有起病不从卫分而直中气分或营血的;还有卫气同病、营卫合邪、气血两燔的;更有病邪先入营血,后传出气分,但未得清解,又复入营血等。如春温、暑温、伏暑等,卫气营血传变过程的阶段性表现很不明显,至于湿温,湿多热多,化热化燥,传变无定。

逆传:在卫气营血传变中,肺卫病邪,邪不外解,不传气分,由肺而径自内陷心包,称为"逆传"。其病剧变,病势凶险。

(3)三焦传变:在温病学中,三焦病变的传变规律,一般多由上焦手太阴肺开始,由此而传入中焦为顺传,如由肺而传入心包则为逆传。中焦病不愈,多传入下焦肝肾。故温病由口鼻而入,鼻气通于肺,口气通于胃,肺病逆传则为心包。上焦病不治,则传中焦脾胃;中焦病不治,即传下焦肝肾。始于上焦,终于下焦,这是一般的规律,但并不是固定不变的,在传变过程中,有上焦证未罢而又见中焦证的,亦有中焦证未除又出现下焦证的。

3.内伤杂病的传变

(1)经络之间的传变:经脉之间阴阳相贯,如环无端,是一个有机整体。所以,一经有病必然传至他经,或影响相联的其他各经,如足厥阴肝之经脉,布胁肋,注肺中,故肝气郁结,郁而化火,肝火循经上犯,灼伤手太阴肺经,即所谓木火刑金,而出现胸胁灼痛、咳嗽痰血、咳引胸痛等肝肺两经之证。或直接影响表里相合之经,如手少阴心经与手太阳小肠经互为表里,心火炽盛,可移热于小肠而致小肠实热,出现小便黄赤或尿血、尿道灼热疼痛等。

(2)经络脏腑之间的传变:一为由经脉传至脏腑。"邪之客于形也,必先舍于皮毛,留而不去,入舍于孙脉,留而不去,入舍于络脉,留而不去,入舍于经脉,内连五脏,散于肠胃,阴阳俱感,五脏乃伤,此邪之从皮毛而入,极于五脏之次也。"(《素问·缪刺论》)这是邪气由浅入深,由经脉而脏腑传变的一般规律。如风寒之邪客于手太阴肺经等,必内舍于肺而致肺失宣肃,发生咳嗽、喘促等。故曰:"皮毛者,肺之合也,皮毛先受邪气,邪气以从其合也。其寒饮食入胃,从肺脉上至于肺则肺寒,肺寒则内外合邪,因而客之,则为肺咳。"(《素问·咳论》)一为由脏腑传至经脉。如"肺心有邪,其气留于两肘。"(《灵枢·邪客》)故心肺有病会通过其所属经络的循行部位而反映出来,出现胸痛、臂痛等。

（3）脏腑之间的生克制化传变：脏与腑互为表里，二者之间的传变，或由脏及腑，或由腑及脏。一般说来，由腑及脏，其病较重，脏病难治；由脏及腑，其病较轻，腑病易医。关于脏与腑之间的病理关系前已述及，不再重复，这里只就五脏之间的病理传变规律概述如下。

五脏疾病的传变与五行生克制化规律有密切联系，其传变的一般规律不外相乘、反侮、母病及子、子病及母四个方面，再加上本脏自病，则为五种不同情况。故曰："病有虚邪，有实邪，有贼邪，有微邪，有正邪……从后来者为虚邪，从前来者为实邪，从所不胜来者为贼邪，从所胜来者为微邪，自病者为正邪。"（《难经·五十难》）所谓"后来""前来"，就是生我、我生的母子传变关系：后来为生我之母，即母病及子；前来为我生之子，即子病及母。"所不胜来""所胜来"是克我、我克的关系：所不胜为克我者，"所不胜来"即相乘传变；所胜为我克者，"所胜来"即相侮传变。"自病"则为病邪直中本脏，并非由于他脏传变而来。

五脏之间的这种病理传变形式又可分为顺传和逆传两种情况。

顺传：一般地说，母病及子和相乘传变谓之顺传。如水能生木，若肾阴不足，导致肝阴不足而肝阳上亢，出现眩晕、眼花、腰膝酸软、头重脚轻之候，即属母病及子，称之为水不涵木。因肾水能滋养肝木，病情虽有发展，但邪气夹生气而来，所以其病虽进而易退。木能克土，若肝气郁结，横逆犯脾，则肝脾不调，而现胸闷胁痛、纳呆腹胀等症。木来乘土，属相乘传变，所谓"见肝之病，知肝传脾。"（《金匮要略·脏腑经络先后病脉证》）脏气本已受制，邪气又夹其相制之力而来，贼害必甚，但其病虽甚而易却。

逆传：一般地说，子盗母气和反侮传变谓之逆传。如土能生金，在虚损劳瘵中，其自上而来者，一损于肺，过于中则不治，故曰："久咳，损及中州，脾失输化，食减神倦，肺无所资。"（《临证指南医案·咳嗽》）"久咳便溏，脉虚而数，为肺脾俱病，培补中气为要。"（《静香楼医案》）此为肺病及脾，子盗母气。肺主一身之气，脾乃生气之源，脾虚则生化之机日惫，使虚劳趋于难复之境。故曰："脾胃一虚，肺气先绝。"（《医旨绪余》）所以说子病及母为逆。土本克水，土虚则水反侮土，则土益虚。五更泄泻谓之"脾肾泄"，系肾阳不足，不能温煦脾土，水寒侮土，故下利不已。故曰："肾之脾，谓之辟阴，死不治。"（《素问·阴阳别论》）辟，反克之义，可见反侮相传亦为逆。

总之，五脏相通，移皆有次，脏腑之间，亢则害，承乃制。所以说："五脏受气于其所生，传之于其所胜，气舍于其所生，死于其所不胜。病之且死，必先传行至其所不胜，病乃死。此言气之逆行也，故死……故病有五，五五二十五变，乃其传化。"（《素问·玉机真脏论》）这是五脏疾病按生克制化规律传变的一般规律。但是体质有强弱，受邪有轻重，病情有万变，治疗有正误，所以疾病的传变也有不以次相传者，因此不能把这种传变规律当作刻板的公式，按图索骥，必须全面观察、灵活运用。

（二）病性转化

1.病性的概念

病性，即病变的性质，它决定着病证的性质。一切疾病及其各阶段的证候，其主要性质，不外寒、热、虚、实四种。这四种病证的性质，是由其相应的病机性质所决定的，即寒的病机反映出寒的病证，虚的病机反映出虚的病证等。虚实寒热的病机是由邪正盛衰和阴阳失调所导致的。

疾病在发展过程中，可以出现两种情况：一是病变始终保持发病时原有的性质，只是发生程度的改变；二是改变了发病时原有的性质，转化为相反的性质。病性的转化，就是指第二种情况，其内容包括虚实转化与寒热转化。

2.病性转化的形式

(1)寒热转化:寒与热,是对病变性质的概括,在病理性质上各具不同的特征。一般来说,寒多属于病理性衰退,热多属于病理性亢奋,故曰:"气实者,热也;气虚者,寒也。"(《素问·刺志论》)

寒与热,是性质截然相反的两种病理变化,是阴阳失调的体现。"寒热者,阴阳之化也。"(《景岳全书·传忠录·寒热篇》)"阳盛则热,阴盛则寒。"(《素问·阴阳应象大论》)"阳虚则外寒,阴虚则内热。"(《素问·调经论》)由于阴阳之间是相互联系、相互制约的,阴阳的偏盛偏衰是可以互相影响的。所以,在一般情况下,热可以由于阳盛,也可以由于阴虚;寒可以由于阴盛,也可以由于阳虚。一实一虚,一寒一热,最当分辨。

病变寒热属性的一般规律:感受阴邪,或阳虚阴盛,病势沉静所表现的证候,多属于寒;感受阳邪,或阴虚阳亢,病势亢奋所表现的病变,多属于热。寒热在疾病发展过程中,不是一成不变的,在一定条件下,是可以互相转化的。"寒极生热,热极生寒"。一般而言,由热转寒者,多由于正气损伤,病多难愈,由寒转热者,多是正气来复,病较易治。故曰:"人之病,或同时而伤,或易已,或难已,其故何如?……同时而伤,其身多热者易已,多寒者难已。"(《灵枢·论痛》)在疾病过程中,阴阳的消长盛衰是不断变化的,随着阴阳的盛衰,疾病或病证的病理变化也可以改变原来的性质,转化成与原来性质相反的属性,或由寒化热,或由热转寒。

由寒化热:指疾病或病证病变的性质本来属寒,继而又转变成为热性的病理变化。如太阳表寒证,疾病初起恶寒重、发热轻、脉浮紧,以后继则出现阳明里热证,而见壮热、不恶寒反恶热、心烦口渴、脉数。又如哮喘病开始不发热、咳嗽、痰稀而白,继则转化为咳嗽、胸痛、痰黄而黏稠,即表示病情已由寒而化热。

由热转寒:指疾病或病证病变的性质本来属热,继而转变成为寒性的病理变化。如便血患者,初起则便血鲜红、肛门灼热、口干舌燥、大便秘结或不爽。若日久不愈,血去正伤,阳气虚衰,继则转见血色紫黯或黑,脘腹隐痛,痛时喜按喜暖,并见畏寒肢冷、大便溏薄,则表明当此之时其病性已由热而转寒。

(2)虚实转化:虚与实,是由邪正盛衰所导致的两种性质相反的病机。在疾病发展过程中,邪正双方的力量对比经常在发生着变化,当邪正双方力量的消长变化达到主要与次要矛盾方面互易其位的程度时,虚与实的病机也就随之发生转化,出现由实转虚或因虚致实的情况。

由实转虚:指本为实性病理变化,由于病情发展至后期,或失治、误治等因素,使病程迁延,虽邪气已去,但正气耗伤,因而逐渐转化为虚性病理变化。如外感病初、中期的病机属实,主要表现出邪气亢盛的一些症状和体征,若至病的后期,或因治疗不当,迁延日久,而出现气血阴阳亏虚的症状和体征,说明病机已由实转虚。

因虚致实:指本为虚性病理变化,由于脏腑功能减退,气血阴阳亏虚,而产生气滞、痰饮、内湿、瘀血、食积等病理变化或病理性产物,或因正虚抗邪无力而复感外邪,邪盛则实,形成虚实并存的病理变化。实际上,因虚致实是虚性病机仍然存在,因其虚而复增邪实的虚实错杂的病理变化。

三、影响疾病传变的因素

疾病传变虽有一定规律,但由于影响疾病传变的因素很多,所以疾病的传变也是错综复杂的。它主要与体质因素、病邪的性质、地域、气候、生活状况、治疗当否等有密切关系。

(一)体质因素

体质对疾病的传变作用,其一是影响正气之强弱,从而影响疾病的发生与传变的速度。素体盛者,一般不易感受病邪,一旦感邪则发病急速,但传变较少,病程亦较短暂;素体虚者,则易于感邪,且易深入,病势较缓,病程缠绵而多传变。其二是影响病邪的"从化"。素体阳盛者,则邪多从火化,疾病多向实热或虚热演变;素体阴盛者,则邪多从寒化,疾病多向寒实或虚寒演变。

体质不同,对病邪的反应不一,可表现为不同的疾病过程,所谓邪气因人而化,疾病因人而异。"身之中于风也,不必动脏,故邪入于阴经,则其脏气实,邪气入而不能客,故还之府。"(《灵枢·邪气脏腑病形》)由于机体正气有个体差异,脏腑组织,虚者受邪,实者不受邪,因而可以改变疾病的传变过程。

(二)病邪性质

病邪的种类和受邪的轻重也影响疾病的传变,如伤寒和温病同为外感热病,因病邪性质有寒温之别,故其传变规律也不尽相同。伤寒按六经传变而温病则按卫气营血和三焦传变,即使同一病邪,因机体感邪轻重不一,其传变也不一致。

(三)地域气候

地理环境和时令气候对疾病的传变也有一定影响,一般来说,居处势高而干燥,或久晴少雨季节,病变多呈热重于湿,且易化热、化燥,伤阴耗津。居处卑湿,或阴雨连绵季节,则病变多呈湿盛热微,湿重于热,且易于伤气伤阳。而且,某些阳微湿盛患者还可转化为寒湿病变。

(四)生活状况

生活状况主要包括情志、饮食、劳逸、房事等,其对疾病的传变亦有一定的影响。生活状况主要是通过对正气发生作用而影响疾病的进程,情志内伤,可通过干扰气机而对疾病传变发生作用;过劳则耗伤人体气血,而致正虚不足;过逸则气机不利、气化衰弱而致正气虚损;过饥则正气匮乏,气血不足,正不胜邪而病情转重;过饱则内伤脾胃,积滞内停,而致病邪兼夹宿食积滞为患;过食辛辣炙煿则可助长热邪;过食寒凉,则损伤阳气,导致阴寒内生,影响传变而加重病情;房事过度则可致精气亏损,下元虚衰,易致正虚邪实,引邪深入,并易酿成水亏火浮,虚阳上亢,以及水不涵木,虚风内动等病变。

此外,治疗护理当否和意外因素等亦直接影响疾病的传变。正确的治疗,可及时阻断、终止疾病的发展和传变,或使疾病转危为安,以至痊愈。反之,若用药不当,或失治、误治,损伤了人体正气,则可致变证迭起,坏证丛生,预后不良。如风寒表证当用汗法,若误下则伤肠胃,病邪即会迅速入里而现协热下利等;风温邪在肺卫,误用辛温发汗,则热邪极迫,窜入血络或内陷心包,发生斑疹、神昏。若护理不当,患者饮食失宜,情绪波动过大,劳倦房事等,都可造成新的气血失调,影响病变发展。突然而来的意外因素,能使正气暴虚,其病可不按规律传变,或改变疾病的传变次序,乃至难以预测其传变之序。故曰:"急虚身中卒至,五脏闭绝,脉道不通,气不往来,譬于堕溺,不可为期。"(《素问·玉机真脏论》)

(周　坤)

第六节　疾病的转归

一、转归的概念

疾病有一个发生发展的过程,大多数疾病发生发展到一定阶段后终将结束,这就是疾病的转归。疾病的转归,是指疾病发展的最后阶段,即疾病的结局。一般而言,疾病的转归,可分为痊愈、死亡、缠绵、后遗等。

正胜邪退,疾病向愈:正胜邪退是在邪正消长盛衰发展过程中,疾病向好转和痊愈方面转归的一种结局,也是在许多疾病中最常见的一种转归。由于患者的正气比较充盛,抗御邪气的能力较强,或因及时地得到正确的治疗,邪气难以进一步发展,进而使病邪对机体的作用减轻或消失,人体的脏腑、经络等组织的病理性损害逐渐得到修复,精、气、血、津液等的耗伤也逐渐得到恢复,机体的阴阳在新的基础上获得了新的相对平衡,疾病即告痊愈。例如,由六淫所致的外感疾病,邪气从皮毛或口鼻侵入人体。若机体正气不虚,抗御病邪的能力较强,则不仅能延缓病情的进一步发展,使病变局限在肌表和经络,而且可在机体正气抗御病邪的作用下,驱邪外出,一经发汗解表,则邪去而营卫和调,疾病痊愈。

邪胜正衰,疾病恶化:邪胜正衰,是在邪正消长盛衰的发展过程中,疾病向恶化甚至死亡方面转归的一种结局。由于机体的正气虚弱,或由于邪气炽盛,机体抗御病邪的能力日趋低下,邪气的致病作用进一步发展,机体受到的病理性损害日趋严重,则病情因而趋向恶化。若正气衰竭,邪气独盛,气血、脏腑、经络等生理功能衰惫,阴阳离决,则机体的生命活动亦告终止而死亡。例如,在外感疾病过程中,"亡阴""亡阳"等证候的出现,即是正不敌邪,邪胜正衰的典型表现。

此外,在邪正消长盛衰的过程中,若邪正双方的力量对比势均力敌,出现邪正相持或正虚邪恋,邪去正气不复等情况,则常常是许多疾病由急性转为慢性,或留下某些后遗症,或成为慢性病持久不愈的主要原因之一。

二、转归的形式

疾病的转归是邪正交争趋势及其盛衰的表现,在疾病过程中,正气与邪气不断地进行着斗争,产生邪正盛衰的病理变化。这种病理变化不仅关系到虚实证候,而且直接影响到疾病的转归。在一般情况下,正胜邪退,则疾病趋向于好转而痊愈;邪胜正衰,则疾病趋向恶化甚至死亡。疾病的转归除痊愈和死亡外,尚有缠绵、后遗、复发等形式。

(一)痊愈

痊愈,痊谓病除,愈谓病瘳,痊愈即病愈,是指疾病状态时的机体脏腑经络的阴阳气血紊乱消失,生理功能恢复正常,阴阳气血重新处于平衡状态,是疾病转归中的最佳结局。疾病能否痊愈与痊愈的快慢,除依赖于患者的一般健康情况、抗病能力外,及时、正确、积极的治疗是十分重要的。如外感风寒,邪气从皮毛或口鼻侵入人体,若机体正气比较充盛,抗御病邪的能力较强,则不仅能防止病情的进一步发展,使病变局限在肌表,而且正气可以驱邪外出,使疾病痊愈。若用发汗解表法治疗,使邪去而正气恢复,可对疾病的痊愈过程起促进作用。

在疾病痊愈过程中,包括病邪对人体作用的消除或终止,人体脏腑经络的病理变化完全消失,阴阳气血重新归于相对平衡状态,虽然暂时可能出现邪退正虚的局面,但最后终归恢复健康。

(二)死亡

生尽谓之死,"人身与志不相有曰死。"(《素问·逆调论》)死亡,是生命活动的断绝,是机体阴阳离决,整体生理功能永久终止的病理过程或结局。死亡,可分为生理性死亡和病理性死亡两类。生理性死亡,指享尽天年,无病而终,为自然衰老的结果。病理性死亡又分因病而亡和意外死亡。因病而亡,是各种疾病损伤,使机体气血竭绝,阴阳衰极而离决。意外死亡是指跌打、外伤、中毒、车祸等各种意外损伤所造成的死亡。病理性死亡是在邪正斗争及其盛衰变化的过程中,形成邪胜正衰,使疾病逐渐恶化而导致的一种不良的结局。

中医学根据形神合一的生命观,认为形存则神存,形盛则神明,形衰则神衰,形谢则神灭,神明则形安。得神者昌,失神则亡。死亡意味着形神分离,"五脏皆虚,神气皆去,形骸独居而终矣。"(《素问·移精变气论》)死亡,不仅是机体生命活动和物质生化的永久性终止,而且还要神气皆去。换言之,形谢而神灭,神去则机息,生命告终而亡,故中医学把亡神作为判断死亡的重要标志。

传统认为,死亡是一个过程,包括濒死期、临床死亡期和生物学死亡期。目前,一般认为,死亡是指机体作为一个整体的功能永久停止,但并不意味着各组织器官同时死亡。因此,根据脑死亡的概念,把脑死亡作为判断死亡的一个重要标志,一旦出现脑死亡,就意味着机体作为一个整体的功能永久停止。

(三)缠绵

缠绵,是指久病不愈的一种病理状态,邪正双方势均力敌,处于邪正相持或正虚邪恋的状态,是病理过程演变为慢性迁延性的表现。

缠绵状态的基本病机为正虚邪恋,由于在邪正斗争过程中,正气虽未至溃败,但已因邪气的损伤而削弱;而邪气由于经过正气的奋力抗争,也趋于衰微。因此,邪正双方势均力敌,处于非激烈性抗争的一种相持不下的病理状态。

缠绵状态下,正气不能完全驱邪外出,邪气也不能深入传变,从而使病变局限并处于相对稳定状态,具有病变表现不甚强烈,疾病持久不愈的特点。

在缠绵状态下,病势有相对稳定和不稳定的病理过程。其一,虽有缠绵,但病势稳定,经正确治疗和调护,可向治愈方向演变。其二,疾病缠绵而病势又不稳定,且有反复发作,或持续加重,或治疗和护理不当,则病势日趋恶化,乃至死亡。所以应积极进行治疗,设法打破缠绵状态的病理僵局,争取疾病的痊愈或好转。

(四)后遗

后遗,又称后遗症,是指疾病的病理过程结束,或在恢复期后症状体征消失,病因的致病作用基本终止,只遗留原有疾病所造成的形态或功能的异常。后遗与缠绵不同,后遗症是病因、病理演变的终结,是疾病的一种转归,而缠绵则是疾病的迁延或慢性过程,为疾病的自然延续。

后遗症所表现出来的形态或功能异常,如肢体震颤、身体畸形、失语、痴呆、偏瘫等。其功能异常,包括脏腑经络功能障碍和精神情志障碍。

此外,还有一种伤残,主要指外伤所致的人体某种组织结构难以恢复的损伤或残缺。如枪弹、金刃、跌仆、虫兽等给形体、脏腑造成的变形、缺失等,就属伤残范围。

总之,后遗和伤残都是涉及疾病半永久性结局的概念。

(五)复发

复发,又名复病、再发,是指即将痊愈或已经痊愈的疾病再度发作。

复发是疾病过程连续性的特殊表现形式,其特点是原有病变经过一段"静止期"后再度活跃,即机体内原有的病因尚未完全消除,在一定条件下重新发作。复发的病机是正气渐复但尚薄弱,邪气虽除而余邪未尽,邪正相争近乎停止,机体气血阴阳趋向正常。此时一旦出现损伤正气或助长邪气的条件,便易于打破邪正相安之势,于是邪势复盛而旧病复发。因此,积极彻底地治疗疾病和注意病后调养以培补正气,可以减少和防止疾病的复发。

引起疾病复发的常见诱因主要有以下四种。

1.食复

食复,又名食劳复,指疾病愈后,脾胃尚虚,因饮食失节而导致疾病复发者。"热病热退之后,胃气尚虚,余邪未尽。先进清粥汤,次进浓粥汤,次进糜粥,亦须少少与之,切勿过食也。若纳谷太骤,则运化不及,余邪假食滞而复作也,名曰食复。"(《重订通俗伤寒论》)

疾病初愈之际,既要注意增进饮食营养以培补正气,但又不可恣意进食,当视疾病过程中脾胃受损的程度,选择相宜之品,既要营养丰富,又要易于消化吸收,并掌握适当的进食量,方能受益而杜弊。"凡病新瘥,自宜先用陈仓米少许,煎汤少饮,俟其无恙,渐次增浓,胃气渐旺,谷食渐增,至胃气复旧,然后少进肉味,撙节爱养,自无复证。"(《伤寒溯源集》)食复,轻者损谷自愈,重者消导方瘥。

2.劳复

劳复,指疾病初愈,余邪未清,因过度劳累而致疾病复发者。劳复一般分为劳力复、劳神复和房劳复三种。

劳力与劳神是指体力和脑力的过度操劳。有时在正常人看来是微不足道的劳动,但对疾病初愈者来说,却不堪忍受,这也属过度操劳。如伤寒瘥后,元气未复,余邪未清,稍加劳动,其热复作,即多语、梳头、洗面、更衣之类,皆能致复。所以疾病初愈之际,应当充分休息,以促进正气早日恢复,虽需辅以合理活动,以促进气血畅行,但须量力而为。

房劳复是指在病后余邪未尽,正气亏虚,又行房事,甚至房事过度,徒伤正气,使邪无所制而疾病复发。此又称为"房复""色复""交接劳复""男(女)劳复"等。因房劳伤精,精亏则气血更虚,正气不支,可导致病势更为重,因而是劳复中之重证。所以中医学把节欲惜精,保养精气,作为病后调摄的一个重要原则。

3.情志复

情志复,指疾病初愈,由于情志过激而致旧病复发。精神情志活动对疾病的发展与转归有很大影响。精神恬静而愉快,有利于气机的条畅和精气血津液的正常代谢,使正气旺盛,则能促进康复和预防、减少疾病复发。如过度精神刺激,强烈或持久的情绪波动,则可引起气机紊乱和气血津液失常,脏腑功能失调使余邪再度致病,疾病易于复发。如伤寒瘥后,因事触怒,相火暴发,因而余热复作者,称"怒复"。

4.重感复

重感复,是指疾病初愈,余邪未尽,又复感新邪,而致旧病复发。

病后正虚,易被邪侵,重感新邪,易于引起旧病复发。

此外,还有一种叫"自复"的复发形式,是指疾病初愈后,不因饮食、操劳、情志、感邪所诱发,而是无明确的诱因而自行复发者。多由余邪未尽,正气尚虚,无力抑邪,致使邪气暗长,而导致旧病复发。

(李莹莹)

第二章

经　络

第一节　经络学说在临床上的运用

一、诊断方面

由于经络有一定的循行部位和络属的脏腑，它可以反映所属经络脏腑的病证，因而在临床上，就可根据疾病所出现的症状，结合经络循行的部位及所联系的脏腑，作为诊断疾病的依据。如两胁疼痛，多为肝胆疾病；缺盆中痛，常是肺的病变。又如头痛一证，痛在前额者，多与阳明经有关；痛在两侧者，多与少阳经有关；痛在后头部及项部者，多与太阳经有关；痛在巅顶者，多与厥阴经有关。《伤寒论》的六经辨证，也是在经络学说基础上发展起来的辨证体系。在临床实践中，还发现在经络循行的通路上，或在经气聚集的某些穴位处，有明显的压痛或有结节状、条索状的反应物，或局部皮肤的形态变化，也常有助于疾病的诊断。如肺脏有病时可在肺俞穴出现结节或中府穴有压痛，肠痈可在阑尾穴有压痛，长期消化不良的患者可在脾俞穴见到异常变化等。"察其所痛，左右上下，知其寒温，何经所在"（《灵枢·官能》）就指出了经络对于指导临床诊断的意义和作用。

经络穴位察诊，是按压或用其他方法在经络循行部位和腧穴上，以及对应的皮部区域，观察有无压痛、皮下结节，或者是皮下组织有无隆起、凹陷、松弛及皮肤温度与电阻的变异现象等，借以协助诊断经络和脏腑病变部位与性质。这种现象只是在部分患者身上出现阳性反应，另一部分患者身上则不出现。

二、治疗方面

经络学说被广泛地用以指导临床各科的治疗。特别是对针灸、按摩和药物治疗，更具有重要指导意义。针灸与按摩疗法，针灸临床配穴，一般是在明确辨证的基础上，除局部与邻近选穴外，通常是以"循经选穴"为主，它是以"经络所通，主治所及"为依据的。具体地说，看病变属于哪一脏腑或哪一经循行的部位，便选择哪一经的腧穴（主要是指四肢肘、膝关节以下的腧穴）来治疗。因此，经络学说在针灸学中是包含着腧穴主治规律的理论。

药物治疗也要以经络为渠道，通过经络的传导转输，才能使药到病所，发挥其治疗作用。在长期临床实践的基础上，根据某些药物对某一脏腑经络有特殊作用，确定了"药物归经"理论：金元时期的医家,发展了这方面的理论,张洁古、李杲按照经络学说,提出"引经报使"药,如治头痛,属太阳经的可用羌活,属阳明经的可用白芷,属少阳经的可用柴胡。羌活、白芷、柴胡,不仅分别归手足太阳、阳明、少阳经,且能引他药归入上述各经而发挥治疗作用。

此外,以前曾经用于临床的针刺麻醉,以及耳针(电针)、穴位埋线、穴位结扎等治疗方法,都是在经络学说的指导下进行的,并使经络学说得到一定的发展。

总之,经络系统遍布全身,气、血、津液主要以经络为其运行途径,才能输布于人体各部,发挥其濡养、温煦作用。脏腑之间,脏腑与人体各部分之间,也是通过经络维持其密切联系,使其各自发挥正常的功能。所以经络的生理功能,主要表现在沟通内外,联络上下,将人体各部组织器官联接成为一个有机的整体,通过经络的调节作用,保持着人体正常生理活动的平衡协调。经络又能将气血津液等维持生命活动的必要物质运送到全身,使机体获得充足的营养,从而进行正常的生命活动。此外,经络又是人体的信息传导网,它能够接受和输出各种信息。

（魏洪升）

第二节　十二经脉

十二经脉,即手三阴经、足三阴经、手三阳经、足三阳经共十二条经脉。十二经脉是经络学说的主体,在经络系统中起着重要的作用。

一、十二经脉的命名、分布和走行交接规律

(一)十二经脉的命名

十二经脉的命名是结合阴阳、脏腑、手足三个方面而定的,它们分别隶属于十二脏腑。十二经脉是用其所属脏腑的名称,结合循行于肢体(包括手足)的内外、前中后的不同部位,根据阴阳学说的内容赋予了不同的名称。因为五脏属阴,所以凡是和五脏相连的经脉叫作阴经,阴经循行在四肢的内侧。六腑属阳,凡是和六腑相连的经脉叫作阳经,阳经循行在四肢的外侧。根据阴阳衍化理论,阴阳又可分为三阴三阳,即太阴、厥阴、少阴和太阳、少阳、阳明。五脏之中的心、肺、心包都位于胸膈以上,属三阴经。它们的经脉分布在上肢内侧,属阴,为手三阴经。大肠、小肠、三焦属三阳经,它们的经脉分布在上肢外侧,属阳,为手三阳经。脾肝肾位于胸膈以下,属三阴经,它们的经脉分布在下肢内侧,属阴,为足三阴经。胃、胆、膀胱的经脉分布在下肢外侧,属阳,为足三阳经。按照各经所属脏腑,结合循行于四肢的部位,就决定了十二经脉的名称(表2-1)。

表 2-1　十二经脉名称分类及分布表

肢体	阴经(属脏)	阳经(属腑)	循行部位(阴经行内侧,阳经行外侧)
手	太阴肺经	阳明大肠经	上肢前线
	厥阴心包经	少阳三焦经	上肢中线
	少阴心经	太阳小肠经	上肢后线
足	太阴脾经	阳明胃经	下肢前线
	厥阴肝经	少阳胆经	下肢中线
	少阴肾经	太阳膀胱经	下肢后线

(二)十二经脉在体表的分布规律

十二经脉在体表的分布走行有着一定的规律:阳经分布于四肢的外侧面、头面和躯干,上肢的外侧为手三阳经;下肢外侧为足三阳经。阴经分布于四肢的内侧面和胸腹。上肢的内侧为手三阴经;下肢的内侧为足三阴经。手足三阳经在肢体的分布规律是阳明经在前,少阳经在中,太阳经在后。手足三阴经在肢体的分布规律是太阴经在前,厥阴经在中,少阴经在后。但是足三阴经在下肢内踝上八寸以下是足厥阴经在前,足太阴经在中,足少阴经在后,行至内踝上八寸以上时则是足太阴在前,足厥阴经在中,足少阴经在后。在头面部,阳明经循行于面部、额部;太阳经循行于面颊、头项及头后部;少阳经循行于侧头部。在躯干部,手三阳经循行于肩胛部;足阳明经循行于胸腹部;足太阳经循行于腰背部;足少阳经循行于人体侧面。手三阴经循行于胸部且均从腋下走出,足三阴经均循行于腹部。

(三)十二经脉的走向和交接规律

手三阴经起于胸中,从胸走向手指末端,交手三阳经;手三阳经从手指末端走向头面部,交足三阳经;足三阳经从头面部向下走行,经过躯干、下肢,走向足趾末端,交足三阴经;足三阴经从足趾沿小腿、大腿,走向腹部、胸部,交手三阴经。手足三阴三阳经脉如此交接循行,阴阳相贯、构成一个循环往复的传注系统。

二、十二经脉的表里属络关系

十二经脉通过经别和别络互相沟通,组合成六对表里相合的关系。手太阴肺经和手阳明大肠经互为表里;手厥阴心包经和手少阳三焦经互为表里;手少阴心经和手太阳小肠经互为表里;足太阴脾经和足阳明胃经互为表里;足厥阴肝经和足少阳胆经互为表里;足少阴肾经和足太阳膀胱经互为表里。互为表里的阴经与阳经在体内与脏腑有属络关系,阴经属脏络腑,阳经属腑络脏。即手太阴肺经属于肺联络大肠;手阳明大肠经属于大肠联络肺;手厥阴心包经属于心包联络三焦;手少阳三焦经属于三焦联络心包;手少阴心经属于心联络小肠;手太阳小肠经属于小肠联络心;足太阴脾经属于脾联络胃;足阳明胃经属于胃联络脾;足厥阴肝经属于肝联络胆;足少阳胆经属于胆联络肝;足少阴肾经属于肾联络膀胱;足太阳膀胱经属于膀胱联络肾。互为表里的经脉,在生理上相互联系,在病理上相互影响。

三、十二经脉的流注次序

十二经脉中的气血运行是循环流注的。从手太阴肺经开始,依次流注,最后传至足厥阴肝经,再重新传至手太阴肺经,阴阳相通,首尾相贯,循环往复。其流注次序(图 2-1)。

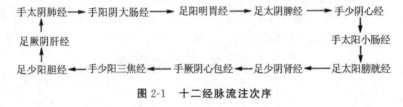

图 2-1　十二经脉流注次序

四、十二经脉循行及主治病证

(一)手太阴肺经

1.循行

起丁中焦,向下联络大肠,再上行穿过膈肌,入属于肺脏;从肺系(指肺与喉咙相联系的脉络)

横出腋下,沿上臂内侧行于手少阴和手厥阴之前,下行到肘窝中,沿着前臂掌面桡侧入寸口(桡动脉搏动处),过鱼际,沿鱼际的边缘,出拇指的桡侧端。其支脉:从列缺穴处分出,走向示指桡侧端,与手阳明大肠经相交接(图 2-2)。

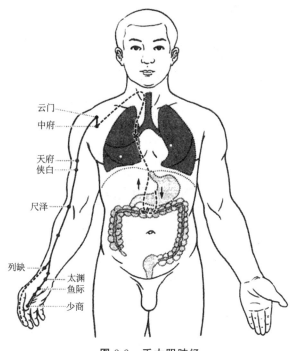

云门
中府
天府
侠白
尺泽
列缺
太渊
鱼际
少商

图 2-2　手太阴肺经

2.主治

胸、肺、喉部疾病及经脉循行部位的病变。

(二)手阳明大肠经

1.循行

起于示指桡侧端(商阳),沿示指桡侧,通过第1、第2掌骨之间,向上进入拇长伸肌腱与拇短伸肌腱之间的凹陷中,沿前臂背面桡侧缘,至肘部外侧,再沿上臂外侧上行至肩端(肩髃),沿肩峰前缘,向上会于督脉大椎穴,后进入缺盆,联络肺脏,通过横膈,属于大肠。其支脉:从锁骨上窝上行于颈部(扶突),经过面颊,进入下牙龈,出来回绕口唇,左右交叉列水沟,左脉向右,右脉向左,分布在鼻旁(迎香),与足阳明胃经相交接(图 2-3)。

2.主治

头面、五官疾病和经脉循行部位的病变。

(三)足阳明胃经

1.循行

起于鼻翼两侧(迎香),上行到鼻根部,与足太阳膀胱经相交会,向下沿着鼻柱的外侧(承泣),入上齿龈,回出环绕口唇,向下交会与颔唇沟内(承浆),再向后沿下颌骨后缘到大迎穴处,沿着下颌角颊车,上行耳前,经过上关,沿发际至额前。其支脉:从大迎前下走人迎,沿着喉咙向下后行至大椎穴,折向前行入缺盆,向下通过横膈,属胃,络于脾脏。其直行之脉:从缺盆出体表,沿乳中线下行,挟脐两旁(旁开2寸),入小腹两侧腹股沟处。其支脉:从胃下口幽门处分出,沿腹里向下到气冲处与前脉会合,再由此向下至髀关,直抵伏兔部,下至膝膑,沿着胫骨前嵴外侧,下经足背,进入足第2趾外侧端(厉兑)。其支脉:从膝下3寸(足三里)处分出,下行足中趾外侧。其支脉:从足背上(冲阳)分出,进入足大趾内侧端(隐白),与足太阴脾经相交接(图2-4)。

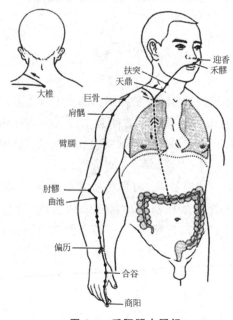

图 2-3　手阳明大肠经

2.主治

胃肠病、神志病和头、面、眼、鼻、口、齿疾病,以及经脉循行部位的病变。

(四)足太阴脾经

1.循行

起于足大趾末端(隐白),沿着大趾内侧赤白肉际,过大趾本节后半圆骨,上行至内踝前缘,再上腿肚,沿小腿内侧正中线上行,于内踝上八寸处,交出足厥阴经之前,经膝、股部内侧前缘进入腹中,属脾,络胃,过横膈上行,挟咽管两旁,连系舌根,分散于舌下。其支脉:从胃别出,向上通过膈肌,注入心中,与手少阴心经相交接(图2-5)。

2.主治

主治胃脘痛、腹胀、呕吐嗳气、便溏、黄疸。身体沉重无力、舌根强痛、膝股部内侧肿胀、厥冷等病证。

(五)手少阴心经

1.循行

起于心中,出属于"心系"(心与其他脏器相连系的部位),向下穿过横膈,下络小肠。其支脉:从"心系"分出向上,挟着食管上行,系于目系(指眼球与脑相联系的脉络)。其直行之脉:从心系出来,退回上行于肺部,横出于腋窝(极泉),沿上臂内侧后缘、肱二头肌内侧沟,至肘窝内侧,沿前臂内侧后缘、尺侧腕屈肌腱之侧,到掌后豌豆骨部,入掌,经小指桡侧至末端(少冲),与手太阳小肠经相交接(图2-6)。

2.主治

心、胸、神志病证及本经循行部位的病变。

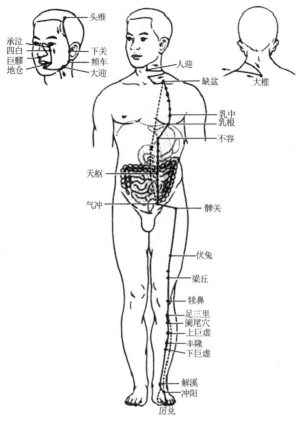

图 2-4　足阳明胃经

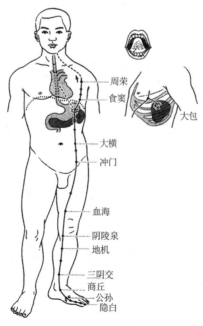

图 2-5　足太阴脾经

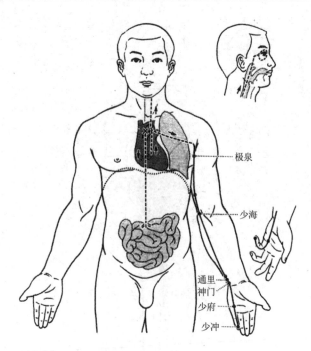

图 2-6　手少阴心经

(六)手太阳小肠经

1.循行

起于手小指外侧端(少泽),沿手背尺侧至腕部,出于尺骨茎突,直上前臂外侧尺骨后缘,经尺骨鹰嘴与肱骨内上髁之间,循上臂外侧后缘出肩关节,绕行肩胛部,交肩上(大椎),入缺盆络于心脏,沿食管过横膈,过胃属小肠。其支脉:从缺盆出来,沿颈部上行至面颊,至目外眦,转入耳中(听宫)。其支脉:从面颊部分出,上行目眶下,至目内眦(睛明),与足太阳膀胱经相交接(图 2-7)。

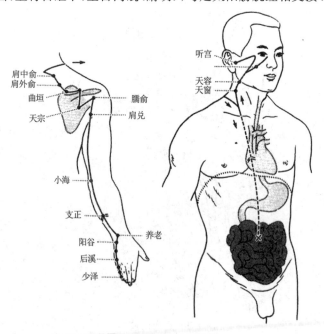

图 2-7　手太阳小肠经

2.主治

头项、五官病证、热病、神志疾病及本经部位的病变。

(七)足太阳膀胱经

1.循行

起于目内眦,上额左右交会于巅顶(百会)。其支脉:从头顶部分小,到颞颥部。其直行之脉:从头顶入里联络于脑,回行分别下行到项后,沿肩胛部内侧,挟脊柱。到达腰部,从脊旁肌肉进入体腔联络肾脏,属于膀胱。其支脉:从腰部分出,向下通过臀部,进入腘窝内。其支脉:从项部分出下行,通过肩胛骨内缘直下,经过臀部下行,沿大腿后外侧与腰部下来的支脉会合于腘窝中。然后下行穿过腓肠肌,出于外踝后,沿足背外侧缘至小趾外侧端(至阴),与足少阴经肾经相交接(图2-8)。

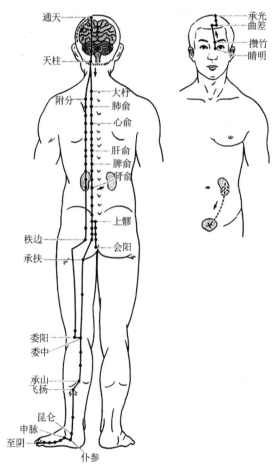

图 2-8　足太阳膀胱经

2.主治

头、项、目、背、腰、下肢部病证及神志病,背部第一侧线的背俞穴及第二侧线相平的腧穴,主治与其相关的脏腑病证和有关的组织器官病证。

(八)足少阴肾经

1.循行

起于足小趾下,斜走足心(涌泉),出于舟骨粗隆下,沿内踝后,进入足跟,再向上行于腿肚内侧后缘,至腘内侧,上经大腿内侧后缘,穿过脊柱,属于肾脏,联络膀胱。其直行之脉:从肾向上通过肝和横膈,进入肺中,沿着喉咙,挟于舌根两侧。其支脉:从肺中出来,联络心脏,流注胸中,与手厥阴心包经相交接(图 2-9)。

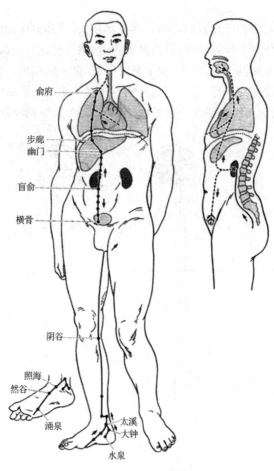

图 2-9　足少阴肾经

2.主治

妇科、前阴、肾、肺、咽喉病证。如月经不调、阴挺、遗精、小便不利、水肿、便秘、泄泻,以及经脉循行部位的病变。

(九)手厥阴心包经

1.循行

起于胸中,出属心包络,向下通过膈肌,从胸至腹,依次络于上、中、下三焦。其支脉:从胸中分出,沿胸出于胁部,至腋下 3 寸处(天池),上行抵腋窝中,沿上臂内侧中线,行于手太阴和手少阴之间,进入肘中,向下行于前臂掌长肌腱与桡侧腕屈肌腱之间,进入掌中,沿着中指桡侧,出中指桡侧端(中冲)。其支脉:从掌中(劳宫)分出,沿着环指,尺侧到指端,与手少阳三焦经相交接(图 2-10)。

2.主治

心、胸、胃、神志病证。如心痛、心悸、胃痛、呕吐、胸痛、癫狂、昏迷及经脉循行部位的病变。

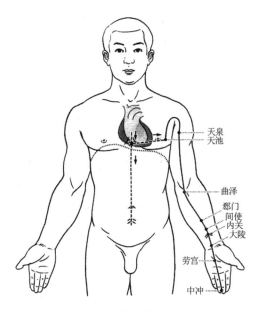

图 2-10　手厥阴心包经

(十)手少阳三焦经

1.循行

起于环指(无名指)尺侧端(关冲),向上出于手背第 4、第 5 掌骨之间,沿着腕背,出于前臂伸侧尺、桡骨之间,向上通过肘尖,上臂外侧三角肌后缘,上达肩部,交出于足少阳经的后面,向前进入缺盆,分布于胸中,联络心包,向下通过横膈,从胸至腹,属于上、中、下三焦。其支脉:从胸中分出,上行出缺盆,至肩部,左右交会于大椎,上行到项,沿耳后直上。出于耳上到额角,再屈而下行至面颊,到达目眶下。其支脉:从耳后入耳中,出走耳前,与前脉交叉于面颊部,到达瞳子髎,与足少阳胆经相交接(图 2-11)。

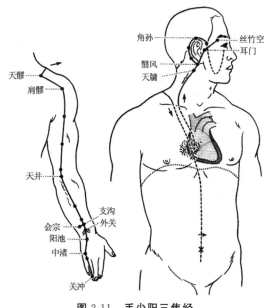

图 2-11　手少阳三焦经

2.主治

侧头、耳、目、咽喉、胸胁部病证和热病。如偏头痛、胁肋痛、耳鸣、耳聋、目痛、咽喉痛及经脉循行部位的病变。

(十一)足少阳胆经

1.循行

起于瞳子髎(目外眦),向上到额角返回下行至耳后,沿颈部向后交会大椎穴再向前入缺盆部入胸过膈,联络肝脏,属胆,沿胁肋部,出于腹股沟,经外阴毛际,横行入髋关节(环跳)。其支脉:从耳后入耳中,出走耳前,到瞳子髎处后向下经颊部会合前脉于缺盆部。下行腋部侧胸部,经季肋和前脉会于髋关节后,再向下沿大腿外侧,行于足阳明和足太阴经之间,经腓骨前直下到外踝前,进入足第4趾外侧端(足窍阴)。其支脉:从足临泣处分出,沿第1、第2跖骨之间,至大趾端(大敦),与足厥阴肝经相交接(图2-12)。

2.主治

侧头、目、耳、咽喉病、神志病、热病及经脉循行部位的其他病证。

(十二)足厥阴肝经

1.循行

起于足大趾上丛毛部(大敦),经内踝前向上至内踝上八寸处外处交出于足太阴经之后,上行沿股内侧,进入阴毛中,绕阴器,上达小腹,挟胃旁,属肝络胆,过膈,分布胁肋,沿喉咙后面,向上入鼻咽部,连接于"目系"(眼球连系于脑的部位),上出于前额,与督脉会合于巅顶。其支脉,从目系分出,下行颊里、环绕唇内。其支脉:从肝分出,穿过膈,向上流注于肺,与手太阴肺经相交接(图2-13)。

2.主治

肝病、妇科、前阴病及经脉循行部位的其他病证。

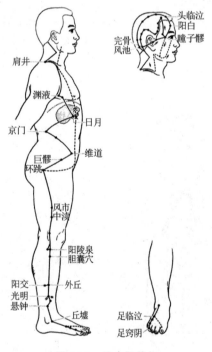

图 2-12 足少阳胆经

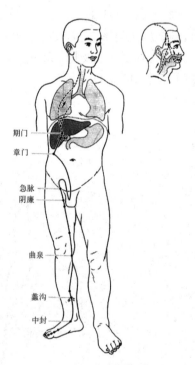

图 2-13 足厥阴肝经

(魏洪升)

第三节　奇经八脉

一、督脉

(一)循行

起于胞中(小腹内),下出于会阴部,向后行于脊柱的内部,上达项后(风府),进入颅内,络脑,上行巅顶,沿前额下行至鼻柱,止于上唇系带处(龈交)(图 2-14)。

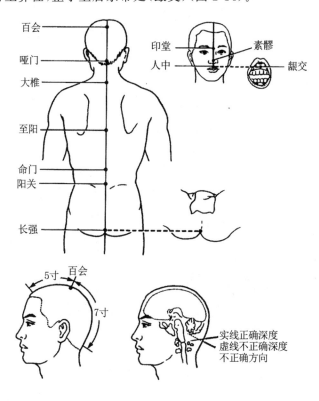

图 2-14　督脉

(二)主治

脊柱强痛,角弓反张等病证。

二、任脉

(一)循行

起于胞中,下出会阴部,上行前行至阴毛部,沿腹部和胸部正中线直上,向上经过关元经咽喉部,至下颌,环绕口唇,沿面颊,分行至目眶下(图 2-15)。

(二)主治

疝气,带下,腹中结块等病证。

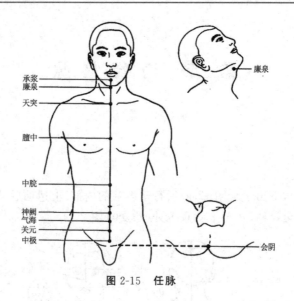

图 2-15　任脉

三、冲脉

(一)循行

起于胞中,下出于会阴部,从气街部起与足少阴经相并,夹脐上行,散入胸中,上达咽喉,环绕口唇(图 2-16)。

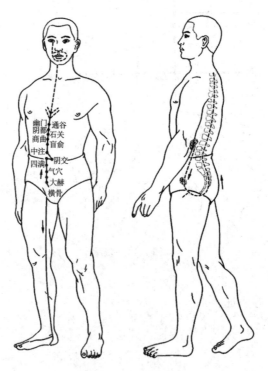

图 2-16　冲脉

(二)主治

腹部气逆而拘急等病证。

四、带脉

(一)循行

起于季胁,斜向下行至带脉穴、五枢穴、维道穴,横行腰腹,绕身一周(图 2-17)。

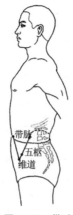

图 2-17　带脉

(二)主治

腹满,腰部觉冷如坐水中等病证。

五、阴维脉

(一)循行

起于小腿内侧,足三阴经交会之处,沿大腿内侧上行,至腹部,与足太阴脾经同行,到胁部,与足厥阴经相结合,然后上行至咽喉,合于任脉(图 2-18)。

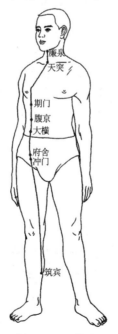

图 2-18　阴维脉

（二）主治

心痛、忧郁等病证。

六、阳维脉

（一）循行

起于足跟外侧，向上经过外踝，沿足少阳胆经并行，沿下肢外侧上行至髋部，经胁肋后侧，从腋后上肩，至前额，再到项后，合于督脉（图 2-19）。

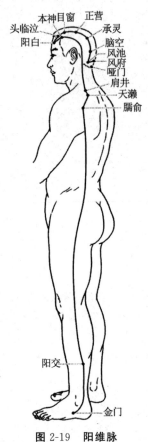

图 2-19　阳维脉

（二）主治

恶寒发热，腰疼等症。

七、阴跷脉

（一）循行

起于内踝下（照海），经过内踝后，沿下肢内侧上行，经阴部，沿腹、胸进入缺盆，再上行，出人迎穴之前，经鼻旁，到目内眦，与手足太阳经、阳跷脉会合（图 2-20）。

（二）主治

多眠、癃闭，足内翻等病证。

八、阳跷脉

(一)循行

起于外踝下(申脉),经外踝后上行腓骨后缘,经股部外侧,再沿髋、胁、肩、颈的外侧,上夹口角,到达目内眦,与手足太阳经、阴跷脉会合,再上行经额,与足少阳胆经会于风池(图 2-21)。

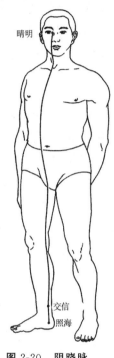

图 2-20　阴跷脉

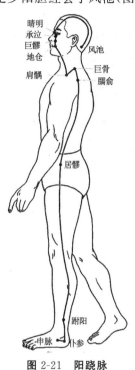

图 2-21　阳跷脉

(二)主治

目痛(从内眦始),不眠,足外翻等病证。

(魏洪升)

第四节　十二经别、十二经筋、十二皮部

一、十二经别

十二经别是十二正经离、入、出、合的别行部分,是正经别行深入体腔的支脉。

十二经别的分布规律:十二经别多从四肢肘膝关节以上的正经别出(离),经过躯干深入体腔与相关的脏腑联系(入),再浅出体表上行头项部(出),在头项部阳经合于本经经脉,阴经的经别合于其表里的阳经经脉(合),由此将十二经别汇合成六组,称为"六合"。

十二经别的作用:加强了十二经脉的内外联系及在体内的脏腑之间表里关系,补充了十二经脉在体内外循行的不足。由于十二经别通过表里相合的"六合"作用,使得十二经脉中的阴经与头部发生了联系,从而扩大了手足三阴经穴位的主治范围。此外,又由于其加强了十二经脉对头面的联系,故而也突出了头面部经脉和穴位的重要性及其主治作用。

二、十二经筋

十二经筋是十二经脉之气濡养筋肉骨节的体系,是十二经脉的外周连属部分。

十二经筋的分布规律:十二经筋均起于四肢末端,上行于头面胸腹部。每遇骨节部位则结于或聚于此,遇胸腹壁或入胸腹腔则散于或布于该部而成片,但与脏腑无属络关系。

十二经筋的作用:约束骨骼,完成运动关节和保护关节的功能。

三、十二皮部

十二皮部是十二经脉功能活动反映于体表的部位,也是络脉之气散布之所在。

十二皮部的分布规律:以十二经脉体表的分布范围为依据,将皮肤病划分为十二个区域。

十二皮部的作用:由于十二皮部居于人体最外层,又与经络气血相通,故是机体的外屏障,起着保卫机体、抵御外邪和反映病证的作用。

（魏洪升）

第三章

腧　穴

第一节　腧穴的分类

人体的腧穴很多,它是人们在长期的临床实践中陆续发现而逐步积累起来的。经过历代医家用"分部"和"分经"的方法,进行多次整理,现在一般分为3类。

一、十四经穴

十四经穴简称"经穴"。指分布在经络循行的通路上,被列入十四经系统的腧穴,它们是腧穴的主要部分。现在的三百六十多个经穴中,绝大部分是晋代以前发现的,其中很多腧穴可能是发现经络的基础。这些经穴自发现以来,都是经过定位、定名,逐步从散在到系统。

二、奇穴

奇穴也称为"经外奇穴",是指既有明确的位置,又有专用穴名,但是还没有列入十四经系统的腧穴。其实,这些奇穴与经络系统也有联系,所以其中一部分已被逐步收为经穴,如膏肓、风市等穴,在唐代《千金方》中为奇穴,但到了宋代的《铜人腧穴针灸图经》就把它们归纳为经穴。奇穴一般是在经络系统发现之后陆续发现的,多数时间较经穴为迟,大约从唐代开始,到现在在数量上已比经穴为多。

三、阿是穴

阿是穴又叫压痛点,古代叫"以痛为腧",它没有固定的位置,而是哪里有病有痛就在哪里针灸,不过,广义的阿是穴还包括了距离病变部位较远的敏感点。

（周　坤）

第二节　腧穴的主治作用

从腧穴多种多样主治作用中,归纳起来,有以下几个基本方面。我们对这些主治作用,都应该理解为相对的。

一、普遍性

每一个腧穴都能主治局部和邻近部位的组织器官及其内脏疾病。如风池穴能治疗头部和眼的疾病,中脘穴能治疗胃和十二指肠疾病等。由于各穴局部和邻近部位的范围大小不一,因而对腧穴主治局部、邻近部位疾病的概念只能以笼统的原则说明。腧穴治疗局部和邻近部位的疾病,一般不受经络循行分布的限制。

二、特异性

(1)四肢穴,尤其是肘、膝关节以下的腧穴,除了主治局部及邻近部位疾病以外,还能治疗远距离——头面、躯干或内脏的疾病,这种主治作用与经络有关。如足阳明胃经的足三里、上巨虚等穴能治疗胃肠病,手厥阴心包经的内关、间使等穴能治疗心脏病。相对来说,头面、躯干部位的腧穴则较少治疗四肢部位的疾病。然而从面针、头皮针、耳针等可以治疗全身疾病来看,头面、躯干腧穴也能够治疗四肢部位的疾病。而且古代医籍就有风府穴治疗足病的记载。

(2)某些腧穴的主治作用显然有别于其他穴位。如足三里、气海、关元等穴有强身健体的作用,十宣、人中、会阴等穴有兴奋呼吸中枢的作用。

如上所述,腧穴对机体的作用,在现阶段认为确实存在一定的特异性,但由于针刺某一腧穴可以影响到多个器官的功能,多个腧穴对同一生理功能都有作用。如针刺足三里可以影响消化、血液、心血管等系统以及机体的防卫、免疫功能;多个腧穴,如足三里、曲池、内关、三阴交、太冲等都有降压作用。因此,这些特异性又是相对的,不是绝对的。

三、双向性

腧穴主治的双向性,就是针灸腧穴时对机体的一种良性双向调节作用。即在不同的功能状态下针灸某一腧穴,具有截然相反的作用。当功能状态过高时,针灸可使之降低;反之,可使之增高。如心率快时,针灸内关可使之减慢,心率慢时,针刺又可使之加速。泄泻时,针刺足三里可以止泻,但在便秘时又可通便。这种调节作用,既可表现于局部,也可影响全身各个生理功能系统。

四、协同性

两个以上的腧穴同时使用,可以增强其治疗效果(与药物的协同性定义不同,后者是两种药物同时使用,其作用大于两者之和)。这主要在于选用的腧穴在主治部位和性质上具有共同之处。如中脘、内关、足三里,其止痛的效果比单用某一腧穴为好。这是因为这些腧穴在治疗部位方面是共同的。

五、拮抗性

多个腧穴同时使用反而减弱其作用,这是因为这些腧穴在主治部位毫无共同之处。针灸不同于药物有某些物质进入体液循环,只是经过经络作用于特定的组织器官,进行重点调节。如取穴过于庞杂,希望同时解决多种疾病,便不能突出重点,与机体内在抗病能力不相适应,所以疗效反而不好。另外,有人在观察内关穴对心脏的作用时,采取配用交信穴后则降低了内关穴的作用。

此外,腧穴具有有限的敏感性(指针刺后产生的治疗效应)。如一个腧穴每天针刺1次,连续

7～10天,其敏感程度便逐渐下降,到14天后便基本不敏感了,但休息一定时期后,该穴仍具有原来的敏感性。所以临床必须采用轮换选穴,或治疗一个周期后,休息数天再进行第二个疗程。

腧穴主治的特异性,是几种作用中最重要的一点。着重研究腧穴的特异性,不仅对指导临床实践,而且对揭露经络的本质,都有现实意义。

（周　坤）

第三节　腧穴的体表定位

临床上定穴的位置是否正确,会直接影响到治疗效果。为找准穴位,必须掌握一定的定位方法。现将临床上常用的几种定位方法介绍如下。

一、解剖标志定位法

利用人体各种解剖标志作为定穴的依据,是最基本的取穴法。临床上常用的标志大致分为两种。

（一）固定标志

固定标志指不受人体活动的影响而固定不移的标志,如五官、毛发、指/趾甲、乳头、脐及骨的突起或凹陷部。

（二）活动标志

活动标志指需要采取相应的动作姿势才会显现的标志,包括肌肉的凹陷、肌腱的显露部位、皮肤的皱襞以及某一关节的间隙等。

二、尺度定位法

由于很多腧穴距离自然标志很远,如果不拟定出它们距离自然标志的长度来,是很难确定其位置的,这种假定的与自然标志之间距离的长度,就叫作"尺度",传统叫作"骨度"。尺度通常使用单位为"寸",就是等分。如腕横纹到肘横纹是12寸,就是将腕横纹到肘横纹划分为12等分。它适用于任何年龄、任何体型的人,老幼、高矮、胖瘦、男女都适用。

（一）人体各部位尺度

1.头部

直寸:前发际至后发际12寸。前发际不明者,可从眉心向上加3寸;后发际不明者,可从大椎穴向上加3寸,即从眉心到大椎(第七颈椎棘突下)作18寸。

2.胸腹部

(1)直寸:胸部以肋间隙作为定穴依据。上腹部从胸剑联合至脐中作8寸(有些人生理有变异,没有剑突,而且软肋与胸骨结合部位高于一般人,这种情况下,必须以不容穴相平处为脐上6寸。下腹部从脐中到耻骨联合上缘作5寸)。

(2)横寸:两锁骨中线或两乳头之间作8寸。

3.背部

(1)直寸:以脊椎棘突作为定位依据。

(2)横寸:两肩胛骨脊柱缘之间作6寸。

4.上肢部

(1)上臂:从腋前皱襞到肘横纹作9寸。

(2)前臂:从肘横纹到腕横纹作12寸。

5.下肢部

(1)大腿:内侧,从耻骨联合上缘到骨内上髁作18寸;外侧,从股骨大转子到腘横纹作19寸(从臀沟至腘横纹作14寸)。

(2)小腿:内侧,从胫骨内踝以下至内踝作13寸;外侧,屈膝时,从髌骨下缘至外踝16寸。

(二)尺度定位法

具体使用时,有指侧等分定位法和手指同身寸定位法之分。

1.指侧等分定位法

是将取穴部位"尺度"的全长用手指划分为若干等分的方法。如取间使穴时,可将腕横纹至肘横纹的12寸划分为两等分,再将近腕的一个等分又划分两个等分。这样腕上3寸的间使便可迅速而准确地定位。

2.手指同身寸定位法

在体表标志和尺度的基础上,临床也常用手指来比量。因为各人手指的长度和宽度与其他部位有一定的比例,所以便可以用其本人的手指来衡量"尺度",这种方法称为"同身寸"。医师只要注意到这种情况,也可根据患者的高矮胖瘦做出调整,从而用自己的手指来量定患者的穴位。由于人体各部分尺度的等分大小不一,不能相互通用,所以同身寸也有大小之分。

(1)大寸。直指量:一般以次指末节为1寸,加中指节为2寸。横指量:拇指末节的宽度为1寸,示、中二指相并为1寸半,示、中、无名和小指四指相并为3寸(过去叫"一夫法",以中指的近掌第一节与第二节的关节水平线的宽度为准,适用于下肢)。

(2)小寸:中指近掌第一、二节关节宽度为1寸,示、中二指相并为2寸,示、中、无名三指相并为3寸。多适用于上肢(手指同身寸定位法可有微小差误,因此使用时以<3寸为度。若>3寸,应采用指侧等分定位法为宜)。

三、简便定位法

简便定位法是临床一种简便易行的方法,某些穴位可以采用。如垂手中指端到达处取风市,两手虎口交叉在示指端到达处取列缺等。

(周　坤)

第四章

针灸推拿检查方法

第一节 头、颈部检查

一、头面部检查

(一)望诊

头面部望诊主要观察神色和头面部的形态变化。头为诸阳之会,精明之府,内藏脑髓,与脏腑气血关系密切。因此,通过头面部望诊可了解机体内部的变化。

1.望神色

神是人体生命活动的总称,是对人体生命现象的高度概括。神具体表现于人的目光、色泽(以面部为主)、神情、体态诸方面。通过望神,可知精气盛衰,病情轻重,预后善恶。望色,主要是望面部的颜色和光泽。面部的色泽,是脏腑气血的外荣。察面部的色泽,对诊断疾病的轻重和推断病势的进退有重要的意义。如创伤患者,通过观察患者面部表情,可初步推知病情之轻重:轻伤者神志清楚,言语如常;重伤者面色苍白,表情淡漠或神志昏迷。

2.望形态

主要观察头面部的形状、对称性、大小和有无异常活动。如额骨及颞骨双侧凸出,顶部扁平,呈方形,多见于佝偻病患儿(图4-1)。一侧面部表情肌瘫痪,患侧额纹消失,眼不能闭合,鼻唇沟变浅,口角下垂,多为面神经麻痹;中枢性面瘫主要表现为颜面下半部瘫痪(图4-2)。头部不自主震颤,可见于帕金森病。

外伤患者应注意鼻部有无血肿及瘀斑,鼻骨是否㖞斜或塌陷,呼吸道是否堵塞(鼻骨骨折时,局部压痛明显,可触到下陷鼻骨),两眼有无充血,眶周有无瘀斑及肿胀,视物是否清楚,瞳孔有无扩大、缩小或变形,两侧是否对称,对光反射是否存在。耳漏、鼻漏或咽喉血肿常提示有颅底骨骨折发生。下颌关节脱位的患者,口呈半开状,咬合困难(图4-3)。

(二)触诊

检查者用手触摸患者体表的一定部位,分辨其寒、温、润、燥、肿胀、疼痛,并观察患者对按压的反应。

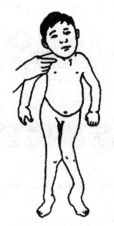

图 4-1　佝偻病患儿

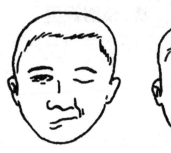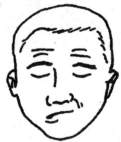

图 4-2　面瘫（右侧瘫痪）

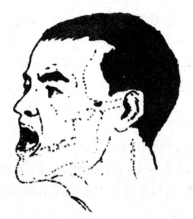

图 4-3　双侧下颌关节前脱位畸形

1.婴儿囟门检查

两手掌分别放在左右颞部,拇指按在额部,用中指和示指检查囟门。正常前囟门可触及与脉搏一致的跳动,囟门与颅骨平齐,稍有紧张感。如前囟隆起,除在小儿哭叫时出现,多见于高热、颅内出血等颅内压增高的疾病。前囟门应在出生后 12～18 个月闭合,如迟闭,见于佝偻病等。如前囟凹陷,多见于吐泻后津液大伤的患儿。

2.张口度测定

张口时,上下颌牙齿之间的距离,相当于自己中、示、无名指三指并拢时末节的宽度。如下颌关节强直,则宽度减小或牙关紧闭。

3.外伤患者检查

对头部外伤患者,重点要摸清颅骨有无塌陷,特别要注意有皮下血肿者深层是否有骨折存在,有无头皮开放创口或头皮撕脱伤,有无头皮出血或皮下血肿,其颅骨有无凹陷畸形等。下颌关节脱位时,关节窝空虚,其前方可触到隆起的髁状突(图 4-4)。

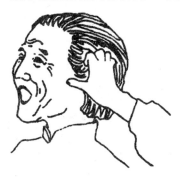

图 4-4　下颌关节脱位检查

二、颈部检查

(一)望诊

患者取坐位,解开内衣,露出颈部、肩部及上肢,两肩放平,两臂下垂,双目前视。

(1)颈部皮肤、软组织有无瘢痕、窦道、寒性脓肿(寒性脓肿多为颈椎结核);高位者应注意观察咽后壁有无脓肿,低位病变则脓肿多在颈部出现;颈部两侧软组织有无局限性肿胀或隆起。

(2)颈椎的生理前凸是否正常,有无平直或局限性后凸、侧弯、扭转等畸形,如颈椎结核、骨折患者常出现角状后凸畸形;颈部肌肉有无痉挛或短缩。

(3)颈部有无畸形,颜面是否对称,患者头部向一侧偏斜称为斜颈,见于颈肌外伤、瘢痕收缩、先天性肌性斜颈(图 4-5);颈部运动受限并伴有疼痛,可见于软组织炎症、颈肌扭伤、肥大性脊柱炎、颈椎结核或肿瘤等。

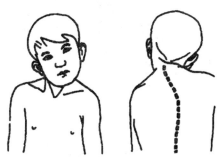

图 4-5　先天性肌性斜颈

(二)触诊

1.触诊方法

患者颈部前屈约 30°,检查者用左手扶住其前额固定头部,自枕外隆凸开始向下逐个棘突依次进行触摸,触摸棘突、棘突间隙及两侧肌肉。其中第 2、第 6、第 7 颈椎棘突较大,易触摸到。

2.主要检查内容

棘突是否偏歪,压痛是在棘突的中央区还是在两侧,并由轻而重地测定压痛点是位于浅层还是深部,一般浅层压痛多系棘间韧带、棘上韧带或浅筋膜之疾病。若压痛点在颈椎的横突部位,则表示关节突关节可能有炎症或损伤,如关节突关节紊乱。若在下颈椎棘突旁以及肩胛骨内上角处有压痛,同时向一侧上肢有放射性疼痛,多为颈椎病。在棘间韧带或项肌有压痛,可能为扭伤或"落枕"(图 4-6)。

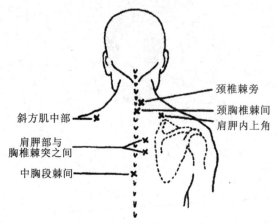

图 4-6　颈背部常见压痛点

若在锁骨上方,颈外侧三角区有压痛,则说明可能有颈肌筋膜炎。落枕、颈椎病患者,常可在颈项部触摸到肌肉强硬痉挛。对于颈椎后凸畸形的病例,触摸时不宜用力过重,如怀疑为颈椎结核时,应检查咽后壁,以观察有无咽后壁脓肿形成。颈椎棘突连线上若触摸到硬结或条索状物,可能为项韧带钙化。

(三)动诊

颈部运动检查时,嘱患者取坐位,头正直,固定双肩,使躯干不参与中胸段棘间颈椎的运动,然后再做各方向活动。颈部正常运动范围(图 4-7)。

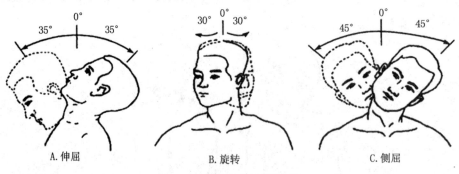

图 4-7　颈部正常运动范围

重点观察运动是否自如,有无运动障碍,要排除代偿动作。对颈椎骨折脱位者,不做运动检查,以防造成脊髓损伤。

(四)特殊检查

1.挤压试验

患者取坐位,检查者双手交叠置于其头顶,并控制颈椎处于不同的角度(如使头部后伸并向患侧倾斜),然后进行按压(图4-8)。如出现颈部疼痛或上肢放射痛,即为阳性反应,可见于颈椎病及颈椎间盘突出症。

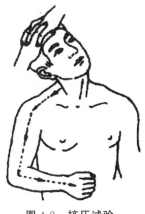

图4-8　挤压试验

2.分离试验

患者取正坐位,检查者两手分别托住患者下颌和枕部,向上牵拉。如患者能感到颈部和上肢疼痛减轻,即为阳性,可见于颈椎病及颈椎间盘突出症。

3.臂丛神经牵拉试验

患者取坐位,头微屈,检查者立于患侧,一手置患侧头部,另一手握患腕做反向牵引(图4-9)。若患肢出现疼痛或麻木,则为阳性,提示臂丛神经受压,多见于神经根型颈椎病。

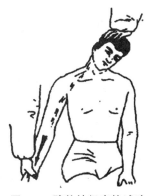

图4-9　臂丛神经牵拉试验

4.超外展试验

患者取站立或坐位,检查者将患肢从侧方外展高举过肩过头,若桡动脉脉搏减弱或消失,即为阳性,用于检查锁骨下动脉是否被喙突及胸小肌压迫,如有压迫,即为超外展综合征(图4-10)。

5.深呼吸试验

患者取端坐位,两手置于膝部,先比较两侧桡动脉搏动力量,然后让患者尽力后伸颈部做深吸气,并将头转向患侧,同时下压肩部,再比较两侧脉搏或血压,往往患侧脉搏减弱或消失、疼痛加重;相反,抬高肩部,头面转向前方,则脉搏恢复,疼痛缓解。主要用于检查有无颈肋和前斜角肌综合征。

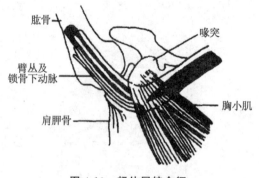

图 4-10　超外展综合征

（魏洪升）

第二节　胸、腹部检查

一、胸部检查

（一）望诊

1.皮肤及软组织

胸部望诊，应注意胸部皮肤有无红肿、包块及皮下青筋暴露。如乳腺炎患者，其乳房红肿变硬，压痛明显，多伴发热。

2.胸廓形态

桶状胸多见于肺气肿患者，表现为胸廓前后径扩大，外形像桶状（图 4-11）。鸡胸见于佝偻病，表现为胸骨（尤其是下部）显著前凸，胸廓的前后径略长于左右径（图 4-12）。脊柱畸形可引起胸廓变化，如脊柱结核等疾病造成的脊柱后凸，可使胸部变短，肋骨互相接近或重叠，胸廓向内牵拉；或由于发育畸形、脊柱的某些疾病或脊柱旁一侧肌肉麻痹，使脊柱侧凸，脊柱突起的一侧胸廓膨隆，肋间隙加宽，而另一侧胸廓变平，肋骨互相接近或重叠，两肩不等高（图 4-13）。在肋软骨部，如有局限性高凸，皮色不变，质硬无移动，多是肋软骨炎；如发生在胸壁浅层，质软有波动，则为胸壁结核或局限性脓肿。

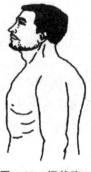

图 4-11　桶状胸

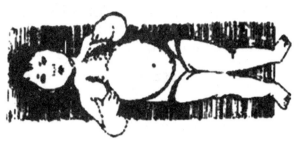

图 4-12　鸡胸

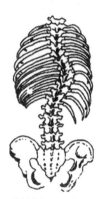

图 4-13　脊柱侧凸导致的胸廓畸形

3.外伤患者检查

应注意观察胸式呼吸是否存在,胸部创伤的患者多采用腹式呼吸,以减轻疼痛。此外,多发性双侧肋骨骨折患者,胸部可明显塌陷,形成槏枷胸而出现反常呼吸。

(二)触诊

1.压痛点

一般情况下,内脏病变按照该脏器的解剖位置,在体表的相应部位有疼痛反应及压痛。

2.外伤患者检查

胸壁有皮下气肿时,用手按压可有握雪感或捻发音,多由于胸部外伤后,致肺或气管破裂,气体逸至皮下所致。检查肋骨骨折时,检查者用示指和中指分别置于肋骨两侧,沿着肋骨的走行方向,从后向前下方滑移并仔细触摸,骨折如有移位,能触及骨折断端和压痛,骨折移位不明显时,则可能仅有压痛。

(三)特殊检查

胸廓挤压试验先进行前后挤压,检查者一手按住患者背部正中,另一手按住胸骨,轻轻对压,如有肋骨骨折时,则骨折部位有明显疼痛,可伴骨擦音;再行侧方挤压,两手分别放置胸廓两侧,向中间用力挤压,如有骨折或胸胁关节脱位,则在损伤处出现疼痛反应(图 4-14)。

二、腹部检查

(一)望诊

1.腹部疾病

站立时如见上腹部凹陷,而脐部及下腹部隆起,多为胃下垂患者。正常人腹部一般不能看到蠕动波,除非腹壁较薄的老年人、经产妇或极度消瘦者。胃肠道发生梗阻时,则出现明显的胃或肠蠕动波,且常伴有胃型或肠型。腹部青筋暴露(静脉曲张),伴有腹水、脾大者,多为肝病所致的门脉高压症;小儿骨瘦如柴,腹大如鼓,并见青筋暴露,多为疳积。

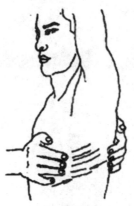

图4-14 胸廓挤压试验

2.外伤患者检查

对有外伤史的患者,应重点观察腹部有无膨隆,有无局限性包块,腹式呼吸是否存在,局部有无瘀血。此外,还要区分损伤在上腹部还是下腹部,骨盆骨折时常出现下腹部血肿和瘀斑。

(二)触诊

1.压痛点

阑尾炎压痛点,即麦氏(McBurney)点,在右髂前上棘与脐连线的中、外1/3交界处;阑尾炎发作时,阑尾穴(足三里直下2寸)常有压痛或酸胀感,以右侧较明显。胆囊炎压痛点(胆囊点),在右季肋缘与腹直肌右缘的交角处。检查时用四指或拇指压住胆囊点,嘱患者深吸气,当胆囊下移碰到手指时感到剧痛而突然屏气,即为胆囊压痛试验阳性。胆管蛔虫患者,在剑突下二指,再向右旁开二指处有明显压痛,此为胆总管压痛点。胃溃疡压痛区在上腹部正中或偏左,范围较广;十二指肠溃疡压痛区在上腹部偏右,常有明显的局限压痛。腹膜炎患者常有腹肌紧张、全腹压痛及反跳痛,称腹膜刺激征。触诊时,腹肌紧张程度往往呈"木板样",称为板状腹。

2.外伤患者检查

腹部触诊重点应注意脏器损伤,无论是肝脾损伤或是空腔脏器损伤,均有明显的腹肌紧张。先触摸肝区、脾区有无压痛;肝浊音界是否消失;有无移动性浊音;肠鸣音是否存在及有无亢进或减弱。其他部位触痛应注意有无膀胱损伤、尿道损伤、肾实质损伤等。结合全身情况尽早判断有无活动性出血。如触及腹腔肿物,除创伤血肿外,临床与骨伤科有关的以腰椎结核寒性脓肿和椎体肿瘤最为常见。触诊时还要摸清肿物大小、边界软硬程度、表面光滑度、有无波动、移动度、触痛反应敏感程度等,以便判断损伤性质。

(三)特殊检查

腹壁反射患者仰卧,下肢屈曲,放松腹肌,检查者用钝尖物沿肋缘下、平脐和腹股沟上的平行方向,由外向内轻划腹壁皮肤,正常时该侧腹肌收缩。上腹壁反射中心在第7~8胸髓;中腹壁反射中心在第9~10胸髓;下腹壁反射中心在第11~12胸髓。一侧腹壁反射消失见于锥体束损伤,某一水平的腹壁反射消失提示相应的周围神经和脊髓损伤。

(魏洪升)

第三节 腰背、骨盆部检查

一、腰背部检查

(一)望诊

1.骨性标志及生理弯曲

患者裸露上身,下部显露出两侧髂嵴,直立,头胸部挺直,目向前视,两手下垂,双足并拢。全面观察患者体形、生理力线和生理曲线。检查者首先从后面观察腰背部骨性标志:正常时两肩平行对称;两肩胛骨内角与第 3 胸椎棘突同一水平;两肩胛骨下角与第 7 胸椎棘突同一水平;所有胸、腰椎棘突都在背部正中线上,即自枕骨结节至第 1 骶椎棘突连线上;两髂嵴连线与第 4 腰椎棘突同一水平。然后从侧面观察腰背部生理弯曲,胸椎正常向后生理弯曲度和腰椎向前弯曲度是否存在,一般青年人胸椎生理后曲较小,而腰椎生理前曲较大;老年人则胸椎生理后曲较大,而腰椎生理前曲较小(图 4-15)。

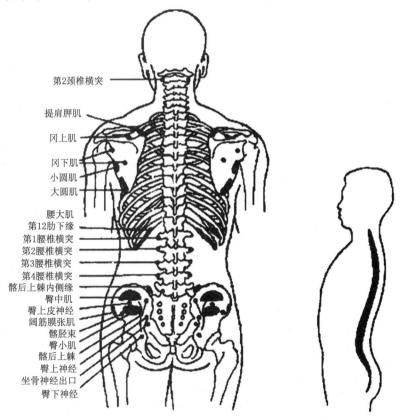

第2颈椎横突
提肩胛肌
冈上肌
冈下肌
小圆肌
大圆肌
腰大肌
第12肋下缘
第1腰椎横突
第2腰椎横突
第3腰椎横突
第4腰椎横突
髂后上棘内侧缘
臀中肌
臀上皮神经
阔筋膜张肌
髂胫束
臀小肌
髂后上棘
臀上神经
坐骨神经出口
臀下神经

图 4-15 骨性标志及脊柱生理弯曲

2.异常弯曲

(1)脊柱后凸:也称为驼背,多发生于胸段脊柱。可见于佝偻病、结核病、强直性脊柱炎、脊椎退行性变、脊椎压缩性骨折、青年性椎软骨病。

（2）脊柱前凸：多发生于腰椎部位，表现为腹部明显向前突出，臀部明显向后突出，可见于水平骶椎、下腰椎向前滑脱、髋关节结核、先天性髋关节后脱位（图 4-16）、晚期妊娠、大量腹水、腹腔巨大肿瘤等。

（3）脊柱侧凸（图 4-17）：根据发生部位分为胸段侧凸、腰段侧凸、胸腰段联合侧凸；也可根据侧凸的性状分为姿势性和器质性两种。姿势性侧凸无脊柱结构的异常，改变体位，如卧位或向前弯腰时侧凸可消失，见于姿势不良、下肢不等长、腰椎间盘突出症、小儿麻痹后遗症等。器质性侧凸的特点是改变体位不能纠正侧凸，见于先天性脊柱发育不全、肌肉麻痹、营养不良、慢性胸腔病变、肩部畸形、胸廓畸形等。

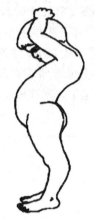

图 4-16　关节后脱位

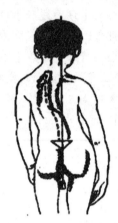

图 4-17　脊柱侧弯畸形

3.皮肤色泽

腰背部望诊还要注意皮肤颜色、汗毛和局部软组织肿胀情况。如腰背部不同形状的咖啡色斑点，反映了神经纤维瘤或纤维异样增殖症的存在；腰骶部汗毛过长、皮肤色浓，多有先天性骶椎裂；腰部中线软组织肿胀，多为硬脊膜膨出；一侧腰三角区肿胀，多为流注脓肿。

（二）动诊

脊柱运动的个体性差异很大，一般来说，运动范围随着年龄增长而减小。不同职业的人，运动范围也不相同，如体操运动员、杂技演员等脊椎活动范围较普通人大，故此类患者在活动轻度受限时，往往在正常活动范围，须注意鉴别。在脊柱不同节段，活动度也有差异，主要与小关节的排列方向有关，胸椎小关节突过长，且为冠状位关节面，同时又受肋骨的影响，故活动度最小，而腰椎近似矢状位关节面，故活动度较大。胸腰段脊椎运动有前屈、后伸、侧弯和旋转 4 种类型，在直立、固定骨盆的情况下，正常人活动范围参考值不同。

胸腰椎活动范围见表 4-1。

表 4-1　胸、腰椎活动范围

脊椎	前屈	后伸	侧弯	旋转
胸椎	30°	20°	20°	35°
腰椎	80°～90°	30°	35°	30°

腰椎病变活动受限时,可使行走步态失去正常姿势,同时双上肢前后摆动也不自然,通过对各种不正常步态的观察,可判断腰椎病变及性质。

(三)触诊

腰背部触诊主要是触摸、叩击腰背部,通过寻找、分析压痛点来判断病变。

1.触摸棘突

检查者将中指置于棘突尖上,示指、无名指放于棘突两侧,自上而下滑行触摸,注意棘突有无异常隆起或凹陷,棘突间隙是否相等,棘突、棘上韧带及棘间韧带有无增厚、肿胀及压痛,棘突的排列是否在一条直线上,有无侧弯或棘突偏歪。

2.寻找压痛点

自上而下依序按压棘突、棘间韧带、腰骶关节、关节突关节、横突、椎旁肌、骶髂关节等寻找压痛点(图 4-18)。浅表压痛说明是浅部病变,多为棘上韧带、棘间韧带、筋膜、肌肉的损伤;深压痛表明为深部病变,可能为椎体或附件有病变或损伤,如横突骨折或横突间韧带撕裂伤的患者,多在骶棘肌外缘局部有深压痛。第三腰椎横突综合征,在横突尖部有明显的深压痛,并有时沿臀上皮神经向臀部放散。$L_{4,5}$椎间盘突出的患者,$L_{4,5}$椎板间线部位有明显的深在压痛并向患侧下肢放射可至足。中线部位有深在压痛,可能为椎体结核或椎体骨折。

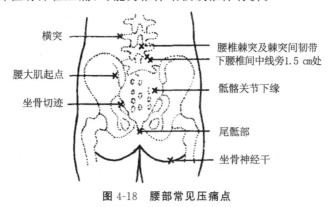

横突
腰大肌起点
坐骨切迹
腰椎棘突及棘突间韧带
下腰椎间中线旁1.5 cm处
骶髂关节下缘
尾骶部
坐骨神经干

图 4-18 腰部常见压痛点

3.肌肉痉挛

患者取俯卧位,放松全身肌肉。检查者触摸其椎旁肌肉有无痉挛。肌肉痉挛者往往提示局部软组织损伤或有骨折、脱位等,但亦可继发于他处病损而出现保护性肌痉挛。

4.叩击检查

用手指或叩诊锤,从第 7 颈椎至骶椎依次垂直叩击各棘突。叩击痛阳性见于脊柱结核、脊椎骨折及椎间盘突出症等。叩痛部位多为病变部位。

(四)特殊检查

1.拾物试验

置一物于地面,嘱患者拾起。腰椎正常时,应直立弯腰伸手拾起。如患者一手扶膝、下蹲、腰部板直,用另一手拾起该物,此为拾物试验阳性(图 4-19)。多见于腰椎病变如腰椎间盘突出症、腰肌外伤及炎症。

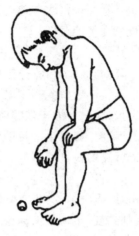

图 4-19　拾物试验阳性

2.俯卧背伸试验

用于检查婴幼儿脊柱是否有保护性僵硬或脊柱病变。患儿俯卧,两下肢伸直并拢,检查者提起其双足,使腰部过伸。正常脊柱呈弧形后伸状态,有病变者则大腿和骨盆与腹壁同时离开床面,脊柱呈强直状态(图 4-20)。

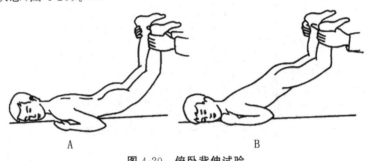

A　　　　　　　　　　　　　　　B

图 4-20　俯卧背伸试验
A.正常;B.僵直

3.腰骶关节试验(骨盆回旋试验)

患者仰卧,双腿并拢,令其尽量屈膝、屈髋,检查者双手扶住膝部用力按压,使大腿贴近腹壁,这时腰骶部呈被动屈曲状态(图 4-21)。腰骶部出现疼痛反应即为阳性,多见于腰骶部病变。

4.直腿抬高试验及加强试验

患者仰卧,检查者一手握患者足部,另一手保持膝关节在伸直位,将两下肢分别做直腿抬高动作(图 4-22)。正常时,两下肢同样能抬高 80°以上,除腘窝部有紧张感外,并无疼痛或其他不适。若抬高不足 70°,同时伴有下肢后侧的放射性疼痛,则为直腿抬高试验阳性,见于腰椎间盘突出症、单纯性坐骨神经痛。直腿抬高到最大限度的角度时将足踝背伸,如引起患肢放射性疼痛加剧,即为加强试验阳性。借此可以区别由于髂胫束、腘绳肌或膝关节后关节囊紧张所造成的直腿抬高受限,因为背伸踝关节只加剧坐骨神经和小腿腓肠肌的紧张,对小腿以上的肌膜无影响。

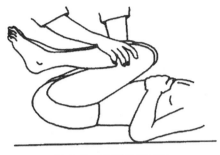

图 4-21　腰骶关节试验

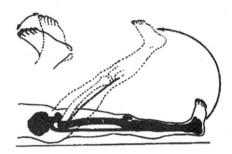

图 4-22　直腿抬高及加强试验

5.坐位屈颈试验

患者取坐位,两腿伸直,使坐骨神经处于紧张状态,然后被动或自动向前屈颈(图 4-23)。如出现下肢放射痛即为阳性。

股神经由 $L_{2,3,4}$ 神经根汇集而成,因此腰部疾病也常导致该神经受损,临床常用下列几项特殊检查。①股神经牵拉试验:患者俯卧,检查者一手固定患者骨盆,另一手握患肢小腿下端,将大腿强力后伸(图 4-24)。如大腿前方出现放射痛为阳性,可见于高位腰椎间盘突出症患者。②屈膝试验:患者俯卧,两下肢伸直,检查者一手按住其骶髂部,另一手握患侧踝部,并将小腿抬起使膝关节逐渐屈曲,足跟接近臀部(图 4-25)。若出现腰部和大腿前侧放射性痛即为阳性,提示股神经损害,可根据疼痛的起始位置判断其受损的部位。

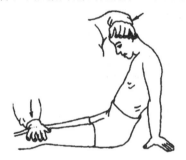

图 4-23　坐位屈颈试验

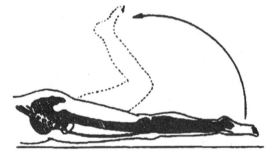

图 4-24　股神经牵拉试验

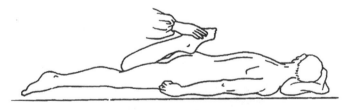

图 4-25　屈膝试验

二、骨盆部检查

(一)望诊

患者取立位,先从前面观察两侧髂前上棘是否在同一水平线上(图 4-26),有无骨盆倾斜,腰椎侧弯、骨盆骨折移位(陈旧性)、髋关节疼痛及双下肢不等长等均可造成骨盆倾斜。此外,骨盆环骨折还可出现严重血肿和瘀斑。望后面时,应注意两髂后上棘是否在同一高度,如果向上移位或向后突出,则多是骶髂关节错位。

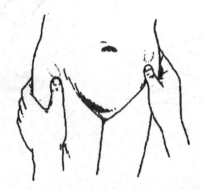

图 4-26　站立位检查两髂前上棘的高低

(二)触诊

1.骨性标志

临床多采取卧位检查,先触及两侧髂前上棘,用来作为触摸其他部位的骨性标志。

2.压痛及意义

耻骨部位有压痛,如是外伤患者则多有骨折存在,否则应注意骨肿瘤等骨病的存在;耻骨联合部压痛,且间隙增宽,如是外伤后则可能为耻骨联合分离;若无外伤史,见于耻骨联合软骨炎、后耻骨联合结核;髂嵴外缘压痛,多数是臀筋膜炎或臀上皮神经痛;如骶骨背面有广泛压痛,多为骶棘肌起始部筋膜损伤;骶髂关节部压痛,临床多见于骶髂关节炎,骶髂关节扭伤、结核、松动症或早期类风湿;在臀大肌触到纤维条索,则是臀大肌纤维挛缩,或是臀筋膜炎;坐骨结节部压痛常是坐骨结节滑囊炎或坐骨结节结核;骶尾关节部压痛,则是骶尾部挫伤,骶骨下端骨折或尾骨骨折、脱位。上述各压痛点须结合临床病史分析判断。

(三)特殊检查

1.骨盆挤压试验

用于诊断骨盆骨折和骶髂关节病变。患者仰卧位,检查者两手分别放于髂骨翼两侧,两手同时向中线挤压,如有骨折则会发生疼痛,称骨盆挤压试验阳性。或嘱患者采取侧卧位,检查者将手放于上侧髂骨部,向下按压,后法多用于检查骶髂关节病变(图 4-27)。

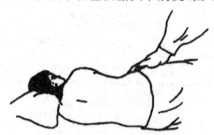

图 4-27　骨盆挤压试验(侧卧位)

2.骨盆分离试验

多用于检查骨盆骨折及骶髂关节病变。患者仰卧,检查者两手分别置于两侧髂前上棘部,两手同时向外推按髂骨翼,使之向两侧分开,发生疼痛反应为阳性(图 4-28),提示骨盆骨折或骶髂关节病变。

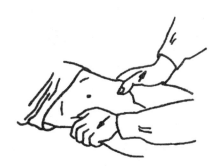

图 4-28　骨盆分离试验(仰卧位)

3.斜扳试验

患者仰卧,健侧腿伸直,患侧腿屈髋、屈膝各 90°,检查者一手扶住膝部,一手按住同侧肩部,然后用力使大腿内收,向下按在膝部,如骶髂关节发生疼痛为阳性(图 4-29),提示骶髂关节病变。

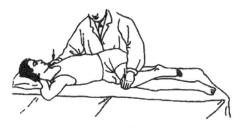

图 4-29　斜扳试验

4.床边试验

患者平卧,患侧臀部置于床边,健侧腿尽量屈膝、屈髋,检查者用手按住膝部,使大腿靠近腹壁,另一手将患腿移至床边外,用力向下按压使之过度后伸,使骨盆沿着横轴旋转,如骶髂关节发生疼痛则为阳性(图 4-30),提示骶髂关节病变。

5.单髋后伸试验

患者取俯卧位,两下肢并拢伸直,检查者一手按住骶骨中央部,另一手肘部托住患侧大腿下部,用力向上抬起患肢,使之过度后伸,如骶髂关节疼痛则为阳性(图 4-31),提示骶髂关节病变。

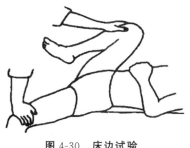

图 4-30　床边试验

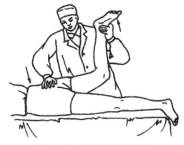

图 4-31　单髋后伸试验

(魏洪升)

第四节 上肢部检查

一、肩部检查

由于神经反射的原因,临床上某些内脏出现病变时,体表相应区域可发生牵涉痛,因此遇到肩部疼痛的患者,首先要排除内脏疾病。如左肩疼痛要排除心脏疾病,右肩疼痛要排除肝、胆疾病。另外,有些肩痛是由于颈椎病而引起的,称之为"颈肩综合征"。所以对肩部疼痛应进行整体检查。

(一)望诊

肩部望诊时,应双肩裸露,对比双肩部是否对称、是否在同一水平,要注意其皮肤颜色情况,肩部有无窦道、肿块及静脉怒张,对比两侧三角肌的形态及锁骨上、下窝是否对称,肌肉有无萎缩;然后检查背面,对比两侧肩胛骨高低是否一致,肩胛骨内缘与中线的距离是否相等,肩胛冈的上下肌肉有无萎缩。还要借助肩关节主动或被动运动来观察其肌肉及关节的形态和功能状况,如发现两侧不对称,则应进一步检查。三角肌膨隆消失成"方肩"多为肩关节脱位(图 4-32)。"先天性高位肩胛症"可出现肩胛高耸(图 4-33),如为双侧则出现颈部短缩畸形。前锯肌麻痹可致肩胛胸壁关节松动,肩胛骨向后凸起,如累及双侧则称为"翼状肩胛",但要注意与脊柱侧弯而引起的肩胛骨后凸畸形相鉴别。任何一种较严重的肩部外伤,均可能引起不同程度的肩部肿胀,如挫伤、牵拉伤,肩袖破裂等筋腱损伤;肩部骨折脱位时,肿胀更为严重。

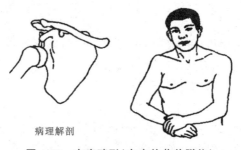

病理解剖

图 4-32 方肩畸形(右肩关节前脱位)

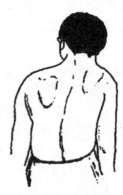

图 4-33 高位肩胛症

(二)动诊

肩部动诊检查时应固定肩胛骨下角,避免肩胛骨一起参与活动而造成假象。肩关节的正常运动范围见图 4-34。

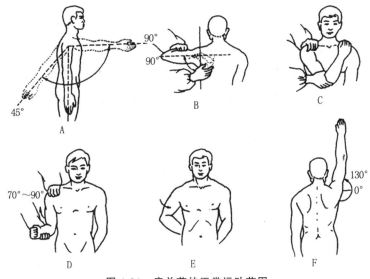

图 4-34 肩关节的正常运动范围

1.骨性标志

肩部触诊要重点触摸其骨性标志,肩峰、大结节、喙突三点组成三角形,称肩三角。肩峰在肩外侧最高点骨性突出处,其下方的骨性高突处为肱骨大结节,肩峰前方为锁骨外侧端,锁骨外、中 1/3 交界处的下方一横指、肱骨头内上方为喙突。

2.压痛点

肩关节周围不同部位的压痛点,对于鉴别诊断很有意义。如肩关节周围炎,其压痛点多在肱骨大、小结节间沟,喙突和冈上窝部,后期形成广泛性粘连而发生功能障碍。肱骨结节间的压痛见于肱二头肌长头肌腱炎;肱二头肌短头肌腱炎,压痛点多局限于喙突(图 4-35);三角肌下滑囊炎,则压痛广泛,但主要位于三角肌区;冈上肌腱炎或冈上肌腱断裂,压痛位于肱骨大结节尖顶部;肩背部肌膜炎,可在背部肩胛骨周围触及多个压痛点和结节。

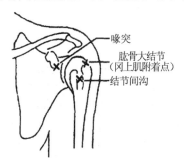

图 4-35 肩部常见压痛点

3.外伤患者检查

触诊尚可用于骨折或脱位的诊断。如锁骨位于皮下,骨折后容易触知,骨折有移位时尚能触及骨擦音和异常活动。肩关节脱位时,肩三角关系改变,并可在肩峰下方触到明显凹陷和空虚感,在腋窝部或肩前方能触到肱骨头。肩锁关节脱位时,在锁骨外端可触到突起的骨端,向下按压时,有琴键样弹跳感,并有明显压痛。

(三)特殊检查

1.搭肩试验(杜加征,Dugas 征)

患者屈肘,如手在搭到对侧肩部的同时,肘部能贴近胸壁为正常,若患者不能完成上述动作,或仅能完成两动作之一者为阳性,提示有肩肱关节或肩锁骨关节脱位的可能(图 4-36)。

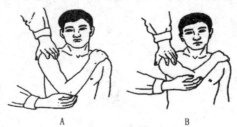

图 4-36　搭肩试验

A.杜加征阴性;B.杜加征阳性,右肘不能贴住胸壁

2.落臂试验

患者站立,先将患肢被动外展 90°,然后令其缓慢地向下放,如果不能慢慢放下,出现突然直落到体侧则为阳性,说明有肩袖破裂存在。

3.肱二头肌抗阻力试验

肱二头肌抗阻力试验亦称叶加森(Yergason)试验。患者屈肘 90°,检查者一手扶其肘部,一手扶其腕部,嘱患者用力做屈肘及前臂旋后动作,检查者给予阻力,如出现肱二头肌腱滑出,或结节间沟处产生疼痛则为阳性,前者为肱二头肌长头腱滑脱,后者为肱二头肌长头肌腱炎。

4.直尺试验

正常人肩峰位于肱骨外上髁与肱骨大结节连线之内侧。检查者用直尺边缘贴于患者上臂外侧,一端贴肱骨外上髁,另一端能与肩峰接触则为阳性,说明肩关节脱位。

5.疼痛弧试验

患者肩外展到 60°～120°范围时,冈上肌腱在肩峰下摩擦,肩部出现疼痛则为阳性,这一区域的外展痛称疼痛弧(图 4-37)。

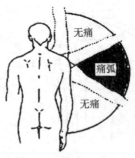

图 4-37　疼痛弧试验

6.冈上肌腱断裂试验

患者肩外展,当外展到 30°～60°时可以看到患侧三角肌用力收缩,但不能外展上举上肢,越

用力越耸肩。若患肢被动外展超过60°,则患者又能主动上举上肢。这一特定区外展障碍为阳性体征,说明有冈上肌腱的断裂或撕裂(图4-38)。

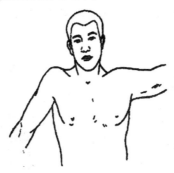

图 4-38　冈上肌腱断裂试验

二、肘部检查

(一)望诊

肘部望诊需将两肘暴露,对比检查两侧,观察肘关节的轮廓有无肿胀和变形。

1.肘部肿胀

对肘关节有明显肿胀外观的患者,检查时必须认真区分是关节内肿胀还是关节外肿胀,是全关节肿胀还是局限性肿胀。对肿胀性质也必须仔细分析,是外伤性肿胀抑或是病理性(化脓感染、结核等)肿胀。关节内有积液时,关节肿胀明显,且呈半屈曲状态(因此姿势关节内容积最大)。对关节内积液者,应进一步检查,明确其性质。

外伤患者如出现局限性肿胀,常提示某一局部的损伤。如以肘内侧肿胀为著,可能为肱骨内上髁骨折;以肘外侧肿胀为著,则有肱骨外上髁或桡骨小头骨折的可能;如以肘后方肿胀为著,则有尺骨鹰嘴突骨折的可能。此外局部软组织挫伤、肿胀也较局限。

2.肘部畸形

(1)肘外翻:正常的肘关节伸直时,上臂与前臂之间形成一生理性外偏角(即携带角),男性5°～10°,女性10°～15°。携带角大于15°即为肘外翻畸形(图4-39),常见于先天性发育异常、肱骨下端骨折对位欠佳,或肱骨下端骨骺损伤,而在生长发育中逐渐形成畸形。肘外翻的患者,由于尺神经经常受到牵拉或磨损,晚期常发生尺神经炎,甚至出现神经麻痹。

(2)肘内翻:携带角小于5°者称为肘内翻(图4-39)。临床最常见的原因是尺偏型肱骨上髁骨折,因复位不良或骨骺损伤造成生长发育障碍所致。

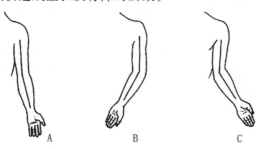

图 4-39　携带角及肘内、外翻

A.携带角(正常,5°～15°);B.肘内翻;C.肘外翻

77

（3）肘反张：肘关节过伸超过 10°以上称为肘反张，多由于肱骨下端骨折复位不良,髁干角过小所致。

（4）靴形肘：临床见于肘关节脱位或伸直型肱骨髁上骨折,于侧面观察肘部时,状如靴形,故称"靴形畸形"（图 4-40）。

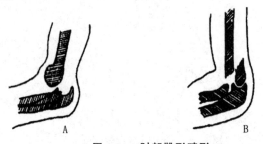

图 4-40　肘部靴形畸形
A.肘后脱位;B.伸直型肱骨髁上骨折

（5）矿工肘：尺骨鹰嘴突滑囊炎患者,其肘后形成像乒乓球样的囊性肿物,因多发于矿工,故而得名。

（二）动诊

肘关节运动检查见图 4-41。

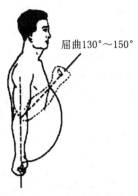

屈曲130°～150°

图 4-41　肘关节运动检查

1.屈肘运动

肘关节正常屈曲可达到 140°,主要屈肘肌肉是肱二头肌,嘱患者做屈肘动作,手能摸到同侧肩部为正常,先做主动运动检查,然后进行被动检查。引起屈肘运动障碍的常见疾病有化脓性关节炎、风湿性关节炎、关节滑膜结核、靠近关节的骨折和脱位、骨化性肌炎等。

2.伸肘运动

肘关节正常伸直为 0°～5°,主要伸肘肌肉是肱三头肌,检查时嘱患者做最大限度的屈肘,然后再伸直,观察能否达到正常范围。影响肘关节伸直的疾病最常见于肱骨髁间骨折、尺骨鹰嘴骨折或肘关节长期屈肘固定,致鹰嘴窝被纤维组织充填而阻碍肘关节伸直;或肘前有肌腱挛缩、瘢痕形成、骨性阻挡等,也影响肘关节伸直。

3.旋转运动

前臂的旋转运动主要是由上下尺桡关节来完成,肱桡关节次之。当前臂发生旋转时,主要是桡骨围绕尺骨转。正常时前臂旋后可达 80°～90°,主要旋后肌肉是旋后肌和肱二头肌。检查时,患者端坐或站立,屈肘 90°,两上臂紧靠胸壁侧面,拇指向上,然后嘱患者做旋后动作,对比检查两侧,判断前臂是否有旋后功能障碍。应当防止患者以肘部内收动作代替前臂旋后运动。旋前运动主要由旋前圆肌和旋前方肌完成,正常时前臂旋前可达 90°。检查时体位同前。在前臂中立位做旋前运动,掌心向下为正常。检查时务必防止患者用上臂外展来代替旋前运动。发生旋转功能障碍的原因多为前臂骨折畸形愈合、下尺桡关节脱位或桡骨小头骨折脱位等。

(三)触诊

1.肘后三角触诊及临床意义

肘关节屈曲 90°时,肱骨外上髁、内上髁和尺骨鹰嘴突三点连线构成的等腰三角形,称肘后三角。当肘关节伸直时,则三点在一条直线上(图 4-42)。临床通过检查三点关系的变化来判断肘部骨折或脱位,肱骨髁上骨折时,三点关系保持正常;而肘关节脱位时,则此三角关系破坏,可以此鉴别肱骨髁上骨折和肘关节脱位。此外,尺骨鹰嘴骨折时,近端被肱三头肌拉向上方,肱骨内、外髁骨折移位,肘后三角亦会发生改变。故触摸肘后三角时,先触到尺骨鹰嘴突,然后再摸肱骨内、外髁,对此三点进行仔细观察,可判断肘部的骨折和脱位。

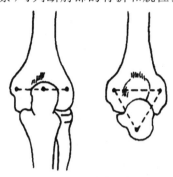

图 4-42　肘后三角

2.肘部常见压痛及临床意义

肱骨外上髁为前臂伸肌群的起点,容易造成牵拉性损伤(或劳损)而形成肱骨外上髁炎,网球运动员多发本病,故有“网球肘”之称。而肱骨内上髁压痛则为肱骨内上髁炎,但临床较少见(图 4-43)。小儿桡骨头半脱位时,压痛点在桡骨小头前方;成人桡骨小头骨折,压痛点在肘前外侧。此外,肱骨内外髁撕脱骨折、尺骨喙突和鹰嘴突骨折,压痛点多在骨折的局部。在肘后部触摸到囊性包块,常见于尺骨鹰嘴突滑囊炎;若在鹰嘴突两侧触到黄豆大小的硬性包块,可在关节内移动,多是关节内游离体(或称关节鼠)。损伤后期,如在肘前方触及边界不清、硬度较大肿块,多为骨化性肌炎。

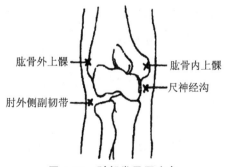

肱骨外上髁
肘外侧副韧带
肱骨内上髁
尺神经沟

图 4-43　肘部常见压痛点

(四)特殊检查

1.网球肘试验（Mill 征）

患者前臂稍弯曲，手呈半握拳，腕关节尽量屈曲，然后将前臂完全旋前，再将肘伸直。如在肘伸直时，肱桡关节的外侧发生疼痛，即为阳性。

2.腕伸、屈肌紧张（抗阻力）试验

患者握拳、屈腕，检查者按压患肢手背，患者抗阻力伸腕，如肘外侧疼痛则为阳性，提示肱骨外上髁有炎性病灶；反之，如令患者伸手指和背伸腕关节，检查者以手按压患者手掌，患者抗阻力屈腕，肘内侧疼痛为阳性，提示肱骨内上髁炎或病变。

3.前臂（收展）试验

本试验用于判断是否有肘关节侧副韧带损伤。患者坐在检查者对面，上肢向前伸直，检查者一手握住其肘部，一手握住其腕部并使其前臂内收，握肘部的手推肘关节向外，如有外侧副韧带断裂，则前臂可出现内收运动。若握腕部的手使前臂外展，而拉肘关节向内，前臂出现外展运动，则为内侧副韧带损伤。

三、腕和手部检查

(一)望诊

手的自然休息姿势是腕轻度背伸（约 15°），拇指靠近示指旁边，其余四指屈曲，从第 2～5 指各指的屈曲度逐渐增大，而诸指尖端指向舟状骨（图 4-44A）。手的功能位是准备握物的位置：腕背伸（约 30°），并向尺侧倾斜 10°，拇指在外展对掌屈曲位，其余各指屈曲，犹如握茶杯姿势（图 4-44B）。在这个位置上能快速地握拳和完全伸开手指，表明手的功能正常。

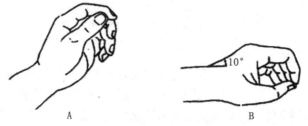

图 4-44　手的休息位和功能位
A.手的休息位；B.手的功能位

1.腕和手部肿胀

全腕关节出现肿胀，多表明有关节内损伤或关节内病变，如腕部骨折、脱位或韧带、关节囊撕裂。急性化脓性腕关节炎较少发生，一旦发生则全腕肿胀显著。腕关节结核肿胀发展缓慢，关节梭形变，不红不热。而风湿性关节炎肿胀发展迅速，时肿时消，且往往是对称性肿胀。腕舟骨骨折时鼻烟窝部肿胀明显，正常生理凹陷消失。第 2～5 指指间关节梭形肿胀，多为类风湿性关节炎。沿肌腱的肿胀多为腱鞘炎或肌腱周围炎。整个手指呈杵状指，多为肺源性心脏病、支气管扩张或发绀型先天性心脏病等疾病。腱鞘囊肿多为孤立、局限的包块，有明显的界线。

2.手指震颤

多见于帕金森病、甲状腺功能亢进、慢性酒精中毒等。震颤性麻痹患者，运动时震颤减轻或消失，静止时出现。如震颤轻微，可令患者紧闭双目，双手向前平举，在其双手背上放一张纸，可见到纸的抖动。

3.腕和手部畸形

(1)餐叉样畸形:见于伸直型桡骨远端典型移位骨折(图4-45)。

(2)爪形手:畸形若由前臂缺血性肌挛缩形成,表现为手的掌指关节过伸,而近位指间关节屈曲,形似鸟爪(图4-46)。若由尺神经损伤或臂丛神经损伤形成,则表现为指间关节半屈,掌指关节过伸,第4、5指不能向中间靠拢,且小鱼际肌萎缩(图4-47)。因烧伤所致爪形手,则有明显瘢痕和并指畸形。

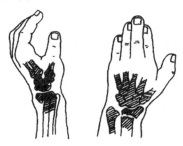
图4-45 餐叉样畸形(侧面观、背面观)

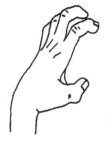
图4-46 前臂缺血性肌挛缩手部畸形

(3)猿手(扁平手、铲形手):由正中神经和尺神经同时损伤所致,表现为大、小鱼际肌萎缩,掌部的两个横弓消失,使掌心变为扁平,形如猿手(图4-48)。大鱼际肌萎缩,临床多由正中神经损伤的肌麻痹形成,或腕管综合征正中神经长期受压引起;小鱼际肌萎缩,由尺神经损伤、肘管综合征或尺神经炎所引起;骨间肌萎缩,常由尺神经麻痹、损伤或受压引起,掌侧骨间肌萎缩由于解剖位置深在,临床表现不明显,而背侧骨间肌因位于手背的掌骨间,萎缩时能够清楚地看到,其中第1、2背侧骨间肌最容易显露。

(4)腕垂症:由桡神经损伤所引起。此外,前臂伸腕肌腱外伤性断裂,亦可形成垂腕畸形(图4-49)。

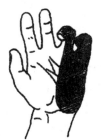
图4-47 尺神经损伤后手部畸形

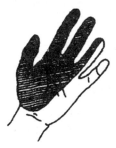
图4-48 猿手

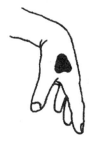
图4-49 垂腕畸形

(5)锤状指:因手指末节伸肌腱断裂引起末节指间关节屈曲,不能主动背伸,形似小锤状。

(6)尺骨小头变位:尺骨小头向背侧移位,临床常见于下尺桡关节分离移位、三角软骨损伤等。上述变位往往在前臂旋前位更明显。

(二)动诊

(1)腕关节的正常运动范围(图4-50)。

(2)指关节的正常运动范围见于表4-2。

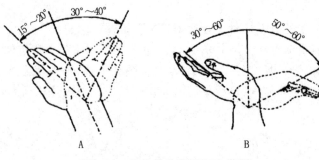

图 4-50　腕关节的正常运动范围

A.外展、内收；B.屈伸

表 4-2　指关节的正常运动范围

关节	背伸	掌屈	内收（桡侧）	外展（尺侧）
掌指	0°	60°～90°		
近端关节	0°	90°		
远端关节	0°	60°～90°		
掌拇关节		20°～50°	可并拢桡侧示指	40°
拇指指间关节		90°	可横越手掌	

（三）触诊

1.腕和手部肿块

月骨脱位时，在腕掌侧中央部能触到向前移位的骨块。腕背侧触及形状大小不一、边界清楚的孤立性囊性肿物多为腱鞘囊肿。桡骨茎突狭窄性腱鞘炎急性炎症期，可触及局部明显高凸。内生软骨瘤发生在指骨者最多，骨体向外肿大变粗，呈梭形，触之质硬，无移动，边界不清。

2.腕和手部压痛

桡骨茎突部压痛多系拇长伸肌腱、拇短伸肌腱腱鞘炎；腕部损伤，若鼻烟窝部压痛，多为腕舟骨骨折；腕掌侧正中压痛，可能是月骨脱位或骨折；腕背侧正中压痛，多是伸指肌腱腱鞘炎；下尺桡关节间和尺骨小头下方压痛，多是腕三角软骨损伤、下尺桡关节脱位；腕管综合征的压痛点，多在腕掌侧横纹正中部大、小鱼际之间，且多伴有手指放射痛和麻木感；若掌指关节掌侧面有压痛（即掌骨头部），多是屈指肌腱腱鞘炎。

（四）特殊检查

1.腕三角软骨挤压试验

患者屈肘90°，掌心向下，检查者一手握住前下端，另一手握住手掌部，使患手向尺侧被动偏斜，然后伸屈腕关节，使尺腕关节部发生挤压和研磨，如有明显疼痛加重即为阳性（图 4-51），提示三角软骨损伤。

2.握拳试验（Finkel-Stein 试验）

患者屈肘90°，前臂中立位握拳，并将拇指握在掌心中，检查者一手握住前臂下端，另一手握住患者手部，同时使腕关节向尺侧屈腕，如在桡骨茎突部出现剧烈疼痛，则为阳性（图 4-52），提示桡骨茎突狭窄性腱鞘炎。

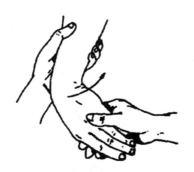

图 4-51　腕三角软骨挤压试验

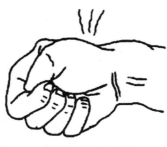

图 4-52　握拳试验

3.弹手指征

亦称霍夫曼（Hoffmann）征。快速弹压被夹住的患者中指指甲，引起诸手指的掌屈反应为阳性，提示中枢神经损害。

（魏洪升）

第五节　下肢部检查

一、髋部检查

（一）望诊

1.前面观察

两侧髂前上棘是否在同一水平线上，即骨盆是否倾斜。腹股沟区是否对称，有无高凸饱满或空虚，前者多系髋关节肿胀，后者往往提示股骨头有严重破坏。

2.侧面观察

如有腰椎生理前凸加大，臀部明显后凸，髋部呈现屈曲位，则是髋关节后脱位（陈旧性）；或系小儿先天性髋脱位（图 4-53）和髋关节屈曲性强直。

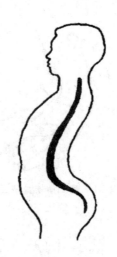

图 4-53　双髋先天性脱位
臀部后凸，腰椎代偿性前凸

3.后面观察

应注意有无臀大肌萎缩，慢性髋关节疾病由于长期负重量减少和运动障碍，可出现失用性肌萎缩；小儿麻痹后遗症，则有神经性肌萎缩。对比观察两侧臀横纹是否对称，如有单侧横纹皱褶增多，而且加深，并有升高，为单侧先天性髋关节脱位；若有两侧股骨大转子向外突出，会阴部增宽，为双侧先天性髋关节脱位。单侧髋内翻畸形，临床多有患肢短缩。髋外翻外旋畸形表现为患肢外展，不能内收，比健肢稍长。

（二）动诊

髋关节有屈曲、后伸、外展、内收、外旋、内旋等运动功能。其正常运动范围见图 4-54。

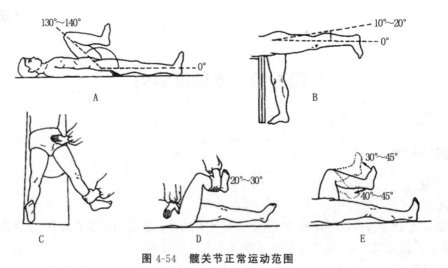

图 4-54　髋关节正常运动范围

（三）触诊

先从前面检查，以两侧髂前上棘为骨性标位志。触摸腹股沟部时，注意淋巴结是否有肿大，局部有无饱满肿胀压痛等。急性化脓性关节炎、髋关节结核、髋部骨折等，腹股沟部均有肿胀和压痛。髋关节侧面触诊主要是触摸大转子，注意两侧大转子顶部，观察是否有大转子向上移位。

大转子向上移位多见于股骨颈骨折、粗隆间骨折、髋关节后上方脱位等(图 4-55)。大转子部滑囊炎在局部可触到较大的囊性肿物,质软可移动。"弹响髋"的表现是当髋关节屈伸活动时,可触到在大转子上来回滑动的髂胫束。在髋关节后方触诊时,注意臀大肌肌张力和臀部压痛点,梨状肌下缘是坐骨神经出口处,此体表投影部位如有压痛则多涉及坐骨神经的病变。

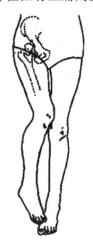

图 4-55　髋关节后脱位,大转子向上移位

(四)特殊检查

1.髋关节承重功能试验(川德伦伯征,Trendelenburg 征)

用于检查有无臀中肌麻痹和髋关节的稳定程度。检查时患者取直立位,背向医者,先将患腿屈膝抬起,用健侧单腿站立,然后再用患侧单腿站立,注意观察站立时骨盆的升降变化。正常时单腿站立后对侧骨盆上升,患侧单腿站立时,则对侧骨盆下降低落。常用于诊断小儿麻痹后遗症、小儿先天性髋关节脱位、成人陈旧性髋脱位、股骨颈骨折后遗症髋内翻畸形、股骨头坏死等(图 4-56)。

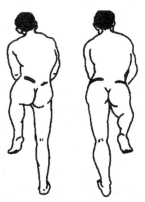

图 4-56　髋关节承重功能试验

2.髋关节屈曲挛缩试验(托马斯征,Thomas 征)

用于检查髋关节有无屈曲挛缩畸形。患者仰卧,腰部放平,先将健侧腿伸直,然后再将患腿伸直,达到一定角度时,腰部离开床面,向上挺起,则为阳性;当患肢完全伸直后,再将健肢屈髋、屈膝,使大腿贴近腹壁,腰部也下降贴近床面,此时患腿自动离开床面,向上抬起,亦为阳性

（图 4-57）。阳性者说明髋关节有屈曲挛缩,常用于检查髋关节结核、髋关节炎或强直、类风湿关节炎、髂腰肌炎等。

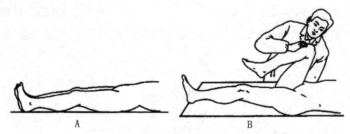

图 4-57　髋关节屈曲挛缩试验

A.下肢伸直时,腰椎有代偿性过分前凸;B.矫正腰椎前凸,患髋呈屈曲位

3.下肢短缩试验(艾利斯征,Allis 征)

患者取仰卧位,两腿并拢屈髋、屈膝,两足并齐,如患腿低落为阳性,说明有肢体短缩。骨、胫骨缩短(图 4-58)。

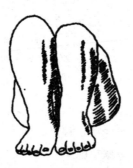

图 4-58　下肢短缩试验

4.望远镜试验(套叠征)

用于检查婴幼儿先天性髋关节脱位。患儿取仰卧位,两下肢放平伸直,医者一手固定骨盆,另一手握住膝部将大腿抬高 30°,并上下推拉股骨干,如出现松动感或抽动感,即为阳性。可双侧对照检查。

5.髋关节过伸试验(腰大肌挛缩试验)

患者取俯卧位,患膝屈曲 90°,医者一手握踝部将下肢提起,使患髋过伸,若骨盆亦随之抬起,即为阳性,说明髋关节不能过伸(图 4-59)。可见于腰大肌脓肿、髋关节早期结核、髋关节强直等。

6.髂胫束挛缩试验

患者取侧卧位,健肢在下,医者立于患者背后,一手固定骨盆,另一手握住患肢踝部,使患膝屈曲 90°,患髋先屈曲、外展,再后伸。最后放松握踝的手,让患肢自然落下,正常时落在健肢的后方,若落在健肢的前方或保持上举外展的姿势,则为阳性。说明髂胫束挛缩或阔筋膜张肌挛缩(图 4-60)。

7.蛙式试验

多用于幼儿,患儿仰卧,使双膝双髋屈曲 90°,医者使患儿双髋做外展外旋至蛙式位,双侧肢体平落在床面为正常,若一侧或双侧肢体不能平落于床面,即为阳性。说明髋关节外展外旋受限,临床可考虑为先天性髋关节脱位(图 4-61)。

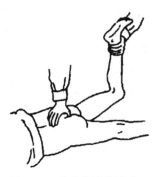

图 4-59　髋关节过伸试验

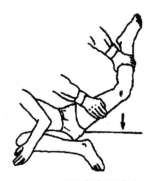

图 4-60　髂胫束挛缩试验

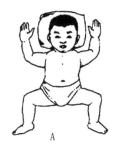

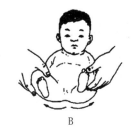

图 4-61　蛙式试验

A.阴性；B.阳性

8.股骨大转子位置的测量

(1)髂坐连线(Nelaton 线)：患者取仰卧位，髋部稍屈曲(45°～60°)，由髂前上棘至坐骨结节画一连线，正常时股骨大转子顶点恰在该连线上，若大转子超过此线以上，说明有大转子上移(图 4-62)。

(2)布瑞安(Bryant)三角：患者仰卧，自髂前上棘至床面作一垂线，自大转子顶点与身体平行画一线与上线垂直，即构成一直角三角形，称为布瑞安三角(图 4-62)。医者对比两侧三角形的底边，如一侧底边变短，说明该侧大转子向上移位。

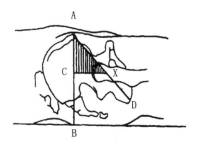

图 4-62　髂坐连线及布瑞安三角

A 为髂前上棘；AB 线垂直于床面；CX 线垂直与 AB 线

(3)休梅克(Shoemaker)线：患者仰卧，两下肢伸直取中立位，两侧髂前上棘在同一平面，检查者从两侧髂前上棘与股骨大转子顶点分别连一直线，正常时两连线之延长线相交于脐或脐上中线；若一侧大转子上移，则延长线交于健侧脐下，且偏离中线(图 4-63)。

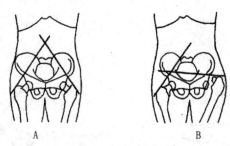

图 4-63　休梅克线

A.正常；B.不正常（左侧股骨颈骨折，大转子升高，两线在右侧交叉）

二、膝部检查

(一)望诊

1.膝关节肿胀

膝关节轻度肿胀时，表现为两侧膝眼消失，肿胀严重则波及髌上囊甚至整个膝周肿大。肿胀最常见原因是外伤，如膝部扭挫伤、髌骨骨折、胫骨内外髁骨折、髁间棘骨折等。如为急性化脓感染者，则关节肿胀伴有局部皮肤焮红、灼热而剧痛。此外，膝关节滑膜炎，风湿性关节炎，膝关节结核、肿瘤等均可出现肿胀。

2.膝部周围局限性肿块

髌上滑囊炎、膝关节结核和肿瘤等均可出现局限性肿胀。胫骨结节骨骺炎，在胫骨结节处有明显的高凸畸形。膝关节后侧有圆形肿块者，一般为腘窝囊肿。囊性肿物、骨软骨瘤，在股骨下端或胫骨上端的内、外侧均可发生，局部可见隆突。

3.股四头肌萎缩

多见于膝关节半月板损伤、腰椎间盘突出症及下肢骨折长期固定后等。检查时根据肌肉萎缩程度结合病史进行分析。

4.膝关节畸形

正常的膝关节有 5°～10°的生理外翻角，超过 15°，为膝外翻畸形；反之若正常生理外翻角消失，则形成小腿内翻畸形；正常的膝关节伸直有 0～5°的过伸，如过伸超过 15°则称为膝反张畸形（图 4-64）。上述畸形常见于佝偻病、骨折畸形愈合、骨骺发育异常、小儿麻痹后遗症等。

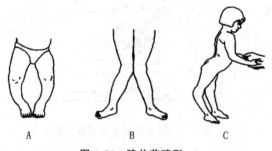

图 4-64　膝关节畸形

A.膝内翻（"O"型腿）；B.膝外翻（"X"型腿）；C.膝反张

(二)动诊

膝关节有伸展、屈曲功能，膝关节的正常运动范围见图 4-65。

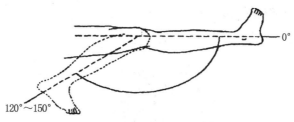

图 4-65　膝关节正常运动范围

(三)触诊

患者仰卧，两腿伸直，髌上滑囊炎时，在髌骨上方能触到囊性肿块，有波动和轻度压痛。髌骨横形骨折时，在髌骨前面能触到裂隙和明显沟状凹陷，压痛敏感。髌骨软化症时，向下按压髌骨，使髌骨轻轻移动，可出现明显的疼痛反应。胫骨结节骨骺炎，局部能触到高凸坚硬的包块，压痛明显。髌下脂肪垫肥厚，在髌韧带两侧可触到饱满柔韧的硬性包块。膝关节间隙压痛，可能为半月板损伤。膝部常见压痛点见图 4-66。

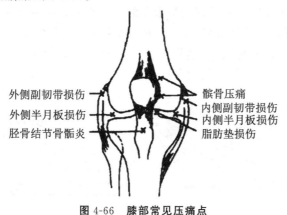

外侧副韧带损伤　　　髌骨压痛
外侧半月板损伤　　　内侧副韧带损伤
　　　　　　　　　　内侧半月板损伤
胫骨结节骨骺炎　　　脂肪垫损伤

图 4-66　膝部常见压痛点

(四)特殊检查

1.浮髌试验

患者患腿伸直，检查者一手将髌上囊内液体向下挤入关节腔内，然后用另一手拇、中指固定髌骨内外缘，示指按压髌骨，这时可感到髌骨有漂浮感，重压时下沉，松指时浮起称浮髌试验阳性（图 4-67）。提示关节腔内积液。

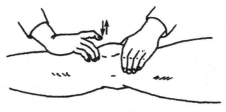

图 4-67　浮髌试验

2.侧副韧带损伤试验

用于检查膝关节侧副韧带是否有断裂。患者取仰卧位，患腿伸直，检查者一手扶膝侧面，另一手握住踝部，然后使小腿做被动的内收或外展动作。如检查内侧副韧带，则一手置膝外侧推膝部向内，另一手拉小腿外展，这时产生松动感和内侧疼痛为阳性；若检查外侧副韧带，则一手置膝内侧推膝部向外，另一手拉小腿内收，此时发生膝外侧疼痛和产生松动感亦为阳性（图 4-68）。

提示有膝关节侧副韧带断裂或损伤。

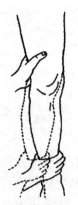

图 4-68　侧副韧带损伤试验

3.回旋挤压试验(麦氏征试验)

回旋挤压试验是临床诊断半月板损伤最常用的试验方法。患者取仰卧位，双下肢伸直，如检查内侧半月板损伤，检查者一手扶患膝，另一手握住足踝部，先将膝关节屈曲到最大限度，然后使膝外旋、小腿内收，并逐渐伸直膝关节，这样使膝关节内侧间隙产生挤压力和研磨力(图 4-69)。如发生弹响和明显疼痛，即为阳性。如使小腿外展、膝内旋，可以检查外侧半月板损伤。

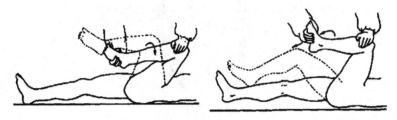

图 4-69　回旋挤压试验

4.研磨提拉试验

患者俯卧，患膝屈曲 90°，检查者将其大腿固定，用双手握住患肢踝部提起小腿，使膝离开床面，做外展、外旋或内收、内旋活动，若出现膝外或内侧疼痛，则为研磨提拉试验阳性。说明有内侧或外侧副韧带损伤。若检查者双手握足踝部，使膝关节在不同角度被动研磨加压，同时做外展外旋或内收内旋活动，如出现膝关节疼痛和弹响为阳性。说明有内侧或外侧半月板损伤。由于该试验有两种临床意义，故研磨和提拉检查又用于鉴别膝关节半月板和侧副韧带损伤(图 4-70)。

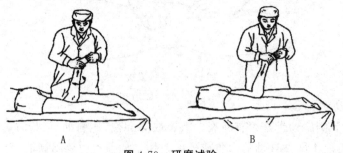

A　　　　　　　　　　　　　　　　　　B

图 4-70　研磨试验

A.研磨提拉试验；B.研磨加压试验

5.抽屉试验

患者取坐位或仰卧位,双膝屈曲90°,用双手按住大腿下段,检查者双手握住小腿上段,用大腿夹患肢的足部以防止移动,同时做小腿前后推拉动作,如过度向前移动,则说明是膝关节前十字韧带断裂,若过度向后移动,则说明后十字韧带有断裂。注意在检查移动时必须以解剖位置为活动起点,否则容易发生判断错误。如后十字韧带断裂时,小腿上端自然向后移位,检查时可以拉向前移动,这是恢复解剖位置的移动,不要误认为是胫骨向前移动,再向后推出现的移动才是异常活动(图4-71)。

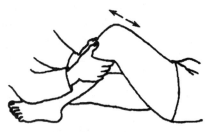

图4-71　抽屉试验

6.交锁征

患者取坐位或仰卧位,嘱患者做患肢膝关节屈伸活动数次,若关节突然出现疼痛,不能屈伸为阳性。说明膝关节被破裂的半月板交锁,但慢慢旋膝以后,可解开交锁,又能恢复主动屈伸。凡此试验阳性者,平日上、下楼或上、下坡时有膝关节交锁史。

7.挺髌试验

患膝伸直,用拇、示二指将髌骨向远端推压,嘱患者用力收缩股四头肌,若引发髌骨部疼痛者为阳性。多提示髌骨劳损(髌骨软化症)。

三、踝与足部检查

(一)望诊

1.足踝部畸形

如垂足(马蹄足)、跟足(仰趾足)、内翻足、外翻足、扁平足和高弓足等(图4-72)。

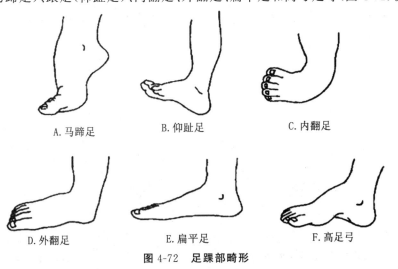

A.马蹄足　　　　B.仰趾足　　　　C.内翻足

D.外翻足　　　　E.扁平足　　　　F.高足弓

图4-72　足踝部畸形

2.踝关节肿胀

常见于踝部外伤,其中以踝部筋伤多见,如有内外踝骨折或胫骨下端骨折,则肿胀更为显著。若为踝关节结核或关节炎等,则肿胀形成缓慢。踝下凹陷消失,跟骨增宽,跟腱止点处疼痛,可能为跟骨骨折;内、外踝下方及跟腱两侧的正常凹陷消失,兼有波动感,可能为关节内积液或者血肿;肿胀局限于一侧,多见于侧副韧带损伤;足后部肿胀多属跟腱炎、滑囊炎、骨质增生等。

(二)运动检查

踝关节与足的正常活动范围见图4-73。

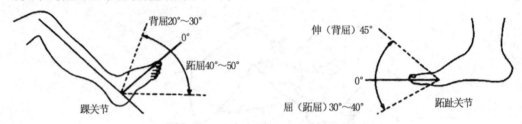

图4-73　踝关节与足的正常活动范围

(三)触诊

踝关节全关节肿胀多为关节内严重骨折、脱位、结核、肿瘤。当有积液时,可触之有波动感,关节周围压痛。足踝部局限性肿胀,多见于筋伤、关节外骨折;如拇长伸肌腱腱鞘炎时,在足背部呈长条状肿胀,并有明显触痛;跖骨骨折时,可顺跖骨轴线肿胀,并能触到骨折端及压痛;第2跖骨头无菌性坏死,压痛在第2跖趾关节近端。当内踝发生骨折时则压痛点在内踝前下方,内踝尖端部;舟骨内侧向内凸出,可能是副舟骨畸形或胫后肌止点骨质无菌性坏死;上述二者均有压痛。跟距关节间隙压痛可能为跟距关节炎;第1跖骨头内侧皮下囊性肿块,压痛明显,常为滑囊炎;外踝骨折时,局部肿胀明显,压痛在外踝部;外侧副韧带损伤,肿胀和压痛都在外踝前下方;第5跖骨基底部骨折,压痛和肿胀在足外侧第5跖骨近端;足跟触痛伴肿胀多见于跟骨骨折、跟骨结核、跟骨骨髓炎等;无肿胀的跟骨周围痛,若在跟骨结节部,则为跟腱炎;跟骨底部痛,不能行走负重,往往是跟骨脂肪垫肥厚、跟骨刺或跟底滑囊炎;青少年如有跟后部痛,多见于跟骨骨骺炎。

(四)特殊检查

1.跟轴线测量

患者站立位时,跟骨纵轴线与跟腱纵轴线垂叠为正常,当足出现内翻或外翻畸形时,则跟腱轴线向内、外侧偏斜,应记录其偏斜角度(图4-74)。

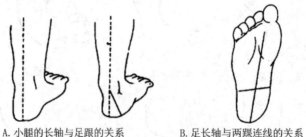

A. 小腿的长轴与足跟的关系　　　B. 足长轴与两踝连线的关系

图4-74　跟轴线测量

2.跟腱挛缩试验

跟腱挛缩常由比目鱼肌和腓肠肌挛缩引起,该试验可进行两者鉴别。患者取坐位,使小腿自然下垂,若膝关节屈曲,踝关节下垂,腱屈畸形为比目鱼肌挛缩。如膝关节伸直位,踝关节屈而不能背伸,则为腓肠肌挛缩。如膝伸直或屈曲位均出现跖屈,则为双肌挛缩。

3.踝阵挛

检查者一手托住腘窝,一手握足,突然使足背屈并维持之,可以产生踝关节连续交替的伸屈运动,则视为阳性。见于锥体束损害。

4.划跖试验(巴宾斯基征,Babinski 征)

阳性反应为轻划足底外侧,引起拇趾背屈,余趾呈扇形分开,提示锥体束受损(图 4-75)。

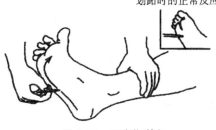

图 4-75　巴宾斯基征

（魏洪升）

第五章

针　法

第一节　针刺临床基础

《灵枢经·官能》云："语徐而安静,手巧而心审谛者,可使行针艾。"《后汉书》云："腠理至微,随气用巧,针石之间毫芒即乖。神存心手之际,心可得解而不可得言也。"这说明针刺手法的基础,一是治神守机,二是随气用巧。手法操作必须做到手巧心静,形神合一,意气相随,才能得神取气,获得临床疗效。

一、治神法及其应用

(一)神与治神

中医藏象理论以精、气、神为人之三宝。生命取源于精,其维持正常活动则有赖于气,而生命现象总的体现即是神。精、气、神三者相互依存,是生命活动的根本。《灵枢经·本神》云："生之来谓之精,两精相搏谓之神。"《灵枢经·平人绝谷》云："神者,水谷之精气也。"这说明人体的神以先后天精气为基础,从先天而来,赖后天调养以维持,两者不可缺一。神是生命活动的根本,"失神者死,得神者生"(《灵枢经·天年》),其主要功能即高级精神意识运动。

神寄藏于五脏,心藏神,肺藏魄,肝藏魂,脾藏意,肾藏志,所谓"五脏神"者。精神意识活动的过程,《灵枢经·本神》分为神、魂、魄、意、志、思、虑、智等方面的内容。神是人体维持生命活动的基础,在抵御外邪、保证健康状态的过程中,起着主导作用。故《灵枢经·小针解》云："神者,正气也。"神充精足则正气盛,神衰精亏则正气虚。神的功能,还表现在经脉气血运行上,神行则气行,气行则神行,神气相随则经脉运行通畅。故《灵枢经·本神》云："脉舍神。"《黄帝内经素问·八正神明论》云："血气者,人之神。"

神周游于全身,游行出入于经络腧穴之中,故《灵枢经·九针十二原》云："所言节者,神气之所游行出入也。"节,即腧穴之谓。在针刺操作过程中,必须先治其神、后调其气,使神气相随,方能针刺得气取效。所以,窦汉卿《标幽赋》云："凡刺者,使本神朝而后入;既刺也,使本神定而气随。"这充分强调了治神在针刺治疗过程中的意义。其理论依据,即神气游行出入于腧穴之处。从这个意义上说,针刺得气的过程也就是治神的过程,治神是一切针刺手法的基础。

《黄帝内经素问·宝命全形论》云："凡刺之真,必先治神。"《灵枢经·官能》云："用针之要,无忘其神。"治神要始终贯穿于针刺操作的全过程。治神法的应用得当与否,直接影响到临床疗效,同样也是衡量针灸医师水平高下的标准。故《灵枢经·九针十二原》云:"粗守形,上守神。"下工守四肢腧穴,上工守神气游行。因此,张志聪说:"行针者贵在得神取气。"

(二)治神法的应用

治神法又称守神法、本神法、调神法等,是通过患者精神调摄和医师意念集中等,使针下得气甚而气至病所,提高临床疗效的方法。治神法包含气功和心理疗法等内容在内,在临床上经常配合应用。

1.针刺前必须定神

定神即医师与患者在针刺前要调整自己的心理状态,调匀自己的呼吸节律,稳定自己情绪变化的过程。如此,患者精神安宁才能显现其真正的脉证之象,医者情绪稳定则可专心分析病情,审察患者的形神变化,亦即"静意视义,观适之变"(《黄帝内经素问·宝命全形论》)的意思。

2.治神要重视心理安慰

治神法要根据患者的心理状态变化而施,掌握其情绪心态的根结加以调摄,进行言语劝导。《灵枢经·师传》云:"告之以其败,语之以其善,导之以其所便,开之以其所苦。"患者与医师之间如此交流感情,心心相印,默契配合,对提高临床疗效大有裨益。

3.进针要注意守神

进针时,医者要全神贯注,目无外视,属意病者,审视血脉,令志在针,意守针尖,迅速穿皮刺入。同时,要随时注意患者的任何神情变化,并嘱咐患者仔细体察针下感觉,配合医者进行操作。在进针后,医者守神则静候气至,正确体察针下指感以辨气,合理调整针刺深浅和方向;患者守神则可促使针下得气,令气易行。

4.行针宜移神制神

针刺入一定深度后,医者宜采用各种催气手法,促使针下得气。同时,又必须双目观察患者的神态和目光,通过医患之间的目光暇接,使患者神情安定。《黄帝内经素问·针解》所云"必正其神者,欲瞻患者目制其神,令气易行也"就是这个意思。在行针过程中,还须通过移神之法,使患者意守针感,促使得气。故《灵枢经·终始》云:"浅而留之,微而浮之,以移其神,气至乃休。男内女外,坚拒勿出,谨守勿内,是谓得气。"

5.治神可守气行气

治神法应用得当,可维持和加强针感。在得气后,医者用手紧持针柄,用意念守气勿失,亦即"如临深渊,手如握虎,神无营于众物"(《黄帝内经素问·宝命全形论》)。意念集中于针尖,以意引气,不仅可维持针感,还可促进经气运行,循经感传甚而气至病所。现代临床证明,医者在应用"气至病所"手法时,合理配合"入静诱导""心理暗示"等各种方法,可提高气至病所的发生率。

6.调神可诱导针下凉热

不少有经验的针灸医师,在采用烧山火或透天凉手法时,经常结合静功,发气于指,同时令患者意守病所或针穴,调摄自己的神气,以诱导针下温热或凉爽感。

7.针后要注意养神

针刺以后,宜嘱患者稍事休息,安定神态,并嘱其稳定自己的心态,勿大怒、大喜、大悲、大忧,以免神气耗散。《黄帝内经素问·刺法论》对此有详细介绍。如能配合静功、自我按摩、太极拳等养生方法,则可巩固疗效。

综上所述,治神法是一切针刺手法的基础,应当始终贯穿于针刺过程之中。

(三)医者意气的训练

既然治神法是一切针刺手法的基础,因此医者必须逐步加强自身意气的训练。练太极拳和内养功,就可练意、练气,使全身气血旺盛,形神合一。对于针灸医师的身体素质,应该有特殊的要求。《黄帝内经素问·宝命全形论》云:"针有悬布天下者五……一曰治神,二曰知养身……"清代周树冬《金针梅花诗钞》云:"养身者却病强身也,以不病之身方可治有病之人。"通过练太极拳和内养功治神养身,至少可以达到以下三个目的。

1.蓄积丹田之气,以增强周身之力

气是维持生命的动力,脏腑功能的活动都要依靠气。内养功的目的就是培养这种气。练内养功法要求调整呼吸,气沉小腹,肌肉放松,头脑空静,杂念俱除,吸气时以意领气送至丹田,以蓄养真气。这时就会觉小腹微微发热,即所谓少火生气。长期坚持就会使真气充盈,经络畅通,周身之力也就随之加强;并可以通过丹田之气的蓄积,升提上达肩、臂、肘、腕、指,运针而作用于患者,以控制及驾驭经气。

2.调自身之气机,以利于控制经气

太极拳是用意练气,也是行气练气的一种运动方法。练太极拳要以意行气,用意不用力,先意动,而后形动。这样就能做到"意到气到、气到力到"。因此可以说太极拳是一种意气运动,这种意气运动的过程也就是调自身气机的过程。

内养功主要是通过意守丹田,调整呼吸以蓄养真气,待真气充盈,然后以意领气,使气行全身,偏重蓄养真气。太极拳把意、气、力合为一体,随动作而运行不止,达到调气机的目的,偏重于运气和用力。两者结合就会相得益彰。久练太极拳和内养功法,才能在针刺时把全身各方面的力量巧妙地调动起来,使之到达指端施于针下。

3.去浮躁二字,以练清静之功

作为针灸医师就要禁浮躁。《灵枢经·官能》云:"语徐而安静,手巧而心审谛者,可使行针艾。"心浮则不能辨别针下之气,神躁则不能随气用巧。太极拳和内养功法的练习要求心静、气沉,力戒浮躁,但要做到这一点必须经过长期艰苦的训练和坚持不懈的练习。

二、指力的练习

熟练掌握毫针操作,并自如运用于临床,是每一个针灸医师必须做到的。要达到如此水平,只有通过自己不断的练习。医者指力的练习,是针刺手法的基础。持之以恒、循序渐进的手法练习,不仅对初学者十分重要,即便是训练有素者仍然应该坚持不懈,如此则能"手如握虎""徐推其针气自往,微引其针气自来",达到预定的得气效应。

毫针针体细软,犹如毛笔之端,没有相当的指力和熟练的技巧,就难以掌握毫针出入自如,减少进针疼痛,防止弯针、折针和晕针。故行针之法首重指力练习。《灵枢经·九针十二原》云:"持针之道,坚者为宝,正指直刺,无针左右。"在练习指力之初,应先练直刺,务求针体垂直于实物,切勿左右倾斜。这样积少成多,天长日久,手指的力量和灵活度就会明显提高。

(一)纸垫练针法

用松软的细草纸或毛边纸,折叠成厚约 2 cm 的纸垫,外用棉线呈"井"字形扎紧。在此纸垫上可练习进针指力和捻转动作。练习时,一手拿住纸垫,一手如执笔式持针,使针身垂直于纸垫上,当针尖抵于纸垫后,拇、示、中三指捻转针柄,将针刺入纸垫内,同时手指向下渐加一定压力,待刺透纸垫背面后,再捻转退针,另换一处如前再刺。如此反复练习全针身可以垂直刺入纸垫,并能保持针身不弯、不摇摆、进退深浅自如时,说明指力已达到基本要求。做捻转练习时,可将针刺入纸垫后,在原处不停地做拇指与食、中两指的前后交替捻转针柄的动作。要求捻转的角度均匀,运用灵活,快慢自如,应达到每分钟可捻转 150 次左右。纸垫练针,初时可用短毫针,待有了一定的指力和手法基本功后,再用长毫针练习。同时还应进行双手行针的练习,以适应临床持续运针的需要(图 5-1)。

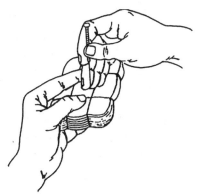

图 5-1 纸垫练针法

(二)棉球练针法

取棉絮一团,用棉线缠绕,外紧内松,做成直径 6~7 cm 的圆球,外包白布一层缝制,即可练针。因棉球松软,可以练习提插、捻转、进针、出针等各种毫针操作手法的模拟动作。做提插练针时,以执毛笔式持针,将针刺入棉球,在原处做上提下插的动作,要求深浅适宜,幅度均匀,针身垂直。在此基础上,可将提插与捻转动做配合练习,要求提插幅度上下一致,捻转角度来回一致,操作频率快慢一致,达到动作协调、得心应手、运用自如、手法熟练的程度(图 5-2)。

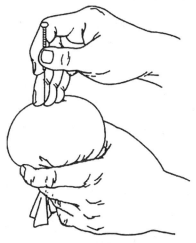

图 5-2 棉球练针法

(三)纸板练针法

用毫针在普通包装用纸箱板上练针。练针姿势要求端坐周正,全身放松,呼吸平稳,两脚与肩同宽并自然放平,虚腋、沉肩、垂肘、悬腕,凝神于手下,聚意于指端。针孔要求均匀,针行平直,每天练针半小时以上。这种方法可以增强指力、腕力和悬臂力。由于针粗纸硬,初练 3~5 分钟即感手指酸痛、肩肘不支,但坚持月余后就会感到整个上肢力量增强。最直接的练针效果就是进针不痛,达到"持针之道,坚者为宝"的要求。本法要在守神前提下进行,在锻炼了上肢力量的同时,也锻炼了清静之功,增强了气机的升提力、定向力,使蓄于丹田的下元之气通过臂、肘、腕、指达于针下,从而驾驭经气。这是进一步的练针方法。

(四)守神练针法

在自制支架木框上,平铺毛边纸1~2张,每边用3~5个图钉固定,亦可用绣花撑夹住1~2张毛边纸。练习者要端坐于支架前,两脚与肩同宽,挺胸、沉肩、垂肘、悬腕,右手持针,在毛边纸上每隔3 cm针一下,扎满一行后换下行继续扎。因毛边纸纤维粗糙不均,每针之间均有细微差别,所以练习者必须要全神贯注于针与纸之间,才能体会出这种差别。随着指力的增强和手法的熟练,可以逐渐增加纸的张数。要求针后针眼横竖成行,针刺时全神贯注,心定神凝,体察针感。

(五)捻转手法的练习

可先练拇指的力量,即右手拇、示二指持针,示指不动,拇指向前、向后均匀捻转。待拇指力量日渐增大以后,再练示指,即右手拇、示二指持针,拇指不动,示指向前、向后均匀捻转。然后,再用拇、示二指交互前后往返搓捻针柄,使针体左右旋转,反复连续不断。在练习本法时,要求针尖保持原位不变,切忌上下移动。同时,在指力日进的过程中,要不断提高捻针的频率,掌握捻针幅度,逐步达到运针自如的境界。

(六)提插手法的练习

待捻转手法纯熟之后,再练习提插手法。右手三指持针,在物体内上下提插,提针和插针时要保持幅度均匀、起落有度、深浅适宜和针体的垂直。同时,在指力日进的过程中,要不断提高提插频率,掌握提插在小幅度(1分左右)范畴内行针,用力上提和下插。待上下提插行针自如以后,再练习紧按慢提或慢按紧提的补泻手法。

(七)颤法和捣法的练习

捻转、提插练习以后,可练习颤法和捣法。颤法即要求快速而小幅度的捻转、提插相结合,用腕力带动手指,使针体颤动。捣法又称雀啄术,在进针后,用快速小幅度的提插手法,上下捣动针体,务求针尖在分许范围内上下移动。在指力日进的过程中,要不断提高捣针和颤针的频率,达到每分钟150~200次。他如弹、飞、盘、搓、摇等手法,均应在实物上专门练习,持之以恒,循序渐进,才能做到手法纯熟、指力日进。

练指的方法,除在实物上进行之外,还可采用徒手练习的方法,随时随地练习。如经常搓捻右手拇、示二指,或颤动手腕,或拇、示二指指端捏紧上下捣动等。还可采用五指排开,按压桌子,前、后、左、右推揉按压的方法,来练习指力。

(八)练指练针要全神贯注

练针时要求环境安静,动作规范,凝神聚意,治神调息,体验针感。练指时要求全神贯注,发内力于指端,达到"如临深渊者,不敢堕也;手如握虎者,欲其壮也"(《黄帝内经素问·针解》)的境界,才易于进步。所谓"指力"并不单指力量,而是一种内在的气力,这种"气力"只有在全神贯注、运全身之力于指腕时才能产生和日益增强。这点和写字绘画的功夫相似,不是单靠用劲就能提高的。所以,古代针灸家都非常强调练习必先调神,"凡刺之真,必先治神"(《黄帝内经素问·宝命全形论》)和"凡刺之法,必先本于神"(《灵枢经·本神》)都有这一层含义。因为针刺的目的是要使针下得气,欲能得气于针端,须贯神气入指力,才能得到最佳效应。而现时练指力者,多求刺之痛少、快捷,大多忽视了这最重要的一点。如能把意气内养与指力练习相结合,使神易聚于指,手指活动自如,就能达到较好的练针练指效果。

指力有 3 个层次:第一是医师能熟练用针,患者在针刺时不感痛苦;第二是医师针刺后使患者立即产生得气效果;第三是在产生得气后,指下能精确感到精气的变化,指力和指下细微感觉相结合,以及时应用针刺手法,扶正祛邪,达到针到病除的目的。因此,必须持之以恒,循序渐进,经过长期艰苦的训练和不间断的练习,才能逐步做到。

三、气功与针刺的配合

气功是在意识主导下,通过体态调整(调身)、呼吸训练(调气)和意念内守(调神),达到强身健体、性命双修目的的养生方法。在针刺操作过程中,如配合气功方法,以意引针,以意领气,则可调动自身真气,达到最佳针刺效应。目前,气功和针刺配合施术,称为无极针法、气功针刺术和意气行针法等。

(一)医者气功针刺术

医者必须在自身守神练气、意守丹田的基础上,逐步打通任督二脉,贯气于指,才能施行意气运针诸法。

1.守神练气法

是医师自身的内功修炼方法。要求形神自然,含胸拔背,双睑垂帘,口唇微闭,舌抵上腭,两目内视,自然站立,两膝稍屈,脚尖内收。两手掌心由下向上,同时向前方如棒球提起平肩后,再将掌心向内如抱圆球,在膻中穴前,徐徐下按至丹田(脐下 1.3 寸处)或气海穴(脐下 1.5 寸处)前,抱住固定不动,意念内守丹田或气海,摒除杂念,凝神修炼,达 20~30 分钟,然后两手徐徐放下收功。每天早晚各练功 1 次,连续不断坚持练习,数月后自觉下腹充实,气沉丹田。再将两手上移,抱球在两乳间膻中穴之前,稍加意守,并与丹田连成一气。待膻中与丹田之气相连以后,再意守两掌心的劳宫穴,坚持练功至两手手指发生震动,并觉两手掌心均向内吸,是内气发动之象。但要注意,不要用意导引而使两手手指发生剧烈震动,相反要抑制其震动。

2.运气练针法

在守神练气内功修养的基础上,可贯气于手指,用手持针进行捻转、提插手法的练习。一般采取坐位练功,两脚平放,自然坐在椅子上。右手拇、示二指持针,置于胸前,先意守丹田,后意守劳宫,并配合呼吸捻转针体。吸气入丹田(腹式深吸气),持针不动,呼气徐徐时,意守劳宫,将针捻动。如此吸气停针、呼气捻针,反复练习 20 分钟。经过一段较长时间练习,即可用于临床。提插手法的练习,可在实物上进行。一般使用棉花芯的枕头(棉花要塞实),固定于厚木板上,牢靠地置于自己的胸前。配合呼吸进行提插,吸气时下插针,呼气时上提针,针体宜直,幅度不要过大,每次 30 分钟左右。如此练习半个月左右,改用呼气时下插针、吸气时上提针的方法,每次30 分钟左右,连续半个月后,再改用上法。两者反复交替,经过较长时间的练习,即可用于临床。

3.意气运针法

意气运针法分为意气进针、意气行针、意气热补、意气凉泻四法,可在运气纯熟后用于临床。

(1)意气进针法:医者端正姿态,调匀气息,心神内守,注视患者。右手持针迅速刺入穴内,意守针尖,稍待片刻,徐徐插针至一定深度。持针时要密切注视患者神情变化;欲刺时运全身气力于指端,意念集中于进针处;下针时要属意针尖,借助针手指上的微弱触觉变化,判断针尖所到部位,仔细体察针下得气感应。

(2)意气行针法:针刺入一定深度,施术使之得气。得气后,就密意守气勿失,拇指向前捻针(180°),紧捏针柄,保持针体挺直不颤状态,并意守针尖,静候针下气聚。然后医师用意念引动患者经气,通过"以意领气"之法,促使针感缓慢地循经传导,并结合导引、循按等方法,诱导经气达到病所。

(3)意气热补法:得气后全神贯注于针尖,小幅度徐进疾退,提插3~5次,以插针结束,不分天、人、地三部操作。继而拇、示二指朝向心方向微捻针(180°),紧捏针柄,保持针体挺直不颤,意守针尖,以意领气至病所。最后守气勿失,使气聚生热。

(4)意气凉泻法:得气后全神贯注于针尖,小幅度徐退疾进,提插3~5次。以提针结束,不分地、人、天三部操作。继而拇、示二指朝离心方向微捻针(180°),紧捏针柄,保持针体挺直不颤,意守针尖,以意领气于病所。最后守气勿失,使经气四散,产生凉感。

此外,还可用单指呈剑指状(或手掌劳宫穴)对准针柄发放外气,持续1~5分钟,以促使患者经气运行、气至病所,甚而产生凉热感应。如中风偏瘫用头皮针刺法,在留针期间可采取本法,并结合患侧肢体穴位(如涌泉、劳宫)导引,则患肢感到轻松、温热,肌肉颤动,而手足心自觉有冷气外泄。

(二)患者的气功养生法

在针刺过程中,患者自觉运用意守针感、形体放松等法,可激发经气,提高针刺疗效。

1.意守针感法

患者先宽衣松带,体位放松,排除杂念,调匀呼吸,意念集中于治疗部位。在行针得气后,仔细体察针感,并意想针感循经上下传导,配合"气至病所"手法,将意念随针感移动,直达病所。如中风偏瘫,可将意念集中于患侧肢体,意想肢体功能的恢复,并引导肢体主动活动,将自己的内气逐渐移至患肢。其意念配合,可由丹田上移至膻中,再由膻中移至肩、肘、腕,最后意守劳宫;亦可由丹田移至命门穴,再下移至髋、股、胫、踝,最后意守涌泉。通过意守针感和意守病所,常可促使经气运行,有利于功能恢复和症状缓解。在临床上,如静心意守病所,还可出现一种特殊感觉传导现象,此种感觉或直中病所,或从病所流出,前者常出现于虚证,后者则出现于实证。

2.形体放松法

形体放松是患者在针刺过程中必须具备的条件,应用放松功法可有意识地使身体各部位逐渐放松,达到神情安定、气息平稳的状态。一般可采用三线放松法。摆好姿势、心平气和后,把身体分为以下三线依次放松。

第一线(两侧):头部两侧-颈部两侧-两肩-两上臂-两肘-两前臂-两腕-两手掌-两手指。

第二线(前面):头顶-面部-颈部-胸部-腹部-两大腿-两膝-两小腿-两踝-两脚趾。

第三线(后面):头部-枕项-背部-腰部-两大腿后侧-两腘窝-两小腿后侧-足跟-足心。

先从第一线开始,等放松第一线后,再放松第二线,最后放松第三线。每一条线放松的时间约3分钟。等放松第三线以后,可把意念内守于脐部或病位上,约1分钟。上述过程可作为一个循环,一般应循环放松1~3次。

在使用本法时,宜在空气清新、环境安静之处施行。练功时要摒除杂念,尽量使形体放松,即使感到没有放松时,也不必急躁,可任其自然依次逐一放松。

患者的气功养生方法,还有静功吐纳和意守丹田等法。在医者应用呼吸补泻手法时,患者以腹式深呼吸配合,可激发经气,补虚泻实。如远端穴针刺时,若配合患者意守丹田法,对安定神情、缓解症状,特别是提高心身病症的针刺疗效常有意想不到的作用。

四、意气训练的效果

（一）增强指感，体察经气

针灸医师通过指感去了解体内经气的变化，要有一个过程。而其中正确体察针下变化是一重要环节，它是得气和应用针刺补泻手法的依据。但针下的变化细微难测，并且因人、因时、因病而发生不同变化。要想迅速体察这些细微的经气变化，必须认真守神，从而增强指感的训练。在此基础上，结合临床反复的实践，就可在针刺入腧穴后，通过针下感觉来了解腧穴的反应（如沉、紧、涩、轻、缓、滑），根据腧穴的反应来判断经脉气血的情况，根据经脉气血的变化来推测全身的虚实。当我们不断地体察腧穴反应，并不断地对这些反应进行分析判断，总结出针感与机体虚实之间的规律，就可为进一步控制针感、驾驭经气打下基础。

（二）增强气力，气力结合，驾驭经气

当了解经脉气血变化之后，下一步的工作就是根据经脉气血的变化实施手法，控制针感，驾驭经气，补虚泻实。要达到以上过程，必须以指力、腕力、悬臂力、周身力、丹田力为基础，自身气机通畅，心神内守，以意领气。这些方面的训练首先要调动丹田之力使之升提，通过肩、臂、肘和腕聚于指端，达于指下，或微引其针提退以泻，或微按其针插进以补，或气力结合随针而入，使气至病所。

（三）守神定志，意气力结合

守神定志，才能了解经脉气血的变化；意气力结合，才能控制针感，驾驭经气。医者给患者针刺，患者出现反应（包括针下的感觉、患者的面部表情和全身状况等），根据反应来确定手法运用并不断调整针刺手法，以达到最佳的刺激，取得最好的临床疗效。在针灸临床上，经过长期反复的实践，就可掌握患者反应和针刺手法之间的规律，从而在针刺手法的运用上有章可循，并灵活自如，得心应手，取得显著的临床疗效。

（周　坤）

第二节　得气和针感

在针刺过程中采用相应手法，使患者针穴局部和所属经脉出现某些感觉，并取得一定疗效的反应，古时称之为"得气"或"气至"，目前则称为"针刺感应"，又简称为针感。

一、得气的临床表现

得气出自《黄帝内经素问·离合真邪论》："吸则内针，无令气忤，静以久留，无令邪布；吸则转针，以得气为故。"得气是由医患双方在针刺过程中分别产生的主观感觉与客观效应组成的，可通过各种临床表现而察知。

（一）患者的主观感觉

在针刺之后，患者针穴局部和所属经脉路线上可出现不同性质的针刺感觉，主要有酸、胀、重、麻、凉、热、痒、痛，局部肌肉松弛或紧张，甚而有上下传导的触电感、水波样感和气泡样感，有时还可出现蚁走样感或跳跃样感等。

1.不同性质的针感

不同性质的针感与机体反应性、病证性质和针刺部位有密切关系,并与相应手法的操作有关。酸感多现于局部,有时亦可放散至远端,特别在深部肌层、四肢穴位处多见,腰部次之,颈、背、头面、胸腹少见,四肢末梢一般无酸感出现。胀感较多见于局部,多在酸感出现前感知,时而呈片状向四周放射,犹如注射药液所呈现的物理压迫感,常现于四肢肌肉丰厚处。重感即沉重的感觉,犹如捆压,多见于头面、腹部,以局部为主,基本上不放射。麻感呈放射状态,多见于四肢肌肉丰厚处,呈条状、线状或带状等。痛感多见于局部,以四肢末端或痛感敏锐处为重,如十二井穴、水沟、涌泉、劳宫等。在针尖触及表皮时间较长,或手法不当,或针尖触及骨膜、血管时,亦可出现痛感。

触电样针感呈放射状,可快速放散至远端,多见于四肢敏感穴位,刺及神经干处亦可引起触电样感觉,时而会引起肢体搐动,患者常表现为不舒适的反应。水波样或气泡串动样感觉,常在四肢和肌肉丰厚处出现,可上下循经传导,患者感到舒适。痒感和蚁走感常出现在留针期间,皮肤瘙痒难忍,犹如虫蚁上下走行。跳跃感指肌肉的跳动或肢体不随意的上下抽动,亦为施行较强手法后所出现的一种针感。

2.不同程度的针感

针感的程度与患者体质、病证性质和针刺耐受性有关。患者体格强壮、对针刺敏感或不耐针刺者,针感多明显强烈;患者体格弱,对针刺反应迟钝。耐受针刺者,针感多不明显,甚而微弱不现。寒证、虚证为阴,得气后多呈酸、麻、痒感;热证、实证为阳,得气后多为胀、涩、紧张、抽动,甚而有触电感。

针感的强度是由针刺手法操作的指力、针刺的深浅、针刺手法操作持续的时间,以及个体对针刺的敏感程度组成的。一般来说,指力强,所获针感亦强,但个体对针感很敏感,即使针刺指力很轻,也能获得较强的针感。因此,医师必须密切注视个体对针感的敏感程度,给予恰当的指力,以获得适宜的针感强度,才能收到良好的治疗效果。

针感强者,适用于治疗急性病、实证和体质壮实者;针感柔和,适用于治疗慢性病、虚证和体质虚弱者。但是虚实有程度之别,有局部与全身之分,因此针感强度亦随之而异。如在临床针刺时,病情缓解时间短暂,说明针感强度不足,应结合病情,加强指力或延长手法操作时间。反之,针刺后病情反而加剧,过几小时或1~2天病情逐渐减轻,则说明针感过强,应予减轻指力或缩短操作时间。

(二)医师的手指触觉和客观诊察

医师通过自身的手指触觉,常可掌握针下得气的情况。通过医师持针的手指触觉,在针下得气后常有一种"如鱼吞饵"的感觉出现,此时针下由原来的轻松虚滑慢慢变为沉紧重满。充分运用押手的指感,亦可辨析得气的情况,如可触知肌肉紧张、跳动和搏动感,所谓"如动脉状"者即是得气征象。

在临床上,望、触、问诊是医师辨析得气常用的方法,可结合应用。诸如应用透天凉手法后,皮肤温度会有所下降,患者诉局部有吹凉风似的感觉;用烧山火或其他诱导热感的手法后,皮肤温度会有所上升,患者诉局部或全身有温热感觉,甚而可有出汗湿润、面部烘热等,这都需要通过仔细诊察而得知。

医师随时注视患者的面部表情,是及时掌握手法轻重和得气程度的方法。针感徐缓而至,患者感觉舒适,面部则呈现平稳坦然的表情;针感紧急而至,过于强烈,患者不堪忍受时,则可出现痛苦的表情,如蹙眉、咧嘴,甚而呼叫啼哭,此时医师即须停针观察。

在针刺过程中,针刺得气还可通过一些客观征象表现出来,如肌肉的颤动、蠕动和肢体抽搐、跳动等。诸此针感的表现与针刺得气的性质、手法刺激强度等有关(表5-1)。

表 5-1 得气的客观征象

征象	刺激强度	得气情况	详细内容
局部紧张	轻	气至,多为胀麻复合	针周围沉紧,局部微感坚实
局部颤动	较轻	多为麻感,不放散	局部附近颤动轻微,只有手触才能知道,特别是在经脉线上
附近抽动	较重	多为麻感,并传导	较上述感觉明显,多与针体转动同时出现,多为断续呈现
抽搐	重	多为麻感,多向一定方向放散	可明显看到,有时在局部,有时在远端可见
抽动	很重	多为麻的复合感,传导快,近似触电样	清晰可见,患者很难忍受,可因肢体抽动而弯针
肢体跳动	非常重	触电样感	肢体猛烈跳动,有的离床很高。多在针环跳、委中、合谷等大穴时出现

从上表可见,手法轻柔时,局部紧张或肌肉颤动;手法较重时,肌肉呈搐动、抽搐样;手法很重时,则肢体可上下跳动。如针刺三阴交、极泉,治疗上下肢瘫痪时,可见上下肢连续抽动。又如施以行气针法时,针肩髃可触及腕部肌肉颤动,针环跳可触及踝部昆仑穴处肌肉颤动等。

值得指出的是,不少患者在针刺后常没有明显的针感,但其症状可明显缓解或消失,临床体征有所改善,功能有所恢复。这种现象出现在远端取穴和耳针、腕踝针、眼针、头皮针等施术过程中,称为"隐性气至"。在中风偏瘫治疗时,取对侧顶颞前斜线,用抽气法或进气法,针下有吸针感而局部并无明显感觉,患者肢体运动功能迅速恢复,即是其例。因此,我们强调"气至而有效",并不是要求每个患者都要有强烈的针感,而是要在针刺适度、取穴得当的前提下,去寻求有效的得气感应,从而提高疗效。从这个意义上说,"有效即得气"的观点无疑是正确的。

二、针感的获得、维持和辨识

自古以来,历代医家就很重视得气,可以说一切针刺操作方法都是围绕"得气"而进行的。有关得气的相应手法,可分为候气法、催气法、守气法等。

(一)针感的获得和维持

1.候气法

在针刺过程中,静候气至的方法称为候气法。一般而言,具体的候气方法是以留针(包括静留针和动留针)的方法来实施的。

2.催气法

催气法是针刺入穴后,通过相应手法,促使经气流行、气至针下的方法。催气法常在针刺未得气时应用。明代陈会《神应经》首倡催气之法。常用的催气手法有行针催气法、押手催气法、熨灸催气法3种。

(1)行针催气法:包括适度的捻转、提插、颤法(震颤术)、捣法(雀啄术)、飞法(凤凰展翅术)和弹针、刮针等。徐出徐入的导气法亦属此范畴。一般而言，频率快、幅度大、用力重者，针感可疾速而至，针感较为强烈；频率慢、幅度小、用力轻者，针感徐缓而至，不甚强烈。颤法、捣法、飞法针感明显，弹、刮之术针感较为平和。

（2）押手催气法：包括爪切、循摄、按揉穴位等方法，弹穴法亦属此范畴。诸此方法在未得气时应用，可催使针下得气；若在得气后应用，又可促使经气流行、上下传导。一般来说，上述方法都应和行针催气法结合使用，是按摩与针刺配合的过程。循法、按法的作用相对缓和，爪切、摄法则作用较强。

（3）熨灸催气法：熨法指用温热物体（如炒盐、炒药、热水袋）用布包裹后，贴敷穴位、经脉，或上下来回移动，以促使针下得气的方法。灸法常用回旋悬灸法，艾条熏灸针穴四周，并配合行针，促使针下得气。上述两法常用于虚证、寒证。

上述诸法在使用时，宜因人、因病、因穴而异，根据针下得气的具体情况灵活掌握。

3.守气法

在针刺得气后，慎守勿失、留守不去的方法，即守气法。

（二）针感性质和相应手法

在针刺过程中，可根据不同性质的针感情况，采用捻转、提插和押手等方法，来进行调节，以达到预定的要求。

1.酸感

要促使酸感的产生，押手的运用至关重要。如针下出现麻感，押手要用力重些；如针下出现胀感，押手要用力轻些。此时，可将针向一方捻转，如捻转后出现痛感，则较难再出现酸感。如经捻转后胀感明显，可将捻针的动作改为小幅度高频率提插。如仍不成功，可按上法反复进行操作，但必须注意针向始终不变。

2.胀感

要促使针下产生胀感，需重押其穴，边捻针（向一个方向）边按押。如仍不成功，则可结合小幅度高频率提插手法，同时注意针尖方向始终不变的状态。

3.麻感

如针下未取得麻感时，可不用押手，或用轻柔力量的押手，捻转角度要大些，提插幅度要大些，但其速度可以不拘，针尖方向要根据针感具体情况灵活变动。

4.痛感

在出现痛感时，要尽力避免和缓解之。除四肢末端穴必见疼痛之外，其他穴位如呈疼痛，可将示、中二指放在针柄一边（其间要保持一个手指的间隙），拇指放在另一边（对准这个间隙），三指如此持针固定针体，同时相向用力，按针柄2～3次即可缓解疼痛。或用拇指轻弹针柄，或提针豆许，亦有缓解疼痛的作用。

5.触电样感

一般应避免发生，如行"气至病所"手法时，也要适当控制手法强度，用力过强或提插幅度大时，就容易引起触电样针感。对反应敏感者尤须十分小心，四肢针感较强处提插幅度不可过大，严禁盲目捣动，同时要注意押手固定，以免因肢体抽动而弯针。

6.水波样或气泡串动样针感

如基础针感是麻感，在出现麻感的瞬间，可将右手示、中二指靠在针柄一边，用右手拇指指甲缓缓地上下刮动针柄。同时，还要根据基础针感的不同，一边刮针，一边上下捣动（幅度要小），如此则多有麻感并向远端放散。以柔和而均匀的手法刺激,连续作用于穴位和所属经脉上,就可出现水波样或气泡串动样的舒适针感。

7.凉感和热感

一般而言,胀感和酸感是热感的基础,麻感是凉感的基础。推而内之,即进针得气后缓缓压针1~2分钟,将针刺入应刺的深度易获热感。动而伸之,即将针刺入应刺的深度,得气后将针慢慢提至天部(1~2分钟),易获凉感。个体对针刺敏感者,易获各种针感。个体对针刺不敏感者,欲获热感、凉感就不太容易。对于这种患者,欲获热感而不至者,可配合温针灸;欲获凉感而不至者,可以配合放血。

如将以上针感根据不同性质加以分类,可参见表5-2。

表 5-2　针感性质和相应手法表

分类	感觉部位	提插幅度	提插速度	捻转角度	针上用力	押手
酸、胀、重、热	多在局部	较大	较大	较大	重	重
痒、麻、蚁走样、水波样、凉、触电样	多呈放射状	较小	较小	较小	轻	轻

针感的产生,就其过程分析似乎呈现以下的规律性:针刺后多出现麻、酸、胀感。酸胀感为热感基础。为使气传至病所,往往要使之出现麻感,待气至病所后,按上法可使之改变为胀、酸,进而转化为热感。如出现麻感后,由于其手法用力强弱的不同,可能逐次出现蚁走感、水波样感、触电样感。

(三)不同性质的针感及其适应证

1.酸胀感

临床经常混合出现。柔和的酸胀感,适用于治疗虚证、慢性病和体虚者。以此治疗虚证者,针后感到舒服。

2.麻、触电感

针感强烈,适用于治疗实证、急性病和体质强壮者。如针刺环跳穴,寻找触电感,传导至足,对坐骨神经痛、癔症性瘫痪尤宜,但当剧痛消失后仅残留微痛或足外麻木时,则不相适宜。又如针刺环跳,针感传至少腹可治肾绞痛、经闭实证等。

3.热感

适用于治疗寒证,包括虚寒证、寒湿证及风寒证,如寒湿痹证、寒湿腹泻、肾虚腰痛、面瘫后遗症的风寒证,以及麻痹和肌肉萎缩等。

4.凉感

适用于治疗热证,包括风热证、火热证、毒热证、燥热证等。如风热感冒、咽痛、风火、胃火牙痛,肝郁风火所致的高血压头痛,偏头痛的火热证等。

5.抽搐感

适用于治疗内脏下垂,如胃下垂、子宫下垂。

6.痛感

针刺手足部的井穴、十宣、涌泉,面部的水沟,耳穴与尾骶部长强穴时,主要是痛感。

(四)得气的辨识

得气是针刺取效的关键,得气与否及其气至迟速往往决定了针刺后疾病的变化和预后状况。

1.辨气法

针刺得气以后,通过医师指感以分析辨别针下不同性质感应,从而决定相应手法的过程,称为辨气法。针灸界历来有"刺针容易辨证难,辨证容易取穴难,取穴容易补泻难,补泻容易辨气难"的说法,说明辨气之紧疾、徐和,分析辨识其邪气、谷气的不同,是针灸医师必须掌握的方法。

2.辨气要治神调息静意视义

辨气必须治神调息,全神贯注,静察针下感觉。

3.邪气和谷气

所谓"谷气"者,即为徐缓而至、柔和舒适的得气感应;此时针下沉紧,但仍可上下提插、左右捻转,而医师指下无阻力感,欲守气时则持针不动,针下仍有持续不断的舒适针感产生。所谓"邪气"者,即为疾速而至、坚搏有力的得气感应;此时针下涩滞不利,捻转提插有阻力感,勉强操作可引起局部滞针和疼痛。

4.辨气和辨证

辨气的过程也是辨别病证虚实、病邪寒热的过程。一般而言,气已至如鱼吞饵,沉紧重满;气未至如闲处幽堂,轻浮虚滑。虚证,针下松弛,如插豆腐,针感每多迟缓而至;实证,针下紧涩,针感每疾速而至,捻转提插不利。寒证,针体可自动向内深入,称为吸针;热证,针体可自动向外移动,称为顶针。阳气盛者针感出现较快,阴阳平衡者针感适时而至,阳气衰者则针感出现较慢。

5.辨气的意义

(1)指导手法的应用:如针下松弛、针感迟缓时,可加强押手力量,或加灸法以补虚;如针下紧涩、针感疾至时,可减轻押手力量,或加用刺血法以泻实。针体内吸为寒,宜久留针,深刺之,所谓"寒则深以留之";针体外顶为热,宜疾出针,浅刺之,所谓"热者浅以疾之"。如谷气徐缓而至,可用徐入徐出的导气法;如邪气紧疾而至,则可留针数分钟,或在穴旁爪切、刮弹针柄,令气血宣散。

(2)病情预后的判断:辨气至之迟速,可帮助病情预后的判断。

三、循经感传和气至病所

针刺得气后,采用相应手法使针感沿经脉循行路线向病所或远处传导的现象,称为循经感传和气至病所。循经感传和气至病所可明显提高针刺疗效,在临床上有较重要的意义。

(一)行气法的应用

促使经气循经传导,甚而直达病所的针刺手法称为行气法。行气法包括捻转、提插、针刺方向、龙虎龟凤、运气法、进气法,以及循、摄、按压、关闭、接气通经等,在临床上可根据具体情况结合应用。

1.针刺方向

针刺达到一定深度,行针得气后,将针尖朝向病所,常可促使经气朝病所方向传导。汪机《针灸问对》云:"得气,便卧倒针,候气前行,催运到于病所。"此即针向行气法。一般来说,针尖方向与针感传导方向相一致。在临床上,可在进针时即将针尖直指病所,然后行针得气,得气后再用行气手法逼气上行至病所。在针尖不离得气原位时,亦可向相反方向搬动针柄,来调节针感传导,但仅适用于浅刺而患者反应敏感的情况。如针尖离开得气原位,可将针体提出一段,然后改变针向,向下按插,另找基础针感,此法则用于深刺或上法无效时。在应用此法时,提插幅度要小,多向下用力,要配合押手,竭力避免酸感。

2.捻转提插

捻转提插是以针向行气为基础,激发循经感传的主要针刺手法。在临床上,可用右拇指指腹将针柄压于右示指指腹上,示指不动,拇指指腹沿示指指腹将针柄来回提插(进退)捻转。一般来说,捻转提插的幅度宜小,频率宜快,使之维持中等以下的刺激强度,如此可促使针感循经传导。

3.按压关闭

充分运用押手,按压针柄或按压针穴上下,以促使针感向预定方向传导,是临床常用的辅助手法。按压针柄法即医师将中指和无名指放在针柄之下,示指按压针柄,持续按压10～20分钟;此法要在针向行气基础上进行,其用力大小可根据得气感应的强弱程度来决定。按压针穴法即用左手拇指按压针穴上下,关闭经脉的一端,并向经脉开放的一端缓缓揉动,向针尖加力的方法;在具体操作时,用力要适当,关闭、引导和指尖揉动要密切配合,可与循摄引导相结合。

4.循摄引导

本法可在进针前或进针得气后应用,可促使针感传导。在进针前,先循经脉路线用拇指指腹适当用力按揉1～2遍,再用左手拇指指甲切压针孔,直至出现酸麻胀感沿经传导,再行进针。在进针得气后,可将左手4个手指(除拇指外)垂直放在皮肤上,呈"一"字形排开,放在欲传导的经脉上,在行针(捻转提插)的同时一起加力揉动,或逐次反复加力。如用于针距病所较远时,手指位置在经脉路线上亦可以不固定,而是在其适当部位(如较大穴区或针感放散受阻部位)进行循、摄、按揉。也可不用四指只用两三指,放在腧穴中心点上,此法多用于头面部及针距病所较近时。

5.呼吸行气

在临床上,配合呼吸激发经气达到气至病所的目的,是行之有效的方法。古代有抽添法和接气通经法,即以提插和呼吸配合,以激发经气的针刺手法。此外,运气、进气之法亦须嘱患者深吸气,配合进针以激发经气。现代临床可嘱患者先呼气一口,再缓缓深长地吸气,下达于丹田;或先吸气,吸气完毕后,再用力缓缓地自然呼气(吐出)。随其呼气,向下捻按,提针豆许向病所,是为补法;随其吸气,向上捻提,无得转动,是为泻法。

此外,还可采用龙虎龟凤等飞经走气法,促使经气通关过节,循经感传。

(二)行气法的注意事项

在临床采用各种行气手法时,要注意以下几个方面。

1.环境安静和体位舒适

在临床上,诊疗环境的安静,可使患者在神情安定的状态下接受针刺治疗,如此则身心放松,神朝病所,并能仔细体察针感,容易得气而使气至病所。针刺前,要合理处置患者的体位,嘱其宽衣松带,保持平稳舒适的姿态。有不少患者采用平卧体位后接受针刺,容易激发循经感传。

2.言语诱导和入静放松

针刺前,医师要耐心询问患者,说明其病变之来由和针刺治疗的效应,解除其心理负担和对治疗的疑虑,同时可适当配合言语诱导,以配合行气手法操作。询问内容可包括针感程度和性质,传导方向和部位,以及针感传导和维持的时间等方面。既不能用暗示,又要注意引导,其方法要巧妙。患者在进针后,必须令其充分放松,可用意守丹田或三线放松功法,使患者处于"入静"状态,亦即"缓节柔筋而心调和"的状态,以配合行气手法,诱发气至病所。

3.取穴准确和基础针感

在和病所相关的经脉上,根据辨证结果,正确地循经选穴取穴,做到病、经、穴三者吻合,是气至病所的必要前提。一般来说,四肢穴位、肌肉丰厚处,针感明显者容易获得气至病所的效应,且易控制感传方向。要促使气至病所,其针感不能过强。如手下感觉过于紧涩,常不易获得针感传导;手下感觉略显沉紧,患者主诉有轻、中度麻酸胀感时,则较易引发循经感传。在临床上,掌握基础针感的性质,对气至病所极为重要。欲使针感放散,常首先要找到麻感,使之向一般部位传导,然后再改变手法使之向预定方向传导。如见明显酸感,可根据具体情况进行调节,务必保持良好适度的基础针感,是行气至病所的重要条件之一。

(周 坤)

第三节 进 针

一、持针法

持针法是医师操作毫针保持其端直坚挺的方法。临床常用右手(刺手)持针,以三指持针法为主。"持针之道,坚者为宝"是持针法操作的总则。同时,医师持针应重视"治神",全神贯注,运气于指下,勿左顾右盼,以免影响针刺疗效,给患者造成不必要的痛苦。

(一)方法

1.两指持针法

用拇指、示指末节指腹捏住针柄,适用于短小的针具(图5-3)。

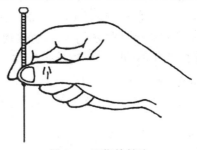

图5-3 两指持针法

2.三指持针法

用拇指、示指、中指末节指腹捏拿针柄,拇指在内,示指、中指在外,三指协同,以保持较长针具的端直坚挺状态(图5-4)。

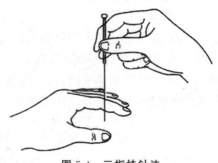

图5-4 三指持针法

3.四指持针法

用拇指、示指、中指捏持针柄,以无名指抵住针身,称四指持针法。适用于长针操持,以免针体弯曲(图5-5)。

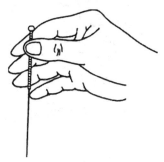

图 5-5　四指持针法

4.持柄压尾法

用拇指、中指夹持针柄,示指抬起顶压针尾,三指配合将针刺入。适用于短针速刺(图5-6)。

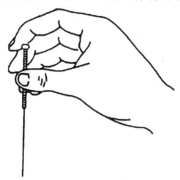

图 5-6　持柄压尾法

5.持针身法

用拇、示两指捏一棉球,裹针身近针尖的末端部分,对准穴位,用力将针迅速刺入皮肤(图5-7)。

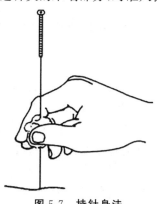

图 5-7　持针身法

6.两手持针法

用右手拇、示、中三指持针柄,左手拇、示两指握固针体末端,稍留出针尖1～2分许。适用于长针、芒针操持。双手配合持针,可防止长针弯曲,减少进针疼痛(图5-8)。

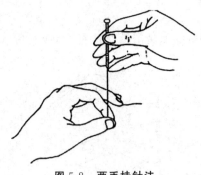

图 5-8　两手持针法

(二)临床应用

1.保持针体端直坚挺

应用以上诸法持针,可保持针体端直,避免进针与行针过程中针体弯曲。

2.有助于指力深透

各种持针法如应用得当,有助于医师灵活利用自己的指力、掌力、腕力,通过针体到达针尖,从而使针尖易于透皮,并透达至穴位深层,从而激发经气。

3.掌握针刺的方向和深浅

有经验的针灸师可通过持针之刺手,体察针刺方向、深浅及有效刺激量,尤其是针下如鱼吞饵的得气感。

4.催气、守气、行气

刺入一定深度后,刺手持针应用各种手法,可激发和维持针感,并使其循经传导甚而气至病所。

(三)注意事项

1.持针必须端正安静

刺手持针,进针前要调神安息,进针时宜心、手配合,进针后仍须全神贯注,如此才能达到针刺有效的目的。

2.持针必须正指直刺

刺手持针宜将针柄(或针体)固定,以保持针体端直坚挺,不致弯曲、歪斜。

二、押手法

押手法是医师用手按压、循摄穴位皮肤和相关经脉,以协同刺手进针行针的方法。临床常用左手按压、爪切穴位,称为押手。针刺时押手的正确运用,有揣穴定位、爪切固定、减轻疼痛、激发经气等实际意义。历代医家如窦汉卿、杨继洲、高武、汪机,以及近现代医家周树冬、赵缉庵、陈克勤等均重视押手的应用,在具体操作上又有较多补充和发展。

(一)方法

押手一般可分为指按和掌按两法,常用左手按压、爪切,也有用右手为押手者。

1.指按法

指按法为进针时用左手手指按压的方法。

(1)单指押手法:用左手拇指或示指定穴位后,用指尖按压、爪切穴位。适用于一般情况。

(2)双指押手法:用左手拇指、示指按住穴位两侧,并向外用力将皮肤撑开,以固定穴位,便于进针。适用于肌肉松弛、肥厚处的穴位，以及长针深刺。

2.掌按法

掌按法为用左手手掌按压穴位左下方，以固定穴位、协同进针的方法。

(1)左手掌位于穴位左下方，拇、示二指位于穴位上下，绷紧皮肤，固定穴位，其余三指自然屈曲或伸开放平，尽量扩大与皮肤接触的面积。进针时，可用其余三指在穴位周围等处频频爪刮、轻弹，或用力点按。押手与刺手同时用力向下，在双手配合下，针尖随之迅速透皮。

(2)左手掌位于穴位左下方，示、中二指位于穴位皮肤两侧，用示指重按穴位，中、示二指紧夹针体末端(近针尖处)，再用左手拇指抵住右手的手掌心处，以协同右手进针。进针时，左手两指紧压穴位，拇指紧抵右手掌心，可减轻疼痛，固定穴位，尤宜于长针。这是近代医家赵缉庵常用的押手法，姑名之为"赵缉庵押手法"。

(二)临床应用

1.揣穴定位

临床常用左手揣穴，取定腧穴的部位，或两手配合分拨、动摇、旋转、循按，使穴位显露，并避免刺入肌腱、血管、关节、骨骼等处而造成损伤。

2.减轻进针疼痛

用左手手指爪切或手掌按压穴位，或在进针时按揉穴位，使局部感觉减退，可减轻针刺疼痛，甚而达到无痛。双手配合，是无痛进针的重要方法之一。

3.辨别得气

进针之前用左手揣揉按压穴位，或在进针后用左手循摄穴位相关经脉，可激发经气，迅速获得针感，如左手指下有如动脉搏动一样的感觉，即是气至的征象。许多有经验的针灸医师，都通过手指触觉来体会"气至"感应，如穴周肌肉有抽动、跳动感等。

4.减轻组织损伤

临床正确应用押手固定穴位，可协同掌握针刺方向和深浅，减轻因手法过强而引起的肌肉挛缩和局部出血，从而减轻组织损伤所引起的疼痛，以及滞针、弯针、折针等意外情况的发生。

(三)注意事项

(1)一般情况下，应双手协同进针，左手按穴，右手持针刺入。如双手同时持针操作，可分别用左右手的小指或无名指按压穴位，以代替押手。

(2)押手用力宜与刺手配合，适度而施。或双手同时用力下压，或左手稍稍放松、右手持针向下刺入，总以方便进针为原则。

三、进针法

进针法又称下针法，是将毫针刺入穴位皮下的技术方法。临床常用的进针法有双手、单手、管针3类。若从进针速度而言，又有快速进针与缓慢进针的区别。不论哪一种进针法，其关键在于根据腧穴部位的解剖特点，选择合适的毫针，并重视"治神"和左右手的配合，以达到无痛或微痛的进针。

历代医家重视进针方法的应用，但多散见于文献各处。唯清代周树冬《金针梅花诗钞》中专列"进针十要"，分为端静、调息、神朝、温针、信左、正指、旋捻、斜正、分部、中的等十方面内容，对临床从事针灸工作者有一定指导意义。现代各家尤其重视无痛进针，在快速进针等法的应用方面有较多发展。

（一）方法

1.双手进针法

双手进针法即左手按压爪切，右手持针刺入，双手配合进针的操作方法。

（1）爪切进针法：又称指切进针法，临床最为常用。左手拇指或示指的指甲掐切固定针穴皮肤，右手持针，针尖紧靠左手指甲缘速刺入穴位（图5-9）。

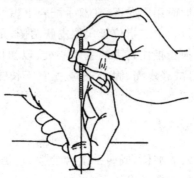

图5-9　爪切进针法

（2）夹持进针法：多用于3寸以上长针。左手拇、示二指捏持针体下段，露出针尖，右手拇、示二指持针柄，将针尖对准穴位，双手配合，迅速将针刺入皮内，直至所要求的深度（图5-10）。

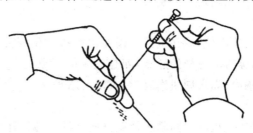

图5-10　夹持进针法

（3）舒张进针法：左手五指平伸，示、中二指分张置于穴位两旁以固定皮肤，右手持针从左手示、中二指之间刺入穴位（图5-11）。行针时，左手中、示二指可夹持针体，防止弯曲。此法适用于长针深刺。对于皮肤松弛或有皱褶处，用左手拇、示二指向两侧用力，绷紧皮肤（图5-12），利于进针，多用于腹部穴位的进针。

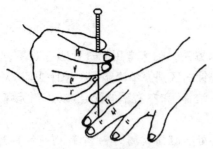

图5-11　舒张进针法

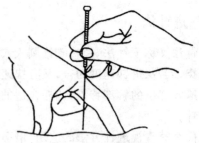

图5-12　舒张进针法

（4）提捏进针法：左手拇、示二指按着针穴两旁皮肤，将皮肤轻轻提捏起，右手持针从提起部的上端刺入。此法多用于皮肉浅薄处，如面部穴位的进针（图5-13）。

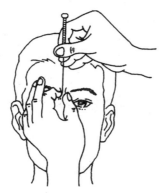

图 5-13　提捏进针法

2.单手进针法

多用于较短的毫针。用右手拇、示二指持针,中指端紧靠穴位,指腹抵住针体中段;当拇、示二指向下用力按压时,中指随之屈曲,将针刺入,直刺至所要求的深度。此法三指两用,在双穴同进针时尤为适宜(图 5-14)。

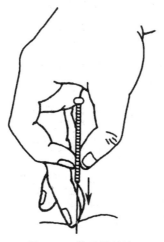

图 5-14　单手进针法

尚有梅花派单手进针法,其操作技术为用拇、示二指夹持针体,微露针尖两三分;用中指尖在针穴上反复揣摩片刻,发挥如同左手的作用,使局部有酸麻和舒适感。然后将示指尖爪甲侧紧贴在中指尖内侧,将中指第 1 节向外弯曲,使中指尖略离开针穴中央,但中指指甲仍紧贴在针穴边缘,随即将拇、示二指所夹持的针沿中指尖端迅速刺入,不施旋捻,极易刺入。针入穴位后,中指即可完全离开应针之穴,此时拇、示、中三指即可随意配合,施行补泻。

3.管针进针法

将针先插入用玻璃、塑料或金属制成的比针短 3 分左右的小针管内,放在穴位皮肤上,左手压紧针管,右手示指对准针柄一击,使针尖迅速刺入皮肤,然后将针管去掉,再将针刺入内(图 5-15)。此法进针不痛,多用于儿童和惧针者。也有用安装弹簧的特制进针器进针者。

4.快速进针法

除上述爪切进针、夹持进针、管针进针之外,还可采用以下两种方法快速刺入。

(1)插入速刺法:医师用右手拇、示二指捏住针体下端,留出针尖两三分,在穴位切痕上猛急利用腕力和指力快速将针尖刺入皮肤。

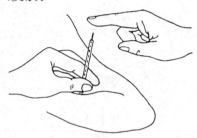

图 5-15　管针进针法

（2）弹入速刺法：左手持针体，留出针尖两三分，对准穴位；右手拇指在前、示指在后，呈待发之弩状，对准针尾弹击，使针急速刺入皮下。可用于 2 寸以下的毫针，对易晕针者和小儿尤宜。

5.缓慢进针法

原则上进针宜迅速穿皮而无痛，但对于一些特殊部位仍宜缓慢进针，亦即"下针贵迟，太急伤血"之义。

（1）缓慢捻进法：左手单指爪切或双指舒张押手，右手持针稍用压力，轻微而缓慢地以<45°的手法，均匀捻转针柄，边捻边进，使针体垂直于皮肤，渐次捻刺皮内。进针时，不要用力太猛，捻转角度不可太大。

（2）压针缓进法：右手拇、示二指持针柄，中指指腹抵住针体，用腕力和指力不捻不转，缓慢进针匀速压入穴位皮内。针刺入皮内后，不改变针向，如遇有明显阻力或患者有异常感觉时，应停止进针。进针后不施捻转、提插手法。适用于眼眶内穴位及天突穴等（图 5-16）。

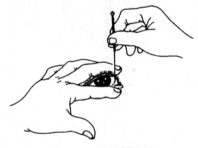

图 5-16　压针缓进法

（二）临床应用

进针法的合理应用，旨在刺入部位正确，透皮无痛或微痛，迅速取得针感。为此，根据不同情况选择应用相应的进针法，可达到以上所述的目的。

1.针具长度

2 寸以内的毫针，可采取爪切进针、单手进针和快速进针。2.5 寸以上的毫针，则宜采取夹持进针、缓慢捻进等进针法。

2.患者体质

小儿和容易晕针者，宜采用管针进针法；成人和针感迟钝者，则可采用其他各种进针法。

3.腧穴部位

腹部穴位及肌肉松弛处宜用舒张进针法，面部穴位及肌肉浅薄处宜用提捏进针法，眼眶内穴位及一些特殊穴位（天突）则宜用压针缓进法。目前，临床较常用的是爪切进针法、快速插入法和缓慢捻进法。

（三）注意事项

（1）进针必须持针稳，取穴准，动作轻，进针快（个别亦须慢）。

（2）进针必须手法熟练，指、腕、掌用力均匀。在双手进针时，押手爪切按压，刺手持针刺入，相互配合。

（3）进针前要对患者做好安慰工作，要求医患双方配合，进针时患者体位合适，切莫随意变动。

（4）进针时可配合咳嗽、呼吸等法，以减轻进针疼痛。随咳下针，还可激发经气。如针刺头额等痛觉敏感处，可屏息以缓痛。

（周　坤）

第四节　针刺方向和深浅

进针入穴后，根据针刺治疗的要求和腧穴部位的特点，正确掌握针刺的方向和深浅，并根据针刺感应和补泻法等具体情况，适度调节针向和深浅，是获得、维持和加强针感的重要措施。

一、针向法

在进针和行针过程中，合理选择进针角度，及时调整针刺方向，以避免进针疼痛和组织损伤，获得、维持与加强针感的方法，即所谓针向（针刺方向）法。

（一）方法

1.进针角度选择法

进针角度选择法指进针时可根据腧穴部位特点与针刺要求，合理选择针体与表皮所形成角度的方法。一般分为直刺、斜刺和横刺 3 种（图 5-17）。

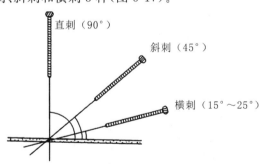

图 5-17　常用的 3 种进针角度

（1）直刺法：将针体垂直刺入皮肤，针体与皮肤成 90°。适用于大多数穴位，浅刺与深刺均可。

（2）斜刺法：将针体与皮肤成 45°左右，倾斜刺入皮肤。适用于骨骼边缘和不宜深刺者，如需避开血管、肌腱，也可用此法。

（3）横刺法：又称沿皮刺、平刺或卧针法。沿皮下进针，横刺腧穴，使针体与皮肤成 15°左右，针体几乎贴近皮肤。适用于头面、胸背及皮肉浅薄处。

2.针向调整法

针向调整法指针刺入穴位后,根据针感强弱及其传导方向等情况,及时提针、调整针向以激发经气的方法。

(1)针向催气法:在针刺入穴内一定深度,行针仍不得气,或针感尚未达到要求时,可提针至浅层,呈扇状向穴位深层再度刺入。

(2)针向行气法:行针得气后,为促使针感传导、控制感传方向,可搬倒针体、调整针向,使针尖对准病所(或欲传导之方向),再次刺入或按针不动。常配合应用摆、努、按、关闭、循、摄等辅助手法。

(二)临床应用

1.保证针刺安全,避免针刺疼痛

针刺时根据不同穴位组织结构与生理特点,严格掌握进针角度和针刺方向,可避免针刺疼痛和组织损伤,防止重要脏器的损伤。如肺俞、风门宜微斜向脊柱直刺5分～1寸,不可深刺以免损伤肺脏。哑门穴宜对准口部、耳垂水平进针,直刺1寸,不可向内上方深刺,以免损伤延髓。

2.通经导气

采取适当针刺方向,将针尖对准病所,再施行各种手法如循、摄、弹、摆、搓、捻转、按压关闭等,可促使经气运行,达到气至病所的目的。在得气基础上,针尖向上可使气上行,针尖向下可使气下行,往往较单纯应用循、摄等法为佳。

3.有效地发挥腧穴治疗作用

通过不同针向的针刺,可达到不同的针感,从而扩大腧穴主治范围,发挥其治疗作用。如秩边穴直刺,针感向下肢放射至足跟,可治下肢疼痛、瘫痪;向会阴部方向斜刺,针感可向外生殖器放射,治生殖器疾病;向内下方斜刺,针感向肛门部放射,可治脱肛、痔疮。

4.透穴而起到一针多穴作用

根据不同治疗要求,采取不同针向,一针透多穴,临床可用直刺、斜刺、沿皮刺,以及单向透刺、多向透刺等方法,疏通经络,调整气血运行,促使针感扩散、传导,达到更佳的治疗效应。

(三)注意事项

(1)针刺方向要根据施术部位、腧穴特点、病情需要、患者体质、形体胖瘦等具体情况决定,选择合适的角度进针。

(2)针刺方向要以能否得气为准则,不得气时要调整方向,使气速至,得气后则应固定针向,守气调气。

二、针刺深浅法

针刺深浅法是根据腧穴部位特点和病情需要,在针刺得气取得疗效前提下,结合患者体质、针刺时令等因素,正确掌握针刺深度的方法。

在皇甫谧《针灸甲乙经》卷三中,有342穴针刺深度的记述,后世诸家大多以此为据。近代以来,各穴针刺深度大多有增无减。但必须指出,针刺深浅应该正确掌握,以确保安全而取得针感为原则。

(一)方法

1.依据腧穴部位定深浅

一般肌肉浅薄,内有重要脏器处宜浅刺;肌肉丰厚之处宜深刺。如头面、胸背部及四肢末端

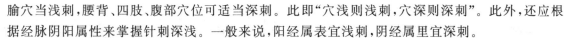

腧穴当浅刺,腰背、四肢、腹部穴位可适当深刺。此即"穴浅则浅刺,穴深则深刺"。此外,还应根据经脉阴阳属性来掌握针刺深浅。一般来说,阳经属表宜浅刺,阴经属里宜深刺。

2.依据疾病性质定深浅

热证、虚证宜浅刺,寒证、实证宜深刺。如"脉实者,深刺之,以泄其气;脉虚者,浅刺之,使精气无得出。""气悍则针小而入浅,气涩则针大而入深。"表证,可浅刺以宣散;里证,宜深刺以调气等。总之,应辨疾病证候之性质来选择针刺深浅。

3.依据疾病部位定深浅

一般病在表、在肌肤宜浅刺,在里、在筋骨、在脏腑宜深刺。"刺骨者,无伤筋;刺筋者,无伤肉;刺肉者,无伤脉;刺脉者,无伤皮;刺皮者,无伤肉;刺肉者,无伤筋;刺筋者,无伤骨。"

4.依据体质定深浅

一般肥胖、强壮、肌肉发达者,宜深刺;消瘦、虚弱、肌肉脆薄者,宜浅刺。成人宜深刺,婴儿宜浅刺。

5.依据时令定深浅

"春夏宜刺浅,秋冬宜刺深。""春气在毛,夏气在皮肤,秋气在分肉,冬气在筋骨,刺此病者各以其时为齐。故刺肥人者,以秋冬之齐;刺瘦人者,以春夏之齐。"《难经·七十难》解释说:"春夏者,阳气在上,人气亦在上,故当浅取之;秋冬者,阳气在下,人气亦在下,故当深取之。"

6.依据得气与补泻要求定深浅

针刺后浅部不得气,宜插针至深部以催气;深部不得气,宜提针于浅部以引气。有些补泻方法要求先浅后深,或先深后浅,此时应依据补泻要求定针刺深浅。

(二)临床应用

1.深浅刺法

根据病变深浅,分别采用浅刺与深刺,以治皮、肉、筋、脉、骨之疾。浅刺如毛刺、半刺、浮刺,深刺如输刺、短刺、关刺等;并灵活选择针具,浅刺用短毫针、锟针和皮肤针,深刺用较长的毫针、芒针等。

2.深浅补泻

结合营卫、徐疾等补泻法,补法从卫分(浅层)候气,泻法从营分(深层)候气。补法由浅层逐渐深入,三部进针,一部退针;泻法由深层逐渐退出,一部进针,三部退针。

3.透穴刺法

应根据病变深浅和腧穴部位特点,采取直刺深透、斜刺平透、横刺浅透。病在浅表、皮薄肉少,宜在浅层沿皮透刺,如地仓透水沟;病在肌肉、四肢穴位,宜斜刺平透,如合谷透后溪;病在肌腱关节,可直刺深透,如肩髃透极泉。

4.取穴处方

浅刺取穴宜多,可反复多行捻转,适用于病变后期、正气不足者;深刺取穴宜少,中病即止,注意掌握深度,勿盲目提插捻转,适用于病变进行期、邪气炽盛者。

5.深刺处方

如治中风假性延髓性麻痹吞咽困难,翳风穴用3寸针,向喉结方向进针2.25寸,行小幅度、高频率捻转手法,配风池、完骨、内关、天柱、合谷、太冲等可取得佳效。针刺翳风穴深部可及颈内动脉,风池穴深部有椎动脉、椎静脉,从而可改善椎-基底动脉及颈内动脉的血液循环,获得临床效果。

又如通阳要穴大椎,取用以治阳气失于温通之阳气郁闭证时,可在保证安全前提下适当深刺(一般可刺2寸)。并因其针刺角度不同而使针感向不同方向传导,从而达到预期的临床疗效。

（三）注意事项

（1）针刺深浅应以得气为准,并根据治疗要求,结合针刺方向和手法操作来掌握。

（2）针刺深浅宜确保安全,在各穴深浅分寸的标准范围内掌握。如确需深刺并超过界定范围者,必须认真仔细体察针下感觉,在充分掌握局部解剖特点的前提下进行操作,以免损伤重要脏器、血管、神经等组织。

（3）针刺深浅以病位深浅、病证虚实寒热为关键,病深则深刺,病浅则浅刺,以免犯"虚虚实实"之戒。

（刘瑞玲）

第五节　提插和捻转

进针后施以一定手法,促使针下得气,气至后又可行针,以加强针感。其基本手法是提插和捻转。提插和捻转手法,既可单独施行,又可合并运用。在临床上,提插、捻转兼施,用力均匀,速度缓慢,手法平和,即所谓导气法。

一、提插法

提插法包括上提和下插两个动作,即针体在腧穴空间上下的运动。《黄帝内经灵枢·官能篇》有"伸"和"推"的方法,但尚未述及提插之名。实际上,伸就是提,推就是插。提插法常称为提按法,琼瑶真人《琼瑶神书》就有"提提、按按"之称。提针和插针两者相对,一上一下,是进针达到一定深度后,在所要求的层次或幅度内反复操作的手法,与分层进退针不可混淆。

提插是针刺过程中具体行针的基本手法,陈会《神应经》用以催气,杨继洲《针灸大成》用以行气,泉石心《金针赋》则结合在"龙虎龟凤"四法中。后世在"推而内之是谓补,动而伸之是谓泻"(《难经·七十八难》)的启发下,将提插法应用于针刺补泻,发展为单式补泻手法的一种,并与徐疾、捻转、呼吸、九六补泻等结合,构成烧山火和透天凉等各种复式补泻手法。所以杨继洲《针灸大成》有"治病全在提插"之说,可见其在针刺过程中具有重要作用。

（一）方法

1.提插法

进针后,将针从浅层插至深层,再由深层提到浅层。前者为下插,又谓内、入、按、推;后者为上提,又称出、伸、引。下插与上提的幅度、速度相同,均匀不分层操作。如此一上一下均匀的提插动作,是为提插法(图5-18)。

2.分层呼吸提插法

提插结合患者呼吸,并分层操作,提针与插针并无用力之不同。如先在人部(穴位中层)得气后,趁患者吸气时,提针退至天部;或趁患者呼气时,将针插至地部。如此反复进行,可促使经气运行。

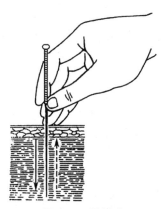

图 5-18 提插法

(二)临床应用

1.催气

针刺未得气,可用提插、捻转结合,促使气至。单独运用提插手法,也有催气作用。

2.行气

在针刺得气基础上,针体在1分左右范围内连续均匀提插,可使针感扩散。《针灸大成》云:"徐推其针气自往,微引其针气自来。"此即指提插可以行气,可使针感扩散,甚至循经感传、气至病所。提插亦可配合呼吸,如此则激发经气的作用更加明显。

(三)注意事项

(1)提插作为基本手法时,指力要均匀,提插幅度一般以3～5分为宜,不可过大。同时频率也不宜过大。

(2)提插幅度大(3～5分),频率高(120～160次/分),针感即强;反之,提插幅度小(1～2分),频率低(60～80次/分),针感相对较弱。因此,需根据患者体质、年龄与腧穴部位深浅,乃至病情缓急轻重、接受针刺的次数(初诊、复诊)而逐步调节提插的幅度与频率。

(3)提插又称提按:提并不是要拔针外出,与出针不同;插也不是使针直入,仅是按插针体,使其下沉。

(4)肌肉菲薄的穴位,用提插宜慎,一般可用捻转法代替。

二、捻转法

捻转法是拇、示二指持针,捻动针体使针左右均匀旋转的手法。作为一种基本手法,《黄帝内经灵枢·官能篇》云:"切而转之""微旋而徐推之"。其中的旋和转,即指捻转针体的动作。《黄帝内经》中有关捻转针体动作的描述,尚无左转、右转的区别,尽管后世有以左转、右转针体来注释《黄帝内经》针刺补泻手法的,但毕竟无可靠的文献依据。直至金代,窦汉卿《针经指南》才以左转、右转的动作来区别针刺补法和泻法,从而发展为捻转补泻手法。捻转又称为撚,临床应用广泛。除捻转可以进针之外,还可配合提插以催气,配合针向与呼吸行气。

(一)方法

作为基本手法的捻转,即针体进入穴位一定深度以后,用拇指和示指持针,并用中指微抵针体,通过拇、示二指来回旋转捻动,反复交替而使针体捻转(图5-19)。

捻转时,拇指与示指必须均匀用力,其幅度与频率可因人而异。患者体弱,对针刺敏感者,捻转幅度小(180°),频率低(60~80次/分);患者体强,对针刺不太敏感者,捻转幅度大(360°),频率高(120~160次/分)。因其用力均匀,左右交替旋捻,无左转与右转用力之别,故有人称为"对称捻转术"。

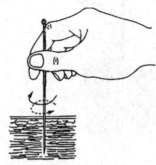

图5-19 捻转法

(二)临床应用

1.进针

捻转进针是临床常用的方法,一般可用轻微、缓慢、幅度<90°的捻转手法进针。

2.催气

针刺至一定深度,患者尚未得气时,可将针上下均匀地提插,并左右来回地做小幅度的捻转,如此反复多次,可促使针下得气,是目前临床常用的催气法。

3.行气

(1)配合呼吸:呼气时,拇指向前用力大些,向后用力小些,如此捻转,以左转为主,经气可向穴位下方传导。吸气时,拇指向后用力大些,向前用力小些,如此捻转,以右转为主,经气可向穴位上方传导。

(2)配合针刺方向(针尖):即利用针刺方向行气,出现针刺感应循经传导时,将针体连续捻转,幅度稍大时,使针下有紧张感,往往可促使针感进一步循针尖方向扩散,甚至达到"气至病所"的效果。

4.针感保留与消减

将出针时,用力持针向一个方向捻针,然后迅速出针,可使针感保留。针感保留的强弱程度及时间长短,与用力和捻转幅度有关。如将出针时,针感过强,患者难以忍受,医师可用极轻微的指力持针,均匀反复捻转针体,针感即可迅速减轻或消失。

(三)注意事项

(1)以拇指和示指末节的指腹部来回捻转。

(2)捻转的幅度一般掌握在180°左右,最大限度也应控制在360°以内。具体情况须根据治疗目的、患者体质及耐受度而定。

(3)捻转时切忌单向连续转动,否则针体容易牵缠肌纤维而使患者感到局部疼痛,并造成出针时的困难。

(4)捻转手法应轻快自然,有连续交替性,不要在左转与右转之间有停顿。

三、导气法

导气法是徐入徐出,缓慢地出穴位浅层进入至深层,由深层退出至浅层,不具有补泻作用的针刺手法。在临床上,本法常用于气血逆乱、清浊相干,以及虚实病证表现不明显者。导气之名,"徐入徐出,谓之导气,补泻无形,谓之同精,是非有余不足也。"导,有引导义。导气之旨,在于引导脏腑经络中互扰乖错的清浊之气,恢复正常的阴阳平衡状态。金元李东垣阐发经旨,重视气机升降,立法升清降浊,以"导气"针法和药物同用,来治疗各种病症。明代高武《针灸聚英》专列"东垣针法"一节,详明五乱导气针法之要诀。刘纯《医经小学》平针法,按天、人、地三部徐徐而入,再按地、人、天三部徐徐而出,是属导气法。今人论平补平泻,云进针后"再作均匀地提插捻针,使针下得气,然后根据情况,将针退出体外,这种方法主要用于虚实不太显著或虚实兼有的病证"。这种以得气为度的手法,不具有补泻作用,手法平和,应属本法。

(一)方法

1.导气法

根据从阳引阴、从卫取气,从阴引阳、从营置气的原则,在进针得气后做导气手法。由天部徐徐进针至地部,再从地部徐徐退针至天部;或由地部徐徐退针至天部,再从天部徐徐进针至地部。每进退 1 次需时 3~4 分钟,每 1 次为导气 1°。可反复行针 3°~5°。每度导气可留针 3~5 分钟后,再行下一度导气手法,也可连续操作。待导气完毕后,留针 15~20 分钟。

2.平补平泻法

进针至穴位一定深度,用缓慢的速度,均匀平和用力,边捻转、边提插,上提与下插、左转与右转的用力、幅度、频率相等,并注意捻转角度要在 90°~180°,提插幅度尽量要小,从而使针下得气,留针 20~30 分钟,再缓慢平和地将针渐渐退出。

(二)临床应用

1.催气、守气

如针刺尚未得气时,可用本法催气,促使针下得气;如已得气,可用以维持与保留针感。

2.适用病症

本法可用于虚实不太明显或虚实相兼的慢性病症,如郁证、瘿病、慢性喉痹、癫病、脏躁、遗精等。尤其适用于清浊相干、气乱于脏腑经络的病症,如胸痹、咳嗽、脘痞、胀满、痹证等。在临床上,可根据脏病取背俞、腑病取募穴,经脉病取荥、输穴(以输穴为主)的原则来取穴,远取与近取结合组方,施以本法每有佳效。

(三)注意事项

(1)本法操作的全过程,医师必须全神贯注,用力均匀,进、退针的方向和每度导气的针刺深度要保持一致。

(2)注意"徐入徐出",进入针与退出针的时间相等,用力均匀,速度缓慢,始终如一。本法不同于徐疾补泻(进针、退针两者时间不等),也不同于提插补泻(提针、插针用力大小不等,速度有快、慢之分)。

(3)手法平和,有连续性,务使针感舒适,不宜过强(补泻无形)。

(4)根据不同情况决定留针时间长短,一般可留针 20~30 分钟。

(刘瑞玲)

第六节　留针和出针

在针刺得气以后，可根据病情需要，将针留置穴内或取出穴外，前者称为留针，后者称为出针。留针与出针两法，在临床上是加强针刺感应，协助针刺补泻，提高针刺疗效的又一重要方法，不可忽视。

一、留针法

留针法是针刺得气以后，将针体留置穴内，让它停留一段时间后，再予出针的方法。临床可分为静留针法和动留针法两种，根据病情和患者体质不同而分别使用。此外，还有不少患者并不适宜留针，有的留针反而会影响疗效。因此，对是否需要留针，以及留针时间的长短，都必须辨证而施，不可机械。

留针法为历代医家所重视。在《黄帝内经·灵枢》81篇经文中，言及留针法应用的就有29条之多。如《黄帝内经灵枢·本输篇》根据四时阴阳之序指出："冬取诸井诸腧之分，欲深而留之。"《黄帝内经灵枢·经脉篇》则认为，热证宜疾出针，寒证宜久留针。此外，还有依据患者形体肥瘦等具体情况来决定留针与否的经文。

对于留针法的应用，承淡安《中国针灸学》将其分为置针术和间歇术，前者即静留针法，后者即动留针法。他认为，置针术可抑制镇静，间歇术则以兴奋为目的。

(一)方法

根据留针期间是否间歇行针，可分为以下两类方法施用。

1.静留针法

针刺入穴内，让其安静自然地留置一段时间，其间不施行任何针刺手法。《黄帝内经素问·离合真邪论》所云"静以久留"，即是此例。静留针法，又可根据病证情况的不同，分别采取短时间静留针和长时间静留针法。短时间静留针法，可静留针20分钟～1小时；长时间静留针法，可静留针几小时，甚而几十小时，现代大多用皮内针埋植代替。

2.动留针法

将针刺入穴内，得气后仍留置一段时间，其间间歇行针，施以各种手法。短时间动留针法，可留针20～30分钟，其间行针1～3次；长时间动留针法，可留针几小时，甚而几十小时，每10～30分钟行针1次，在症状发作时尤当及时行针，加强刺激量。

(二)临床应用

1.候气

进针至穴内一定深度后，可静以留针，以候气至。《黄帝内经素问·离合真邪论》所云"静以久留，以气至为故，如待所贵，不知日暮"就是这种候气法。候气时，可以采用静留针，也可采用捻转、提插结合以催其气至。

2.守气和行气

留针期间静而留之，保持针体在穴内深度不变，或手持针柄运气于指下，并治神调息，以维持针感，是为守气之法。留针期间，调整针刺方向与深浅，或采用相应的手法间歇行针以加强针感，促使针感循经传导,是为行气。

3.协调补泻

虚寒证用各种针刺补法后,再予留针,有的在留针一段时间后可出现针下热感,正气得以充实。实热证用各种针刺泻法后,再予留针,有的在留针期间可出现针下凉感,邪气得以清泄。

4.辨证施用

留针需根据患者的具体情况而施用。急性病症或慢性病急性发作,如急性细菌性痢疾、急腹症、哮喘和坐骨神经痛等症状发作时,宜长时间行动留针法;慢性病患者一般采用静留针法,体弱不耐针刺者可短时间静留针,顽固性病症如头痛、久泻、慢性鼻炎等,可采取长时间静留针法。头皮针、耳针或远道刺、巨刺时,留针期间可配合病所运动、导引、按摩诸法。正气不虚,症状不显著,常采用短时间动留针法。留针应根据病证性质而施,里证、阴证、寒证宜久留针,表证、阳证、热证宜短时间留针,甚而不留针。留针还必须因人、因时制宜。婴幼儿不宜留针,可浅刺、疾刺;老年人、体虚者可短时间留针;青壮年则可留针时间适当延长。春夏季留针时间宜短,秋冬季留针时间则可适当长些。

(三)注意事项

1.根据患者针感和针刺耐受性来掌握

针感显著、气至病所,或对针刺不能耐受者,宜短时间留针,甚而不予留针。针感不显、感应迟钝,或对针刺有较强耐受性者,可采用长时间留针或间歇行针。

2.根据治疗要求正确使用

针刺已达到治疗目的,所谓"中病"者,如仍留针不去则会损伤正气。如针刺未达到治疗目的,留针时间过短,又易造成邪气滞留、病情反复等不良后果。

3.要保持环境适宜

一般而言,留针大多取患者卧位的姿势,患者应保持体姿舒适平稳,避免乱动、乱碰,以免滞针、弯针、折针等。留针时,诊室要保持安静,空气要保持清新,气氛良好,以免影响患者情绪。冬春寒冷季节,留针时要保持室内温度,对虚寒者尤须覆盖衣被以保暖。

二、出针法

出针是毫针技术操作过程的最后步骤,是针刺达到要求后将针取出的方法。在临床上,出针法应根据病证虚实、患者体质、针刺深浅和腧穴特点等具体情况正确施行,否则会影响疗效,甚而引起出血、血肿、针刺后遗感等不良后果。

《黄帝内经灵枢·邪气藏府病形》云:"刺滑者,疾发针而浅内之,以泻其阳气而去其热。刺涩者,必中其脉,随其逆顺而久留之,必先按而循之,已发针,疾按其痏,无令其血出,以和其脉。"经文中的"发针"即是出针。《黄帝内经素问·针解》云:"徐而疾则实者,徐出针而疾按之;疾而徐则虚者,疾出针而徐按之。"这都说明出针的快慢宜以脉象之滑涩、病证之虚实等为依据。

泉石心《金针赋》云:"出针贵缓,太急伤元气。"历代针家都强调指出,出针不可草率从事,否则容易耗伤气血,影响疗效。在现代临床上,对出针法又有发展。如高玉椿主张出针当重视先后顺序,有升降出针法的区别;而李志道则根据病情缓急,采用阴性和阳性不同的出针法。

(一)方法

1.双手出针法

出针前,稍捻针柄,待针下轻松滑利时方可出针。出针时,左手持一消毒干棉球按压穴位(或夹持针体底部),右手拇、示二指持针柄,捻针退出皮肤。出针后,虚证宜速按针孔以防气泄;实证则摇大针孔,暂不按针孔,以祛邪。

2.单手出针法(梅花派)

用左手或右手拇、示二指捻动针柄,轻轻提针外出,中指则按住针孔旁的皮肤,略施力按摩或按压不动,以免肌肉随针牵起,再逐步或一次外提。出针后迅即用中指按压针孔或不按针孔。此法可用于左右手同时出针。

3.快速出针法

左手用干棉球按压腧穴旁,右手快速拔针而出。此法具有不疼痛、出针快的特点,适用于浅刺的腧穴。

4.缓慢出针法

左手用干棉球按压腧穴旁,右手持针先将针退至浅层,稍待片刻后缓缓捻针退出。此法可防止出针后出血,减轻针刺后遗的麻、胀、重、痛等不适感,不伤气血。

(二)临床应用

在临床上,出针法应根据病证虚实、病情缓急等情况正确施行。

出针补泻法:虚证宜徐出针而疾按针孔,为补法;实证宜疾出针而徐按针孔(或不按针孔),为泻法。

(三)注意事项

1.出针前应注意针下感觉

一般而言,只有在针下感觉松动滑利时,方可出针。如针下沉紧,推之不动,按之不移,多为邪气未退、吸拔其针,或真气未至,或肌肉缠针产生滞针现象。此时不可出针,宜留针以候邪气退、真气至,或循、切经络腧穴周围,使气血宣散。滞针者可在针旁5分处再进一针,或左右前后各进一针,分别摇动捻转,使肌肉松弛,再逐步将针退出。必须注意的是,此时退针宜缓,退出些许,留针片刻,不得孟浪,以免折针、弯针。

2.出针时应注意用力轻巧

不论是快速出针,还是缓慢出针,都应柔和、轻巧、均匀捻动针柄,将针取出。如遇有阻力,宜稍停后再按一般方法施术。如用力过猛,往往会引起疼痛、出血及针刺后遗感。

3.头、目等部位应注意针孔按压

对于头皮、眼眶等易出血的部位,出针时尤其要注意缓缓而行,同时左手要用力按压针孔,出针后尤须用干棉球按压较长时间,以免出血或血肿。对于留针时间较长,出针后亦应着力按压针孔。

4.出针当重视先后顺序

一般而言,出针应按"先上后下、先内后外"的顺序进行。也就是说,先取上部的针,后取下部的针;先取医师一侧的针,后取另一侧的针。

5.针刺后遗感的处理

出针后,如针孔局部或循经上下胀、痛、麻木而难忍受,可用一手指轻微按揉落零五穴(手背第2、3掌骨间,指掌关节后1寸处)片刻,或针刺之,即可使其消减。此外,亦可在腧穴四周进行按摩,或循经上下推、按、敲、剁,以消减不适针感。

6.出针后患者须稍事休息

出针后不必急于让患者离去,当稍事休息,待气息调匀、情绪稳定后方可离去。有的患者出针后不久会出现晕针,有的患者出针后无局部出血或血肿,但过了片刻可能出血、血肿,因此出针后令患者休息,并严密观察,可防止意外发生。

（刘瑞玲）

第七节　针刺异常情况

一般情况下,针刺治疗是一种既简便又安全的疗法,但由于种种原因,如操作不慎、疏忽大意,或触犯针刺禁忌,或针刺手法不适当,或对人体解剖部位缺乏全面的了解,有时也会出现某种不应有的异常情况,如晕针、滞针、弯针、折针、针后异常感、损伤内脏等。一旦出现上述情况,应立即进行有效的处理,不然,将会给患者造成不必要的痛苦,甚至危及生命。因此,针灸工作者应引为注意,加以预防。

一、晕针

晕针是在针刺过程中患者发生的晕厥现象。

(一)临床表现和发生原因

1.临床表现

在针刺过程中,轻者感觉精神疲倦,头晕目眩,恶心欲吐;重者突然出现心慌气短,面色苍白,出冷汗,四肢厥冷,脉细弱而数或沉伏。甚而神志昏迷,猝然仆倒,唇甲青紫,大汗淋漓,二便失禁,脉细微欲绝。

2.发生原因

多见于初次接受针刺治疗的患者,可因情绪紧张、素体虚弱、劳累过度、饥饿,或大汗后、大泻后、大失血后;也有的是因体位不当,医师手法过重,或因诊室内空气闷热、过于寒冷、临时的恶性刺激等,而致针刺时或留针过程中患者发生此症。

(二)处理和预防

1.处理

立即停止针刺,或停止留针,退出全部已刺之针,扶患者平卧,头部放低,松解衣带,注意保暖。轻者静卧片刻,予饮温茶或温开水,即可恢复。不能缓解者,在行上述处理后,可指按或针刺急救穴,如水沟、素髎、合谷、内关、足三里、涌泉、太冲等,也可灸百会、关元、气海。若仍人事不省、呼吸细微、脉细弱,可采取西医急救措施。在病情缓解后,仍需适当休息。

2.预防

主要根据晕针发生的原因加以预防。对初次接受针刺治疗者,要做好解释工作,解除恐惧心理;对体质虚弱或年迈者应采取卧位,且体位适当、舒适,少留针;取穴宜适当,不宜过多;手法宜轻,切勿过重。对过累、过饥、过饱的患者,推迟针刺时间,应待其体力恢复、进食后再进行针刺。注意室内空气流通,消除过热、过冷因素。医师在针刺过程中应密切观察患者的神态变化,询问其感觉。

二、滞针

滞针是指在行针时或留针后医师感觉针下涩滞,捻转、提插、出针均感困难,而患者则感觉疼痛的现象。

(一)临床表现和发生原因

1.临床表现

在行针时或留针后医师感觉针在穴内捻转不动,发现捻转、提插和退针均感困难,若勉强捻转、提插时,则患者痛不可忍。

2.发生原因

患者精神紧张,或因病痛或当针刺入腧穴后,引起局部肌肉强烈痉挛;或行针手法不当,捻针朝一个方向角度过大,肌纤维缠绕于针体;或针后患者移动体位所致。若留针时间过长,有时也可出现滞针。

(二)处理和预防

1.处理

如因患者精神紧张,或肌肉痉挛而引起的滞针,须做耐心解释,消除紧张情绪,延长留针时间,或用手在邻近部位做按摩,以求松解,或在邻近部位再刺一针,或弹动针柄,以宣散气血、缓解痉挛;如因单向捻转过度,需向反方向捻转;如因患者体位移动,需帮助其恢复原来体位。滞针切忌强力硬拔。

2.预防

对初次接受针刺治疗者和精神紧张者,做好针前解释工作,消除紧张情绪。进针时应避开肌腱,行针时手法宜轻,不可捻转角度过大,切忌单向捻转。选择较舒适体位,避免留针时移动体位。

三、弯针

弯针是指进针和行针时,或当针刺入腧穴及留针后,针身在体内形成弯曲的现象。

(一)临床表现和发生原因

1.临床表现

针柄改变了进针时的方向和角度,针身在体内形成弯曲,提插、捻转、退针滞涩而困难,患者自觉疼痛或扭胀。

2.发生原因

医师进针手法不熟练,用力过猛且不正;或针下碰到坚硬组织;或进针后患者体位有移动;或外力碰撞、压迫针柄;或因滞针处理不当,而造成弯针。

(二)处理和预防

1.处理

出现弯针后,不要再行任何手法。弯曲度较小的,可按一般拔针法,将针慢慢拔出;弯曲度较大的,可顺着弯曲方向慢慢将针退出;体位移动所致的弯针,先协助患者恢复进针时的体位,之后始可退出;针体弯曲不止一处者,须结合针柄扭转倾斜的方向逐次分段外引。总之要避免强拔猛抽而引起折针、出血等。

2.预防

医师手法要轻巧,用力适当,不偏不倚;患者体位适当,留针过程中不可移动体位;针刺部位和针柄要防止受外物碰压。

四、折针

折针又称断针,是指针体折断在人体穴内。

(一)临床表现和发生原因

1.临床表现

在行针或退针过程中,突然针体折断,或出针后发现针身折断,有时针身部分露于皮肤之外,有时全部没于皮肤之内。

在非重要脏器或关节部位,一般不产生严重后果,在断针处局部可有压痛,并逐步减轻。有时该处有重压感,活动时偶有疼痛,但无运动障碍。

在关节内折针,则呈现严重的疼痛和运动障碍。如在脏器内折针,则情况非常严重,如肺部折针可见咳嗽、呼吸困难,膀胱内折针可见小便短数、排尿困难或有血尿等。

2.发生原因

主要是针前检查工作疏漏,用了质量低劣或有隐伤之针具。其次,进针后患者体位有移动,或外力碰撞、压迫针柄。再次是遇有弯针、滞针等异常,处理不当,并强力抽拔;或针刺时将针身全部刺入,强力提插、捻转,引起肌肉痉挛。

(二)处理和预防

1.处理

医师应头脑冷静,态度沉着。交代患者不要恐惧,保持原有体位,以防残端隐陷。如皮肤尚露有针身残端,可用镊子钳出。若残端与皮肤相平,折面仍可看见,可用左手拇、示两指在针旁按压皮肤,使之下陷,相应地使残端露出皮肤,右手持镊子轻巧地拔出。如针身残端没于皮内,须视所在部位,采用外科手术切开寻取。

2.预防

针前必须仔细检查针具,特别是针根部分,更应认真刮拭。凡接过电针仪的毫针,应定期更换淘汰。针刺时不应将针体全部进入腧穴,绝对不能进至针根,体外应留一定的长度。行针和退针时,如果发现有弯针、滞针等异常情况,应按上述方法处理,不可强力硬拔。

五、出血和皮下血肿

出血是指出针后针刺部位出血,皮下血肿是指针刺部位出现的皮下出血而引起肿痛的现象。

(一)临床表现和发生原因

1.临床表现

出针后针刺部位出血;针刺部位出现肿胀疼痛,继则皮肤呈现青紫、结节等。

2.发生原因

出血、青紫多是刺伤血管所致,有的则为凝血功能障碍。

(二)处理和预防

1.处理

出血者,可用棉球按压较长时间和稍施按摩。若微量的皮下出血而引起局部小块青紫,一般不必处理,可自行消退。若局部肿胀疼痛较剧,青紫面积大而且影响活动功能时,可先做冷敷止血后再做热敷,以促使局部瘀血消散吸收。

2.预防

仔细检查针具,熟悉人体解剖部位,避开血管针刺。行针手法要匀称适当,避免手法过强,并嘱患者不可随意改变体位。出针时立即用消毒干棉球按压针孔。对男性患者,要注意排除血友病。

(刘瑞玲)

第八节 分部腧穴针刺操作

人体各部腧穴,其针刺的方法和要求不尽相同。腧穴的具体针刺操作方法一般取决于所在部位与病情。就部位而言,针刺操作的方法和要求主要与该部位的解剖特点相关,一般部位邻近的腧穴,其针刺方法相似。腧穴邻近重要的内脏、器官,或分布于大的血管、神经附近,或位于关节等有特殊解剖结构之处,若针刺不当则极易发生意外,必须严格按照操作要求进行针刺。本节对全身腧穴分部位介绍针刺的深度、角度、方向、体位及手法等的操作宜忌。

一、头面颈项部腧穴

(一)头部腧穴

头发覆盖部位(项部除外)的腧穴,可直刺0.1～0.2寸。因穴下皮薄肉少,大都用平刺法,深0.5～0.8寸。针具宜快速刺入头皮下,使针尖抵达帽状腱膜下层,手法以捻转行针为主。出针后需用消毒干棉球沿针刺方向按压针孔片刻,以防出血。囟会穴,小儿囟门未闭时禁刺,高武《针灸聚英》云:"八岁以下不得针,缘囟门未合,刺之恐伤其骨,令人夭。"

(二)眼部腧穴

承泣、睛明、球后等穴,因穴位皮下组织内血管丰富,组织疏松,使血管移动性大,且腧穴又位于眼球周围,深刺还可累及视神经,所以针刺时应做到以下几点。

(1)进针前,嘱患者闭目,左手将眼球推开并固定,以充分暴露针刺部位。

(2)进针时,针沿眶骨边缘缓缓刺入0.3～0.7寸,最深不可超过1.5寸。

(3)进针后,一般不提插捻转。

(4)出针时,动作要轻缓,慢慢地出针。

(5)出针后,用消毒干棉球压迫针孔2～3分钟,防止出血。

针刺眼区穴时,如进针过快,进针后提插捻转,则易刺伤血管,引起局部不同程度的皮下出血,局部呈青紫色。如此,应先冷敷止血,24小时后再改用热敷,以促进瘀血的吸收。

如果进针时未固定眼球,或进针过于贴近眼球,则易刺中眼球。针尖刺过眼区穴部位的皮肤、眼睑后,针下有空松感。如针下有滞针感,则是刺中眼球壁外层十分坚韧的巩膜表层,此时应立即退针。

如果进针超过1.5寸,则有可能累及视神经,患者主诉眼内火光闪发、头痛、头晕,甚而可有恶心、呕吐等。此时应立即退针,对症处理。若继续深刺,则针尖透过眶上裂至海绵窦,造成颅内出血,引起剧烈头痛、恶心、呕吐,以致休克、死亡。

因此,眼区穴位针刺越深,手法越重,其危险性就越大。所以针刺时一定要做到轻、慢、压。

（三）耳部腧穴

1.耳门、听宫、听会

针刺时均须张口,针尖由前外向后内刺入 0.5～1.0 寸,留针时再将口慢慢闭上。

2.完骨

斜刺 0.5～0.8 寸。

3.翳风

直刺 0.8～1.0 寸或从后外向内下方刺 0.5～1.0 寸。翳风穴深部正当面神经从颅骨穿出处,故进针不宜过深,以免损伤面神经。尤其是面瘫初期,针刺手法不宜过强。

（四）面部腧穴

1.四白

直刺或向下斜刺 0.2～0.5 寸。此穴正对眶下孔,为眶下动脉穿出眶下管处。若针刺过深即直入眶下管,眶下动静脉在管内不易移动,极易刺伤,造成出血。正如王惟一《铜人腧穴针灸图经》所云:"凡用针稳审方得下针,若针深即令人目乌色。"所以此穴不可深刺,出针后亦需按压针孔,防止出血。

2.额部及颞部腧穴

一般平刺 0.3～1.0 寸。其中,印堂穴一般向下平刺;丝竹空、瞳子髎、太阳穴一般向后平刺;攒竹穴治疗目疾可向下透睛明,治疗面瘫则向外透鱼腰。

3.面部其他腧穴

一般直刺或斜刺 0.3～0.8 寸。其中,水沟、素髎一般向上斜刺;地仓、颊车治疗面瘫可以互相透刺;迎香治疗鼻病可直刺,亦可向鼻内斜刺,治疗胆道蛔虫症还可以向外上方透四白穴。

（五）项部腧穴

一般向下方斜刺 0.5～1.0 寸。

1.哑门、风府

针刺不可过深,切忌超过 1.5 寸或向上斜刺,否则针可以通过寰枕后膜、硬脊膜等深层结构而刺伤延髓。当针至寰枕后膜时,可有阻力增大的感觉;当针进入蛛网膜下腔时,则有突破感;当针进入延髓时,针下为松软感,同时患者有全身触电感,并恐慌惊叫,精神异常。轻者可伴有头项强痛、头晕、眼花、心慌、出汗、呕吐等症。如不及时处理,可出现呼吸困难,继而昏迷,此种现象一般为延髓出血。所以,哑门、风府两穴应向下颌方向缓慢刺入 0.5～1.0 寸,千万不能向上方斜刺,以免误入枕骨大孔,损伤延髓(图 5-20)。

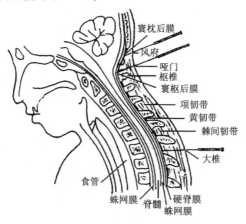

图 5-20　哑门、风府针刺方向

2.风池

风池深部是寰枕关节,关节囊比较松弛。在关节囊的内侧是延髓的起始部,关节囊的外侧有椎动脉通过。延髓与椎动脉距皮肤一般为1.5寸以上,所以针刺深度以不超过1.2寸较为安全。进针方向、角度稍偏,就可能造成不良后果。为安全考虑,可向鼻尖方向缓慢刺入0.5～1.0寸。因为当针向鼻尖方向进入时,针尖通过皮肤、皮下组织、肌层,到达寰椎横突,此方向则可避免与延髓下段所在部位相对应,而不致发生意外(图5-21)。

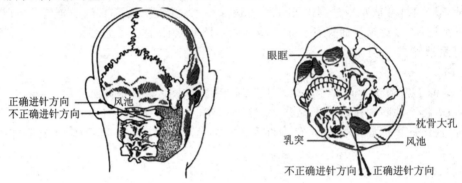

图5-21　风池穴针刺方向

(六)颈部腧穴

一般避开颈动脉缓慢刺入0.3～0.8寸。

1.天突

针刺时应先直刺0.2～0.3寸,再将针尖转向下方,沿胸骨柄后缘、气管前缘缓慢刺入0.5～1.0寸(图5-22)。若直刺过深,可刺中气管;若未贴胸骨柄后缘向下刺入,可刺中气管和主动脉弓等大血管;向两侧偏离,可刺中肺脏。在针刺过程中,若针下坚韧而有弹性,患者感觉喉中作痒,此时已刺中气管;如患者出现剧烈咳嗽或咳血痰,则已刺破血管;如针下柔软而有弹性,搏动明显,说明已刺中主动脉弓等大血管。出现上述情况,应立即退针。如针后患者有逐渐加重的呼吸困难,应怀疑气胸,按气胸处理。

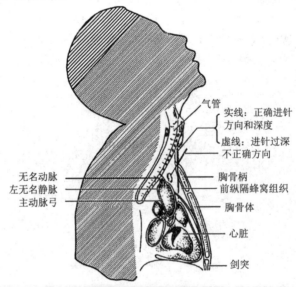

图5-22　天突穴针刺方向

2.人迎

针刺前,用左手扪住搏动的颈总动脉;进针时,在指尖的引导下,于动脉内侧缓慢刺入 0.2～0.5 寸,最深可达 1 寸。此穴深部偏外有颈总动脉、颈内静脉、迷走神经。如针刺时针感黏滞,针下有明显的搏动感,则刺中了颈总动脉。由于血管壁较坚韧,一般不致造成出血。如进针过快,刺激过强,则可刺破动脉导致出血。故进针时务必注意针感,避开动脉。若进针过于偏外,则可刺穿颈内静脉而刺中迷走神经;当迷走神经受到刺激时,可严重抑制心脏活动,使心率减慢,冠状血管收缩,患者自觉心悸、胸闷、面色苍白等,常可导致严重后果,以致危及生命。正如皇甫谧《针灸甲乙经》所说"过深不幸杀人"。因此,针刺人迎穴时要做到缓慢、轻刺,进针切不可偏外、过深,以及手法过重。

二、胸腹胁部腧穴

(一)胸部腧穴

胸部腧穴一般斜刺或平刺 0.5～0.8 寸。

1.任脉上的腧穴

因穴位下是胸骨,所以只能平刺。其中膻中穴一般向下平刺,治疗乳疾时则向外平刺。

2.乳中

不针不灸,仅作为定位标志。

3.胸部其他腧穴

因内有心、肺等重要脏器,故都应斜刺或平刺。针刺时针身与皮肤的夹角以＜25°为安全,否则不管向任何方向刺都有刺伤心、肺的可能性。位于肋间隙中的腧穴,一般沿肋骨间隙向外斜刺或平刺,但乳根穴向上方斜刺。

(二)腹部腧穴

腹部腧穴大多可直刺 0.5～1.5 寸。

1.上腹部近胸部的腧穴

不宜深刺,若深刺则针可进入腹膜腔而刺中胃;若深刺加大幅度提插捻转,则可能将胃内容物带入腹腔,引发腹膜炎;胃充盈时更应禁针。若针尖向上深刺,则有可能刺伤肝前缘,引起肝出血。如鸠尾穴正对腹腔内的肝脏,上方则经膈肌正对胸腔内的心脏,针刺时除不宜深刺以防刺伤肝脏外,也不可向上斜刺,否则易刺入胸腔,损害心脏而发生意外。

2.神阙

因消毒不便,所以多用隔盐灸或艾卷灸等。

3.下腹部腧穴

孕妇禁用或慎用。正常情况下,肠道通过蠕动可自动避让异物。但肠梗阻等肠蠕动减弱或消失的患者,其避让功能随之消失,此时下腹部诸穴进针宜缓慢,不可大幅度提插捻转,防止刺破肠壁。正常成人的膀胱位于小骨盆的前部,其前方是耻骨联合。膀胱空虚时,膀胱尖不超过耻骨联合上缘;当膀胱充盈时,膀胱尖高出耻骨联合以上。因此,针刺脐下曲骨、中极、横骨、关元等下腹部腧穴时,均应先排空膀胱,以防刺伤膀胱。

(三)胁部腧穴

胁部内有肝脾等脏器,故章门、京门等穴不宜深刺、直刺,尤其不可向上斜刺,应向下斜刺 0.5～0.8 寸,对肝脾大者更应注意。

三、背腰骶部腧穴

(一)背部腧穴

1.督脉腧穴

因胸椎棘突彼此叠掩,呈覆瓦状,故位于胸椎棘突下的督脉腧穴应向上斜刺。针刺深度均为0.5～1.0寸。针刺时,针尖通过皮肤后,针下比较轻松,到达棘间韧带后,针尖下的阻力增大;针尖穿过黄韧带进入椎管后,阻力突然消失而出现明显的落空感,此时应立即停止进针,否则可伤及脊髓。

2.膀胱经腧穴

背两侧深部有肺脏,故不可直刺、深刺,一般向内侧斜刺或平刺0.5～0.8寸,针刺的角度以针身与皮肤夹角＜25°为安全。

(二)腰部腧穴

腰部腧穴一般直刺0.5～1.5寸。腰椎棘突呈垂直板状,几乎水平凸向后方,故位于腰椎棘突下的督脉腧穴直刺即可。因脊髓圆锥下端平齐第1腰椎体下端,故悬枢穴不宜深刺;命门穴也不可向上斜刺过深,以免刺伤脊髓。

第12胸椎至第2腰椎脊柱两侧的腧穴,如胃俞、三焦俞、肾俞、志室等,不可深刺或向外侧深刺,以防刺穿腹腔后壁而损伤肾脏。

(三)骶部腧穴

1.八髎

八髎穴位置与骶后孔相应,因第1骶后孔并非直对体表,而是稍向内下方偏斜,故针刺上髎穴时,针尖应稍向内下即耻骨联合方向进针,方可透过骶后孔通向骨盆腔,针刺深度1.0～1.5寸,不宜过深,以防刺伤直肠。而次髎、中髎、下髎直刺1寸左右,以刺达骶后孔为宜。

2.尾骶部腧穴

长强、腰俞均向上斜刺0.5～1.0寸。直肠位于尾骶骨前方,上段与骶骨的曲度一致,形成一凸向后的弯曲,下段绕尾骨尖弯向后下方形成凸向前的弯曲,故针刺长强穴时针尖向上与尾骨平行,在直肠与尾骨之间刺入,避免刺穿直肠而引起感染。蛛网膜下腔的下端止于第2骶椎平面,针刺腰俞穴不可进入骶管过深,以免引起蛛网膜下腔出血。

四、四肢部腧穴

(一)上肢部腧穴

1.肩腋部腧穴

肩部肌肉较为丰厚,故肩部腧穴一般可针刺1.0～1.5寸。肩井穴深部正当肺尖,不可深刺,孕妇亦当慎用。极泉穴(图5-23)下正当腋动脉,故应避开腋动脉针刺。进针前,用手扪住腋动脉,在指尖引导下刺入0.5～1.0寸。针刺入腋腔后,不可大幅度提插以免刺伤腋部血管,引起腋内血肿。因腋内除腋动脉外,其内下方还有伴行的腋静脉,且腋腔内组织疏松,腋静脉与深筋膜附着,保持其扩张状态,如不慎刺破该血管,易造成血肿。

2.上臂部腧穴

均可直刺0.8～1.5寸,肩髃、臂臑、肩髎等还可斜刺1.0～1.5寸。上臂部腧穴针刺时应防止刺伤深部动脉;肘窝部穴位如尺泽、曲泽等点刺出血时,应刺浅小静脉而不能伤及动脉。

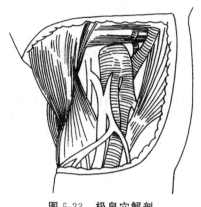

图 5-23 极泉穴解剖

3.前臂部腧穴

除位于骨边缘的列缺、偏历、养老外,其余均可直刺 0.5～1.2 寸。心包经前臂部的腧穴,其深部有正中神经,针刺时如有触电样感觉向中指放散,则是刺中了正中神经,应立即退针,改变角度再刺,以免损伤正中神经。凡有上述触电样感觉时,均应如上处理。

4.手部腧穴

太渊等穴应避开动脉针刺;合谷、后溪等穴透刺时应注意不伤及掌深弓。手部井穴、十宣、四缝等可点刺放血。其余腧穴根据所在部位的具体情况,决定直刺还是斜刺,深度一般不超过 1 寸。

(二)下肢部腧穴

1.大腿部腧穴

大腿部肌肉丰厚,可适度深刺,一般直刺 1～3 寸。针刺环跳穴应取侧卧屈股、伸下足、屈上足体位;治疗腰腿痛时针感有向足跟部放射者效果较好。针刺气冲、冲门、箕门、阴廉、急脉等穴,应注意避开动脉。

2.小腿部腧穴

一般直刺 0.5～2.0 寸。犊鼻穴针刺须取屈膝位,从外稍向内、向关节腔刺入,或向内膝眼透刺 0.5～1.5 寸;因针达关节腔,位于半月板与股骨外侧髁关节面之间,故出针前不可伸膝,以防折针。凡刺入关节腔的腧穴,均应注意手法轻重,不可损伤关节面,不可使关节液流出;同时注意严格消毒,避免导致关节腔的感染。

3.足部腧穴

针刺冲阳穴应避开足背动脉;针刺照海穴不宜偏向后侧,以免刺破胫后动、静脉。足部井穴、八风等亦可点刺出血。其他足部腧穴可视所在部位的具体情况,决定直刺还是斜刺,针刺的深度大都不超过 1 寸。

此外,一些具有活血通经作用的腧穴,如合谷、三阴交、肩井、昆仑、至阴等穴,孕妇禁用。

（刘瑞玲）

第九节　作用于经络腧穴的辅助手法

作用于经络腧穴的辅助手法是指用手揣摩、爪切、循摄、扪按穴位及相关经脉的各种操作技术，旨在取穴定位、协助进针和出针，激发经气，促使气血运行。

一、揣穴法

（一）概述

揣有揣度、探测、推求之义。《灵枢经·外揣》有"司外揣内""司内揣外"文句，即是其例。作为进针前的辅助手法，揣穴法是指医者用手触摸按压体表经络穴位，并配合患者伸屈平直的姿态，以取穴定位的操作技术。

金代窦汉卿《标幽赋》指出："大抵取穴之法，必有分寸，先审其意，次观肉分。或伸屈而得之，或平直而安定。在阳部筋骨之侧，陷下为真；在阴分郄腘之间，动脉相应。"此即指揣穴之法。明代杨继洲《针灸大成》的"下手八法"将本法列为下手第一法，可见其重要性。现代临床取穴定位不仅根据骨度分寸和解剖标志，还采用揣穴诸法，俾正确取定穴位而进针中的。

（二）方法

1.指切揣穴法

用左手拇指指甲置于穴位上，用力掐之，以宣散气血、避免疼痛、固定穴位，即爪切法。

2.按压揣穴法

肌肉丰满疏松处，可用左手五指并拢或排开向下用力按压，将肌肉压平，以防移位，便于进针。如中脘穴位于腹部肌肉疏松之处，可将中指按压该处，其他四指排开将腹部压平。

3.分拨揣穴法

如遇肌腱、血管处，要用手指向前后或左右推拨，使其分开，从而按定穴位。如内关穴，可用左手拇指按定其穴，将肌腱和血管拨开，同时要找到局部酸麻感（图5-24）。

4.旋转揣穴法

如遇骨、肌腱、血管覆盖处，令患者将有关部位旋转，使其穴位充分暴露。如养老穴，令患者屈肘，掌心朝面，小指侧向内旋转，尺骨头桡侧显出的陷窝处是穴（图5-25）。

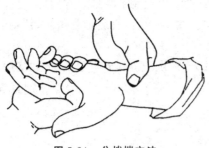

图5-24　分拨揣穴法

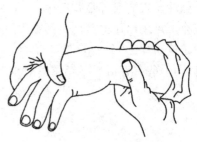

图5-25　旋转揣穴法

5.滚摇揣穴法

遇到关节处,用左手拇指掐住穴位,右手牵拉患者肢体远端,行左右或上下滚摇,使其关节松弛,指下便可揣定穴位。如阳池穴,以左手拇指紧掐其穴,右手握住患者四指用轻微力量牵拉并左右滚摇,使穴显于指下(图 5-26)。

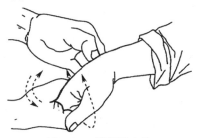

图 5-26 滚摇揣穴法

6.升降揣穴法

如遇伸屈关节才能较好显露穴位时,应采用本法使肢体关节上下活动(升降)以显露穴位。如解溪穴,用左手固定肢体,拇指紧掐其穴,右手握住足尖,上下摇动,以松动踝关节,揣定是穴。

7.滚摇升降揣穴法

如遇到伸屈关节、推拨肌腱才能显露穴位时,用手握住关节向左右滚摇,前后屈伸,并推拨穴周组织,使其显于指下。如肩髃穴,左手紧掐其穴,右手托握肘关节,上下抬举,左右滚摇活动,即可使穴位显于指下。

8.循按揣穴法

肌肉孔隙间穴,可用左手示指或拇指指腹在该穴循按,寻找肌肉间穴位的酸麻感。如天宗穴可用本法。

(三)临床应用

1.正确取穴定位

在掌握骨度分寸、同身寸与解剖标志的基础上,运用揣穴法对腧穴定位有重要意义。尤其是肌腱、血管、骨、关节等处的穴位,用本法可避免损伤上述组织,便于进针。

2.了解局部特征

用揣穴法按压、触摸、爪切、分拨腧穴局部,可体察该穴解剖特征,如肌肉之厚薄、血管肌腱之走向、骨关节的间隙,对掌握进针角度、方向、深浅,避免进针和行针时的疼痛,防止针刺出血、血肿、滞针、弯针等有一定作用。尤其在行关刺、恢刺、短刺、输刺等刺法时,必须先用揣穴法。

3.协助经络切诊

揣穴时,医者指下可体会到经络穴位皮下之异常感觉,如松弛虚软、紧张坚硬、包块结节和条索状物,结合问诊则可进行经络诊断,指导临床取穴和施术。

4.揣穴进针法的应用

进针时左手示指或拇指加重压力揣穴,右手持针,以臂力、腕力与指力协同,快速进针。如此则易于得气,可减少进针痛感。如天宗穴,取正坐垂臂位,在腋后纹头下端约四横指处,用左手拇指在穴位处循按,在冈下肌外缘肌肉间隙中揣得酸麻点,右手持针向孔隙间进针。如采用热补法,可使温热感传至上手臂和手指。

(四)注意事项

(1)揣穴应在熟练掌握经脉循行、腧穴特征和局部解剖的基础上进行,须遵循"取五穴用一穴而必端,取三经用一经而可正"的原则。

(2)对于某些穴位必须选择特定体位,如环跳穴必须伸下足、屈上足取之。

(3)用滚摇、旋转、升降诸法时,用力要柔和,不可用蛮力,以免损伤。

二、爪切法

(一)概述

爪切法分为爪法和切法,是揣穴定位后用指甲按掐穴位,以辅助进针的手法。《黄帝内经素问·离合真邪论》有"抓而下之""切而散之"的方法,抓即是爪。金代窦汉卿《针经指南》列爪、切两法,明代泉石心《金针赋》明确指出"爪而切之,下针之法也"。杨继洲《针灸大成》下针八法,将爪、切合而为一,说:"爪切,凡下针,用左手大指爪甲重切其针之穴,令气血宣散,然后下针,不伤荣卫也。"目前,大多针灸书籍均将爪切法作为进针押手的操作方法。

(二)方法

1.切法

用左手拇指指甲在所针穴位周围掐切,如刀割之状,切时用力要均匀,主要着力于穴位皮下。

2.爪法

在揣穴与切掐后,用左手拇指指甲将穴位掐压成十字痕,然后固定其处,协助进针(图 5-27)。

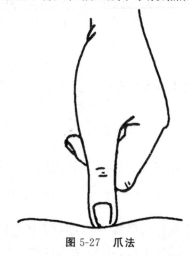

图 5-27　爪法

实际上,上述两法常连用。一般而言,切法可宣散气血,减轻进针疼痛;爪法则以辅助取穴定位和进针为目的。

(三)临床应用

1.激发经气

进针前用爪切法,可促进经脉腧穴气血运行,进针后容易得气。常与循、按等法结合应用。

2.减轻进针疼痛

进针时用爪切法辅助,左右手配合,可使局部感觉减退、肌肉松弛,从而达到无痛进针的目的。

3.固定穴位

进针时左手用力按压掐切穴位皮肤,使之固定不动,有利于进针端直、迅速刺入,而不致针体倾斜和弯曲。

(四)注意事项

(1)在临床上,用爪切法宜着力按压掐切,但用力必须均匀,手指固定在穴位上,不要随意移动。

(2)爪切与进针是连贯动作,一旦左手爪切定当,右手持针迅即刺入。

(3)爪切之指甲要修剪平整,保持清洁圆润。

三、循法

(一)概述

进针前后用手指沿所刺穴位的络属经脉,或在穴位上下左右按揉叩打的辅助手法即为循法。循法出《黄帝内经素问·离合真邪论》:"不足者补之奈何……必先扪而循之。"王冰注:"扪循谓手摸。扪而循之,欲气舒缓。"《针经指南》指出:"循者,凡下针于穴部分经络之处,用手上下循之,使气血往来而已。经云:推之则行,引之则止。"《赵氏祖传针灸按摩传真》专论循法,以为进针后可用手循按所针之经脉,并识其顺逆迎随,分别补泻。现代临床用循法,在进针前可以审察经络体征,在进针后则用以激发经气,促使气血运行。

(二)方法

进针前后,用手指沿针穴所属经脉路线,或穴位上下左右,轻轻按揉或叩打,循时不可用力太大,方向宜循经而行(图 5-28、图 5-29)。

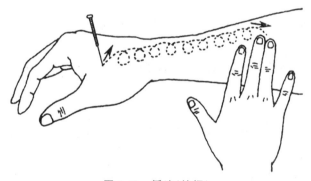

图 5-28 循法(按揉)

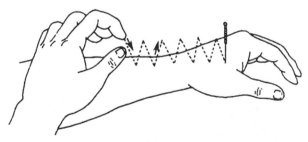

图 5-29 循法(叩打)

循按之法尚可根据经脉气血流注情况施行,分别称为补法与泻法。

1.循按补法

进针后,左手中、食二指夹持针体,手掌平放穴上;右手沿所针之经脉按揉,其方向可顺经而行。如足三阳经从头走足,可由上(头部)向下(足部)循按,渐至针穴而止。

2.循按泻法

进针后,左手中、食二指夹持针体,手掌平放穴上;右手沿所针之经脉按揉,其方向可逆经而行。如手三阳经从手走头,可由上(头部)向下(手)循按,渐至针穴而止。

循法可反复施行,以得气并保持有效针感为要。

(三)临床应用

1.经络诊察

进针前用手指指腹以同等压力循切经络腧穴,以诊察相应腧穴的过敏压痛、酸楚、麻木、皮下结节等变化,作为经络辨证和循证取穴的参考。此外,也有用弹簧压力棒代替手指循切者。

2.催气

进针前循按可宣散气血,使经络之气通畅;进针后循按可使气不至者速至。现代研究显示,循摄等手法有激发循经感传的作用,可使隐性感传转化为显性感传,而出现医者手下针感沉紧,患者感到针下酸、麻、胀,甚至针的周围肌肉抽动、不自主跳动等现象,所以循法是催气的重要方法之一。

3.行气

循法还有促使已至之气沿经络循行路线扩散蔓延和行走的作用。如针合谷穴后,行针时配合沿手阳明大肠经循行路线拍、叩、循、按,常可使针感向下至示指端,向上至肘、臂、面。

4.解除滞针

滞针后在针的周围循按,有解除滞针的作用,可使经脉气血流畅而消除针体涩滞。

5.减轻患者紧张

进针前后在经络循按,还可消除患者恐惧、紧张情绪,使肌肉松弛,利于进针,因而亦可使针刺时疼痛减轻。

(四)注意事项

(1)循时不能用力太大,循按叩拍用力太过,反而会阻碍经气运行,使肌肉紧张,引起进针疼痛。

(2)循时可根据补泻要求决定循按的用力方向,补则顺经而行,泻则逆经而行。

(3)循按宜以手指指腹用力为主,与摄切以手指指尖(指甲)用力为主有所不同。

四、摄法

(一)概述

摄法是医者用手指指甲(指尖)在针刺穴位所属经脉上下按切的辅助手法。在进针后,摄法常与循法同用,以激发经气,促使气血运行。摄法源于《黄帝内经素问·离合真邪论》"切而散之"。窦汉卿《针经指南》首列摄法,云:"摄者,下针如气涩滞,随经络上下用大指甲上下切,其气血自得通也。"可见切与摄虽同是用指甲按切,但其临床意义有所不同。切法用于进针前,以指在穴位周围按切,固定穴位,宣散气血,减轻进针疼痛。摄法则用于进针后,以指甲在针穴所在经脉上下按切,促使经气流行,加强针感。

(二)方法

以拇指、示指、中指指甲在针穴所在经脉上下,按其循行路线切压片刻;亦可在同一经脉的邻近穴位上,以指针按切之(图5-30)。

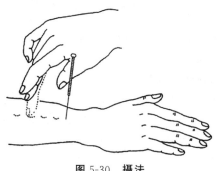

图 5-30 摄法

(三)临床应用

1.行气

针刺后如感应不显,以指甲沿经按切(摄),可促使气血运行,加强针感。

2.解除滞针

滞针后在针穴上下切摄,可使局部肌肉松弛,从而解除滞针。

(四)注意事项

(1)摄切时用力宜均匀柔和,沿经脉路线,由针穴向上或向下施术。

(2)摄法常与循法同用,故泉石心《金针赋》有"循而摄之,行气之法"的明训。

五、按法(按压行气)

(一)概述

按法在历代针灸书中有 4 种含义。作为辅助手法,按法主要是指针刺得气后,用手指按压穴位上下,以控制针感传导方向的方法,亦即目前称为"按压行气法"者。

现代针灸家运用本法以激发经气,控制感传方向,以获气至病所的效应。周树冬《金针梅花诗钞》称之为"压法",郑魁山《针灸集锦》则称之为"关闭法。"

(二)方法

针刺得气后,用左手拇指按压针穴下方,向上方连续用力,同时右手持针,针尖向上捻动,可促使针感向上传导。如用左手拇指按压针穴上方,向下方连续用力,同时右手持针,针尖向下捻动,可促使针感向下传导。如此双手配合,同时努力,就能控制针感传导方向,达到"气至病所"的目的(图 5-31)。

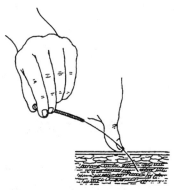

图 5-31 按压行气法

（三）临床应用

本法可加强针感，控制感传方向，促使针感直达病所。

（四）注意事项

（1）左手拇指按压，要贴近针刺部位，不宜太远。用力要适当，要朝向欲传感的方向，而不要直下用力。如用力不当或过大，会引起局部疼痛，甚而针感会向反方向传导。

（2）本法可与循摄引导结合。

（3）本法宜指腹部用力，而不是用指甲。

六、扪法

（一）概述

扪法是出针后用手指按揉穴位的辅助手法。扪法出自《黄帝内经素问·离合真邪论》"扪而循之。"

《灵枢经·官能》云："补必……气下而疾出之，推其皮，盖其外门，真气乃存。"据此，窦汉卿《针经指南》将针刺后用手扪闭针孔，称为扪法。近代针灸家赵缉庵重视本法的应用，认为不论补泻，均须在出针后按摩针穴，用以注痛。

（二）方法

出针后用左手手指按摩针孔，使针孔闭合。现多用干棉球按压针孔，并加压片刻（图5-32）。

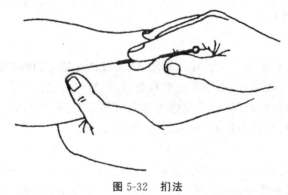

图 5-32　扪法

（三）临床应用

1.闭气补虚

根据开阖补泻，出针疾而摇大针孔，有泻实作用；出针缓而速扪针孔，有补虚作用，所以扪法即开阖补法。

2.止血

出针后针孔出血，可用扪法按揉针孔以止血。

3.消除针刺后遗感

不论补泻，出针后均用手指按扪针穴及其上下，以消除因针刺手法过重而引起的后遗感（疼痛、酸胀）。

（四）注意事项

（1）扪时手指要注意消毒，以免引起局部感染。最好用干棉球或酒精棉球加压按揉。

（2）扪时宜用力适合，小宜过重。

（3）扪为闭气补虚,如属实热证候,有时为了泻实清热,常出针时摇大针孔,使血少量溢出,此时禁用扪法,只宜用消毒干棉球擦去血迹。

（李佳贞）

第十节　作用于毫针的辅助手法

作用于毫针的辅助手法,指进针后用手指搓捻、提捣、摆动、摇退、弹刮、盘转、按压、敲进针柄(或针体)的方法。

一、捣法(雀啄术)

(一)概述

捣法是进针后在原来的深度不断提捣针体,如雀之啄食状的一种快速提插法,为辅助手法之一。承淡安《中国针灸学》称之为雀啄术。临床上主要用以催气、行气。

(二)方法

针刺达穴内一定深度以后,在原处做小幅度高频率的提插,轻提重插或提插用力相等,不断捣针,犹如杵臼或雀啄状。捣针时,应利用腕关节轻微上下震动为主,务必保持针尖在原位1分范围内进退(图5-33)。

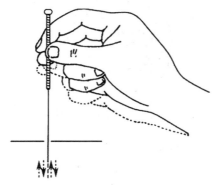

图 5-33　捣法

(三)临床应用

1.催气、行气

针刺至一定深度,不得气者可使其得气,气至者可加强针感,促使针感传导扩散。

2.固定雀啄术

肌肉薄弱、周围有血管和肌腱的穴位,不可做大幅度提插捻转处,可用本法代替。有人称为"固定雀啄术"。

(四)注意事项

(1)捣时不能提插幅度过大、间断而行针。贵在连续不断地提捣,以腕的震颤为主而行针。捣与提插不同。捣是在原位上下行针,虽有提插但幅度小,频率快,深度不变,一般每分钟可捣150～300次。提插则有一定的深度变化。

（2）捣法与颤法相类，均有震颤运动。但颤法以手指的颤动为主，强调需"细细动摇"，因此较为轻柔；捣法则以腕的震颤为主，要求"如雀啄食"，因此较为强烈。两者有手技轻重之别。

二、颤法（震颤术）

（一）概述

颤法是在进针后以小幅度、高频率捻转提插催气、行气的辅助手法。本法出自明代陈会《神应经》，主要用于催气。承淡安"震颤术"在针刺后行轻微上下的震颤，即源于本法。应该指出的是，在杨继洲《针灸大成·南丰李氏补泻》中记述的努法、飞法，捻搓针柄三下如手颤之状，与现在习称的颤法不同。区别方法列表如下（表5-3）。

表 5-3　颤法、飞法、努法比较表

手法	操作	作用	文献依据
颤法	用拇、示二指持针进退搓捻其针	催气	神应经
飞法	用拇、示二指持针搓捻针柄，一搓一放，亦可三搓一放	催气、行气	神应经
努法	拇、示二指持针，中指压倒针身，使针弯曲如弓弩状	行气	针灸问对

（二）方法

进针后如不得气，用拇、示二指夹持针柄，轻微用力左右捻转并上下提插，捻针角度要小，提插幅度要小，但必须在1分许范围内快速进退针体，如手颤般地震动针体（图5-34）。

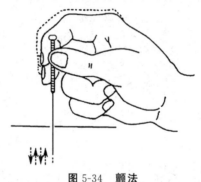

图 5-34　颤法

（三）临床应用

主要用于催气，针刺后气不至，用轻快上下颤动针体之法，可催气速至。如已得气，用本法还可加强针感，使针感保留时间延长。

（四）注意事项

（1）本法操作必须用力轻柔，快速颤动针体，保持其小幅度、高频率的状态。

（2）本法与摇法不同。摇法用力较大，向上下左右摇针幅度较大；本法用力较小，上下进退、左右捻针的幅度较小。不可混淆。

三、搓法

（一）概述

搓法是医者持针单向搓转针柄，肌纤维适度缠绕针体，利用其牵拉作用以激发经气，加强针感与补泻作用的手法。泉石心《金针赋》"搓以去病"为十四字手法之一。杨继洲《针灸大成》又有"指搓"之法,并认为其手法有左补、右泻的区别,可诱导针下寒热感应。现代临床又将搓法分为轻、重,以适应治疗需要。

(二)方法

针刺入穴内一定深度,行针得气后,持针柄向一个方向如搓线状搓转针柄。一般可由示指末节横纹开始,用拇指向前的力量,搓转针柄直至示指端,为左转补法;如由示指端开始,用拇指向后的力量,搓动针柄至示指末节横纹,则为右转泻法(图5-35)。

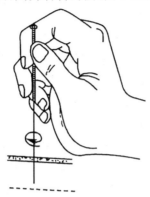

图5-35 搓法

在临床上,又可根据刺激强度,分为轻搓法和重搓法两种。轻搓法:针柄搓动180°,缓缓而行,以患者感到针下有柔和针感为宜。重搓法:针柄搓动360°,较快搓动,使患者有明显针感,医者指下有显著阻力为度,3～5次即可。重搓时,医者要用左手将穴位周围皮肤撑展,右手保持针体顺直,要把搓针着力点投向针端,以免皮肉缠针而发生疼痛。如皮肉缠针过紧而痛,可将针略微回转,即可解除之。出针时,须待针下松动。一般留针10分钟左右。

(三)临床应用

1.守气、催气

如气不至用搓法,可获得针感,有催气作用。如气已至,搓法可使气聚针下而不去,有守气作用。对针感易得者和需用轻刺激的患者,可用轻搓法;对不易获得针感者以及需用重刺激的患者,则用重搓法。

2.行气

用重搓法后扶持针柄,勿让针体回转,且将针尖略向病所方向倾斜,再轻轻摇针,可促使气至病所,有行气作用。

(四)注意事项

搓针用力毋太过,否则易引起滞针而疼痛麻胀。搓针一般沿顺时针方向,亦可相反。出针时必须使针体回转,待针下松动后再出针。亦可用摄法解除滞针。

四、飞法

(一)概述

飞法是用手持针,搓捻针柄,搓捻后立即放手离开针柄一搓(捻)一放,如飞鸟展翅状的辅助手法。

本法出自明代陈会所撰的《神应经》。李梴《医学入门》有载,但称为"努"。杨继洲《针灸大成·四明高氏补泻》"凤凰展翅"与本法类似,列于"神针八法"之内,称为"泻之五法"。汪机《针灸问对》又将"一退三飞"的进退补法,称为烧山火,以飞为进。

（二）方法

用右手拇、示两指持针。拇指与示指呈交互状,要拇指头向前,示指头向后,将两指弯曲。用拇指肚及示指末节桡侧由针根部轻贴针柄,由下而上呈螺旋式旋摩。两指一搓一放,如飞鸟展翅之象。力度要均匀一致,使指感有如转针,但针体不能上提(图 5-36)。

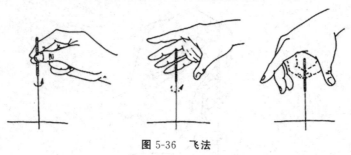

图 5-36　飞法

（三）临床应用

飞法的作用是催气、行气,故临床主要用于疏导经气,加强针感,通过一搓一放,使针感续续而不离去。赤凤迎源用飞法行气,以留气针下,促进气达患病之处。

（四）注意事项

(1)飞法宜缓宜均,不宜过猛,过猛易引起滞针疼痛。

(2)飞法手技要熟练,基本功要扎实。力呈螺旋式,向上、向外;指法呈漏斗式,下紧上松。此螺旋式的力含向上提的成分,但要提之不出;含针向右转的成分,但要转之不动。飞法成功的关键在经气充盈于穴中,其表现为针体自摇。

(3)要在"摩"上下功夫,着重针感与指感。

(4)飞法成功的关键是针体自摇,为经气充盈而气满者。

五、弹法

（一）概述

弹法主要是进针得气后,用手指弹叩针柄以增强针感的辅助手法。

本法源于《黄帝内经素问·离合真邪论》"弹而怒之"。其意原来是在进针前弹叩穴位,使气血充盈,脉络怒起,以便进针中的。窦汉卿《针经指南》则引申为弹叩针柄,以"使气疾行"。现代应用多宗后者。本法除留针时使用外,亦有在进针时使用者,即弹入速刺法。

（二）方法

1.弹穴法

示指与中指相交,示指居上,或拇、示二指相交,用示指指甲轻轻弹叩穴位,用力须均匀,以使脉络怒起、气血充盈。

2.弹针法

示指与中指相交,示指居上;或拇指与示指相交,拇指在前、示指在后,呈待发之弩状轻轻弹叩针柄或针尾,使针体微微颤动。也可用示指一指刘准针柄弹叩(图 5-37)。

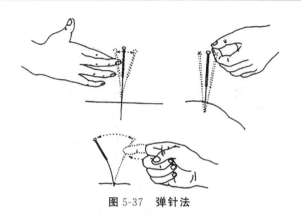

图 5-37 弹针法

(三)临床表现

1.进针

用弹法叩击针尾,可快速进针,减轻进针疼痛,称为弹入速刺法。

2.催气

针刺入穴内,尚未得气时可用本法激发经气,一般用于老弱患者和惧怕强刺激手法者。

3.行气

如针感仅停留于一处,欲使其传导扩散时,可用本法行气,促使针感传导,控制、调节针感有节奏地传导。

4.加强补泻作用

施行补法留针时应用本法,则可补虚;施行泻法时应用本法,则可泻实。《针经指南》《金针赋》《医学入门》均以弹法为补,《针灸问对》认为"用大指弹之,象左补也;用次指弹之,象右泻也",都失之偏颇。

(四)注意事项

(1)本法操作时,用力不可过大过猛,宜轻轻弹叩针柄,以免弯针、滞针。

(2)本法主要应在留针时用,频率不宜过大,一般用5～10次即可。否则会引起相反作用,使经气散失。

(3)行针补泻时,不宜边行针、边弹叩针柄。

六、刮法

(一)概述

刮法是用指甲刮爬针柄,以激发经气的辅助手法,源于《黄帝内经素问·离合真邪论》"抓而下之"。姚止庵注解:"抓,侧交切,以爪甲刮针也。"《医学入门》始立刮法之名,今仍用之。浅针的推法用指甲搔爬针柄,与此相类。

(二)方法

1.单手刮针法

(1)拇指抵住针尾,以示指指甲轻刮针柄。

(2)以示指抵住针尾,以拇指指甲轻刮针柄,由下向上(图5-38)。

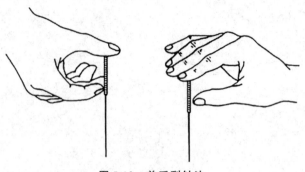

图 5-38　单手刮针法

（3）也可用食、中两指扶持针柄，刮针柄用拇指，由上向下或由下向上。

2.双手刮针法

用左手拇指端压按针柄头上，略向下用力，左、右两手示指弯曲，指背相对，夹住针体，用右手拇指指甲在针柄上下轻刮之（图 5-39）。

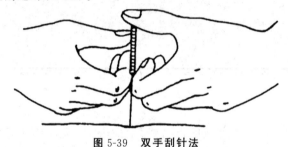

图 5-39　双手刮针法

（三）临床应用

1.激发经气

针刺不得气时，本法可促使针下得气；如得气时则可加强针感，有行气作用。

2.取热取凉

张缙经验，向下用力刮是在酸感基础上取热的一个变法；向上轻刮是在麻感基础上取凉的一个变法。

3.刮针补泻

补法，由上而下轻刮；泻法，由下而上重刮针柄。本法常能产生明显针感，其循经感传效应，往往不亚于捻转法，且无疼痛不适。患者常有舒适感。刮法是产生水波针感的主要操作方法。

（四）注意事项

刮法要求手指关节灵活，用力均匀柔和。刮针柄时，指甲宜修剪平齐，使之圆润光滑。

七、努法

（一）概述

努法又称弩法，是针刺得气后，用手指按压针柄（针体）使之呈弯弓状的辅助手法。在临床上，本法可激发经气，促使循经感传和气至病所。

努法见于明代汪机的《针灸问对》，其义有二：一是按压针柄如拨弩机之状，用以行气；二是用拇、示二指捻针，并令患者闭气，着力努之，用以催气。现代针灸家多用前者，或称"搬垫法"（郑魁山),或称"按压激发法"(于书庄)。本法在窦汉卿《针经指南》中亦称"按",但与现今之"按压行气法"不同。

(二)方法

1.努法

进针至腧穴深层(地部),再退至中层(人部),行针务使针下得气。得气后,拇、示两指持针柄并捻住,不得转动,再用中指、无名指将针体轻轻按住,使针体弯曲如弓弩状。如欲使针感向上(前)传导,则将针向下(后)按;欲使针感向下(后)传导,则将针向上(前)按压(图5-40)。

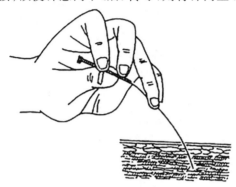

图 5-40 努法

2.搬垫法

搬是针下得气,患者有舒适感觉时,右手将针柄搬向一方;垫是将手指垫在针体与被针穴位之间,顶住有感觉的部位,以加强感应。临床上拇指搬则示指垫,示指搬则拇指垫。用于补法,针尖要往内按住,搬的角度要小;用于泻法,针尖要往外提着,搬的角度要大(《针灸集锦》)。

3.按压激发法

进针得气后,医者(或患者自己)将中指、无名指放在针柄后,示指按压针柄,针尖朝向病所,按压力量可根据患者对针刺的敏感程度来决定。可持续按压10~20分钟,期间辅以循经叩击(手指或叩诊锤)。

(三)临床应用

本法主要用于进针得气后,激发经气,行气以促使针感传导,甚而气至病所,从而提高疗效。

(四)注意事项

(1)本法一般用于肘、膝以下,针刺敏感、肌肉丰厚部位的腧穴。

(2)针具要选择针体端直、针根牢固、针尖圆滑、1.0~1.5寸的毫针。

(3)患者自努(按压)可取坐位,医者用时宜令患者平卧,并身心放松,闭目调息,体察针感。

(4)本法必须在针刺得气,针感适中时进行。

(5)操作时宜将针稍提起,再按压针柄、针体。并注意针向,宜朝向欲传导处。

(6)如未获得经气传导效应时,可辅以循经叩击,或调节针刺深度。

八、摆法

(一)概述

摆法是针刺得气后将针提起,向左右摆动针体的辅助手法。本法与摇法相类,都有促使针感扩散(行气)的作用,但又有区别。摇法主要用于出针,边摇边退以泻实清热;摆法则可用于得气后,左右摆动针体以加强针感。郑魁山《针灸集锦》拨法属本法范畴。

(二)方法

针刺得气后,将针提起少许,用拇、示两指持针不进不退,一左一右往返缓慢摆动针体,幅度在 45°以内(图 5-41)。

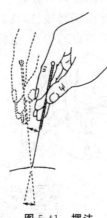

图 5-41　摆法

(三)临床应用

本法主要用于行气,可加强针感,使其向上下四周扩散,可用于气血瘀滞、经络闭阻的病证。"飞经走气"之一的"青龙摆尾"即以本法为主。

(四)注意事项

(1)摆动针柄宜轻缓,频率不要过大。

(2)本法一般不与捻转、提插合用,无针体上下幅度变动,针柄也不转动。

九、摇法

(一)概述

摇法是出针时用手持针,摇动针体的辅助手法。《灵枢经·官能》云:"遥大其穴,气出乃疾。"遥,即摇动针体,是泻泄邪气之法。窦汉卿《针经指南》云:"摇者,凡泻时,欲出针时必须动摇而后出。"杨继洲《针灸大成·三衢杨氏补泻·十二字分次第手法及歌》中即有"针摇"的方法。

(二)方法

用拇、示两指持针柄,向上下左右摇动针体,使针孔扩大,边摇针,边退针,由深层至浅层,然后迅速出针(图 5-42)。

(三)临床应用

1.泻实清热

出针时摇大针孔,针出后感觉仍存,有泻实清热的作用,可用于实证、热证。常与开阖泻法同用。

2.行气止痛

本法结合捻转、提插,可使针感扩散,加强针感,通关过节,尤其适用于风湿关节痹证。

(四)注意事项

(1)本法不宜用于虚证、寒证和久病体弱者。

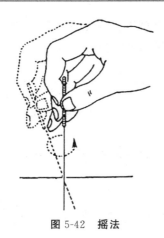

图 5-42　摇法

(2)尚可配合分层退针操作,三部退针,每部摇动针体 6 次。一般摇针 5～7 下即可。

十、盘法

(一)概述

盘法是针刺得气后,在腹部穴位将针盘旋如环形状的手法。泉石心《金针赋》有"肚腹盘旋"之法,而启端于窦汉卿《针经指南》。汪机《针灸问对》以盘法与提插结合,左盘针为补,右盘针为泻。现代临床又根据不同情况,使用轻盘或重盘的方法。

(二)方法

将针刺入腹部穴位深部得气后,先提至浅部,搬倒针体,医者用拇、示两指持针,向一个方向"如循环之状"地盘旋针体,盘旋 1 次为 360°。反复施行,可行九阳数或六阴数(图 5-43)。

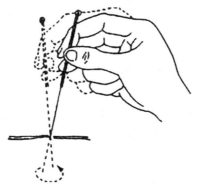

图 5-43　盘法

盘法若配合提插,可起到补泻作用。一般来说,向左顺时针盘旋,并向下插针为补法;向右逆时针盘旋,并向上提针为泻法。

根据不同情况,还可用轻重不同的刺激手法施术。轻盘法:缓缓盘旋针体,使针下有局部柔和酸胀感。重盘法:快速盘旋针体,或拇、示二指用力持针柄,中指置针尾,轻轻加压,缓缓盘旋,以患者有酸重胀感而医者指下紧滞为度。

(三)临床应用

1.调气

盘法可使针下气至而调和,有维持与加强针感的作用。轻盘法可用于久病、虚证、体弱者;重盘法可用于初病、实证、体强者以及针刺不易得气的患者。此外,盘法还可与捣法结合,以激发针感;如与摇法结合使用,则可控制针感传导方向。

2.诱导寒热感应

插针左盘九阳数,同时按压针体 5～7 分钟,可诱导针下热感。从地部提针至人部、天部,右盘针六阴数,并持针柄不放松,紧提针 10 分钟左右(亦可配合搓针),则可诱导针下凉感。

3.配合补泻

盘法配合提针或插针,有泻实或补虚作用。临床一般用于内脏病症,尤其对腹痛、腹胀、腹泻、食积等脾胃病有效。

(四)注意事项

(1)本法主要用于腹部肌肉松弛处。目前也有用于四肢肌肉丰厚处穴位,以治头面肢体病证的。肌肉薄弱或紧张处不宜用本法。

(2)本法必须在得气基础上施行,如配合呼吸和意念则效果更好。

(3)右手持针要自然,手指弯曲度不要太大。盘针速度要均匀,不可边盘针、边搓针,以免表皮缠绕。如皮肤缠针,针体当反向盘旋,同时撑展穴周皮肤以缓解之。

(4)出针时,可将针体微微回转,待针下松动才可出针。

(5)本法当在留针期间用。如留针 30 分钟,每 5 分钟 1 次。

十一、搜法

(一)概述

搜法是用针尖慢慢搜寻针感的一种针刺手法,其目的是激发经气,用以催气、行气。本法首见于琼瑶真人《琼瑶神书》。

(二)方法

当针体已进至穴下一定深度而尚不能得气时,可将针退至皮下,改变针刺方向,再行推进。向前、后或左、右有目的地呈扇形反复进退,缓慢地用针尖搜寻针感。

(三)临床应用

未得气时可以催促气至,已得气后用搜法可以加强针感,促使经气放散传导,甚而达到肢体跳动的强烈效果。在"苍龟探穴"法中正确应用搜法为其操作关键。

(四)注意事项

(1)当苍龟探穴操作时,须分层候气、催气,要退针缓慢,仔细搜寻。

(2)当用搜法以达到肢体跳动目的时,要做有序的扇形刺激,注意穴位的层次性和针刺的方向性,重视左手配合。

十二、敲法

(一)概述

敲法即敲击针尾以激发经气的手法。见于清代周树冬的《金针梅花诗钞》。

(二)方法

针刺得气后,用示指或中指对准针尾垂直敲击,使针体逐层深入,待达到一定深度后,再将针提至浅部,再行敲击(图 5-44)。

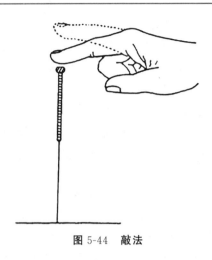

图 5-44 敲法

（三）临床应用

本法可激发针感，使针感不至消失，并得到加强。

（四）注意事项

本法与弹针法不同，用指腹敲击针尾，而弹是用指甲弹击针柄，虽然两者均有加强针感的作用，但手法有别。

（李佳贞）

第十一节 针刺补泻的原则

一、针刺补泻的概念和范畴

针刺补泻即针刺治疗的补法与泻法。依据临床辨证论治，疾病的阴阳、表里、虚实、寒热的性质决定治疗大法，虚则补之，实则泻之，再通过针刺补泻手法，扶助正气，祛除病邪。

《灵枢经·经脉》云："盛则泻之，虚则补之"。针刺补泻手法，是根据这一针灸治病的基本原则而确立的以补虚泻实为目的的两类针刺手法。

（一）补泻是针刺治疗的基本原则

疾病的发生，主要是由致病因素作用于机体，正气奋起抗邪，正邪相搏，引起人体阴阳的偏盛偏衰，脏腑气血功能失调所致。《黄帝内经素问·通评虚实论》云："邪气盛则实，精气夺则虚。"这说明邪正的盛衰是疾病证候及机体虚实的内在本质，正虚邪实为疾病的关键病理机制，因而补虚泻实、扶正祛邪是中医治疗的基本原则。同样道理，通过针刺腧穴，施以具体的补泻手法，必须在补虚泻实、扶正祛邪的基本原则指导下进行。

（二）针刺补泻是针对病证虚实而实施的针刺手法

针刺补泻是指在针刺得气以后，针对病证虚实和患者具体反应而实施的两类针刺手法，是决定针刺疗效的一个重要因素。

凡是能扶助经气，使低下的功能状态恢复正常的手法，即是补法；凡能疏泄邪气，使亢进的功能状态恢复正常的手法,即是泻法。针刺补泻就是通过针刺腧穴,运用与机体功能状态和疾病性质相应的手法激发经气,使"有余者泻之,不足者补之",起到补益正气、疏泄病邪的作用,从而调整人体脏腑经络的功能,达到"阴平阳秘,精神乃治"的目的。

(三)针刺补泻手法要达到补虚泻实的临床效应

针刺补泻手法必须在针刺得气的基础上进行,在针刺过程中应获得补虚泻实的临床效应。其表现是针刺感应和脉证的变化。凡针下沉紧、涩滞,为邪气盛者,用针刺泻法,使针下徐和。凡针下轻滑、空虚,为正气虚者,用针刺补法,使针下徐和有力。同时,脉证的变化有向愈之兆,如症状缓解,体征改善,脉象平和等。

《黄帝内经素问·针解》云:"刺虚则实之者,针下热也,气实乃热也。满而泄之者,针下寒也,气虚乃寒也。"这说明用烧山火法后,针下可取得热感,同时局部或全身温热,寒证得愈;用透天凉法后针下可取得凉感,局部或全身凉爽,热证得愈。可见施用上述手法后,患者有无凉感或热感可作为手法是否成功的标志,其热补凉泻的反应与临床疗效应该基本一致。

二、针刺补泻的临床依据

(一)辨别虚实

1.证候虚实

临床施治前必须通过四诊合参对疾病证候作出正确的判断,辨明虚实,作为针刺补泻的依据。辨证是确立针刺或补或泻、或补泻兼施等首先应注意的问题。虚证虽有阴、阳、气、血不足之分,但皆为人体经络脏腑功能虚惫,即正气不足所表现的证候。如临床常见的面色苍白或萎黄,精神萎靡,神疲乏力,心悸气短,形寒肢冷或五心烦热,自汗盗汗,大便滑脱,小便失禁等均属此类。其病程多较长,体质多较虚弱。对此一般均宜采用补法,以激发经气,调整阴、阳、气、血之不足,使之恢复正常的生理功能。实证则是由邪气过盛和功能反应亢奋所反映的证候。由于实邪的性质和所在部位的不同,其表现各异,临床见发热、腹满、疼痛拒按、胸闷烦躁,甚则神昏谵语、呼吸喘粗、大便秘结、小便黄赤不利等,多属此类。其起病多较急骤,病程较短,体质多较健壮。对此均可采用泻法,以祛散其邪。

对虚实不明显而表现为功能紊乱,即所谓"乱气"者,则应用平补平泻手法以调其气。

2.脉象变化

在临床上,脉象的变化可以作为补泻的依据。《灵枢经·经脉》云:"经脉者常不可见也,其虚实也,以气口知之。"《灵枢经·终始》载:"脉实者,深刺之,以泄其气;脉虚者,浅刺之,使精气无得出,以养其脉。"《灵枢经·小针解》云:"所谓虚则实之者,气口虚而当补之也;满则泄之者,气口盛而当泻之也。"在临床上,除症状外,还可以根据脉象的虚实、沉浮,来判断病证虚实、确立针刺补泻。凡寸口脉虚弱无力者,当用针刺补法;凡寸口脉强实有力者,当用针刺泻法。另外,在针刺得气运用补泻手法后,还应注意观察脉象的变化。针刺补泻后,如欲泻实,应使其脉象平复而无实象;如欲补虚,则应使其脉有力而无虚象。若脉仍有或虚或实之象,虽然已有针下气至或病势减轻,但病尚未得到根本治愈,机体仍处于正虚邪实的状态,须继续施用补泻。

可见脉象变化是疾病证候的重要表现征象,因此可将脉象的虚实作为确定针刺补泻的依据。

3.虚实夹杂

在临床上,虚与实往往不易截然分开,对虚实夹杂或虚实真假难辨者尤应注意,须在辨清其虚实多少,邪正缓急,找出病变的真正性质,分清疾病的标本主次之后,方能确定或泻或补,或先补后泻,或先泻后补,或补泻兼施等。单纯的虚或实的补与泻,较易掌握,如果发生了虚实相倾、阴阳相移的复杂情况,则又要遵循补泻先后的治疗原则。《灵枢经·终始》云:"阴盛而阳虚,先补其阳,后泻其阴而和之;阴虚而阳盛,先补其阴,后泻其阳而和之。"先扶其正气,后祛其邪气,是处理复杂情况的原则。

《灵枢经·根结》云:"形气不足,病气不足,此阴阳气俱不足也,不可刺之,刺之则重不足,重不足则阴阳俱竭。"《灵枢经·邪气藏府病形》针对此提出:"阴阳形气俱不足,勿取以针,而调以甘药也。"运用针刺补泻治疗疾病是有一定范围的,在阴精阳气、形体气血俱虚的情况下,用针刺是不宜的,仍需用药物来治疗。

(二)审察经气

对于针刺补泻来说,尤须审察其经气的虚实变化情况,以及针刺穴位时指下的感觉。《灵枢经·刺节真邪》云:"用针者,必先察其经络之实虚,切而循之,按而弹之,视其应动者,乃后取之而下之。"这说明经气的虚实变化现象,可以从切循、按弹和针下感应而加以辨别。凡表现麻痹、厥冷、陷下、瘦弱,针下空虚和感觉迟钝等现象为虚;表现疼痛、红肿、硬结、隆起,针下紧涩和感觉过敏等现象为实。根据经气的虚实情况而施行补泻,直接关系到针刺手法的具体施行。

临床应根据得气后针刺感应的情况决定补泻。针刺得气与否,是产生补泻作用最根本的先决条件。医者通过细心体察得气时针下的反应状态,可以了解患者体内邪正虚实的情况,适时地掌握补泻时机,作为针刺补泻的依据。《灵枢经·终始》云:"邪气来也紧而疾,谷气来也徐而和。"在临床行针得气时,凡针下得气徐缓,如鱼吞钩,充实微紧,患者自觉针感柔和舒适者,乃是谷气至,此时应慎守勿失。凡针下沉紧、牢实,行针涩滞不利,患者自觉针感强烈难耐者,为邪气盛。实者泻之,宜采用针刺泻法,以泻其实,使针下徐和。凡针下虚滑无力,如插豆腐样空虚,经应用行针等手法后,患者仍是针感迟至或无针感者,为正气虚衰。虚者补之,应采用针刺补法,或留针候气,使针下徐和有力。

在应用针刺补泻手法后,还可以通过针下得气及患者主诉,察知补泻疗效的好坏。如补虚者针感由弱转强,由小渐大,针下感觉充实,有时或有热感;泻实者针感由盛转衰,针下再无强紧等感觉,有时或有凉感等。这些均说明补泻手法适宜,达到了补虚泻实的治疗作用。

三、决定针刺补泻的主要因素

针刺补泻效果的产生,主要取决于以下3个方面的因素。

(一)机体反应状态

对针刺的疗效起决定作用的是人体本身的功能状态。人体功能处于不同的病理状态时,针刺可以产生不同的作用而收到补和泻的不同效果。当机体的正气虚惫呈虚证时,针刺相应的腧穴可以起到补虚的作用。当机体处于邪气壅盛呈实证时,针刺相应的腧穴又可起到泻实的作用。如胃肠痉挛疼痛,其证属实,针刺可以收到解痉止痛之效;胃肠蠕动弛缓,呈虚证时,针刺可以增强胃肠蠕动而使其功能恢复正常。这种针刺的调整作用,是与机体的反应状态紧密相关的。

(二)腧穴的特性

腧穴的主治作用不仅有其普遍性,而且某些腧穴还具有相对特异的治疗作用。人体的不少腧穴,如关元、气海、命门、足三里等穴具有强壮作用,多用于补虚,扶助正气;水沟、少商、中冲、十宣、委中等穴具有泻邪作用,多用于泻实,疏泄病邪。故临床应在掌握腧穴共性与特性的基础上,根据对患者体质、病情、病位等的综合辨证,选取与疾病相适宜的穴位,采用适当的治法和针刺手法,才能收到良好的针刺补泻效果。

(三)针刺手法

上述影响针刺补泻作用的因素,主要是指在针刺入人体腧穴以后,机体在针刺基本手法操作中发生的双向良性调节反应。而运用针刺补泻手法,不仅可以使这种良性的调整作用得以加强,更可有效地改善机体反应状态,引出更适宜于调整机体阴阳平衡的针刺感应。因而同一患者,在同一时间、同一腧穴内针刺,由于手法操作由基本手法改为针刺补泻手法,其患者的机体反应也会发生相应的改变,出现特定的补泻效应,这也是针刺基本手法与补泻手法的主要区别。

四、迎随是针刺补泻的原则

《黄帝内经》首先提出了"盛则泻之,虚则补之"(《灵枢经·经脉》)的针刺治疗原则,并用"迎随"两字概括,认为"泻者迎之,补者随之"(《灵枢经·终始》)。《灵枢经·九针十二原》云:"往者为逆,来者为顺,明知逆顺,正行无问。逆而夺之,恶得无虚,追而济之,恶得无实。迎之随之,以意和之,针道毕矣。"这指出逆经气来时而施,为迎为泻;顺经气去时而施,为补为随。《灵枢经·九针十二原》云:"泻曰迎之,迎之意,必持而内之,放而出之,排阳出针,邪气得泄。""补曰随之,随之意,若忘之,若行若悔,如蚊虻止,如留如还。"(据《黄帝内经素问·离合真邪论》王冰注引《针经》)可见,迎即逆,随即顺;迎为泻法,随为补法。

《灵枢经·小针解》在解释"迎随"时说:"其来不可逢者,气盛不可补也。其往不可追者,气虚不可泻也……知其往来者,知气之逆顺盛虚也。"进一步指出施行迎随,应候经气往来。气来时可迎夺以泻之,气往时可随济以补之。迎随要根据经气逆顺、盛虚来进行,也就是说只有在得气的前提下,掌握了气虚、气实的情况,才能施行,即气盛时才能泻,气虚时方能补。并指出:"迎而夺之者,泻也;追而济之者,补也。"进一步强调迎为泻法,随为补法。

《难经·七十二难》阐发经义,认为"所谓迎随者,知荣卫之流行,经脉之往来也。随其逆顺而取之,故曰迎随。"这说明迎泻、随补的施术,当依营卫流行和经脉往来为据,随其循行逆顺来进行针刺。如此,按照各经气血的浅深部位、流注盛衰时间、经脉走向顺逆,采取不同的针刺补泻方法,都可称为迎随。又有《难经·七十九难》,以补母泻子取穴为迎随补泻,提出"迎而夺之者,泻其子也;随而济之者,补其母也"的论点,后世又发展为子母补泻法,汪机《针灸问对》则将其称为"子母迎随"。

综上所述,在《黄帝内经》《难经》中,迎随尚不是某一具体的针刺补泻手法,只是一切针刺补泻法的代称,迎为泻法,随为补法。同时,针刺补泻又必须根据经气逆顺、盛虚来进行,从这个角度分析,迎随不是某一具体的针刺补泻手法,而是一切针刺补泻法的原则。

(刘瑞玲)

第十二节　单式针刺补泻手法

单式针刺补泻手法是根据病证虚实,在针刺得气后,分别采用徐疾、提插、捻转、呼吸等补法或泻法,扶正补虚,祛邪泻实,是针刺临床上较为常用的补泻手法。几种单式补泻手法结合,则可构成复式针刺补泻手法。值得说明的是,所谓单式、复式,也只是为了现代教学讲述方便,古书上并无此说。

一、徐疾补泻法

(一)概述

徐,缓慢;疾,快速。徐疾补泻是根据腧穴深浅以及进针和退针的快慢,来区别补泻的针刺手法。

徐疾补泻出自《灵枢经·九针十二原》:"徐而疾则实,疾而徐则虚"。所谓"实",即补虚而气实;所谓"虚",即泻实而后邪去。《灵枢经·小针解》以进(内)、退(外)过程两者的相对速度来区分补泻;而《黄帝内经素问·针解》却以出针或留针时间的长短来区别补泻,并结合开阖补泻来施用。

后世各家如王冰、张景岳、高武、姚止庵等都宗《黄帝内经素问·针解》,是从经文诠解角度去理解本法的。泉石心《金针赋》等则从临床实践出发,以《灵枢经·小针解》为据,提出"先浅后深""三进一退"为补法,"先深后浅""一进三退"为泻法。明代李梴《医学入门》、汪机《针灸问对》都宗于此。现代临床应用本法,又有与提插、捻转手法结合者。

(二)方法

1.《灵枢经·小针解》徐疾补泻法

见图5-45。

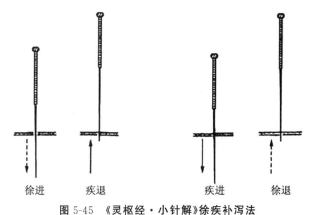

徐进　　　疾退　　　　　疾进　　　徐退

图5-45　《灵枢经·小针解》徐疾补泻法

(1)补法:进针至穴位浅层候气,得气后将针缓慢地向内推进至穴位深层,退针时疾速提至皮下,即"徐内而疾出"。

(2)泻法:迅速进针并插入穴位深层候气,得气后缓慢退针,提至皮下,即"疾内而徐出"。

实际上,本法已与营卫补泻相结合。

2.《黄帝内经素问·针解》徐疾补泻法

见图5-46。

(1)补法:留针时间较长,出针后疾速按闭针孔,即"徐出针而疾按之"。

(2)泻法:留针时间较短或不留针,出针后不按针孔,甚则摇针外出,以开大针孔。

本法实际上是留针时间长短与开阖补泻结合应用的。应该指出,这种方法并不符合《灵枢经·九针十二原》本意。

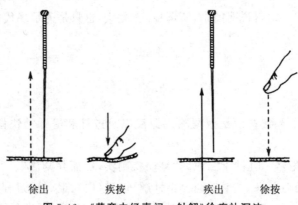

徐出　疾按　　疾出　徐按

图 5-46　《黄帝内经素问·针解》徐疾补泻法

3.泉石心《金针赋》徐疾补泻法

见图 5-47。

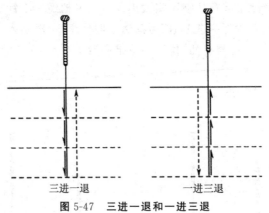

三进一退　　　　一进三退

图 5-47　三进一退和一进三退

（1）补法：先浅后深，三进一退，徐进疾退是为补。先将针进至穴位浅层（天部），得气后再将针插至穴位中层（人部），然后再插针至穴位深层（地部），在深层留针较长时间；出针时，一次将针退至穴位浅层（天部），稍停后再拔针外出，并疾按针孔。在三部进针时，每一部都可施以提插补法为主行针。

（2）泻法：先深后浅，一进三退，疾进徐退是为泻。将针一次进至穴位深层（地部），得气后再将针提至穴位中层（人部），然后再提针至穴位浅层，留针时间较短或不留针，摇针外出，不按针孔。在三部退针时，每一部都可施以提插泻法为主行针。

（三）临床应用

本法的作用，主要是调和阴阳，在临床上可以治疗各种虚寒证或实热证。徐疾补泻一般是应用针体在腧穴深浅各层进内退外的针刺手法。此外，还可与提插补泻结合，分天、人、地三部操作，补虚或泻实，构成烧山火、透天凉、阳中隐阴、阴中隐阳等复式补泻手法。现代各家应用徐疾补泻，多宗《灵枢经·小针解》，认为本法不仅应包括进针与退针的速度快慢，还要体现进针、退针用力轻重和持续时间长短等方面的不同。

（四）注意事项

（1）徐疾补泻手法的徐与疾是相对而言的，必须明确区别。徐疾补泻的重点都是"徐"，要求心静手徐，不可草率。

（2）行针手法以提插为主，如需分层操作时，必须分清天、人、地三层的界限。

（3）可根据患者的具体情况，决定进针和退针，以及行针、留针的速度或持续时间。

二、提插补泻法

（一）概述

提插补泻法是以下插或上提动作为主以区别补泻的手法。《难经·七十六难》云："得气，因推而内之是谓补，动而伸之是谓泻。"文中的"伸"就是将针上提，"推"就是将针下插。根据阴阳理论，外为阳而内为阴。以此为据，针体向下、向内，以插针动作为主者，由浅而深即为补；针体向上、向外，以提针动作为主者，由深而浅即为泻法。

泉石心《金针赋》云："重沉豆许曰按，轻浮豆许曰提""插针为热，提针为寒"。这说明提插补泻应在小幅度范围内（豆许）进行，可引起针下寒热不同的效应。李梴《医学入门》对提插补泻的操作方法描述尤为明确，其中"急提慢按"和"慢提急按"之法，至今仍在临床应用。杨继洲《针灸大成》又在前人基础上加以发展，使提插补泻的内容更加具体。

（二）方法

作为补泻手法的提插动作，是根据针体下插为主，还是上提为主，两者之间有所区别，来达到补虚或泻实的目的。在临床上，可用手指爪切穴位，顺势进针，待得气后，再行提插补泻。

1. 提插补法

要急按慢提。即将针体下插时，用力要大，速度要快，其要领是急按；将针体上提时，用力要小，速度要慢，即慢提。有人将之称为"下三上二提插术"，即下插针用力大、上提针用力小。

2. 提插泻法

要急提慢按。即将针体上提时，用力要大，速度要快，其要领是急提；将针体下插时，用力要小，速度要慢，即慢按。有人将之称为"上三下二提插术"，即上提针用力大、下插针用力小。

（三）临床应用

补虚泻实，调和阴阳。本法之补，以急按慢提为主，导阳内入，阳气充实，故有温补作用，可治经气不足，表现为虚寒证候者。本法之泻，以急提慢按为法，引阴外出，邪气得泄，故有凉泻作用，可治经气有余，表现为实热证候者。

（四）注意事项

（1）提插补泻手法，应以提针或下插用力的轻重不同区别施术。

（2）一般来说，提插补泻必须在较小幅度（一般在1分之内）的范围内施术。在针刺得气后，针尖以不离经气为原则，分别施行急提或急插的动作。

三、捻转补泻法

（一）概述

捻转补泻是在针体捻转手法基础上，根据捻针作用力方向，区别左转为主或右转为主，分别补虚与泻实的针刺手法。将捻转法从针刺的基本动作发展为独立的补泻手法，大约肇始于金元时期。金代窦汉卿《针经指南·气血问答》云："以大指次指相合，大指往上进谓之左，大指往下退谓之右。"以拇指捻针为标准，向前进使针左转，或向后退使针右转，来区分针刺补泻。他又强调指出："以手捻针也，务要记乎左右也，左为外，右为内，慎记耳。"这说明左转右转不同是捻转补泻的基本术式。

左右转针区别补泻，虽晚出于金元，但其理论根据仍源于《黄帝内经》。《黄帝内经素问·阴阳应象大论》云："左右者,阴阳之道路也。"《黄帝内经素问·太阴阳明论》云："阳者,天气也,主外;阴者,地气也,主内。"这都说明"阴气右行,阳气左行"(杨上善《黄帝内经太素》)的道理。明代杨继洲《针灸大成》认为："左转从阳,能行诸阳;右转从阴,能行诸阴。"也说明了这个问题。

金代何若愚将针刺捻转动作称为迎随,提出"转针迎随"之法。他在《流注指微论》中指出:"男子左泻右补,女子右泻左补,转针迎随,补泻之道,明于此矣。"在左右阴阳的基础上,再加上男女阴阳的又一因素。嗣后,泉石心《金针赋》又对左右转针分补泻的方法进一步做了解释,说:"男子者,大指进前左转,呼之为补;退后右转,吸之为泻。女子者,大指退后右转,吸之为补;进前左转,呼之为泻。"并说:"左与右有异,胸与背不同。午前者如此,午后者反之。"致使捻转补泻手法不仅与男女性别有关,而且与针刺部位、针刺时间也联系在一起,构成较复杂的操作模式。至明代,捻转补泻手法在窦汉卿《针经指南》、泉石心《金针赋》的基础上,进一步丰富发展。陈会《神应经》、李梴《医学入门》、杨继洲《针灸大成》与汪机《针灸问对》所记述的捻转补泻,流派纷呈,手法各异,内容亦不相同。

(二)方法

1.捻转补泻手法

作为捻转补泻的基本术式,可以拇指用力为标准。拇、示二指持针捻转,拇指向前用力使针左转,然后让针自然退转(拇指不用力),是为补法;拇指向后用力使针右转,然后让针自然退转(拇指不用力),是为泻法(图5-48)。

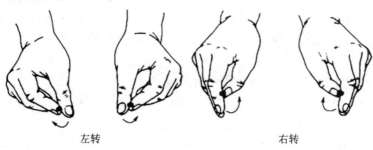

左转　　　　　　　　　　　右转

图 5-48　捻转补泻法

2.经脉循行顺逆捻转补泻手法

此为汪机《针灸问对》所载的一种捻转补泻手法,是根据经脉循行顺逆升降的关系提出的。应用时可将十四经分为两组,手三阴、足三阳、督脉为远心下行的经脉,手三阳、足三阴、任脉为向心上行的经脉,分别施以捻转补泻。

3.病证寒热捻转补泻手法

此是杨继洲《针灸大成》根据病证寒热性质不同,结合阴阳经脉针刺而提出的一种变通的捻转补泻手法。

4.凤凰展翅与饿马摇铃

这两种捻转补泻手法见于杨继洲《针灸大成·四明高氏补泻》的"神针八法"篇中,但查考高武《针灸聚英》和《针灸节要》,高武并无此篇文字,姑且存疑。其中的凤凰展翅法,是"用右手大指、示指捻针头,如飞腾之象,一捻一放",后世称为飞法。饿马摇铃法操作,是用右手拇指与示指捻针,一前一后地捻转。其特点是一次拇指向前,一次拇指向后,拇指向前时用力较大、捻转幅度也大,拇指向后时用力较小、捻转幅度也小。所谓"缓缓前进则长,后退则短",整个操作过程要求缓慢而用力柔和,如"饿马摇铃"之状,故类同于一般捻转补泻法中的补法,也是以拇指左转向前为主的手法。

5.男女性别不同的捻转补泻手法

有陈会、李梴、杨继洲三家。总的是男子是顺时针向左捻转为补,逆时针向右捻转为泻;女子逆时针向右捻转为补,顺时针向左捻转为泻。

(1)陈会捻转补泻法:其机制是以手足十二经所属肢体左右的阴阳及转针左右阴阳的顺逆关系为依据。左侧属阳,左转顺阳为补,右转逆阳为泻;右侧属阴,右转顺阴为补,左转逆阴为泻。由于转针的左右,须与患者肢体的左右配合起来,分别顺逆关系,因此下表中所述与陈会原文中所称的左右相反,这是以患者的体位角度来区别转针方向的标准。至于对任脉、督脉施行捻转补泻,则又以男女背腹的阴阳与转针左右的阴阳之顺逆关系为依据。由于任脉、督脉为单行线,无左右之分,故可以医师体位角度去考虑转针方向。

(2)李梴捻转补泻法:这种手法结合了呼吸和针向,较陈会的手法更为复杂。它既须分别手足阴阳,又须分别左右和经脉的阴阳,即以手足、阴阳、经脉三方面的阴阳盛衰,来分别结合转针左右的阴阳作为补泻手法的根据。凡两阳一阴,阳胜于阴者为阳长,属阳性,转针以向左顺阳为补,向右逆阳为泻;两阴一阳,阴胜于阳者为阴长,属阴性,转针以向右顺阴为补,向左逆阴为泻;三阳为阳极,阳极则生阴,故为阳消,与阴长同列,也属阴性;三阴为阴极,阴极则生阳,故为阴消,与阳长相同。

(3)杨继洲捻转补泻法:《针灸大成》以男女性别不同为标准,但不分手足左右、阴阳经脉和午前午后,来施行左右转针的补泻手法。

(三)临床应用

补虚泻实,通调营卫气血。捻转补法用于虚证,捻转泻法用于实证。目前临床上大多采取捻转补泻基本术式,分别左转与右转,来补虚或泻实。也有人主张捻转补泻可根据其频率、幅度、力量、时间来分别操作,如捻转幅度小、速度慢、时间短为补法,捻转幅度大、速度快、时间长为泻法。实际上是根据刺激强弱来区别补泻,前者轻刺激为补法,后者强刺激为泻法,与本法迥异。

(四)注意事项

与捻转法大致相同。

四、呼吸补泻法

(一)概述

呼吸补泻法是在患者呼气或吸气时,进针、出针,或施以捻转、提插等补泻手法,来激发经气、补虚泻实的方法。一般不单独应用。

呼吸补泻法出自《黄帝内经素问·离合真邪论》"吸则内针,无令气忤;静以久留,无令邪布;吸则转针,以得气为故;候呼引针,呼尽乃去,大气皆出,故命曰泻……呼尽内针,静以久留,以气至为故,如待所贵,不知日暮,其气以至,适而自护,候吸引针,气不得出,各在其处,推阖其门,令神气存,大气留止,故命曰补。"文中说明了呼吸补泻的基本原则,即患者吸气时进针、呼气时退针,是为泻法;患者呼气时进针、吸气时退针,是为补法。对后世影响很大。《黄帝内经素问·调经论》则以"针与气俱内""针与气俱出"为泻法,"气出针入""气入针出"为补法,并指出当与"摇大其道"和"闭塞其门"的出针方法(开阖补泻)相配合。

元明以降,历代医家在《黄帝内经素问》呼吸补泻的基础上又有所发展。对呼吸调息方法的应用,高武《针灸聚英》主张患者自然呼吸;杜思敬《济生拔萃》却主张"使然呼吸",由医师嘱患者呼吸,甚至以口吸鼻呼为泻、鼻吸口呼为补,来分别补泻;李梴《医学入门》则认为自然呼吸当随机应用。各家也有所不同。

(二)方法

1.呼吸调息法

可分为鼻呼吸法和口鼻呼吸法两种。前者宜采取深呼吸(腹式呼吸),后者可采取胸式呼吸。

(1)鼻呼吸法:用吸必先呼,用呼必先吸。吸气时,先用鼻呼气,待呼气尽,放松腹肌,鼻深深吸气,利用腹肌舒张的力量将空气吸入,吸至腹部膨隆有充实感。呼气时,先用鼻吸气,待吸气毕,收缩腹肌,利用腹肌收缩力量将空气从鼻部缓缓呼出,呼至腹部凹陷。

(2)口鼻呼吸法:口吸鼻呼为泻,呼气要短而快,吸气要长而慢,吸气时3次用口吸入,呼气时要1次用鼻呼出,即一呼三吸。鼻吸口呼为补,吸气要短而快,呼气要长而慢,吸气时要1次用鼻吸入,呼气时要3次用口呼出(吹出),即一吸三呼。

2.呼吸进针出针法

一般可令患者行鼻呼吸或口鼻呼吸,即所谓"使然呼吸"。

(1)补法:呼气时进针,得气后行针、留针,在吸气时徐徐出针。是为"气出针入""气入针出",适用于虚证。

(2)泻法:吸气时进针,得气后行针、留针,待针感消失后,呼气时迅速出针。是为"针与气俱入""针与气俱出",适用于实证。

3.呼吸捻转补泻法

一般在行针过程中应用,多以自然呼吸为主,即"等候患者之呼吸而用针",在其呼气或吸气时随机施以捻转补泻手法。

(1)补法:进针入穴内,未得气时可候患者呼气时小幅度捻针(不分左右)催其针感。得气后,候其呼气时捻针左转(拇指向前用力),吸气时持针不动。行针或留针毕,待其吸气时出针。

(2)泻法:进针入穴内,未得气时可候患者吸气时小幅度捻针(不分左右)催其针感。得气后,候其吸气时捻针右转(拇指向后用力),呼气时持针不动。行针或留针毕,待患者呼气时出针。

4.呼吸徐疾补泻法

一般采用口鼻呼吸,并令患者呼气或吸气("使然呼吸")。

(1)补法:乘患者呼气三口时,即将针进至穴位浅层,令患者继续鼻吸口呼、一吸三呼,乘三呼时捻针左转,并用力将针下捺(紧按),吸气时将针放松、轻轻退转,以便继续行针。又乘呼气三口时,将针下插至穴位中层,依上法施术,呼则左转针、下按针,吸则将针放松。再乘呼气三口时,将针下插至穴位深层,仍依上法施术。反复施术,待针下有热感后,乘患者吸气时,一次将针迅速退出,并疾按针孔。此乃"三进一退"的徐疾补法与"三呼一吸"的呼吸法结合,适用于虚寒证。

(2)泻法:乘患者吸气三口时,即将针进至穴位深层,仍令其鼻呼口吸、一呼三吸,乘三吸时捻针右转,并用力将针上提(紧提),呼气时将针放松,并轻轻使针退转,以便继续行针;又乘吸气三口时将针上提至穴位中层,依上法施术,吸则转针、上提,呼则将针放松;再乘吸气三口时将针上提至穴位浅层,依上法施术。反复施行,待针下有凉感后,乘呼气时缓慢退出,不闭针孔。此为"三退一进"的徐疾泻法与"三吸一呼"的呼吸法结合,适用于实热证。

(三)临床应用

1.功用

呼吸配合各种补泻手法,能调和阴阳、升清降浊,促使营卫气血运行畅通。杨继洲《针灸大成·经络迎随设为问答》云："诸阳浅在经络,诸阴深在脏腑,补泻皆取呼吸,出内其针。"这说明经络脏腑病证均可用呼吸补泻法。

2.主治

在临床上,本法尤宜于气分病,如气机失司、升降失调所致的呃逆、胸脘痞闷、腹胀、腹痛、二便失调等。此外,对局部软组织扭挫伤,仅有胀痛、麻木而压痛点不显著者,亦可应用。如应用一般补泻手法效果不显著者,也可用呼吸配合,常有意想不到的效果。

3.临床作用

(1)行气:在针刺操作过程中,配合缓慢而深沉的腹式呼吸,可促使刺激感应的传导。按泉石心《金针赋》的方法,病痛在所取腧穴的上方,要在患者吸气时提针,以使针感向上传导;若病痛在所取腧穴的下方,则在患者呼气时插针,以使针感向下传导。

(2)减轻针刺疼痛:在进针与出针时,配合适当的呼吸,可减轻针刺疼痛。进针时,可嘱患者深吸气一口;出针时,也可随患者吸气将针捻动,缓缓出针,如此便可减轻病痛。如杨继洲《针灸大成》所云"凡针痛者……不可起针,令患者吸气一口,随吸则将针捻活,伸提一豆即不痛",也是这种办法。

(3)补虚泻实:呼吸补泻法一般不单用,在临床上经常配合提插、捻转、徐疾等补泻手法应用。特别在行烧山火与透天凉手法时,配合呼吸补泻,可以提高热感或凉感的出现率。对一些慢性病施行徐疾补泻或提插补泻,一般效果较微而短暂时,若用呼吸补泻配合则可提高疗效。

(四)注意事项

(1)因呼吸补泻需医患配合,所以必须先做必要说明,使患者有较平稳的呼吸,或经过训练后的节律呼吸。

(2)医者自始至终应手不离针,全神贯注,手、眼、心合一。

(3)在进行上述呼吸徐疾补泻法时,医者尤其应通过适当的臂力、掌力、指力来加强针刺感应,以提高疗效。

(4)应在空气清新、环境宁静的诊室里施行本法。

(5)如手法不熟者,可在腹部取穴时应用本法,视腹部的膨隆(吸气)和凹陷(呼气)随机施以补泻。

五、开阖补泻法

(一)概述

开阖补泻即在出针时按闭针孔或摇大针孔,以分别补虚或泻实的手法。在临床上,常与徐疾补泻同用。本法出自《黄帝内经》各篇,后世基本无疑义。实际上,开阖无须单列一法。

(二)方法

1.开阖补法

缓慢出针,疾按针孔,按揉片刻,闭塞其门,正气无以耗散,是为补。

2.开阖泻法

迅速出针,出针时摇动之,不按针孔,摇大其道,外门不闭,邪气得以外泄,是为泻。

(三)临床应用

主要用于出针时的补泻,一般不单独应用,常与其他手法特别是徐疾补泻同用。

(四)注意事项

开阖补泻中的补法,实际上即是杨继洲"下手八法"中的"扪"法,要求右手出针,左手按穴,配合得当。泻法摇大针孔时,又相当于杨继洲"十二字手法"中的"针摇",要求以手捻针,如扶人头摇之状。

（李佳贞）

第十三节　大补大泻和平补平泻

大补大泻和平补平泻是指补泻手法与刺激量的关系而言的,实际上是"刺有大小"的内容。一般而言,大补大泻以强刺激为主,平补平泻以弱刺激(或中等度刺激)为主,均以针刺补法或泻法来操作,但其目的却有所区别。而朱琏《新针灸学》认为,针刺手法基本上只有强刺激和弱刺激两种。强刺激可使神经由高度兴奋转为抑制,故又称抑制法;弱刺激能使神经适当兴奋,故又称兴奋法。

一、大补大泻

(一)概述

大补大泻始见于明代杨继洲《针灸大成》卷四"经络迎随设为问答",是属"刺有大小"的内容。即手法较重、针感较强的补法或泻法,可分别用于阳盛阴衰或阴盛阳衰的病证,以使"经气内外相通,上下相接,盛气乃衰"。目前大多主张用复式补泻手法分层操作来进行大补或大泻,亦可用接气通经或抽添法以取补泻之效。明代李梴《医学入门·杂病穴法》列有汗、吐、下三法,分别使用捻转或提插补泻手法,施于合谷、内关、三阴交等穴,以取得强烈感应,实际上也应属于大补大泻范畴。

(二)方法

1.大补法

用烧山火法,以提插补法与徐疾补法为主,在天、人、地三部各行提插补法(重插轻提)九阳数(9次、27次、49次、81次),三进一退,务求针下热感。

2.大泻法

用透天凉法,以提插泻法与徐疾泻法为主,在地、人、天三部各行提插泻法(重提轻插)六阴数(6次、18次、36次、64次),三退一进,务求针下凉感。

3.汗法

取合谷穴,直刺进针1寸许,得气后用搓法。搓针时以示指末节横纹至指梢为则,拇指、示指捏住针柄,拇指从示指横纹向上搓,进至指梢,是为1次,然后让针自然退转。一般可搓数十次,甚而九九之数(81次),以取汗出热退之效。也可行针刺补法(如烧山火),得汗方止。

4.吐法

取内关穴,直刺进针1寸许,得气后先用提插补法6次、提插泻法3次,然后行子午捣臼法3次,使患者有恶心作呕感,再推战针体,并嘱其呼气几次,即可呕吐。

5.下法

取三阴交穴,针刺5分许,行捻转补泻手法,男子向左捻转,女子向右捻转,捻转手法可以六阴数计(36次、64次),然后口鼻闭气,将气吞鼓腹中,如此便有便意。同时可配合支沟透间使,行针刺泻法,则效果更好。

以上汗、吐、下三法如合理应用,可取发汗、催吐、泻下的强烈效应,故属大补大泻范畴。

6.接气通经法和抽添法

在针刺得气后,根据病证虚实情况,采用汪机《针灸问对》所载的抽添法和接气通经法,有补虚泻实和促使针感上下传导的作用。一般不分层操作,以呼吸、提插、进退(出内)结合,取得强烈针感,亦应属于杨继洲所谓的"大补大泻"范畴。

(三)临床应用

烧山火法与透天凉法临床主要用于大虚或大实的病证,而又能耐受强烈针感者,以调和阴阳。接气通经法和抽添法则用于经气痹阻的病证,如中风偏瘫等。汗法有解表发汗、祛风散寒的作用,可用于风寒表证,如恶寒发热、身痛、头痛、无汗而脉浮紧,除针刺合谷穴之外,还可配风池、大椎等穴。吐法有催吐作用,可用于宿食、痰涎阻滞于上,症见脘痞胀满、闷乱懊恼、上冲欲呕等。下法有攻下通里、泻热导滞的作用,可用于肠胃积热,便秘、腹痛而拒按者。

(四)注意事项

(1)大补大泻一般适用于四肢肘膝关节以下,以针感明显、疗效显著而肌肉丰厚处为主。

(2)针感强度以患者能忍受为限。

(3)年老体弱、孕妇、产后、大出血及久病者忌用汗、吐、下三法,大吐、大泻后的患者忌用汗法。

(4)用汗法后,如汗不止,可针阴市、补合谷。用吐法后,如吐不止,可调匀呼吸,或补足三里,吐止则徐徐出针,急扪针孔。用下法后,如泻不止,可补合谷行九阳数。

(5)大补大泻与汗、吐、下三法必须在辨证正确时应用。

二、平补平泻

(一)概述

平补平泻始见于明代陈会《神应经》,原指针刺先泻后补的方法。杨继洲《针灸大成》认为,不论补法还是泻法,都可用"刺有大小"不同的量来进行区分,亦即大补大泻和平补平泻有别。他所说的平补平泻,实际是小补小泻,或以轻、中度的刺激量来进行补法和泻法,适用于"阴阳不平"者,以取"内外之气调"的效果为度。现代临床应用的平补平泻,是一种不分补泻、以得气为主的手法。

(二)方法

根据杨继洲《针灸大成》所述,平补平泻是以提插手法为基础进行补泻的,"阳下之曰补,阴上之曰泻"即是其证。

1.平补法

针刺入穴得气后,在穴位中层(人部)行小幅度的提插补法,紧按慢提、重插轻提,以局部或邻近处有舒适针感为度,患者感到平和轻松,症状得以缓解。

2.平泻法

针刺入穴得气后,在穴位中层行小幅度的提插泻法,紧提慢按、重提轻插,以局部或邻近有舒适针感为度,患者感到平和轻松,症状得以缓解。

对虚实兼者,可根据具体情况,用上述手法结合,先补后泻或先泻后补,务使阴平阳秘,得以协调。

(三)临床应用

本法可用于虚证或实证病情较轻时,对年老体弱、小儿、孕妇、产后等不耐强烈针感(或大补大泻手法)者较为适合。对虚实兼有的久病患者,如病情稳定、无显著发作症状而又对针刺敏感者,也可应用。

(四)注意事项

(1)本法提插幅度宜小,其频率大小可视针感强弱而定,一般以局部有舒适柔和的酸胀感为度。

(2)一般在穴位中层(人部)施术。

三、营卫补泻

(一)概述

营卫补泻是根据营气与卫气运行分布不同的特点,取卫分(浅层)以补,取营分(深层)以泻,分别针刺补泻的方法。

营气和卫气均为脾胃水谷之气所化生,"其清者为营,浊者为卫,营在脉中,卫在脉外"(《灵枢经·营卫生会》)。营气是运行于脉中的精气,运行于脉内属阴,有化生血液、营养周身的功用;卫气是运行于脉外的浊气,运行于脉外属阳,有温煦脏腑、充养肌肤、司腠理开阖的功用。营气与卫气各司其职,相互为用,周流全身,又复交会而阴阳相贯,如环无端。在运行分布上,营气与卫气各有特点。《灵枢经·卫气》云:"其浮气之不循经者,为卫气;其精气之行于经者,为营气。"这说明营气布于经脉深部,卫气布于经脉浅部,是其不同处。

《难经》发挥《灵枢经》诸篇经义,以"刺荣无伤卫,刺卫无伤荣"为题,引入营卫补泻的概念。在《难经·七十一难》中,说明营卫阴阳深浅不同,具体操作方法当有区别;在《难经·七十六难》中,又以"当补之时从卫取气,当泻之时从荣置气"为法则,从而产生了两种不同的操作。元代滑伯仁《难经本义》、明代李梴《医学入门》基本从《难经》原义出发,加以诠解发挥。日本滕万卿《难经古义》认为,《难经·七十六难》与《难经·七十难》"春夏必致一阴,秋冬必致一阳"之义相通,亦即营卫补泻的针刺深浅原则,当与四时阴阳升降变化联系起来理解。

也有人将营卫深浅候气与开阖补泻结合起来进行操作的,如郑魁山《针灸集锦》。李鼎《针灸学释难》认为"当补之时从卫取气,当泻之时从营置气",在于针刺补法以按为主,即紧按慢提,针刺泻法以提为主,即紧提慢按。此与《难经·七十难》所说的"初内针,浅而浮之至心肺之部,得气推内之,阳也"和"初下针,沉之至肝肾之部,得气引持之,阴也"是一个意思。并指出,《难经·七十六难》所述,是后来提插补泻的依据。

(二)方法

1.营卫深浅针刺法

这是根据《难经·七十一难》进行操作的方法。针刺属于阳气的卫分(浅层)时,要沿皮横刺,不可深刺、直刺,即"刺卫无伤荣"。针刺属于阴气的营分(深层)时,要先以左手按压穴位,使浅层的卫气散开后,方可直刺进针,直达深层,即"刺荣无伤卫"。

2.营卫提插补泻法

这是根据《难经·七十六难》深浅取气,并结合提插补泻进行操作的方法。补法,轻缓而刺,下针至穴位浅层(卫分),得气后反复行下插动作,或紧按慢提,徐推其气以入内。泻法,重急而刺,下针至穴位深层(营分),得气后反复行上提动作,或紧提慢按,引持其气以出外。

3.营卫开阖补泻法

补法,先从穴位浅层(卫分)候气,如气不至即行催气手法,气至后缓慢出针,急按针孔。泻法,先从穴位深层(营分)候气,如气不至即行催气手法,气至后重急出针,不按孔穴,或点刺放血。实际上,这是根据营卫深浅分布不同特点取气,并结合开阖补泻,分别补泻的方法。

(三)临床应用

目前,营卫补泻常与提插、徐疾、开阖等单式补泻结合应用,以调和营卫为目的,进行深浅不同的针刺操作。

根据杨继洲《针灸大成》所述,营卫补泻在临床上可结合各种辅助手法而施行。刺阳部(卫气),浅卧下针,辅以循摄之法,令经脉肌肤舒缓,或辅以弹穴法,令气血充盈而后下针。刺阴部(营分),必先用爪切重按的辅助手法,令阳气(卫气)散,再重急下针,直刺达穴位深层。

此外,营卫补泻可作为候气法的一种。阳病、卫分证,可在穴位浅层候气;阴病、营分证,可在穴位深层候气。刺阳经穴位,可在穴位浅层候气后,再由浅入深;刺阴经穴位,可在穴位深层候气后,再由深出浅。在历代针灸文献中,还有以男女性别区分针刺深浅的方法。如男子用浅提法候气于卫分(外),女子用深插法候气于营分(内),以待气至。用这种方法后,如仍久而不得气,则说明营卫之气衰竭,病情危重。可资参考。

再者,有人将此沿用于皮肤针法。皮肤针叩刺,轻叩不出血为"刺卫",属于补法;重叩出血为"刺营",属于泻法。

(四)注意事项

(1)营卫补泻以针刺深浅为则,但其具体尺寸应以穴位解剖位置为依据,在许可的限度内决定。如合谷穴可直刺1.5寸,浅层卫分0.5寸,深层营分则为1.5寸。其余类推。

(2)营卫补泻以得气为要领,不论补法还是泻法,首先取气(得气),然后再行其他手法。如在规定的深浅度,久不得气,当用催气法。如气仍不至,应调节针尖方向或深浅度,不宜拘泥。

(武长虹)

第六章

灸 法

第一节 灸法临床基础

一、灸法材料和分类

灸法古称灸焫。《说文解字》云:"灸,灼也,从火音久,灸乃治病之法,以艾燃火,按而灼也。"可见,灸法是用艾绒或药物为主要灸材,点燃后放置于腧穴或病变部位,进行烧灼和熏熨,借其温热刺激及药物作用,温通气血、扶正祛邪,以防治疾病的一种外治方法。

灸法可分为艾灸法和非艾灸法两大类。艾灸法以艾绒为灸材,是灸法的主要内容,可分为艾炷灸、艾条灸等。非艾灸法可用除艾叶以外的药物或其他方法进行施灸,有灯火灸、药线灸、药笔灸等。

(一)艾叶与艾绒

艾为自然生长于山野之中的菊科多年生灌木状草本植物,我国各地均有生长,但古时以蕲州产者为佳,故特称"蕲艾"。艾在春天抽茎生长,茎直立,高60～120 cm,具有白色细软毛,上部有分支。茎中部的叶呈卵状三角形或椭圆形,有柄,羽状分裂,裂片椭圆形至椭圆状披针形,边缘有不规则的锯齿,表面深绿色,有腺点和极细的白色软毛,背面布有灰白色绒毛,7～10月开花。瘦果呈椭圆形。艾叶有芳香型气味,在农历的4～5月,当叶盛而花未开时采收。采时将艾叶摘下,晒干或阴干后备用。

1.艾叶化学成分

艾叶中纤维质较多,水分较少,还有许多可燃的有机物,是理想的灸疗原料。其化学成分见表 6-1。

表 6-1　艾叶的化学成分

成分	含量(%)
无氮素有机物	66.85
含氮素有机物	11.31
水分	8.98
溶醚成分	4.42
离子成分(包括钾、钠、钙、镁、铝)	8.44

2.艾叶的性能

艾叶气味芳香,味辛、微苦,性温热,具纯阳之性。艾叶经加工制成细软的艾绒,便于搓捏成大小不同的艾炷,易于燃烧;艾火燃烧时热力温和,能窜透皮肤,直达体表深部;艾产地广泛,易于采集,价格低廉。故从古至今,灸不离艾,艾是最常用的施灸材料。

3.艾绒的制备

每年农历的四～五月,采集肥厚新鲜的艾叶,放置日光下曝晒干燥,然后投于石臼中,用木杵捣碎,筛去杂梗,再晒、再捣、再筛,如此反复多次,即成为淡黄色、洁净、细软的艾绒。

艾绒按加工(捣筛)程度不同,有粗、细之分。粗绒多用做艾条或间接灸,细(精)绒则常用做直接灸。艾绒的质量以无杂质、柔软易团聚、干燥者为优,以含杂质、生硬不易团聚、湿润者为劣。后者燃烧时易爆裂,散落火花而灼伤皮肤,故不宜采用。新制艾绒内含挥发油较多,灸时火力过强,有失温和之性,常致患者不能耐受,故临证以陈久的艾绒为佳品。

4.艾绒的贮藏

艾绒其性吸水,易于受潮,平时应放在密闭的干燥容器内,置于阴凉干燥处保存;并于每年天气晴朗时重复曝晒几次,以防潮湿、霉烂或虫蛀,否则会影响燃烧与效用。

(二)艾绒制品

1.艾炷

以艾绒施灸时,所燃烧的圆锥体艾绒团称为艾炷,常用于艾炷灸。每燃尽1个艾炷,为1壮。

(1)艾炷规格:小炷重0.5 g,相当于中炷的一半,常置于穴位或病变部烧灼,常做直接灸用。中炷重1 g,炷高1 cm,炷底直径约1 cm,可燃烧3～5分钟,常做间接灸用。大炷重2 g,相当于中炷的1倍,常做间接灸用。艾炷无论大小,直径与高度大致相等。

(2)艾炷制作方法:有手工制作与艾炷器制作两种方法。①手工制作法:小炷可先将艾绒搓成大小适合的艾团,夹在左手拇、示二指指腹之间,示指要在上,拇指要在下,再用右手拇、示二指将艾团向内向左挤压,即可将圆形艾团压缩成上尖下平的三棱形艾炷,随做随用,至为简便。中炷、大炷则须将艾绒置于平板上,用拇、示、中三指边捏边旋转,将艾绒捏成上尖下平的圆锥体(图6-1)。要求搓捏紧实,能放置平稳,燃烧时火力由弱到强,患者易于耐受,且耐燃而不易爆。艾炷大小可随治疗需要而定。②艾炷器制作法:艾炷器中铸有锥形空洞,洞下留一小孔,将艾绒放入艾炷器空洞中,另用金属制成下端适于压入洞孔的圆棒,直插孔内紧压成圆锥体,倒出即成艾炷。用艾炷器制作的艾炷,艾绒紧密,大小一致,更便于应用。

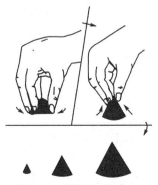

图6-1 艾炷手工制作法

2.艾条

艾条又名艾卷，系用艾绒卷成的圆柱形长条。一般长 20 cm、直径 1.5 cm，常用于悬起灸、实按灸等。根据内含药物之有无，可分为纯艾条和药艾条两种。

(1)纯艾条：取制好的陈久艾绒 24 g，平铺在长 26 cm、宽 20 cm、质地柔软疏松而又坚韧的桑皮纸上，将其卷成直径约 1.5 cm 的圆柱形艾条，越紧越好，用胶水或糨糊封口。

(2)药艾条：有以下 3 种。①常用药艾条：取肉桂、干姜、木香、独活、细辛、白芷、雄黄、苍术、没药、乳香、川椒各等分，研成细末。将药末混入艾绒中，每支艾条加药末 6 g。制法同纯艾条。②雷火神针：沉香、木香、乳香、茵陈、羌活、干姜、穿山甲各 15 g，研为细末，过筛后，加入麝香少许和匀。以桑皮纸 1 张约 30 cm×30 cm 摊平，取艾绒 40 g 均匀铺于纸上，然后将药末 10 g 匀掺于艾绒中。再搓捻卷紧成爆竹状，外糊上桑皮纸 1 层，两头留空纸 3 cm，捻紧即成。阴干备用，勿令泄气。③太乙神针(韩贻丰《太乙神针心法》方)：硫黄 6 g，麝香、乳香、没药、松香、桂枝、杜仲、枳壳、皂角、细辛、川芎、独活、穿山甲、雄黄、白芷、全蝎各 3 g，均研成细末，和匀。以桑皮纸 1 张约 30 cm×30 cm 大小，摊平。先取艾绒 24 g，均匀铺于纸上；再取药末 6 g，均匀掺入艾绒中；然后卷紧如爆竹状，外用鸡蛋清涂抹；再糊上桑皮纸 1 张，两头留空纸 3 cm 左右，捻紧即成。阴干待用。

二、灸法作用和适用范围

根据艾灸法的作用特点，其适用范围以寒证、虚证、阴证为主，对慢性病及阳气虚寒者尤宜。

(一)艾灸法的作用特点

(1)艾灸法的作用主要是温热透达腧穴深部，以及艾叶芳香温通药性的综合效应。

(2)艾灸法的应用以经脉陷下、阴阳皆虚、络脉坚紧者为宜，如《黄帝内经灵枢·经脉》："陷下则灸之。"

(3)艾灸法可治针刺或中药疗效不显者，亦即"针所不为，灸之所宜""凡病药之不及，针所不到，必须灸之"。在临床上，可以单用灸法，亦可先灸后针，先针后灸，针灸并用等。

(4)艾灸法主要用于寒证。《黄帝内经素问·异法方宜论》："藏寒生满病，其治宜灸焫。"即是其例。

(二)适用范围

1.温经通络

温经通络适用于寒凝血滞、经络痹阻所致的风寒湿痹、痛经、经闭、寒疝、腹痛等。

2.祛风解表、温中散寒

祛风解表、温中散寒适用于风寒外袭之表证，脾胃寒盛的呕吐、胃痛、腹泻。

3.温肾健脾

温肾健脾适用于脾肾阳虚之久泄、久痢、遗尿、阳痿、早泄。

4.回阳固脱

回阳固脱适用于阳气虚脱之大汗淋漓、四肢厥冷、脉微欲绝。

5.益气升阳

益气升阳适用于气虚下陷之内脏下垂、阴挺、脱肛、崩漏日久不愈等。

6.消瘀散结、拔毒泄热

消瘀散结、拔毒泄热适用于疮疡、痈疽初起，疖肿未化脓者；瘰疬及疮疡溃后久不愈合者。

7.防病保健

灸法用于防病保健有着悠久的历史。孙思邈《备急千金要方·针灸上》云："凡人吴蜀地宦游,体上常须三两处灸之,勿令疮暂瘥,则瘴疠、温疟、毒气不能着人。"

三、灸法禁忌病症

(一)临时情况的禁忌

基本和毫针刺法禁忌一致,在过劳、过饥、过饱、醉酒、大渴、惊恐、大怒等情况下,不可施灸。

(二)病症禁忌

外感或阴虚内热证,咳血、中风闭证等,凡脉象数疾者禁灸。高热、抽搐或极度衰竭、形瘦骨弱者,亦不宜灸治。

四、灸法禁忌部位

古之禁灸穴,主要是指直接灸、化脓灸,与其说是禁灸穴,不如说是禁忌部位更合适。

(1)颜面部穴不宜着肤灸。

(2)腋窝、睾丸、乳头、会阴部均不可灸。

(3)心脏虚里处、重要脏器和大血管附近,动脉应手处,尽量不用艾炷直接灸,更不宜用瘢痕灸,可选用其他灸法或针刺等方法治疗。

(4)皮薄肌少、筋肉积聚部位,以及关节活动处不能行瘢痕灸等。

五、艾灸意外

艾灸可引起晕灸、变态反应、感染、中毒等不良反应。除皮肤感染外,均在此介绍。

(一)晕灸

晕灸和晕针一样,都是短暂性血管抑制性晕厥。其临床表现、发生原因、防治措施均与晕针相类似。大多发生在艾炷灸过程中,也有在灸后发生的,则称为延迟晕灸。

1.临床表现

(1)先兆期:头晕不适,眼花耳鸣,心悸胸闷,上腹不适,面色苍白,出冷汗,呵欠连连。有的无先兆表现。

(2)发作期:轻者头晕胸闷,恶心欲呕,肢体无力发凉,摇晃不稳,可伴瞬间意识丧失;重者意识丧失,昏仆不醒,唇甲青紫,冷汗淋漓,面色灰白,两眼上翻,二便失禁,也可有四肢抽搐。

(3)缓解期:及时处理恢复后,自觉疲乏无力,面色苍白,嗜睡,汗出,或仅轻度不适。

2.处理方法

(1)轻度:停止施灸,将患者扶至通风处,抬高两腿,头部放低,静卧片刻,给服温开水或热茶。

(2)重度:停止施灸后平卧,在百会穴行艾条雀啄灸,针刺水沟、涌泉,也可配合人工呼吸或注射强心剂。

3.预防措施

(1)心理预防:对猜疑、恐惧、情绪过度变化的患者,要做好心理安慰、语言诱导等工作。对性格内向、精神压抑者,可做松弛训练。对性格外向、急躁好动者,可用各种有效方法转移其注意力。

(2)生理预防:饥饿者灸前适量进食,过劳者要令其休息,恢复体力后再行施灸。对易晕灸者,要尽量采用侧卧位,简化灸穴,减少灸量。施灸结束后,稍事休息后再离开诊室,以免发生延迟晕灸。

(二)变态反应

1.临床表现

以过敏性皮疹为多见,表现为局限性红色小疹,或全身性风团样丘疹,周身发热,瘙痒难忍。甚而可有胸闷、呼吸困难、面色苍白、大汗淋漓、脉细微。多在艾灸后一至数小时发生,可反复出现。

2.处理方法

皮疹可在停用艾灸后数天内,自行消退。发生变态反应,可用抗组胺药、维生素 C 等,多饮水。如发热、奇痒烦躁等,可用皮质激素。当面色苍白、大汗淋漓、脉细微时,必要时可肌内注射肾上腺素或肾上腺皮质激素。

3.预防措施

对艾灸过敏者忌用之,对穴位注射过敏者则慎用之。在施灸过程中如见变态反应先兆,则立即停用艾灸。

(三)药物中毒

因药艾条中含有雄黄,点燃后可产生含砷的气体,经呼吸道吸入而引起砷中毒。

1.临床表现

可出现流泪、咽痒、呛咳等,随之发生流涎、头晕、头痛、乏力、心悸、胸闷、气急等,甚而可出现恶心、腹痛、吐泻、冷汗淋漓等。

2.处理方法

轻者用绿豆汤(200 g 煮成 500 mL)送服小檗碱片(每天 6 片,分 3 次服),重者应送医院抢救。

3.预防措施

要限制药艾条用量,每次不超过半支,对孕妇、过敏者禁用之。

(武长虹)

第二节　灸法操作原则

一、选择方法

根据患者、病证、病种的不同,可选用不同的灸治方法。

(一)因人而宜

老人、小儿尽量少用或不用直接艾炷灸。糖尿病患者尽量不用着肤灸,以免皮肤感染伤口不易愈合。面部宜用艾条悬起灸或艾炷间接灸。

(二)因病而宜

化脓灸防治慢性支气管炎和哮喘有效。灯火灸或火柴灸,可治流行性腮腺炎、扁桃体炎,而铺灸则适用于类风湿关节炎等。慢性病多用温和灸、回旋灸和温针灸等,而急性病则多用着肤灸、雀啄灸等。

隔物灸和敷灸中所用的药物,皆按药物的性味、功能、主治等,予以选用,如甘遂灸多用于逐水泻水,而附子饼灸则多用于补虚助阳。疮疡、痈疽、顽癣、蛇丹常用局部灸治。

(三)因时而宜

艾灸常宜于午时阳气极盛之时,季节以春秋两季更佳。当然又需根据具体情况而定,或冬病夏治,或夏病冬治等。

(四)因法而宜

各种不同的灸法,有其不同的作用,可因法而选其适宜病症。如化脓灸引邪外出、开辟门户,灯火灸疏风解表、化痰定惊,温针灸温通经脉、活血化瘀,艾条温和灸则可行气活血。

二、掌握灸量

灸量是灸疗时刺激时间和刺激强度的乘积,取决于施灸的方式、灸炷的大小、壮数的多少,施灸时或施灸后刺激效应的持续时间等。掌握最佳灸量,可提高疗效,防止不良反应。

(一)灸量取用的原则

灸量指灸法达到的温热程度,不同的灸量可产生不同的治疗效果。下列两方面的因素与灸量密切相关。

1.艾炷、壮数

灸量一般以艾炷的大小和壮数的多少计算,炷小、火势小、壮数少则量小,炷大、火势大、壮数多则量大。艾条灸、温灸器灸以时间计算,太乙针、雷火针是以熨灸的次数计算。

2.疗程

灸量还与疗程相关。疗程长、灸量大,用于慢性病;疗程短、灸量小,多用于急性病。掌握灸量应根据患者的体质、年龄、施灸部位、病情等因素来综合考虑。

(二)灵活掌握灸量的方法

根据施灸部位、体质和年龄等,灵活掌握灸量,是临床治疗必须遵守的原则。现以艾炷灸为例加以说明。

1.施灸方法

艾炷直接灸时,可用小炷、中炷;间接灸则用中炷、大炷。

2.体质和年龄

青壮年、男性、初病、体实者,宜大炷、多壮;妇女、儿童、老人、久病、体虚者,宜小炷、少壮。

3.施灸部位

头面、胸背,艾炷不宜大而多;腰背腹部,肌肉丰厚处,可用大炷、多壮;四肢末端,皮肉浅薄而多筋骨处,宜少灸。

4.病情

风寒湿痹,上实下虚者,欲温通经络,祛散外邪,或引导气血下行时,不过7壮,小、中炷即可,否则易使热邪内郁而产生不良后果。沉寒痼冷、元气将脱者,需扶助阳气、温寒解凝,非大炷多壮不能奏效。

5.天地自然环境

冬日灸量可大,夏日灸量宜小。北方寒冷,灸量可大;南方温暖,灸量宜小。

6.施灸次数

将规定的艾炷壮数,一次灸完的称顿灸,分次灸完的称报灸。对体质差或头面四肢部,可用报灸,分若干次灸完,以控制灸量、完成疗程,避免产生不良反应。

三、合理补泻

(一)根据辨证,选用不同的灸治部位

可起到补虚泻实、调和气血的目的。如涌泉穴用艾条雀啄灸或蒜泥敷灸,治疗鼻衄、咯血等,能起到清热泻火的作用。用百会穴雀啄灸或蓖麻子捣泥敷灸,治疗脱肛、遗尿,则起到补气升阳的作用。此外,《理瀹骈文》根据三焦辨证提出上焦病多用取嚏法(如皂角末涂鼻治感冒);中焦病多用填脐法(如填脐敷治腹痛);下焦病多用坐药、蒸洗法等,也可归属于灸法辨证施治的范畴。

(二)隔物灸与敷灸的补泻

要根据隔物灸和贴敷时所用的药物,按其性味、功能、主治等,予以选用。如选用偏重于泻的药物进行隔物灸或贴敷,就能起到泻的作用,如甘遂贴敷多用于逐水泻水,豉饼隔物灸则多用于散泄毒邪。选用偏重于补的药物进行隔物灸或贴敷,就能起到补的作用,如附子饼隔物灸多用于补虚助阳,蓖麻仁贴敷百会穴治疗胃下垂、子宫脱垂、脱肛等,能起到补气固脱的作用。

(三)艾卷灸的抑制和兴奋作用

抑制法为强刺激,用艾卷温和灸或回旋灸,每穴每次 10 分钟以上,特殊需要时可灸几十分钟;主要作用是镇静、缓解、制止,促进正常的抑制作用。兴奋法为弱刺激,主要用雀啄灸,每穴每次半分钟到 2 分钟,30～50 下,或用温和灸、回旋灸,时间 3～5 分钟;主要作用是促进生理功能,解除过度抑制,引起正常兴奋作用。

(武长虹)

第三节　艾炷着肤灸

艾炷着肤灸是将艾炷直接放置施灸部位皮肤上烧灼的方法,故又称直接灸。根据灸后有无烧伤化脓,又可分为化脓灸和非化脓灸。骑竹马灸、横三间寸灸等都是灸背部穴的特殊艾炷着肤灸。背部灸穴有特定测量法,在历史文献中殊多记述,值得研究。

一、瘢痕灸

瘢痕灸又称化脓灸,是用黄豆大或枣核大艾炷直接放置腧穴进行施灸,局部组织经烧伤后产生无菌性化脓现象(灸疮)的灸法。这种烧伤化脓现象,古称灸疮。因灸疮愈合之后,多有瘢痕形成,故又称瘢痕灸。王执中《针灸资生经》:"凡着艾得灸疮,所患即瘥,若不发,其病不愈。"可见本法必须达到化脓方有效果,灸疮的发与不发是取效的关键。

(一)方法

1.体位选择

可采取卧位或坐位,应以体位自然,肌肉放松,施灸部位明显暴露,艾炷放置平稳,燃烧时火力集中,热力易于深透肌肉为准。亦需便于医师正确取穴,方便操作,患者能坚持施灸治疗全过程。体位放妥后,再在施灸部位上正确点穴,点穴可用圆棒蘸甲紫溶液或墨笔做标记。

2.施灸顺序

一般宜先灸上部,后灸下部;先灸背部,后灸腹部;先灸头部,后灸四肢;先灸阳经,后灸阴经。

先阳后阴,取其从阳引阴而无亢盛之弊;先上后下,则循序渐进、次序不乱;先少后多,使艾火由弱而强,便于患者接受。

如需艾炷灸多壮者,必须由少逐次渐多,或分次灸之,即所谓报灸。需大炷者,可先用小艾炷灸起,每壮递增之,或用小炷多壮法代替。

但在特殊情况下,也可酌情灵活运用,不可拘泥。如气虚下陷之脱肛,可先灸长强以收肛,后灸百会以举陷等,如此才能提高临床疗效。

3.艾炷制备安放

艾炷按要求做好,除单纯采用细艾绒之外,也可加些芳香性药末,如丁香、肉桂等分研末(丁桂散),利于热力渗透。先在穴位上涂些凡士林,以增加黏附作用,使艾炷不易滚落。放好后,用线香点燃艾炷。

4.间断法和连续法

当艾炷燃尽熄灭后,除去灰烬,再重新换另一个艾炷点燃,称为间断法,不易出现灸感循经传导。不待艾炷燃尽,当其将灭未灭之际,即在余烬上再加新艾炷,不使火力中断,每可出现感传,则称为连续法。

5.灸穴疼痛灼热

当艾炷燃烧过半时,灸穴疼痛灼热,患者往往不能忍受。此时,医师可用手拍打穴处周围,或在其附近抓挠,或拍打身体其他部位,以分散其注意力,从而减轻疼痛。一般只有在第1壮时最痛,以后各壮就可忍受。

6.艾炷灸补泻

以徐疾和开阖分别补泻。

(1)补法:艾炷点燃置穴,不吹其火,待其徐徐燃尽自灭,火力缓慢温和,是为徐火、弱火。灸治的时间较长,壮数可多。灸毕一炷,用手指按一会儿施灸穴位,是闭其穴,以使真气聚而不散。

(2)泻法:艾炷置穴点燃,用口吹旺其火,促其快燃,火力较猛,快燃快灭,是为疾火、强火。当患者觉局部灼痛时,即迅速更换艾炷再灸。灸治时间较短,壮数较少,灸毕不按其穴,是开其穴,以起到祛散邪气的作用。

7.敷贴淡膏药

灸毕,可在灸穴上敷贴淡膏药,每天换贴1次。或揩尽灰烬,用干敷料覆盖,不用任何药物。

8.灸疮

待5~7天后,灸穴处逐渐出现无菌性化脓现象,有少量分泌物,可隔1~2天更换干敷料或贴新的淡膏药。疮面宜用盐水棉球揩净,避免污染,防止并发其他炎症。正常的无菌性化脓,脓色较淡,多为白色。若感染细菌而化脓,则脓色黄绿。经30~40天,灸疮结痂脱落,局部可留有瘢痕。

如灸疮干燥,无分泌物渗出,古人称为"灸疮不发",往往不易收效。可多吃一些营养丰富的食物,或服补气养血药物,以促使灸疮的正常透发,提高疗效。也有在原处再加添艾炷数壮施灸,以促使灸疮发作。

对瘢痕进行观察,常可判定临床疗效。如瘢痕灰白,平坦柔软,说明已达到治疗要求。如瘢痕紫黯,起坚硬疙瘩,病根未除,须在原处继续艾灸。

(二)临床应用

适用于全身各系统顽固病症而又适宜灸法者,如头风、中风、癫痫、哮喘、瘰疬、肺结核、慢性肠胃病、骨髓炎、关节病等。

（三）注意事项

（1）医师应严肃认真，专心致志，精心操作。施灸前应对患者说明施灸要求，消除恐惧心理。若需瘢痕灸，必须先征得患者同意。应处理好灸疮，防止感染。

（2）根据患者的体质和病证施灸，取穴要准，灸穴勿过多，热力应充足，火力宜均匀，切勿乱灸暴灸。

（3）灸治中，出现晕灸者罕见。若一旦发生晕灸，则应按晕针处理方法而行急救。

（4）施灸过程中，应防止艾火烧伤衣物、被褥等。施灸完毕，必须将艾炷熄灭，以防止发生火灾。对于昏迷、反应迟钝或局部感觉消失的患者，应注意勿灸过量，避免烧烫伤。

（5）灸法尤忌大怒、大劳、大饥、大倦、受热、冒寒。灸后不可马上饮茶，恐解火气。忌生冷瓜果。

二、麦粒灸

非化脓灸法主要是麦粒灸，即用麦粒大或黄豆大的小艾炷直接在腧穴施灸，灸后不引起化脓的方法。因其艾炷小，刺激强，时间短，收效快，仅有轻微灼伤或发疱，不留瘢痕，故目前在临床应用较多。更宜用于小儿病及头面穴。因须在艾炷烧近皮肤时用压灭方法中断灸火，故又称为压灸。

（一）方法

1.点燃

为防止艾炷滚落，可在灸穴抹涂一些凡士林，使之黏附，然后将麦粒大的艾炷放置灸穴上；用线香或火柴点燃，任其自燃，或微微吹气助燃。

2.移去或压灭

至艾炷烧近皮肤，患者有温热或轻微灼痛感时，即用镊子将未燃尽的艾炷移去或压灭，再施第2壮。也可待其燃烧将尽，有清脆之爆炸声，将艾炷余烬清除，再施第2壮的。

3.灸穴疼痛

若需减轻灸穴疼痛，可在该穴周围轻轻拍打，以减轻痛感。若灸处皮肤呈黄褐色，可涂一点冰片油以防止起疱。

4.壮数

根据情况一般可用3～7壮。若第2次再在原处应用，每多疼痛，效果亦大减，故需略行更换位置，但不要超出太远。

5.程度

本法灼痛时间短，约20秒，一般以不烫伤皮肤或起疱为准。即使起疱，亦可在2～3天内结痂脱落，不遗瘢痕。

（二）临床应用

适用于气血虚弱、小儿发育不良及虚寒轻证等。对各种痛证与急性炎症，效果也很明显，每可立即生效。

（三）注意事项

（1）操作要熟练，避免烧伤。

（2）灸后如起小疱，宜涂甲紫溶液，令其自行吸收。

（3）如灸百会，灸前先剪去穴区头发（如中指甲大）一块，灸后半月不洗头。

（4）若是小儿，要家长抱扶，配合治疗，以免意外。

（武长虹）

第四节 艾炷隔物灸

艾炷隔物灸又称间接灸、间隔灸,是在艾炷与皮肤之间衬垫某些药物而施灸的一种方法。艾炷隔物灸具有艾灸与药物的双重作用,火力温和,患者易于接受。

一、隔姜灸

隔姜灸是在艾炷和皮肤间隔生姜片进行灸治的方法。早见于朱端章《卫生家宝方·痈疽发背方》,而后清代吴尚先的《理瀹骈文》等也有记载。本法有温中散寒、和胃止呕等治疗作用。

(一)方法

将新鲜老姜,沿生姜纤维切成厚 0.2～0.5 cm 的姜片(大小据穴区部位所在和所选艾炷大小决定),中间用针扎小孔数个。置施灸穴位上,用大艾炷或中艾炷点燃,放在姜片中心施灸。若患者有灼痛感时,可将姜片提起,使之离开皮肤片刻,旋即放下,再行灸治,反复进行。以局部皮肤潮红湿润为度。一般每次施灸 5～10 壮。

(二)临床应用

温中散寒,和胃止呕,祛寒解表。适用于感冒、咳喘、呕吐、胃痛、腹痛、腹泻、遗精、阳痿、不孕、痛经、面瘫、风寒湿痹等。

(三)注意事项

(1)用新鲜老姜,现切现用为好,不用干姜和嫩姜。

(2)姜片厚薄根据灸治部位和病证而定。面部等敏感处要厚些,急性病、痛证要薄些。

(3)如不慎起水疱时,须防止感染。

二、隔蒜灸

隔蒜灸又称蒜钱灸,是在艾炷和皮肤间隔蒜片进行灸治的方法。早见于葛洪《肘后备急方》,古人主要用于痈疽,现代还用于肺结核和疣等。除此之外,还有用蒜泥、药粉和艾绒铺在背部的长蛇灸。

(一)方法

1.隔蒜片灸

将独头大蒜横切成厚约 0.3 cm 的薄片,用针扎孔数个,放在患处或施灸穴位上,用大、中艾炷点燃放在蒜片中心施灸,每施灸 4～5 壮,须更换新蒜片,继续灸治。

2.隔蒜泥灸

将大蒜捣成蒜泥状,制成厚约 0.3 cm 的圆饼,置患处或施灸穴位,再上置艾炷,点燃施灸。

此两种隔蒜灸法,每穴每次宜灸足 7 壮,以灸处泛红为度。

(二)临床应用

消肿拔毒,散结止痛。用于治疗痈、疽、疮、疖、瘰疬、肺结核、腹中积块及蛇蝎毒虫所伤等病症。

(三)注意事项

(1)用新鲜大蒜,现切现用为好。

(2)蒜片厚薄根据灸治部位和病证而定。面部等敏感处要厚些,急性病、痛证要薄些。

(3)如不慎起水疱时,须防止感染。

三、隔盐灸

隔盐灸是用盐做隔物进行艾灸的方法。早见于《肘后备急方》,用治小便不通、霍乱、蛇咬伤等。而后有用治阴证伤寒的。隔盐灸一般只能用于脐中,也就是神阙穴。近今有用竹圈隔盐灸的报道,可用于四肢躯干,从而扩大了它的主治范围。

(一)方法

1.隔盐灸

将纯干燥的食盐纳入脐中,填平脐孔,上置大艾炷施灸。如脐部凹陷不明显,可预先在脐周围一湿面圈,再填入食盐。如患者稍有灼痛,即应更换艾炷。也有于盐上放置姜片施灸,待患者有灼痛时,可将姜片提起,保留余热至燃完一炷。一般可灸3~7壮。急性病可多灸,不限制壮数。

2.竹圈隔盐灸

空心竹圈若干个,内径3~5 cm,高1 cm,再用两层纱布包裹其底部,纱布边缘用橡皮筋系紧在竹圈的外围。竹圈内均匀铺上食盐,以能遮盖纱布为限,然后在竹圈内再装满艾绒,中央隆起,不能太松。点燃艾绒,使其慢慢燃烧至底部盐层响起噼啪声,1圈可灸20~30分钟。

(二)临床应用

回阳、救逆、固脱,适用于急性腹痛、吐泻、痢疾、脱证、癃闭等。

(三)注意事项

(1)要求患者保持原有体位,呼吸匀称。

(2)如有脐部灼伤,要涂以甲紫溶液,并用消毒纱布覆盖固定,以免感染。

(3)竹圈隔盐灸时,如患者疼痛难忍,可将竹圈稍离穴位。

四、隔附子灸

隔附子灸首见于唐代《备急千金要方》《外台秘要》,用治痈疽、风聋等。后世有用于外科疮久成瘘者。隔物分为附子片和附子饼两种,有温经散寒、温肾壮阳作用。

(一)方法

1.附子片灸

将附子用水浸透后,切成0.3~0.5 cm的薄片,用针扎数孔,放施灸部位施灸(同隔姜灸法)。

2.附子饼灸

取生附子切细研末,用黄酒调和做饼,大小适度,厚0.4 cm,中间用针扎孔,置穴位上,再以大艾炷点燃施灸,附子饼干焦后再换新饼,直灸至肌肤内温热、局部肌肤红晕为度。日灸1次。

(二)临床应用

附子性味辛温大热,有温肾壮阳的作用,与艾灸并用,适用于各种阳虚证,如阳痿、早泄、遗精、疮疡久溃不敛、痛经等。

(三)注意事项

(1)注意室内通风。

（2）选择平坦不易滑落处灸治。

（3）阴虚火旺及过敏体质者不宜。

五、隔药饼灸

隔药饼灸又称药饼灸，可分为两类：一类为单味中药或加 1～2 味辅助中药研末制作而成的隔药饼灸，如上述的隔附子饼灸等；另一类是指将复方中药煎汁或研末后加入少量赋形剂制成小饼状，并隔此药饼用艾炷灸或艾条灸的一种间接灸法。

（一）方法

1.药饼的分类

大致可分为两类：一为针对某些病证的，如骨质增生药饼、溃疡性结肠炎药饼、足跟痛药饼、硬皮病药饼等；一类为根据中医治则制作的药饼，如活血化瘀药饼、健脾益气药饼、补肾药饼等。

2.药饼制作法

（1）药汁浓缩法：按配方称取各味中药，加水适量煎 2 次，去渣，再以文火浓缩至一定量，加入赋形剂；亦可根据要求，部分药物煎汁浓缩，部分药物研末成粉，二者混合调匀后加入赋形剂。用特制的模子压成薄饼。

（2）研末调和法：可配方称取药物，研极细末，一般要求过 200 目筛，装瓶密封备用。用时据临床需要临时用调和剂调和，再用特制的模子压成药饼。目前，常用的调和剂有醋、黄酒、乙醇、姜汁、蜂蜜等。

也可先按上法研成极细末备用，临用时据证情可分别选用大蒜、嫩姜、葱白等其中之一，与药粉各取适量，一齐捣烂，用模子压成药饼。

3.药饼灸法

根据病证选用药饼。隔药饼灸，多取经穴，亦可用阿是穴；可只取单穴，亦可多穴同用。应用时，将药饼置于穴位上，将中或大壮艾炷隔饼施灸，患者觉烫时可略做移动，壮数多少据症情而定。灸疗过程中，如药饼烧焦，应易饼再灸。一般于灸毕移去药饼，亦可根据病证特点和药饼的性质，灸毕仍留置药饼于穴区，固定数小时后去掉。灸治的间隔时间与疗程，可视病证而定。

（二）临床应用

近年来隔药饼灸在临床上应用颇广，且多用于难治性病证，如骨质增生及脊髓空洞症、冠心病、慢性非特异性溃疡性结肠炎、小儿硬皮病、胃下垂、软组织损伤、足跟痛、过敏性鼻炎等。另外，还可用于保健与延缓衰老等。

（三）注意事项

（1）药饼的配方及制作，应根据病证具体情况决定。

（2）药饼要求新鲜配制，现制现用，每只药饼只能使用 1 次。

（3）灸后如出现水疱、灼伤等情况，可按前述的方法来处理。

（武长虹）

第五节　艾条悬起灸

艾条悬起灸是将艾条和穴区保持一定距离进行灸治的方法,主要有温和灸、回旋灸、雀啄灸3种。

一、温和灸

温和灸是将艾条和穴区保持一定距离,局部皮肤温热而无灼痛的艾条灸法。

(一)方法

将艾卷的一端点燃,对准应灸的腧穴部位或患处,距离皮肤 2～3 cm,进行熏烤(图 6-2),使患者局部有温热感而无灼痛为宜,一般每穴灸 20～30 分钟,至皮肤红晕潮湿为度。

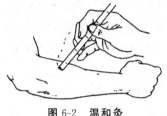

图 6-2　温和灸

若遇到昏厥或局部知觉减退的患者及小儿时,医师可将一手示、中两指置于施灸部位两侧,这样可以通过医师的手指来测知患者局部受热程度,以便随时调节施灸距离,掌握施灸时间,防止烫伤。

(二)临床应用

临床应用广泛,适用于一切灸法主治病症。用温和灸,艾条距皮肤 1.0～1.5 cm。

(三)注意事项

(1)灸治时艾条要和皮肤保持一段距离,其热力要注意因人、因病而宜。

(2)本法力缓,不宜于急重病证。

二、回旋灸

回旋灸是用艾条在穴位上往返回旋施灸的方法。

(一)方法

点燃艾条,悬于施灸部位上方约 3 cm 高处。艾条在施灸部位上左右往返移动,或反复旋转进行灸治(图 6-3)。使皮肤有温热感而不致灼痛,以局部深色红晕为宜。一般每穴灸 20～30 分钟,移动范围在3 cm左右。

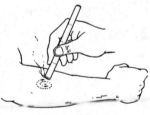

图 6-3　回旋灸

（二）临床应用

热力强，适用于急性病症，病灶较小的痛点。尤其是病损表浅而面积大者，如神经性皮炎、牛皮癣、股外侧皮神经炎、皮肤浅表溃疡、带状疱疹等，对风寒湿痹及面瘫也有效。

（三）注意事项

同温和灸。

三、雀啄灸

艾条灸的一种，用艾条在穴位处上下移动，因其如鸟雀啄食样，故名。

（一）方法

置点燃的艾条于穴位上约 3 cm 高处，艾条一起一落，忽近忽远上下移动，如鸟雀啄食样（图6-4）。一般每穴灸5分钟。此法热感较强，注意防止烧伤皮肤。

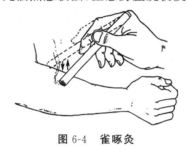

图 6-4　雀啄灸

（二）临床应用

温经通络。多用于昏厥急救、小儿疾病、胎位不正、无乳等。

（三）注意事项

(1)不可太靠近皮肤，尤其是小儿和皮肤知觉迟钝者。

(2)可配合三棱针、皮肤针放血，但要注意局部消毒。

（武长虹）

第六节　温针灸和温灸器灸

一、温针灸

温针灸是针刺与艾灸结合应用的一种方法，适用于既需要留针而又适宜用艾灸的病症。本法兴于明代，高武《针灸聚英》、杨继洲《针灸大成》均有记载。现代临床应用广泛，简便易行，针灸并用，值得推广。

（一）方法

将针刺入腧穴得气后并给予适当补泻手法，留针时将纯净细软的艾绒捏在针尾上，或用艾条一段（长1~2 cm），插在针柄上，均应距皮肤2~3 cm，再从下端点燃施灸（图6-5）。待艾绒或艾条烧完后除去灰烬，将针取出。

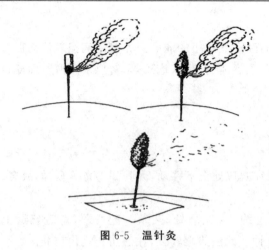

图 6-5　温针灸

　　帽状艾炷的主要成分是艾叶炭,类似无烟艾条,长度为 2～3 cm,直径为0.5～1.0 cm,一端有小孔,点燃后可插在针柄上,无烟,可燃烧 30 分钟,形如帽状,故名之。

（二）临床应用

温经散寒,活血通脉。用于风湿痹证和各种疼痛等。

（三）注意事项

（1）嘱患者不要任意移动肢体,以防灼伤。

（2）严防艾火脱落,可预先用硬纸剪成圆形纸片,并剪一至中心的小缺口,置于针下穴区上。

二、温灸器灸

　　温灸器的式样很多,大多底部均有数十个小孔,内有小筒一个,可以装置艾绒和药末后点燃,然后在灸穴或相应部位上来回熏熨,其实是熨法的一种。以下介绍一种温灸筒,可以固定在腧穴上持续灸疗,以治疗疾病。

（一）方法

1.温灸筒结构

　　灸筒由内筒、外筒两个相套而成,均用 2～5 mm 厚度的铁片或铜片制成。内筒和外筒的底、壁均有孔,外筒上用一活动顶盖扣住,无走烟孔,施灸时可使热力下返,作用加强。内筒安置一定位架,使内筒与外筒间距固定。外筒上安置一手柄以便夹持或取下。亦可在外筒上安置两个小铁丝钩,其尾端可系松紧带以固定灸筒于腧穴上(图 6-6)。

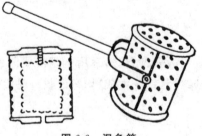

图 6-6　温灸筒

2.操作方法

（1）装艾:取出灸筒的内筒,装入艾绒至大半筒,然后用手指轻按表面艾绒,但不要按实。

（2）点火预燃：将内筒装入外筒，用火点燃中央部的艾绒（不能见火苗），放置室外，灸筒底面触之烫手而艾烟较少时，可盖上顶盖，取回施用。但必须注意，预燃不足则施灸时艾火易灭，过度则使用时艾火不易持久。

（3）施灸：将灸筒（底面向下）隔几层布放置于腧穴上即可，以患者感到舒适、热力足够而不烫伤皮肤为佳。

（4）固定：在灸筒上预置小铁丝钩，其尾端可系以一绳（或松紧带）之两端，如灸四肢偏外侧的穴位（如足三里），将两个铁丝钩分别钩住绳的两端，如此灸筒即可固定在穴位上。

（5）灸后处置：一般在下次灸时再将筒内艾灰倒出为妥。

(二)临床应用

1.主治

凡适用于艾灸的病症，可用本法施灸。尤其适用于慢性病，但贵在持之以恒。

2.灸量

久病羸弱，进食少而喜凉恶热者，可用小火灸治。前 15 天的灸量，腹部穴每次灸 20 分钟，背部、四肢穴每穴每次灸 15 分钟。待进食增多、体力增长后再用一般的灸量，头部灸 10 分钟，背部、四肢灸 20 分钟，腹部灸 30 分钟。

(三)注意事项

（1）极少数患者灸后可见头晕、口干、鼻衄、纳呆、乏力，应该减少灸量。

（2）各种慢性病，可用中脘、足三里等通理腑气。

（3）温灸时如觉过热，可增加隔布层数。若仍觉过热，可用布块罩在灸筒上，如此进入空气减少，温度即可下降。不热时则减少隔布，或将顶盖敞开片刻，但不可将筒倾倒。

（武长虹）

第七章

推拿治疗手法

第一节　摩擦类手法

一、推法

（一）操作方法

以手指、掌、肘部着力，紧贴皮肤，做缓慢的直线推动。要求用力均匀，始终如一，重而不滞，轻而不浮（图 7-1）。

（二）临床应用

本法适用于全身各部位，具有理顺经脉，舒筋活络，行气活血，消肿止痛等作用。临床应用时，指推法多用于头项、胸腹、腰背和四肢部的穴位和病变较小的部位，掌推法多用于肩背与腰骶部，肘推法多用于脊背、腰骶部，分推法多用于头面、胸腹和背部。

二、摩法

（一）操作方法

以手掌面或示、中、环三指指面着力，用前臂发力，连同腕部做盘旋活动，带动掌、指等着力部位做环形抚摩动作，可顺时针或逆时针方向摩动，每分钟 50～160 次。要求用力平稳，不可按压，不带动皮下组织（图 7-2）。

（二）临床应用

本法轻柔和缓，刺激量小，适用于全身各部位。具有健脾和中，消食导滞，理气止痛，活血散瘀，消肿止痛等作用。临床应用时，指摩法多用于胸腹及头面部，掌摩法多用于腹部、腰背和四肢部。

三、擦法

（一）操作方法

以手掌面或大、小鱼际处着力，进行直线往返摩擦，要求着力部分紧贴皮肤，但不可重压；不论是上下擦还是左右擦，均须沿直线往返进行，不能歪斜；用力要均匀、连续，先慢后快，以局部深层发热为度,注意不要擦破皮肤,可使用润滑介质(图 7-3)。

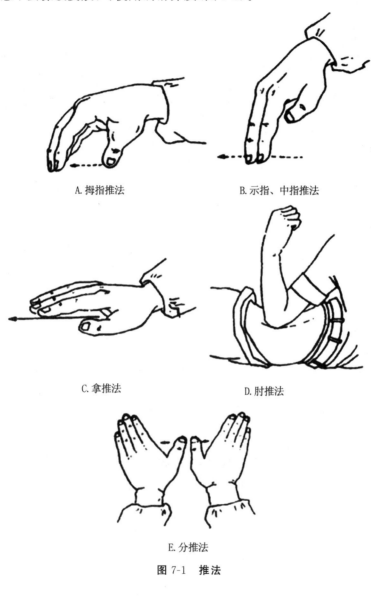

A. 拇指推法　　　　　　　B. 示指、中指推法

C. 拿推法　　　　　　　　D. 肘推法

E. 分推法

图 7-1　推法

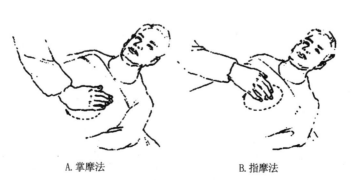

A. 掌摩法　　　　　　　　B. 指摩法

图 7-2　摩法

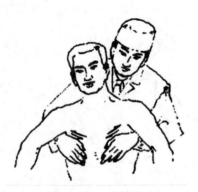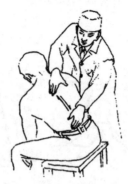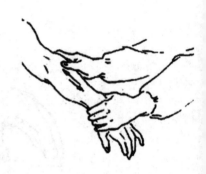

图 7-3(1)　掌擦法　　　　　图 7-3(2)　小鱼际擦法　　　　　图 7-3(3)　大鱼际擦法

(二)临床应用

本法温热柔和,可用于全身各部位,具有温经散寒,活血通络,调理脾胃,温中止痛,消肿散结等作用。临床应用时,掌擦法多用于胸腹和腰骶部,大鱼际擦法多用于面部、胸腹及上肢、小鱼际擦法多用于肩背、腰骶和臀部。

四、搓法

(一)操作方法

用双掌手面挟住一定部位,相对用力做方向相反的来回快速搓揉,要求双手用力对称,搓动轻快、柔和、均匀,移动缓慢(图 7-4)。

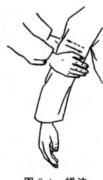

图 7-4　搓法

(二)临床应用

本法轻快柔和,常用于四肢,胁肋等部位。具有舒筋活络,行气活血,疏肝理气、放松肌肉等作用。

五、抹法

(一)操作方法

以拇指罗纹面贴紧皮肤,做上下左右或弧形曲线的往返推动。要求用力轻柔,不可重滞;动作轻快灵活,但不能飘浮(图 7-5)。

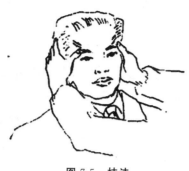

图 7-5 抹法

（二）临床应用

本法常作为临床治疗的开始或结束手法，主要用于头面部和手掌部。具有开窍醒目，镇静安神等作用。

（王颖达）

第二节 叩击类手法

一、拍法

（一）操作方法

以虚掌拍打体表。要求手指自然并拢，掌指关节微屈呈虚掌；拍打要平稳且有节奏，拍下后迅速提起，用力宜先轻后重（图 7-6）。

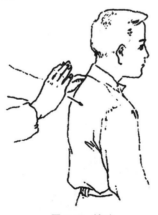

图 7-6 拍法

（二）临床应用

本法着力面较大，刺激较重，常用于肩背、腰臀和大腿部。具有舒筋活络，行气活血，缓急止痛等作用。

二、击法

(一)操作方法

用拳背、掌根、小鱼际,指端等击打体表。要求用力快速而短暂,垂直叩击体表,着力时不能拖抽,叩击频率要均匀而有节奏(图7-7)。

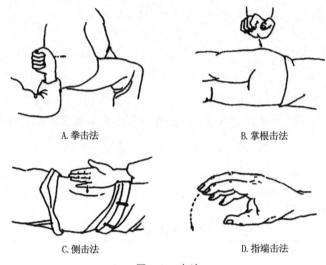

A. 拳击法　　　　　　　　　　B. 掌根击法

C. 侧击法　　　　　　　　　　D. 指端击法

图 7-7　击法

(二)临床应用

本法力度较大,且动作迅速,对应用部位有较大冲击力,具有舒筋通络,调和气血,缓解痉挛,消瘀止痛的作用。不同的击法适用于不同的部位:拳击法多用于大椎穴与腰骶部,每次打击3～5下;掌根击法多用于臀部与大腿;小鱼际击法又称侧击法,可单手操作,也可合掌双手击打,多用于头部、肩背和四肢部;指尖击法可用中指或三指、五指,用于全身各部。注意本法刺激较强,对老年体弱、久病体虚者慎用。

三、拳叩法

(一)操作方法

双手握空拳,用小鱼际和小指尺侧着力交替叩击体表。要求用小臂发力,腕部放松,快速而有节奏的叩打体表(图7-8)。

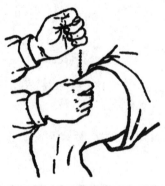

图 7-8　拳叩法

（二）临床应用

本法轻重交替,刺激较强:具有舒松筋脉,行气活血的作用。拳叩法多用于肩背、腰骶和大腿等部位。

（王颖达）

第三节　挤压类手法

一、按法

（一）操作手法

以手指或掌着力,逐渐用力,按压一定的部位或穴位。要求按压的方向垂直向下,用力由轻渐重,平稳而持续不断,使压力深透(图7-9)。

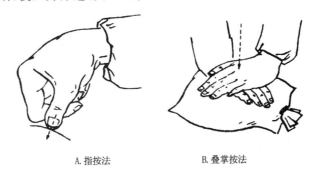

A. 指按法　　　　　　　　B. 叠掌按法

图 7-9　按法

（二）临床应用

本法刺激较强,适用于全身各部位。具有通经活络,解痉止痛,开通闭塞等作用。临床应用时,指按法可用于全身各部位和穴位,掌按法多用于腰背及臀部,叠掌按法多用于脊背部。

二、点法

（一）操作方法

用指端或屈曲的指间关节突起部按压某一穴位或部位。要静止发力,逐渐加压,以得气或患者能够耐受为度,不可久点(图7-10)。

（二）临床应用

本法为刺激较强的手法,其应用范围和作用与按法大致相同,但多用于骨缝处的穴位和某些小关节的压痛点等。

三、拿法

（一）操作方法

以拇指与食、中二指相对用力捏住某一部位或穴位,逐渐用力并做持续的捏揉动作,为三指拿法；如加上环指一起揉捏则为四指拿法；如再加上小指同时着力则为五指拿法，也称抓法。要求用指面着力，揉捏动作要连续不断，用力由轻到重，再由重到轻(图7-11)。

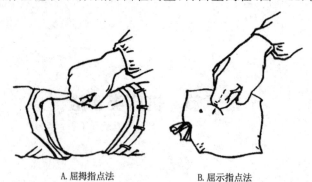

A.屈拇指点法   B.屈示指点法

图7-10　点法

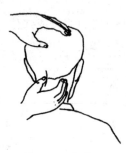

图7-11　拿法

(二)临床应用

本法刺激较强，常用于颈项、肩背和四肢等部位。具有疏通经络，解表发汗，镇静止痛，开窍醒神等作用。临床应用时，三指拿常用于颈项，肩部和肘、膝、腕、踝等关节处；四指拿多用于上臂、大腿和小腿后侧；五指拿多用于头部、腰背部等。

四、捻法

(一)操作方法

用拇指和示指的指面着力，捏住一定部位，稍用力作对称的搓捻动作。要求捻动快速灵巧，移动缓慢(图7-12)。

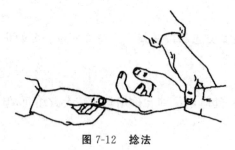

图7-12　捻法

(二)临床应用

本法是比较轻柔缓快的手法，多用于四肢小关节，如手指、足趾等部位。具有滑利关节，通经活络，促进外周血液循环等作用。

五、掐法

（一）操作方法

以拇指指甲着力，在一定穴位或部位上深深掐压，要求用力平稳，逐渐加重，以有得气感为度；若用于急救，则用力较重，以患者清醒为度（图7-13）。

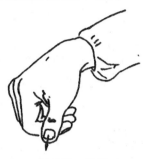

图 7-13　掐法

（二）临床应用

本法刺激性极强，临床较少应用。常作为急救手法，治疗昏厥、惊风、肢体痉挛、抽搐等，具有开窍醒神、镇惊止痛、解除痉挛等作用。

（王颖达）

第四节　摆动类手法

一、一指禅推法

（一）操作方法

手握空拳，拇指盖住拳眼，以拇指端或指面、偏峰着力，沉肩垂肘，手腕悬屈，以前臂摆动带动拇指指间关节的屈伸活动。摆动幅度要均匀一致，每分钟 120～160 次，紧推慢移，做缓慢的直线或循经往返移动（图7-14）。

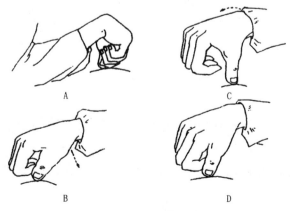

A　　　　　　　C

B　　　　　　　D

图 7-14　一指禅推法

（二）临床应用

本法着力点小，压强较大，刺激深透柔和，具有舒筋活络，调和营卫，行气活血，健脾和胃的作用。本法可用于全身各部穴位或部位，其中指峰推多用于四肢关节部和腰臀部；指面推多用于胸腹部和颈项部；偏峰推多用于头面部。

二、滚法

（一）操作方法

以小鱼际掌背侧至第3掌指关节部着力，用前臂旋转摆动，带动腕部屈伸、外旋的连续不断的动作。要求压力均匀柔和，滚动时贴紧体表，动作协调、连续，每分钟 120～160 次（图 7-15）。

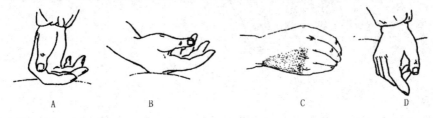

图 7-15　滚法

（二）临床应用

本法接触面积大，压力大而柔和，除头面部、胸腹部外，全身各部均可使用。具有舒筋活血，滑利关节，缓解肌肉、韧带痉挛，消除肌肉疲劳等作用。临床应用时，掌背滚法多用于肌肉丰厚的部位，小鱼际滚多用于颈项部，掌指关节滚多用于腰臀、大腿等部位。

三、揉法

（一）操作方法

以鱼际、手掌、手指螺纹面和肘、小臂尺侧等部位着力，吸定于一定部位和穴位上，作轻柔缓和的顺时针或逆时针旋转推动，并带动皮下组织。要求压力均匀适度，揉动和缓协调，不能滑动和摩擦，每分钟120～160 次（图 7-16）。

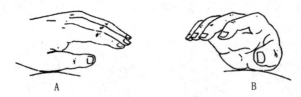

图 7-16　揉法

（二）临床应用

本法着力面积有大有小，刺激缓和，柔软舒适，全身各部位均可使用。具有宽中理气，消积导滞，舒筋活络，温通气血，活血祛瘀等作用。临床应用时，鱼际揉多用于头面、颈项和四肢部，掌揉多用于胸腹和腰背部，指揉多用于头面、胸腹和四肢部的穴位，肘臂揉多用于腰臀等肌肉丰厚的部位。

（王颖达）

第五节 振动类手法

一、抖法

（一）操作方法

用双手握住患肢远端，用力做小幅度的上下连续抖动。要求患者尽量放松肢体肌肉，抖动的幅度由小渐大，抖动频率要快，使患肢有松动感（图7-17）。

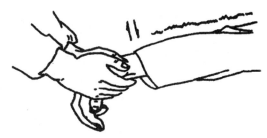

图 7-17 抖法

（二）临床应用

本法比较柔和、轻快、舒松，常用于上肢、下肢和腰部。具有疏通经络、滑利关节、松解粘连等作用。

二、振法

（一）操作方法

以手掌或手指为着力点，按压在一穴位或部位上，做连续不断的快速颤动。要求前臂和手静止发力，使肌肉强力收缩，产生快速振动，幅度要小，频率要快，振动不可时断时续（图7-18）。

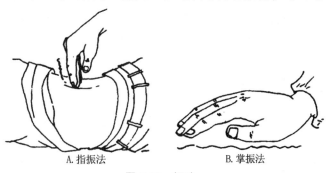

A. 指振法   B. 掌振法

图 7-18 振法

（二）临床应用

本法作用温和，常用于胸腹、头面和肢体部。具有祛瘀消积、和中理气、消食导滞、调节胃肠功能等作用。

（王颖达）

第八章

急性病证

第一节 高 热

高热在临床上属于危重症范畴。小儿正常体温常以肛温 36.5～37.5 ℃,腋温 36～37 ℃衡量。若腋温超过 37.4 ℃,且一日间体温波动超过 1 ℃,可认为发热。所谓低热,指腋温为37.5～38.0 ℃,中度热38.1～39.0 ℃,高热 39.1～40.0 ℃,超高热则为 41 ℃以上。

一、诊断要点

(一)症状
体温上升时出现恶寒、战栗、皮肤苍白并干燥无汗,体温可在几分钟、几小时、几天内达到高峰。临床表现为皮肤潮红、灼热、出汗、呼吸及心率加快等,并有眼结膜充血、口唇疱疹、头痛,甚至意识障碍。

(二)体征
体温 39 ℃以上,心率100 次/分以上,呼吸 24 次/分以上,面色潮红,周身汗出或无汗。败血症伴有皮疹、皮肤黏膜出现血点;伤寒、副伤寒伴有表情淡漠、玫瑰疹、肝脾大。风湿热可伴有关节红肿、心律失常,少数患者可出现环形红斑或结节性红斑。

(三)实验室检查
败血症患者白细胞计数常在 $15 \times 10^9/L$ 以上,有核左移,中毒颗粒者应考虑为金黄色葡萄球菌败血症。

结核病患者白细胞计数正常或减少。淋巴细胞分类增加,应考虑浸润性肺结核,结合胸部X 线片及痰菌检查可确诊。

伤寒、副伤寒患者白细胞计数减少,贫血、血或骨髓涂片可找到疟原虫。

细菌性或阿米巴性肝脓肿患者白细胞计数明显增加,X 线透视、超声波有助于诊断定位。

泌尿系统感染患者尿常规检查可见白细胞、脓球。

中枢神经系统感染患者应及时做脑脊液检查及 CT 检查。

风湿热患者红细胞沉降率增快,黏蛋白增高,抗 O 增高,系统性红斑狼疮红细胞沉降率加快,抗核抗体阳性,骨髓或血中有时可检出狼疮细胞。

二、辨证分型

(一)外感高热型

发病急,病程短,体温在 39 ℃以上,初起伴有恶风寒等外感证候。

(二)风热型

高热恶寒,咽干,头痛,咳嗽,舌红苔黄,脉浮数。

(三)肺热型

伴有咳嗽,痰黄而稠,咽干口渴等。

(四)热在气分型

高热汗出,烦渴引饮,舌红,脉洪数。

(五)热入营血型

高热夜甚,斑疹隐隐,吐血便血,舌绛心烦,甚则出现神昏谵语、抽搐。

三、推拿治疗

(一)治则

清热,泻火,退热。

(二)手法

一指禅推法、点法、㨰法、揉法、分法等。

(三)取穴

以足太阳经、手阳明经、督脉腧穴为主,配合有关经脉腧穴,取大椎、大杼、肺俞、风池、中府、玄门、尺泽、曲池、肩井、合谷、外关、太阳、印堂、迎香等穴。

(四)操作方法

(1)患者坐位,术者站于其前方,先用一指禅推法于前额印堂穴向上推至前发际,再推向太阳穴再沿眉弓推回印堂,如此往返操作治疗2～3分钟,治疗重点以印堂、太阳、鱼际诸穴为主。继之用双手拇指分抹法于前额部,重点以印堂、太阳、鱼际诸穴为主。继之用双手拇指分抹前额部,自印堂眉弓由中间向两侧向上逐次分推抹至前发际两侧头维、太阳,反复操作治疗2～3分钟,再用双手拇指按揉印堂、太阳、头维、神庭、迎香穴,反复操作治疗2～3分钟,均以酸胀感为佳。

(2)承上势,术者位于其背后,先用㨰法于肩背部沿大肠经和肺经向指端方向往返操作治疗2～3分钟,其重点以曲池、尺泽、外关、鱼际诸穴为主,继之拿按风池,手法宜重,令其发汗。用双手示、中指按揉中府、云门穴各1分钟,再点按肩井、大椎、大杼、肺俞诸穴,反复治疗2～3分钟,均以酸胀感为度。

(3)接上势,术者施用㨰法于肩背两侧及膀胱经,左右上下往返治疗3～5分钟,继用掌擦督脉、膀胱经,上下反复擦至皮肤色红、热透入里为度。然后用掌拍肩背脊柱部,反复拍打3～5遍。最后,拿揉风池,拿按肩井,搓揉肩背部,结束手法操作。

(五)随证加减

(1)无汗或自汗,四肢不温者,加揉按肺俞、脾俞、肾俞、足三里等穴,艾灸气海穴。

(2)发热,出汗,痰黄,咽肿痛,口渴者,加点揉大椎穴,按揉肺俞、尺泽等穴,拿按曲池穴。

(3)无汗怕冷,鼻塞流涕者,加按揉风门穴,擦大椎穴,摩中脘穴,艾灸合谷、神阙等穴。

(六)注意事项

(1)内伤发热,或流行性感冒并发肺炎、脑炎、伤寒、副伤寒、败血症等出现高热不退,应及时转科诊治。

(2)嘱患者注意保暖,多饮开水,避免过劳或受寒凉。

(3)平时坚持锻炼身体,经常做头面部保健操及保健功法以增强体质。

四、自我保健推拿

患者取坐位,用示、中指指腹揉印堂穴,按揉太阳穴,抹前额,揉推迎香穴,按揉风池穴,拿按合谷穴,拿揉内关、外关穴,按揉中府、云门、尺泽穴,擦胸部,重按大椎、肺俞穴。每次操作时间约15分钟,每天早晚各1次。

(王颖达)

第二节 休 克

休克是临床上较为常见的一个急症,由各种致病因素引起有效循环血量下降,使全身各组织和重要器官灌注不足,从而导致一系列代谢紊乱、细胞受损及脏器功能障碍。其临床表现为面色苍白、四肢湿冷、肢端发粗、脉搏细速、尿量减少及神志迟钝、血压下降等。休克特征为微循环障碍,临床上各科均可遇到。不论其病因如何,导致休克根本因素为有效血容量锐减,最终使组织缺血、缺氧,细胞代谢异常,造成细胞死亡。

一、诊断要点

(1)有诱发休克的原因。

(2)有意识障碍。

(3)脉搏细速,超过100次/分或不能触知。

(4)四肢湿冷,胸骨部位皮肤指压阳性(压迫后再充盈时间超过2秒钟),皮肤花纹,黏膜苍白或发绀,尿量少于30 mL/h或尿闭。

(5)收缩血压低于10.7 kPa(80 mmHg)。

(6)脉压小于2.7 kPa(20 mmHg)。

(7)原有高血压者,收缩血压较原水平下降30%以上。

凡符合上述第(1)项,以及第(2)、(3)、(4)项中的两项和第(5)、(6)、(7)项中的一项者,可诊断为休克。

(8)实验室检查:细菌感染,特别是化脓性感染时,白细胞总数和中性粒细胞增高,而病毒、立克次氏体、疟原虫及某些细菌感染,白细胞总数正常或减少。动脉血乳酸含量增高,血中乳酸脱氢酶含量增高表明组织破坏严重。若一度升高而后逐渐下降,表明缺氧和坏死得到改善。休克患者可能伴有低钠、低氯、高钾血症。

二、辨证分型

(一)热厥型

身热头痛,口干舌燥,烦渴,大便燥结,脉沉滑数,舌红苔黄燥等,与革兰氏阳性菌所致脓毒性休克相符。

(二)寒厥型

以肢体厥冷,出冷汗,唇甲青紫,精神萎靡,舌淡苔滑,脉沉微细欲绝为主要特点,是一种阴寒内盛、阳气衰败的全身虚寒性急危重症。

(三)气脱型

精神萎靡,面色苍白,胸闷气短,汗出黏或汗出湿冷,舌淡红,脉细数无力,与心源性休克相符。为卫气不固、正气外脱、气阴伤耗之证。

(四)血脱型

多与失血性休克相符,表现口渴,心悸,面色苍白,四肢厥冷,舌质淡,脉细数。

三、推拿治疗

(一)治则

急则治其标,缓则治其本。以醒脑开窍,回阳救逆为法,缓则培元固本,补益血气。

(二)手法

按揉法、一指禅推法、掐法、拿法、点法等。

(三)取穴

素髎、内关穴,配以人中、中冲、涌泉、百会、神阙、关元等穴。

(四)操作方法

(1)患者仰卧位,术者位于其右侧,先施用掐法、点按法于素髎、人中、内关、合谷、涌泉诸穴,以升阳救逆;症状稍有缓解时,施用一指禅推法。揉按百会、神阙、关元、涌泉,掐揉中冲(或十宣)以醒脑开窍。

(2)承上势,隔天再以按揉法、一指禅推法于上述各穴位,并加用拿揉肩井、肩髎、肩贞、曲池、少海、手三里诸穴。点按太冲、足三里诸穴,以平肝潜阳,降逆宽胸,补中益气。操作治疗时间20分钟左右。

(五)注意事项

(1)休克是一种严重病症,术者必须密切观察病情变化。

(2)患者应平卧,不用枕头,宽衣解带,并注意保暖和安静。待血压稳定后,必须搬动时,动作要轻缓。

(3)经推拿治疗效果不显著者,可配服独参汤或建议其他方法治疗。

(王颖达)

第三节 昏 厥

昏厥是一种突发性、短暂性、一过性的意识丧失而昏倒,系因一时性,广泛性脑缺血、缺氧引起,并在短时间内自然恢复。昏厥的产生可由于心排血量明显减少,或心脏瞬时停搏,大循环中周围血管阻力下降,或由于局部脑供血不足所致。当人体站立时,心排血量停止 1～2 秒,就会有头昏无力感,3～4 秒钟可发生意识丧失。

一、诊断要点

(一)症状

突然昏厥,不省人事,面色㿠白,四肢厥冷。昏前常有诱因,如疼痛、情绪不佳、恐惧、焦虑、疲劳、闷热、突然转颈、低头等。昏前常有前驱症状,如出汗、恶心、上腹不适,头晕、耳鸣、眼花、气促、胸痛、四肢发麻等。

(二)体征

(1)面色异常,如显著苍白多见于反射性昏厥;面色潮红见于某些脑性昏厥,发绀见于原发性肺动脉高压症,哭泣昏厥等。

(2)呼吸异常多见于心脏机械性阻塞或脑性昏厥。

(3)血压异常下降见于直立性低血压性昏厥,血压明显升高见于高血压脑病、妊娠高血压综合征等。

(4)心脏停搏或心动过缓可见于颈动脉性昏厥、吞咽性昏厥、排尿性昏厥。

(三)实验室检查

实验室检查对昏厥患者诊断帮助较大,一般先做常规检查。尿常规尿糖和酮体阳性可能为糖尿病。尿蛋白大量并伴有红细胞、白细胞、管型者,应考虑尿毒症的可能。血常规白细胞增高者,应考虑感染、炎症、脱水及其他应激情况。血红蛋白阳性,应考虑内出血、贫血。同时,还应注意脑脊液检查、呕吐物检查,必要时再做血液生化检查。

(四)X 线、CT 特殊检查

X 线检查有助于寻找隐匿病因,如头颅 X 线片可发现颅骨骨折,胸部 X 线片可发现肺部肿瘤或炎症,腹部 X 线片可发现梗阻征象等。

CT 检查对颅内、胸腔、腹腔内病变都有较高的诊断价值,在昏迷原因较难确定时,应考虑做 CT 检查,特别是头颅 CT 检查,对鉴别诊断帮助较大。

二、辨证分型

(一)气厥

1.实证

由于情志刺激而诱发突然昏仆,不省人事,呼吸气粗,口噤握拳,四肢厥冷,舌苔薄白,脉沉有力或沉弦。

2.虚证

眩晕昏仆,面色苍白,气息低微,冷汗淋漓,四肢厥冷,舌淡,脉沉细微。

(二)血厥

1.实证

猝然昏倒,不省人事,牙关紧闭,面红目赤,口唇紫黑,舌红或紫黯。脉弦。

2.虚证

突然昏厥,唇面色苍白,口张自汗,肢冷,气息微弱,目陷无光,舌淡,脉细无力或芤。

（三）暑厥

猝然昏倒，气喘不语，冷汗不止，面色潮红或苍白，口渴尿少，舌红而干，脉洪数或虚数而大。

（四）痰厥

突然晕仆，不省人事，喉间痰声辘辘作响或吐涎沫，呼吸气粗，四肢厥冷，苔白腻，脉弦滑。

（五）食厥

暴饮过食突然昏厥，胸闷气窒，脘腹胀满疼痛，舌苔黄腻，脉滑。

三、推拿治疗

（一）治则

开窍醒神，理气降逆。

（二）手法

掐法、按法、揉法、点法、推法、拿法、拍法等。

（三）取穴

人中、攒竹、百会、印堂、太阳、膻中、心俞、膈俞、内关、足三里等穴。

（四）操作方法

（1）患者仰卧位，头颈稍垫高，解开衣襟，若喉中有痰者，先用吸痰器吸痰，或将头偏向一侧，进行口对口吸痰。术者位于右侧，用拇指掐人中、攒竹两穴，先掐后揉治疗 2～3 分钟。继用按揉百会、印堂穴 1～2 分钟，再从印堂推抹至太阳、角孙穴反复操作治疗 2～3 分钟。

（2）承上势，术者先用双手拇指与示、中、无名指重拿肩井穴 3～5 次。用掌揉膻中穴，用四指端点揉期门、章门诸穴 2～3 分钟。继用双手分推两侧心俞、膈俞、肝俞诸穴，反复操作 2～3 分钟，以酸胀感为度。继用指掌分推法于背脊部自大椎穴分推至两侧胁肋部，往返操作 5～7 遍。最后用掌拍法于脊背部重拍督脉、膀胱经，反复操作 1～2 分钟。

（五）注意事项

（1）昏厥重症，出现循环衰竭、脱水昏迷等严重病情时，不宜手法治疗，应及时转诊其他科治疗处理。

（2）患者苏醒后，应积极寻找病因，进行治疗。

（3）嘱患者避免情志刺激，暴饮、暴食、暑热劳作等各种诱发因素。

（王颖达）

第四节　抽　搐

抽搐是不随意运动表现，是神经-肌肉疾病的病理现象，表现为横纹肌的不随意收缩。中医认为引起抽搐的病因病机主要有热毒内盛，风阳扰动，风毒窜络，阴血亏损等方面。常见于脑系疾病、传染病、中毒、头颅内伤、厥病、子痫、产后痉病、小儿惊风、破伤风、狂犬病等病中。

一、诊断要点

（一）症状

突然发病，项背强直，口噤不开，四肢和躯干出现肌肉抽搐，甚则角弓反张，不省人事，或手指蠕动。可伴有发热或畏寒、头痛、呕吐、心悸、二便失禁等。癔症性抽搐,在发作前多有精神刺激,出现全身僵直,牙关紧闭,双手紧握,或为不规则四肢挥舞,杂以啼哭,叫喊,发作时间一般偏长,数分钟至数小时,偶尔更长。

(二)体征

(1)患者肌张力增高,呈强直性或痉挛性肌收缩,可有意识障碍。

(2)体温可异常升高,血压亦可异常,可有心肺体征或神经系统体征,以及其他方面体征。

(3)癔症性抽搐患者无异常体征,肌张力变化不定。

(三)X 线、CT 特殊检查

如考虑为大脑功能障碍性抽搐,脑缺血、脑梗死、脑肿瘤、脑外伤应做心电图、脑彩超、CT、脑血管造影等检查。

(四)实验室检查

可按需要做血常规、尿常规、血糖、血电解质测定、肝功能、肾功能测定,脑脊液检查,血气分析,寄生虫抗原皮内试验等。

二、辨证分型

(一)邪壅经络型

发热恶寒,头痛,项背强直甚或口噤不得语,四肢搐搦,或筋脉拘急,胸脘痞闷,渴不欲饮,苔白腻,脉浮紧。

(二)风痰闭神型

突然昏仆,肢体抽搐或瘫痪,喉中痰鸣,口吐涎沫,苔白腻,脉弦滑。

(三)热郁阳明型

壮热胸闷,口噤龄齿,项背强直,四肢抽搐甚至角弓反张,口渴喜冷饮,躁扰神昏,腹胀便秘,苔黄腻,脉弦数。

(四)热盛动风型

壮热汗出口渴,躁扰不宁,甚则神昏,四肢抽搐,颈项强直,两目上视,面赤,舌质红绛,苔黄,脉数。

(五)热动营血型

身热夜甚,神昏,口噤抽搐,项背强直,角弓反张,或身见斑疹,舌红绛,苔黄燥,脉弦数或细数。

(六)肝阳化风型

头痛眩晕,项强不舒,肢体麻木,震颤或抽搐,急躁易怒,或见昏迷,口苦,面红目赤,舌红,苔黄,脉弦细。

(七)阴虚动风型

头痛眩晕,腰酸耳鸣,心烦失眠,肢体麻木、震颤甚或抽搐,小便短黄,大便干结,舌红,少苔,脉数。

(八)风毒入络型

四肢抽搐,牙关紧闭,舌强口噤,或肌肉震颤,或苦笑面容,或半身不遂,或口眼㖞斜,头痛眩晕,舌红,苔腻,脉弦。

(九)火毒入络型

四肢抽搐无力,肌肉瞤动,肢体发麻,食少,腹胀,便溏,神疲乏力,肢凉,眩晕,体瘦,面色萎黄,舌淡,苔薄白,脉缓弱。

三、推拿治疗

(一)治则

急则治其标,缓则治其本,以开窍、醒脑、解痉、止搐为法。

(二)手法

掐法、点法、拿法、按法、揉法等。

(三)取穴

以督脉为主,取人中、印堂、百会、大椎、筋缩、合谷、太冲、后溪、涌泉等穴。

(四)操作手法

(1)患者仰卧位,术者位于其一侧,先用拇指指端掐人中、十宣,先掐后揉反复操作3～5次,继之重按揉印堂、百会、大椎、筋缩、合谷、太冲、后溪,施用点按法于两侧阳陵泉、太冲、涌泉诸穴,反复操作3～5分钟,均要有明显酸胀感。

(2)承上势,术者用拿揉法于两上肢曲池、内关、合谷、手三里诸穴反复操作治疗3～5分钟,再拿按委中、承山、昆仑诸穴,反复操作治疗2～3分钟,最后用双手掌搓揉上、下肢,反复操作2～3遍。

(五)注意事项

(1)治疗应针对原发病因处理,在急症期应用推拿治疗同时应配合其他必要的综合抢救措施。

(2)治疗时,必须注意患者平卧,头偏向一侧,保持呼吸道通畅,并将患者下颌托起,防止舌后坠阻塞。

(3)要解开患者领口、衣扣,放松裤带,以减轻呼吸道阻力,应注意大小便护理。

四、自我保健推拿

取坐位,用示、中指按揉印堂、百会、大椎、合谷、太冲、阳陵泉诸穴各1分钟,拿曲池、委中、承山穴,搓擦涌泉,时间15分钟,每天1次,两侧交替进行。

(王颖达)

第五节 中 暑

中暑是高温环境下,人体产生的严重不良反应。正常人的体温由大脑皮层、间脑、延髓及视丘脑下部的体温调节中枢管理。人体产生的热通过传导、辐射、对流和蒸发而散失,从而维持适当的体温。当外界温度过高,长时间日晒、湿热或空气不流通的高温环境等阻碍了散热时,就会发生中暑。

一、诊断要点

(一)先兆中暑型

高温或日晒下,出现头昏、耳鸣、胸闷、出汗、口渴、恶心等。

(二)轻度中暑型

体温高于 38.5 ℃时,除先兆中暑症状外,可有呼吸及循环衰竭早期症状。

(三)重症中暑型

除上述症状,体温可高达 40 ℃,并有昏迷、痉挛及呼吸、循环衰竭,还可以出现热痉挛,导致低血钠、低血氯、低血钙及维生素缺乏。

二、辨证分型

(一)暑入阳明致气阴两伤型

壮热多汗,口渴引饮,面赤气粗,大便燥结,小便短赤,舌质红,脉洪数,指纹深红,透达气关。

(二)暑犯心包致热余气机型

猝然昏倒或昏狂谵语,身热肢厥,斑色紫黑,舌绛起刺,脉洪大而滑数,指纹紫黯,直达命关。

(三)暑热亢盛致肝风内动型

昏眩欲倒,四肢挛急,头项抽搐,甚至角弓反张,牙关紧闭,神志不清。

(四)阴损及阳致气虚欲脱型

面色不华,头晕心悸,精神萎靡,汗出肢冷,发作时昏倒仆地,气息短促,舌质紫黯,苔白腻,脉沉微,沉缓,指纹多淡滞。

三、推拿治疗

(一)治则

清暑化湿,解表和里。

(二)手法

一指禅推法、拿法、按法、擦法、拍击法等。

(三)取穴

以任脉、手太阴经、足太阴经、足太阳经腧穴为主,配以有关经脉腧穴。取中脘、膻中、章门、孔最、尺泽、合谷、足三里、丰隆、三阴交、肺俞、胃俞、印堂、太阳、迎香等穴。

(四)操作方法

(1)患者仰卧位,术者位于其一侧,先用一指禅推法于脘腹部沿任脉自膻中穴向下推至神阙穴,上下往返操作 3～5 分钟,其治疗重点为膻中和中脘穴。继之用按揉膻中、中脘、章门诸穴,反复按揉治疗 3～5 分钟,均以酸胀感为度。

(2)承上势,术者先用双手拇指自印堂穴向上向两侧分推前额部,反复操作治疗 2～3 分钟。继之用两手拇指分别按揉两侧太阳、迎香、攒竹、神庭、百会诸穴 2～3 分钟,再拿揉孔最、尺泽、外关、合谷、足三里、丰隆、三阴交诸穴,反复操作 5～7 分钟,均以酸胀感为度。

(3)患者俯卧位,术者位于其一侧,先用擦法于背脊部自大椎穴向下沿膀胱经至腰部两侧,反复操作 2～3 分钟,手法宜偏重,均以明显酸胀感为佳。最后,用掌拍肩背两侧和背脊膀胱经,反复操作 2～3 分钟,结束手法治疗。

（五）注意事项

（1）及时将中暑患者迅速移至阴凉通风处，解开衣领，让患者躺在床上休息，头部不要垫高，并给冷盐水或清凉饮料，或采取冷湿敷，酒精擦浴处理。

（2）当中暑出现循环衰竭，脱水，昏迷等严重病情时，应及时采取中西医综合抢救，如静脉补液、冰块降温等措施。

四、自我保健推拿

取坐位，用右手拇指按揉膻中、中脘、章门穴各 1 分钟，摩腹、分推腹部 2 分钟，按揉太阳、印堂、迎香，拿按孔最、尺泽、合谷、足三里、丰隆穴各 3～5 分钟，每天 1～2 次。

（王颖达）

第六节　冻　伤

冻伤是机体暴露于低温环境所致的全身性或局部性急性冻结性损伤，是由寒冷所致末梢部局限性炎症性皮肤病，是冬季常见病，以暴露部位出现充血性水肿红斑，遇温高时皮肤瘙痒为特征。严重者可能会出现患处皮肤糜烂、溃疡等现象。该病病程较长，冬季还会反复发作，不易根治。

一、诊断要点

（一）一度冻伤

一度冻伤为皮肤浅层冻伤。局部皮肤初为苍白色，渐转为蓝紫色，继之出现红肿、发痒、刺痛和感觉异常，无水泡形成。约 1 周后，症状消失，表皮逐渐脱落，愈后不遗留瘢痕。

（二）二度冻伤

二度冻伤为全层皮肤冻伤。局部皮肤红肿、发痒、灼痛，可于 24～48 小时内出现水泡，如无继发感染，经 2～3 周，水泡干涸，形成黑色干痂，脱落后创面有角化不全的新生上皮覆盖，局部可能有持久的僵硬和痛感，但不遗留瘢痕和发生痉挛。

（三）三度冻伤

三度冻伤为皮肤全层及皮下组织被冻伤。皮肤由苍白逐渐变为蓝色，再转为黑色。皮肤感觉消失，冻伤周围组织出现水肿和水泡，并伴较剧烈的疼痛和灼痒。坏死组织脱落后留有创面，易继发感染。愈合缓慢，愈后遗留瘢痕，并可影响功能。

（四）四度冻伤

四度冻伤为皮肤、皮下组织、肌肉甚至骨骼都被冻伤。伤部感觉和运动功能完全消失。患处呈暗灰色，与健康组织交界处可出现水肿和水泡。2～3 周内有明显坏死分界线出现。一般为干性坏疽，但有时由于静脉血栓形成，周围组织水肿及继发感染，形成湿性坏疽。往往留下伤残和功能障碍。

二、辨证分型

(一)寒凝血瘀型

局部麻木发凉,冷痛,肤色青紫或黯红,肿胀结块,或有水泡,发痒,或灼痛,感觉迟钝,舌苔白,或舌有瘀斑,脉沉或细。

(二)寒凝化瘀型

冻伤后,局部坏死,疮面溃烂流脓,四周红肿,疼痛加剧,伴有发热、口干,舌质红,苔黄,脉数。

(三)寒盛阳衰型

时时寒战,四肢厥冷,蜷卧嗜睡,感觉麻木,肢端冷痛,面色苍白,舌质淡,苔白,脉沉迟。或神志不清,反应迟钝,知觉丧失,四肢厥冷,全身僵直,唇甲青紫,面色青灰,瞳孔散大,喘息微弱,脉微欲绝,或六脉俱无。

三、推拿治疗

(一)治则

温经活血(推拿治疗适用于早期一、二度冻伤)。

(二)手法

滚法、按法、揉法、拿法、捻法、擦法等。

(三)取穴

上肢部:曲池、手三里、孔最、内关、合谷等穴;下肢部:足三里、阳陵泉、承山、昆仑、太溪、太冲等穴。

(四)操作方法

(1)患者仰卧位,术者位于一侧,先用滚法于前臂内、外侧,反复操作治疗3~5分钟。继之按揉曲池、手三里、孔最、内关,拿揉合谷,反复操作3~5分钟,均以酸胀为度。再用摩法,捻法施于冻伤处及手指,手法摩揉捻动要轻柔缓和,反复操作3~5分钟。然后轻擦前臂外侧及手背冻伤处,以温热感为宜。

(2)承上势,若足部冻伤,术者位于患足侧方,先用一指禅推摩法施于足踝部及足背趾部,反复推摩治疗5~7分钟。继之用拇指轻按揉足三里、解溪、丘墟、商丘、内庭、地五会、京骨、太冲诸穴,反复治疗3~5分钟,然后用轻揉的掌擦法施于足踝足背部反复治疗,以温热感为宜。最后,摇踝关节,轻缓柔和顺、逆时针方向各摇转3~5次。

(3)患者俯卧位,术者位于患肢侧方,先用一指禅推法施于患小腿后侧,足跟底部,自上而下反复操作5~7分钟,小腿肚、足踝病变处为重点治疗部位。继用拇指按揉足三里、阳陵泉、承山、昆仑、太溪诸穴,反复治疗2~3分钟,均以酸胀感为度。再施用擦法于小腿肚、足踝、足掌心,反复擦至发热为佳。

(五)随证加减

(1)手部冻伤者,加双手在温热水中浸泡15~20分钟,擦浴后在冻伤处用轻揉5~8分钟,继用按揉法施于足三里、孔最、外关诸穴,拿揉合谷,反复治疗3~5分钟,揉前臂外侧及手背部3~5分钟,每天2~3次。

(2)足部冻伤者,加用热水洗净双足,浸泡15~20分钟,先将两掌心搓热放在冻伤处轻揉5~8分钟,继用拇指在患处周围做指压治疗5~7次,点揉足三里、绝骨、太冲诸穴2~3分钟,再做踝关节屈伸及旋转被动活动各3~5次,每天2~3次。

(六)注意事项

(1)注意保暖,适当参加体育运动。

(2)本法对冻伤面积较大者,3度以上冻伤,不宜推拿治疗。

(3)轻度冻伤者,坚持自我推拿,效果更佳。

四、自我保健推拿治疗

(一)手部冻伤

双手在温热水中浸泡15～20分钟,擦干后在冻伤处轻揉5～8分钟,按揉手三里、孔最、外关,拿合谷等。揉前臂外侧及手背部约10分钟,每天2～3次。

(二)足部冻伤

用热水洗净双足,浸泡15～20分钟,将两手掌心搓热在冻伤处轻揉5～8分钟,用拇指在患处周围做指压法5～10次,点揉足三里、绝骨、太冲等穴,做踝关节屈伸旋转运动20～30次,每天2～3次。

(王颖达)

第七节　雷　诺　病

雷诺病是血管神经功能紊乱引起肢端小动脉异常痉挛性疾病。继发于某些病因的称为雷诺现象。临床特点是阵发性肢端对称的小动脉痉挛引起皮肤苍白、发绀,痉挛动脉扩张充血导致皮肤发红,伴感觉异常。

一、诊断要点

(一)症状

多在寒冷刺激或情绪激动以后,指/趾端突然苍白、发凉,多见于双手全部手指或部分手指,也可侵及脚趾,常为对称性。症状发展缓慢,发作延续时间短则几分钟,一般为几小时,甚则几天,同时伴有局部发汗、麻木,烧灼感或刺痛感。晚期可持续发绀。

(二)体征

一般无明显阳性体征。肢体远端可呈手套、袜子样感觉异常,早期可见皮肤苍白,晚期皮肤发绀。

二、辨证分型

(一)阳虚寒凝型

患指/趾肿痛,肤色白如蜡状,继则发绀、潮红,握摄不力,形寒肢冷,或有麻木肿胀感。精神萎靡,面色㿠白,大便溏薄或五更泄泻。舌质淡,苔薄白,脉来沉细。

(二)气虚血瘀型

患指/趾肤色苍白,麻木,肢端逆冷时间较长,继而转为发绀,遇温则肢端皮色恢复正常。同时伴关节肿胀,活动欠利,神疲乏力,少气懒言,肌肉瘦削,面色无华。舌质淡嫩,边有齿印,脉细弱无力。

(三)气滞血瘀型

肢端较长时间出现青紫或紫红,皮肤发凉,麻木疼痛,症状随情志变化可反复出现,指/趾端肌肤可见瘀点,或见指甲畸形,常伴胸胁胀痛,精神抑郁等。舌质黯紫或有紫斑,脉来细涩或沉细。

三、推拿治疗

(一)治则

补气益血,温通经脉。

(二)手法

一指禅推法、按法、揉法、捻法、擦法等。

(三)取穴

大椎、肩井、心俞、脾俞、肺俞、肾俞、关元、气海、尺泽、手三里、丰隆、解溪、涌泉等穴。

(四)操作方法

(1)患者俯卧位,术者位于其一侧,先以一指禅推法于背脊部沿两侧膀胱经自上而下往返操作治疗7~10分钟,治疗重点以大椎、心俞、肺俞、脾俞、肾俞为主。继以擦法沿上述路线,上下往返操作治疗3~5遍,再用双手拇指按揉法分别于两侧肺俞、脾俞、心俞、脾俞、肾俞、命门诸穴,反复按揉3~5分钟,均以酸胀感为度。然后掌擦腰背脊部膀胱经、督脉,由上而下反复操作,至皮肤色红、热透入里为佳。最后拿按肩井穴5~7次。

(2)患者俯卧位,术者位于其一侧,先以一指禅推法施于脘腹部沿任脉向下推至中极穴处,往返操作治疗5~7分钟,以中脘、气海、关元诸穴为重点治疗部位。继用掌揉法于脘腹部做顺时针方向揉腹治疗3~5分钟,以温热感为佳。

(3)承上势,术者先用多指拿患上肢,自肩臂拿至手腕部,上下往返操作3~5遍,继之按揉尺泽、手三里,拿内关、外关、太渊、合谷诸穴,反复按揉治疗3~5分钟。再用掌擦患上肢内、外侧,反复操作1~2分钟,然后按揉下肢足三里、丰隆、解溪,点揉太冲诸穴,反复按揉治疗2~3分钟,均以酸胀感为佳。再用掌擦涌泉穴以热透入里为佳。最后用捻揉指法施于手足诸指/趾,反复操作治疗。做腕、踝关节拔伸和环转摇动被运动,反复治疗5~7分钟。

(五)随证加减

如面色不华、神疲、食欲缺乏、病情加重者,加按揉脾俞,揉擦肾俞,摩中脘,揉气海。

(六)注意事项

(1)不宜吃辛辣等刺激性食物。

(2)冬天应注意四肢保暖,用温水洗手、脚。

(3)坚持每天自我推拿治疗,促进肢体血液循环,有利于本病康复。

四、自我保健推拿治疗

(1)拇指按揉尺泽、手三里、内关、外关、太渊、合谷1~2分钟,以四指指腹按压极泉穴,以腋窝及前臂酸胀感为佳。

(2)做顺时针方向摩腹100~300次。

(3)按揉血海、梁丘、足三里、委中,拿承山、揉涌泉,共10~15分钟。

(4)用一手指掌按揉、捻捏患手病变处,反复操作1~3分钟,每次操作20~30分钟,每天2~3次。

(王颖达)

第九章

神经科病证

第一节 头 痛

一、概述

头痛是指由于外感与内伤,致使脉络绌急或失养,清窍不利所引起的以患者自觉头部疼痛为特征的一种常见病证。

头痛一证,有外感内伤之分。外感头痛多为新患,其病程较短,兼有表证,痛势较剧而无休止,可有风寒、风热、风湿之别。内伤头痛多为久痛,不兼表证,其病程较长,痛势较缓而时作时止,当辨虚实,因证而治。

头痛在古代医书中,有"真头痛""脑痛"之称,另有"首风""脑风""头风"等名称,如《灵枢·厥病》曰:"真头痛,头痛甚,脑尽痛,手足寒至节,死不治。"《中藏经》云:"病脑痛,其脉缓而大者,死。"可见此所谓之"真头痛""脑痛",是指头痛之重危症。

二、诊察

(一)一般诊察

中医诊查四诊合参,通过问诊了解患者头痛部位及诱发原因,患者多见头痛不舒,眉头紧锁,甚或目不能睁,部分患者头痛绵绵,神疲乏力,倦怠懒言,可根据头痛的剧烈程度、持续时间及部位,结合舌脉进一步诊查。

西医学诊查,通常询问患者一般情况,既往史,疼痛部位、时间、发生速度、伴随症状等。相关检查包括体温、血压、神经系统检查、头颅 CT、MRI、脑血流图等。应注意颈椎病对头痛的诱发。

(二)经穴诊察

部分头痛患者可在头部局部疼痛、足厥阴肝经下肢循行路线上的行间、太冲等部位触及压痛敏感或条索状阳性反应物,部分患者可在肝俞、肾俞等部位出现敏感点。

有些患者在耳穴反射区神门、皮质下、胃、肝、胆、额、颞、枕等穴区出现压痛敏感、皮肤皱褶、发红或脱屑等阳性反应。

三、辨证

头为诸阳之会,六腑之阳气,五脏之精血皆会于此,故能够引起头痛的原因很多,当各种因素导致清阳不升,或邪气循经上逆,则引发头痛。本证以脏腑辨证为主,由于部位的不同,经络辨证同样重要,在脏腑主要与肝、脾、肾相关,在经络主要与太阳、阳明、少阳、厥阴相关,寒、热、痰、郁为主要致病因素。

基本病机为清窍不利,主要病机为外感或内伤引起的邪犯清窍或清阳不升。实证主要包括外感风寒、外感风热、外感风湿、肝阳上亢等,虚证主要包括中气虚弱、血虚阴亏等,本虚标实主要包括瘀血阻络、痰浊上蒙等。

(一)常用辨证

1.外感风寒头痛

为风寒之邪所致,故于吹风受寒之后发病。太阳主表,其经脉上循巅顶,下行项背;风寒外袭,循经脉上犯,阻遏清阳之气而作头痛,且痛连项背;寒主收引,故痛有紧束之感,"因寒痛者,绌急而恶寒战栗"(《证治汇补·头痛》)。寒为阴邪,得暖则缓,故喜戴帽裹头避风寒以保暖。风寒在表,尚未化热则不渴。脉浮为在表,脉紧为有寒邪,舌苔薄白亦属风寒在表之象。其辨证要点为:形寒身冷,头部紧束作痛,得暖则缓,遇风寒加重。可取手少阳三焦、足少阳胆、阳维、阳跷之交会穴风池,祛风散寒止痛。

2.风热头痛

可由风寒不解郁而化热,或由风夹热邪中于阳络。热为阳邪,喜升喜散,故令头痛发胀,遇热加重甚则胀痛如裂;热炽于上则面目赤红;风热犯卫,则发热恶风;脉浮数,舌尖红,苔薄黄皆属风热之象。以头胀痛,遇热加重,痛甚如裂为特点。可取手阳明大肠经之合穴以疏风清热止痛。

3.风湿头痛

风湿头痛为风夹湿邪上犯,清窍为湿邪所蒙,故头重如裹,昏沉作痛,"因湿痛者,头重而天阴转甚"(《证治汇补·头痛》)。阴雨湿重,故头痛加剧。湿性黏腻,阻于胸中则气滞而胸闷,扰于中焦则脘满而纳呆。脾主四肢,湿困脾阳则肢体沉重。湿蕴于内,分泌清浊之功失调,则尿少便溏,舌苔白腻,脉濡滑皆湿盛之象。其特点为头重如裹,昏沉疼痛,阴雨痛增。可取风池与手太阴肺经络穴以祛风湿止痛。

4.外感头痛

迁延时日,经久不愈,或素有痰热,又当风乘凉,古人认为外邪自风府入于脑,可成为"头风痛"。其痛时作时止,一触即发,常于将风之前一天发病,及风至其痛反缓。恼怒烦劳亦可引发头痛。发病时头痛激烈,连及眉梢,目不能开,头不能抬,头皮麻木。

5.肝阳上亢头痛

属于内伤头痛。由于情志不舒,怒气伤肝,肝火上扰;或肝阴不足,肝阳上亢,清窍被扰而作眩晕头痛,并且怒则加重。肝为足厥阴经,其脉循胁而上达巅顶,足厥阴与足少阳胆经相表里,胆经经脉循头身两侧,故肝阳头痛连及巅顶或偏两侧,或有耳鸣胁痛。肝之阳亢火旺,耗伤阴液则口干面赤,热扰心神则烦躁易怒难寐,舌红少苔,脉细数为阳亢阴伤之象。其特点为头痛眩晕,怒则发病或加重,常兼耳鸣胁痛。若头痛目赤,口干口苦,尿赤便秘,苔黄,脉弦数,属肝旺火盛。肝阳头痛,经久不愈,其痛虽不甚剧,但绵绵不已,且现腰膝酸痛,盗汗失眠,舌红脉细,为肝病及肾,水亏火旺。可取手厥阴肝经之输穴、手少阴肾经之输穴滋阴、平肝潜阳以止痛。

6.中气虚弱头痛与血虚阴亏头痛

两证均属虚证。一为久病或过劳伤气,令中气不足。气虚则清阳不升,浊阴不降,因而清窍不利,绵绵作痛,身倦无力,气短懒言,劳则加重;中气虚不能充于上则头脑空痛;中气不足,运化无力则食欲缺乏而便溏。一为失血过多或产后失调,以致阴血不足。血虚不能上荣则头痛隐隐而作痛,面色苍白;血不养心则心悸失寐;血虚则目涩而昏花。可取胃经募穴与合穴,补中益气以止痛;取血会与肝、脾、肾三经交会穴,补血虚以止痛。

7.瘀血阻络头痛与痰浊上蒙头痛

两者皆属实证,瘀血头痛多因久痛入络,血滞不行;或有外伤,如《灵枢·厥病》所说:"头痛不可取于输者,有所击堕,恶血在于内。"败血瘀结于脉络,不通则痛。临床特点是:头痛如针刺,痛处固定,舌有瘀点等。痰浊头痛多因平素饮食不节,脾胃运化失调,痰浊内生,痰浊为阴邪,上蒙清窍则昏沉作痛,阻于胸脘则满闷吐涎。如《证治汇补·头痛》所说:"因痰痛者,昏重而眩晕欲吐。"可取足太阴脾经之血海与手厥阴心包经之络穴,活血化瘀以止痛;取足阳明胃经之络穴、脾经之输穴化痰开窍以止痛。

(二)经络辨证

根据疼痛部位与经络循行的相应关系,偏头痛为少阳头痛;前额痛为阳明头痛。《兰室秘藏·头痛门》:"阳明头痛,自汗发热,恶寒,脉浮缓长实";《冷庐医话·头痛》:"头痛属太阳者,自脑后上至巅顶,其痛连项",故后头痛为太阳头痛;巅顶痛为厥阴头痛。《兰室秘藏·头痛门》:"厥阴头项痛,或吐痰沫,厥冷,其脉浮缓。"可在以上辨证的基础上,根据部位加以局部取穴,可达到良好的治疗效果。

四、治疗

(一)刺法灸法

1.主穴

神庭、太阳、印堂、头维。

2.配穴

外感风寒者加风池、风府;外感风热者加曲池、大椎;外感风湿者加风池、列缺;肝阳上亢者加太冲、太溪;中气虚弱者加中脘、足三里;血虚阴亏者加膈俞、三阴交;瘀血阻络者加血海、内关;痰浊上蒙者加丰隆、脾俞。

3.方义

神庭为督脉,足太阳、足阳明之会,刺之可镇静安神、清头散风;印堂、太阳为局部取穴,具有疏通经络、活血止痛的作用;刺头维可祛风明目、清热泻火。配风池、风府疏风散寒,通络止痛;曲池、大椎疏散风热,通络止痛;风池、列缺祛风化湿,通络止痛;太冲、太溪滋阴潜阳,平肝止痛;中脘、足三里补中益气,通络止痛;膈俞、三阴交滋阴养血,活血通络;血海、内关活血化瘀,通络散结;丰隆、脾俞健脾化痰,开窍止痛。

4.操作

穴位常规消毒,神庭平刺0.5~0.8寸,行提插捻转平补平泻法;印堂提捏局部皮肤,平刺0.3~

0.5 寸,行提插捻转泻法;太阳直刺 0.3～0.5 寸,行提插捻转平补平泻法;头维平刺 0.5～1.0 寸,行提插捻转平补平泻法。配穴根据虚补实泻的原则,采用提插捻转补泻的方法。针刺得气后,留针30 分钟。

本证外感风寒者及虚证,可针灸并用,每次灸 30 分钟。

(二)针方精选

1.现代针方

(1)处方 1。分为外感风寒头痛、外感风热头痛、外感风湿头痛、肝阳上亢头痛、痰浊上蒙头痛、瘀血阻络头痛、阴血亏虚头痛、中气虚弱头痛等 8 型。外感风寒头痛治以疏风散寒解表,取肺俞、天柱、通谷、前谷。外感风热头痛治以祛风清热解表,取风门、风池、液门、曲池、大椎、风府。外感风湿头痛治以祛风胜湿,取风池、阴陵泉、合谷、足三里、悬厘。肝阳上亢头痛治以清泄肝胆,取太冲、阳辅、风池、丝竹空或透率谷、内关、百会。痰浊上蒙头痛治以化痰降逆,取列缺、丰隆、公孙、印堂或神庭。瘀血阻络头痛治以祛瘀通络,取膈俞、血海、太阳、外关、丰隆。阴血亏虚头痛治以补气升血,取三阴交、膈俞、胃俞、血海、大椎、气海。中气虚弱头痛治以补益中气,取足三里、三阴交、气海、中脘。

(2)处方 2。头痛头昏:百会、印堂、头维、太阳、风池、合谷、行间。

2.经典针方

(1)《针灸大成》:"头风顶痛:百会、后顶、合谷。头顶痛,乃阴阳不分,风邪串入脑户,刺故不效也。先取其痰,次取其风,自然有效。中脘、三里、风池、合谷。疟疾头痛目眩,吐痰不已,合谷、中脘、列缺。囟会后一寸半,骨间陷中……主头风目眩,面赤肿,水肿……头面门:脑风而痛,少海。"

(2)《针灸玉龙经·玉龙歌》:"头风偏正最难医,丝竹金针亦可施。更要沿皮透率谷,一针两穴世间稀。偏正头风有两般,风池穴内泻因痰。若还此病非痰饮,合谷之中仔细看。头风呕吐眼昏花,穴在神庭刺不差。"

(3)《针灸聚英》卷二·杂病:"头痛有风,风热,痰湿、寒、真头痛。手足青至节,死不治。灸,疏散寒。针,脉浮,刺腕骨、京骨。脉长合骨、冲阳。脉弦阳池、风府、风池。"

(4)《儒门事亲卷一·目疾头风出血最急》说八:"神庭、上星、囟会、前顶、百会。其前五穴,非徒治目疾,至于头痛腰脊强,外肾囊燥痒,出血皆愈。凡针此勿深,深则伤骨。"

(周　坤)

第二节　面　痛

面痛是指以眼、面颊部抽掣疼痛为主要症状的一种疾病。多由于风邪侵袭,阳明火盛、肝阳亢逆、气血运行失畅所致。

西医学的三叉神经痛属于本病范畴。

一、辨证

本病以眼、面颊阵发性抽掣疼痛为主要症状,根据病因不同分为风寒、风热、瘀血面痛。

（一）风寒外袭

疼痛为阵发性抽掣样痛,痛势剧烈,面色苍白,遇冷加重,得热则舒,多有面部受寒因素,舌淡苔白,脉浮紧。

（二）风热浸淫

疼痛阵作,为烧灼性或刀割性剧痛,痛时颜面红赤,汗出,目赤,口渴,遇热更剧,得寒较舒,发热或着急时发作或加重,舌质红,舌苔黄,脉数。

（三）瘀血阻络

面痛反复发作,多年不愈,发作时疼痛如锥刺难忍,面色晦滞,少气懒言,语声低微,舌质紫黯,苔薄,脉细涩。

二、治疗

（一）针灸治疗

治则:疏通经脉,活血止痛。以手、足阳明经穴位为主。

主穴:百会、阳白、攒竹、四白、迎香、下关、颊车、合谷。

配穴:风寒外袭加风门、风池、外关;风热浸淫加大椎、关冲、曲池;瘀血阻络加太冲、血海。

操作:毫针刺,用泻法。

方义:本方以近部取穴为主,远部取穴为辅,旨在疏通面部筋脉气血,散寒清热,活血通络止痛。

（二）其他治疗

1.耳针

选面颊、上颌、下颌、额、神门等穴,每次取 2~3 穴,毫针刺,强刺激,留针 20~30 分钟,约隔 5 分钟行针 1 次;或用埋针法。

2.水针

用维生素 B_{12} 或维生素 B_1 注射液,或用 2% 利多卡因注射液,注射压痛点,每次取 1~2 点,每点注入0.5 mL,隔 2~3 天注射 1 次。

（周　坤）

第三节　面　瘫

面瘫是以口眼㖞斜为主要症状的一种疾病。多由络脉空虚,感受风邪,使面部经筋失养,肌肉纵缓不收所致。西医学的周围性面神经炎属于本病范畴。

一、辨证

本病以口眼㖞斜为主要症状。起病突然,多在睡眠醒后,发现一侧面部麻木、松弛、示齿时口角歪向健侧,患侧露睛流泪、额纹消失、鼻唇沟变浅。部分患者伴有耳后、耳下乳突部位疼痛,少数患者可出现患侧耳道疱疹、舌前 2/3 味觉减退或消失及听觉过敏等症。病程日久,可因患侧肌肉挛缩,口角歪向病侧,出现"倒错"现象。根据发病原因不同可分为风寒证和风热证。

(一)风寒证

多有面部受凉因素,如迎风睡眠,电风扇对着一侧面部吹风过久等。

(二)风热证

多继发于感冒发热之后,常伴有外耳道疱疹、口渴、舌苔黄、脉数等症。

二、治疗

(一)针灸治疗

治则:疏风通络、濡养经脉,取手足少阳、阳明经穴位。

主穴:风池、翳风、地仓、颊车、阳白、合谷。

配穴:风寒加风门、外关;风热加尺泽、曲池。

操作:急性期用平补平泻法,恢复期用补法,面部穴可用透刺法,如地仓透颊车,阳白透鱼腰等。

方义:本病为风邪侵袭面部阳明、少阳脉络,故取风池、翳风以疏风散邪;地仓、颊车、阳白等穴以疏通阳明、少阳经气,调和气血;"面口合谷收",合谷善治头面诸疾。

(二)其他治疗

1.水针

选翳风、牵正等穴,用维生素 B_1 或维生素 B_{12} 注射液,每穴注入 0.5～1.0 mL,每天或隔天1次。

2.皮肤针

用皮肤针叩刺阳白、太阳、四白、牵正等穴,使轻微出血,用小罐吸拔 5～10 分钟,隔天1次。本法适用于发病初期,或面部有板滞感觉等面瘫后遗症。

3.电针

选地仓、颊车、阳白、合谷等穴。接通电针仪治疗 5～10 分钟,刺激强度以患者感到舒适、面部肌肉微见跳动为宜。本法适用于病程较长者。

(周　坤)

第四节　神　乱

一、概述

神乱即精神错乱或神志异常,其临床表现为焦虑恐惧、狂躁不安、神情淡漠或痴呆及猝然昏倒等症,常见于癫病、狂病、痫病、脏躁等患者。《寿世保元》:"癫者,喜笑不常,癫倒错乱之谓也。"俗称"文痴"。《素问·长刺节论》:"病在诸阳脉,且寒且热,诸分且寒且热,名曰狂。刺之虚脉,视之分尽热,病已止"。《素问·奇病论》中的"癫疾"、唐代《备急千金要方》中的"五癫",皆指痫而言。后世多把癫狂相提并论。

本症相当于西医学中的单纯型精神分裂症、妄想型精神分裂症、神经官能症、更年期神经病、狂躁症、癫痫等病症。

二、诊察

(一)一般诊察

中医诊查本症从癫、狂、痫三方面进行诊查分析,癫病患者多表情淡漠,神志痴呆,喃喃自语,哭笑无常;狂病患者多狂躁妄动,胡言乱语,打人骂詈,不避亲疏;痫病多见突然昏倒,口吐涎沫,两目上视,四肢抽搐,醒后如常的症状。

西医学本症的诊查,根据实际情况分别从抑郁症、躁狂症或精神分裂症青春型、癫痫切入。抑郁症患者在排除神经系统病变的基础上,尿液、脑脊液 5-羟色胺含量具有一定诊断意义;躁狂症可与抑郁交替发生,表现为情绪高涨、妄想、言语夸张等,精神分裂青春型到后期多表现为喜怒无常,行为多具有冲动性等特点;癫痫通过贝美格诱发试验、脑电图具有诊断意义,头颅 CT、MRI 对脑部病变具有鉴别意义。

(二)经穴诊察

一部分患者可在神门、通里、阴郄、合谷、太冲、足三里等穴出现压痛或条索、结节状病理产物。部分患者可在心俞、肝俞、脾俞、巨阙、中脘等俞募穴出现敏感点。

有些患者在耳穴反射区(心、肝、肾、脑、神门、皮质下、枕、耳颞神经点)出现压痛敏感点或皮肤皱褶、隆起、颜色改变等阳性反应。

三、辨证

正常人体阴阳平衡,脏腑调和,经络通畅,气血充足,心神安宁。当人体阴阳失于平衡,心神受扰,则发神乱症。本证以脏腑辨证与经络辨证并重,在脏腑主要与心、肝、胆、脾、肾相关,在经络主要与心、肝、胆、脾、胃、心包经有关,火、痰、郁、瘀为主要致病因素。

基本病机为心神不宁,阴阳不和。病因较多,具体表现也有差别,但主要病机为心肝胆脾肾的阴阳失调。虚证主要包括心脾两虚、血虚发痫、肾虚发痫;实证包括痰气郁结、痰火上扰、阳明热盛、肝胆郁火、瘀血内阻、痰火发痫、痰瘀发痫。

(一)常用辨证

1.痰气郁结

肝气被郁,伤及脾脏,脾气不升,气郁痰结,蒙蔽神明,故表现为表情淡漠,神志痴呆等精神异常的证候。痰浊中阻,故不思饮食,舌苔腻,脉弦滑。治当化痰解郁,可取肝经之原穴与胃经之丰隆。

2.心脾两虚

多由患病日久,心血内亏,心神失养,故见心悸易惊,神思恍惚,善悲欲哭等症。血少气衰,脾气健运,故饮食量少,肢体乏力,舌色淡,脉细无力,均为心脾两亏,气血俱衰之征。治当取三阴交、足三里以健脾养心。

3.痰火上扰

是因心胃火盛,灼津为痰,痰火搏结,上蒙心窍所致。症见起病急骤,性情急躁,两目怒视,叫骂不休,毁物殴人,头痛失眠,面红目赤,大便秘结,舌质红,苔黄腻,脉弦滑数。治疗时可取神门、中脘,以化痰宁心为法。或因惊恐气乱,或脾失运化,痰热内生。若偶遇恼怒,痰随火升,上扰清窍,蒙蔽心神,症见突然昏倒,四肢抽搐,口吐黏沫,气粗息高,直视,或口作五畜声,胸膈阻塞,情志抑郁,心烦失眠,头痛目赤。发无定时,醒后疲乏,一如常人。舌质红、苔黄腻,脉弦滑数有力。

治宜清热化痰,开窍醒神,可取太冲、中脘、神门。

4.阳明热盛

邪热内传阳明,热结阳明所致。症见面红耳赤,弃衣而走,登高而歌,逾垣上屋,或数天不食。腹满不得卧,便秘,尿黄,苔黄,脉沉数有力。治当清泻阳明,可取曲池、天枢。

5.肝胆郁火

因七情内伤,肝胆气滞,气郁化火,上扰神明所致。心神受扰,则心神烦乱,神不内守则言语失常,或咏或歌,或言或笑,心神不安,则或惊或悸,肝胆气滞则胸胁胀痛。症见狂躁易怒,心神烦乱,言语无伦,惊悸不安,神不守舍,或咏或歌,或言或笑,胸胁胀痛,口苦发干,舌红苔黄,脉弦数。治当泻火解郁,可取肝经之原穴。

6.瘀血内阻

邪热入里,血热互结,上扰神明所致。症见胸中憋闷,精神不宁,狂扰不安,言语不休,或沉默寡言,甚则终日骂詈,少腹胀满,疼痛拒按,舌质红紫或见瘀斑,脉沉实有力。治当取合谷、太冲、血海、膈俞以清热活血。

7.风痰上蒙

多因脾虚痰盛,积聚则气逆不顺,升降失调,清阳不升,浊阴不降,痰蒙清窍所致,故发作前有短时头晕,发作时口吐白沫或清涎是风痰的特点。症见发作前每有短时头晕,胸闷、泛恶,随即猝然仆倒,不知人事,手足搐搦强直,两目上视,口噤,口眼牵引,喉中发出五畜之声,将醒之时,口吐白沫或流清涎,醒后唯觉疲惫不堪,有时醒后又发,时发时止,或数天数月再发,疲劳时发更频,每于感寒则易诱发,体壮者脉多滑大,舌苔白厚腻。治宜取丰隆、行间以化痰息风。

8.痰瘀阻络

瘀血夹痰,上扰神明。多有颅脑外伤,或小儿娩产时产伤,或母孕时跌伤,或情志不畅,气滞血瘀等,皆可致瘀血内生,若瘀阻于上,脑络闭阻,虚风随生,则发作前多有头痛;若瘀血夹痰上冲于头,则神志被蒙,遂发痫证,症见发时头晕头痛,旋即尖叫一声,瘛疭抽搐,口吐涎沫,脸面口唇青紫,口干但欲漱水不欲咽。多有颅脑外伤病史,每遇阴雨天易发,舌质紫有瘀血点,脉弦或弦涩。当取百会、膈俞以化瘀开窍。

9.血虚生风

多因血虚风动而发作,症见痫厥屡发,发前头晕心悸,手足搐动,发时突然昏倒不省人事,口噤目闭,吐白沫,抽搐时间长短不定,醒后如常人,伴见心悸怔忡,双目干涩等症状,或于月经期前后发作频繁,唇甲淡白,脉细滑,舌质色淡或舌尖红,苔薄白少。治疗时可取脾俞、膈俞、足三里、血海,养血息风。

10.肾气亏虚

多由病症已久,肾气亏虚,精血不足,症见反复发作数年不愈,突然昏倒,神志昏聩,面色苍白,四肢抽搐,或头与眼转向一侧,口吐白沫,二便自遗,出冷汗,继则发出鼾声而昏睡,移时渐渐苏醒,平素或腰膝酸软,足跟痛,或遗精阳痿早泄,或白带多,甚或智力渐退,脉沉细滑,舌质淡,苔薄少。治宜滋补肝肾,益精养血,可取肝俞、肾俞、太溪、照海。

(二)经络辨证

从经络的角度讲,本证与心、肝、胆、脾、胃、心包经皆有联系。《素问·阴阳脉解》说:"四肢者,诸阳之本也,阳盛则四肢实,实则能登高而歌也""热盛于身,故弃衣欲走也""阳盛则使人妄言骂詈不避亲疏,而不欲食,不欲食,故妄走也"。《景岳全书·癫狂痴呆》说:"凡狂病多因于火,此或以谋为失志,或以思虑郁结,屈无所伸,怒无所泄,以致肝胆气逆,木火合邪,是诚东方实也,此其邪乘于心,则为神魂不守,邪乘于胃,则为暴横刚强。"上述所云胃、肝、胆三经实火上扰心神皆可发为狂病。

值得注意的是,虽然癫、狂、痫皆是神乱的表现,但其病因病机有一定差别,经络辨证上也应注意,如《素问·大奇论》曰:"心脉满大,痫瘛筋挛。肝脉小急,痫瘛筋挛。二阴急为痫厥",清代叶天士的《临证指南医案》龚商年按总结道:"狂由大惊大恐,病在肝胆胃经,三阳并而上升,故火炽而痰涌,心窍为之闭塞。癫由积忧积郁,病在心脾包络,三阴闭而不宣,故气郁则痰迷,神志为之混淆。"狂者多为阳经所病,癫、痫者多发于阴经。

四、治疗

(一)刺法灸法

1.主穴

百会、水沟;癫者取肝俞、脾俞;狂者取大陵;痫者取身柱、鸠尾、阳陵泉、本神、十宣。

2.配穴

癫者,痰气郁结者加太冲、丰隆,心脾两虚加三阴交、足三里。狂者,痰火扰心加神门、中脘;阳明热盛加曲池、天枢;火盛伤阴加神门、三阴交;气血瘀滞加合谷、太冲、血海、膈俞。痫者,痰火扰神者加丰隆、行间;风痰闭窍者加丰隆、风池;瘀血阻络者加膈俞;血虚风动者加脾俞、膈俞、足三里、血海;肾虚精亏加肝俞、肾俞、太溪、照海。

3.方义

本症多因肝气郁滞,脾气不升,气滞痰结,神明逆乱,故取肝俞以疏肝解郁,配脾俞以益气健脾祛痰;脑为元神之府,督脉入脑,取督脉之百会穴、水沟穴,可醒脑开窍,安神定志。大陵为心包经原穴,可加强醒神开窍的作用。鸠尾为治疗痫证的效穴。水沟、十宣可以开窍醒神。太冲可疏肝行气,丰隆以化痰浊;癫证日久可出现心脾亏损,取三阴交、足三里以补益心脾。加神门、中脘清心豁痰;曲池为手阳明合穴,天枢为手阳明之募穴,两穴相配可泄热通便,清泻阳明实热;神门、三阴交以滋阴降火,安神定志;合谷、太冲合为四关穴,行气化瘀,醒脑开窍;血海、膈俞活血化瘀。四穴相配共奏活血化瘀、醒脑开窍之功。

4.操作

诸穴均按常规消毒后,背部不宜深刺,以免伤及体内重要脏器;百会针向脑后方向,沿皮平刺0.3～0.5寸;水沟用1寸毫针,针尖向上斜刺0.5～0.8寸,行捻转泻法,以患者能忍受疼痛为度;余穴根据辨证施以适当补泻手法。每天或隔天1次。

本证中属虚证者可以加用灸法,每次30分钟,每天或隔天1次。

(二)针方精选

1.现代针方

(1)处方1。处方:肝俞、脾俞、丰隆、神门、心俞。本病由于肝气郁滞,脾气不升,凝聚津液,化为痰浊,神明蒙蔽。故取肝俞、脾俞、丰隆,以疏肝郁,运脾气,化痰浊以治本,取神门、心俞,开窍以苏神明。

(2)处方2。治法:理气豁痰,醒神开窍。以手足厥阴经、督脉为主。主穴:内关、水沟、太冲、丰隆、后溪。配穴:肝郁气滞者,加行间、膻中;痰气郁结者,加中脘、阴陵泉;心脾两虚者,加心俞、脾俞;哭笑无常者,加间使、百会;纳呆者,加足三里、三阴交。

(3)处方3。治法:涤痰开窍、养心安神。心脾两虚者针灸并用,补法;痰气郁结、气虚痰凝、阴虚火旺者以针刺为主,泻法或平补平泻。处方:脾俞、丰隆、心俞、神门。痰气郁结加中脘、太冲;气虚痰凝加足三里、中脘;心脾两虚加足三里、三阴交;阴虚火旺加肾俞、太溪、大陵、三阴交。

2.经典针方

(1)《素问·通评虚实论》:"刺痫惊脉五,针手太阴各五,刺经,太阳五,刺手少阴经络傍者一,足阳明一,上踝五寸,刺三针。"

(2)《肘后备急方》卷三·治卒发癫狂病方第十七:"斗门方,治癫痫,用艾于阴囊下谷道正门当中间,随年数灸之。"

(3)《针灸大全》卷四·窦文真公八法流注:"五痫等证口中吐白沫。内关……后溪二穴、神门二穴、心俞二穴、鬼眼四穴。"

(4)《针灸大成》卷九·医案:"患痫症二十余载……病入经络,故手足牵引,眼目黑瞀,入心则搐叫,须依理取穴,方保得痊……取鸠尾,中脘,快其脾胃,取肩髃、曲池等穴,理其经络,疏其痰气,使气血流通,而痫自定矣。"

(三)其他疗法

1.头针

取额中线、顶中线、顶旁1线、顶上正中线。强刺激,不留针。每天1次。大发作取胸腔区(双)、舞蹈震颤控制区(双),小发作取运动区、制癫区,精神运动发作取晕听区。

2.腧穴埋线

取头针的胸腔区、运动区、神门、足三里、三阴交。羊肠线埋线,可嘱患者自行按摩。每周1次。

(周　坤)

第五节　神　昏

一、概述

神昏以不省人事,神志昏乱,呼之不应,触之不觉,不易迅速苏醒为特点,多为危急重症。神昏的深度常与疾病的严重程度有关。

《素问·至真要大论》:"暴暗,心痛,郁冒不知人,乃洒淅恶寒,振栗谵妄。"《伤寒论》:"伤寒若吐若下后不解,不大便五六日,上至十余日,日晡所发潮热,不恶寒,独语如见鬼状。如剧者,发则不识人,循衣摸床,惕而不安,微喘直视,脉弦者生,涩者死。微者,但发热,谵语者……。"

本病相当于古代的"暴不知人""不知与人言""尸厥""大厥""不识人""昏聩""昏不知人""昏迷"等。多见于西医学的肝衰竭、酒精中毒、中毒性痢疾等疾病。

二、诊察

（一）一般诊察

中医诊查，患者多见不省人事，神志昏乱，呼之不应，触之不觉，不易迅速苏醒等表现，根据病因不同可有不同兼症，当根据四诊进一步诊查，具体见常用辨证部分。

现代诊查除脉搏、血压、体温、呼吸等生命体征之外，还应检查反射情况如吞咽、咳嗽、角膜、瞳孔反射等，判断神昏的程度，检查患者是否存在外伤、出血等因素，同时进行神经系统检查，确定能否引出阳性病理体征。结合发病患者相关病史进行进一步诊查。

（二）经穴诊察

一部分神昏患者可在手厥阴经原穴、督脉上出现压痛敏感点或条索状、结节状阳性反应物，部分患者在肝经原穴可有明显压痛，同时可在三阴交、极泉等穴出现敏感点。

有些患者在耳穴反射区（心、肝、枕、肾上腺、神门、皮质下等穴区）可出现压痛敏感，或片状、条索状隆起，局部红晕脱屑等阳性反应。

三、辨证

心藏神，主神明，神志活动为心所司，脑为元神之府，是清窍之所在，脏腑清阳之气均会于此而出于五官，或外邪内攻，或内伤实邪导致气血逆乱，抑或久病者真气耗竭，最终导致清窍闭塞，神明失守而发神昏。本节所论神昏为广义神志模糊，故将谵语、郑声、晕厥一并列入讨论。本证以脏腑辨证为主，经络辨证为辅，主要与心、脾、肝密切相关，热、毒、暑、痰、内风为主要致病因素，同时与心经、心包经、大肠经、肝经有一定联系。

基本病机为心神失守，神志不清。病因较多，且多错杂为病，但主要病机为心、脾、肝的阴阳失调，气血失和。实证主要包括热炽阳明、热陷心包、热盛动风、风痰内闭、暑邪上冒、热毒熏蒸、气血上逆等；虚证主要包括亡阴、亡阳、气虚、血虚等。

（一）常用辨证

1.热炽阳明

太阳之邪不解，邪入阳明，化热化燥，充斥阳明，弥漫全身，症见神志不清，谵言妄语，高热面赤，口渴汗出，气粗如喘，小便短赤，舌红苔黄燥，脉洪大，治宜取手阳明之原穴，足阳明之经穴，泻热醒神。

2.热陷心包

温热之邪侵犯人体，内传心包，燔灼营血，症见高热烦躁，神昏谵语，目赤唇焦，舌謇，发疹发斑，四肢厥冷，小便黄，大便干结，舌质红绛，脉洪而数。治宜取中冲、大椎，清心开窍，泻热醒神。

3.热盛动风

邪热亢盛，燔灼肝经，引动内风，扰及神明，症见高热肢厥，神志昏迷，全身抽搐，角弓反张，颈项强直，两目上翻，面红目赤，小便短赤，大便秘结，舌质红，脉弦数。可取大肠经原穴与肝经荥穴，以清热泻火，平肝息风。

4.风痰内闭

素体痰盛，又感风邪，或肝阳偏亢而生内风，风阳夹痰，内扰心窍，症见突然昏仆，不省人事，震颤抽搐，口角流涎，喉中痰鸣，面色晦暗，胸闷呕恶，口眼㖞斜，半身不遂，舌苔白腻，脉弦滑。治宜开窍化痰，疏肝息风，可取丰隆、太冲。

5.暑邪上冒

见于炎热夏天,为暑邪内袭,耗气伤津,气津暴脱,乱其神明所致,症见猝然昏仆,身热肢厥,气粗如喘,面色潮红,或见面垢,冷汗不止,小便短赤,脉虚数而大。治宜取外关、大椎,以清暑祛湿,开窍醒神。

6.热毒熏蒸

多由感受火毒时疫之邪,或火热之邪郁结成毒,热毒内扰所致,症见壮热谵语,烦躁不安,面赤口渴,疔疮痈肿,流注四窜,或下痢脓血,或绞肠痛绝,舌质红绛,苔黄褐干燥,脉滑数。治疗当取大椎、行间,清热解毒,安神开窍。

7.血气上逆

每因恼怒伤肝,气机逆乱,血随气升,并走于上,扰乱神明,症见突然昏倒,不省人事,牙关紧咬,双手握固,呼吸气粗,面赤唇紫,舌红或紫黯,脉沉弦。治疗时宜疏肝降逆,活血开窍,可取肝经原穴与八会穴之血会。

8.亡阴

多因大吐,大泻,汗出过多,产后失血或外伤出血,或热邪久羁,以致阴精耗竭,心神散乱,症见重语喃喃,神志不清,眼眶深陷,皮肤干瘪,面色潮红,呼吸气促,渴喜冷饮,四肢温暖,舌质红,干燥少苔甚或无苔,脉细数无力,或虚数大。治疗可取配肾经原穴、经穴,以滋补阴精。

9.亡阳

多由亡阴发展而来,或由久病不愈,元气衰微,或寒气大泄,元阳暴脱,或心气耗散,真阳欲绝所致,症见喃喃自语,言语重复,断断续续,精神萎靡,呼之不应,面色苍白,四肢厥逆,气短息微;汗出黏冷,口不渴,喜热饮,舌淡白而润,甚则青紫,脉微欲绝或浮数而空。治当取命门、肾俞,回阳救逆。

10.气虚神昏

每因元气亏耗,致使阳气消乏,宗气下陷,脾气不升,则突然昏仆,症见突然昏晕,面色㿠白,气息微弱,汗出肢冷,舌质淡,脉沉弱。治当健脾益气,取足三里、膏肓。

11.血虚神昏

由大崩大吐,或产后、外伤失血过多,以致气随血脱,神机不运,症见突然晕厥,面色苍白,口唇无华,呼吸缓慢,目陷无光,舌淡,脉细数,无力。治疗可取脾俞、血海,以健脾养血,活血开窍。

(二)经络辨证

经络辨证上,由于本证主要为神明失守,而神志昏蒙。心主神明,心经通过目系与脑相连,故首先从心经、心包经论治,开窍醒神;热炽阳明而致神昏谵语者,当泻阳明经火热;每因肝阳上亢或情志恼怒引动内风者,乃火热夹风夹痰,循肝经上扰,当从肝经论治。

四、治疗

(一)刺法灸法

1.主穴

水沟、涌泉、劳宫。

2.配穴

谵语者加期门、神门、四神聪;郑声者加四神聪、神门、三阴交;昏厥者加百会、内关、三阴交;热炽阳明者加解溪、合谷;热陷心包者加中冲、大椎;热盛动风者加合谷、行间;风痰内闭者加丰

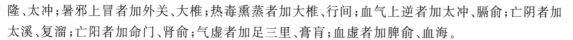

隆、太冲;暑邪上冒者加外关、大椎;热毒熏蒸者加大椎、行间;血气上逆者加太冲、膈俞;亡阴者加太溪、复溜;亡阳者加命门、肾俞;气虚者加足三里、膏肓;血虚者加脾俞、血海。

3.方义

水沟为急救常用穴,为醒神开窍之要穴;涌泉为肾经井穴,具有醒脑开窍、泻热通络的作用;劳宫为心经荥穴,能清泻心火、开窍安神。期门为肝之募穴,又是足太阴、阴维之会,刺之可疏肝气、健脾气、调气活血;神门为心经原穴,具有泻心火、宁心安神的作用;四神聪为经外奇穴,具有镇静安神的作用;百会为督脉腧穴,醒神开窍、通络安神;内关属心包络穴,又为八脉交会穴之一,通于阴维,维络诸阴;三阴交为足三阴经之交会穴,具有滋阴养血安神的作用;内关与三阴交合用具有较强的活血化瘀作用,能改善心脑循环。诸穴合用,祛邪补虚,调和气血,开闭醒神。配合谷、解溪泻热醒神;中冲、大椎清心开窍;合谷、行间清热泻火,平肝息风;丰隆、太冲开窍化痰,疏肝息风;外关、大椎以清暑祛湿;大椎、行间清热解毒,安神开窍;太冲、膈俞疏肝降逆,活血开窍;太溪、复溜滋补阴精;命门、肾俞回阳救逆;脾俞、血海健脾养血,活血开窍。

4.操作

腧穴常规消毒,水沟直刺 0.3~0.5 寸,涌泉直刺 0.5~1.0 寸,劳宫直刺 0.3~0.5 寸,百会、四神聪向后平刺 0.6~0.8 寸,以上诸穴,实证神昏用提插捻转泻法,虚证用平补平泻法。中冲、大椎、膈俞采用点刺放血法,以泻实热。配穴根据虚补实泻的原则,采用提插捻转补泻的方法。针刺得气后,留针 30 分钟。

本症治疗过程中,可在肾俞、命门用灸法,每次施灸 30 分钟。

(二)针方精选

1.现代针方

(1)处方1:热陷心包神昏治以清营泄热,醒神开窍,取中冲、内关、行间、水沟、膻中;腑热熏蒸神昏治以泻热攻下,醒神开窍,取胃俞、大肠俞、陷谷、合谷、天枢;热毒攻心神昏治以清热解毒,醒神开窍,取足三里、神门、十宣、百会、印堂;湿热蒙蔽神昏治以清热利湿,豁痰开窍,取外关、阴陵泉、丰隆、公孙;暑热上冒神昏治以泄热开窍,取二间、内庭、大椎、百会、水沟;热盛动风神昏治以清热息风,醒神开窍,取十宣、风池、劳宫、行间、大椎;阴虚动风神昏治以补阴潜阳,平肝息风,取太溪、三阴交、太冲、风池;风痰内闭神昏治以平肝息风,涤痰开窍,取行间、风池、丰隆、水沟、内关;瘀血阻心神昏治以祛痰开窍,取膈俞、脾俞、内关、血海;阴竭阳脱神昏治以回阳固脱,益气敛阴,取足三里、气海、复溜;内闭外脱神昏治以豁痰开窍,回阳固脱,取丰隆、列缺、复溜、中脘、百会、气海或关元。

(2)处方2:神昏指神志昏迷,意识不清,往往由邪热内陷心包或湿热、痰浊蒙闭清窍所引起。治宜息风开窍、清心豁痰。取穴:水沟、十二井、太冲、丰隆、劳宫。

(3)处方3:热邪毒闭型用毫针刺法,取人中、十宣、百会、涌泉、大椎、内关。人中用雀啄刺法,十宣用点刺放血,余穴常规刺法,用强刺激,留针 30~60 分钟,每天 1~2 次。正衰虚脱型用灸法,取关元、神阙、气海、中脘,均艾炷隔姜重灸,每天 1~2 次。

(4)处方4:选取巨阙、中脘、内关、肺俞。

2.经典针方

(1)《素问·缪刺论》:"邪客于手足少阴太阴足阳明之络,此五络皆会于耳中,上络左角,五络俱竭,令人身脉皆动,而形无知也,其状若尸,或曰尸厥。刺其足大指内侧爪甲上,去端如韭叶(隐白),后刺足心(涌泉),后刺足中指爪甲上各痏(厉兑),后刺手大指内侧,去端如韭叶(少商),后刺手心主(中冲)，少阴锐骨之端(神门)，各一痏立已；不已，以竹管吹其两耳，剃其左角之发；方一寸，燔治，饮以美酒一杯，不能饮者，灌之，立已。"

(2)《针灸大成》："不识人，水沟、临泣、合谷；中暑不省人事，人中、太冲、合谷。尸厥，列缺、中冲、金门、大都、内庭、厉兑、隐白、大敦。"

(3)《简明医彀·厥证》："忽然厥冷，神昏妄言者，先掐人中……或针入人中至齿，灸关元百壮，鼻尖有汗，苏为度，妇人灸乳下。"

(4)《针灸逢源》："中风卒倒不醒：神阙(隔盐、姜或川椒代盐)、丹田、气海皆可灸之。"

(5)《针灸集成》："尸厥，谓急死也，人中针，合谷、太冲皆灸，下三里、绝骨、神阙百壮。若脉似绝，灸间使，针复溜，久留神效。"

(三)其他疗法

1.指针

紧急情况下用拇指重力掐按水沟、合谷、内关穴，以患者出现疼痛反应并苏醒为度。

2.刺血

实证昏厥取大椎、百会、太阳、委中、十宣。点刺出血。

(周　坤)

第六节　痴　呆

一、概述

痴呆是指神情呆滞，智能低下而言，是智能活动发生严重障碍的表现。痴呆一症，虽有数因，但基本上不外虚实两类。属实者，因于气滞、痰湿；属虚者，缘于阴亏、血少、髓虚。本症又称呆痴，常见于西医学的老年痴呆、小儿脑瘫等病。

痴呆一症，古人有"文痴""武痴"之分。痴呆伴有精神抑郁，表情淡漠，坐如木偶，沉默寡言，善悲欲哭者，称为"文痴"；痴呆伴有狂乱无知，骂詈呼叫，不避亲疏，弃衣裸体，逾垣上屋者，称为"武痴"。属于狂证，不属本篇讨论范围。

二、诊察

(一)一般诊察

中医诊查可通过望诊及问诊做出初步诊断，患者可见神情淡漠、沉默寡言等表现，小儿痴呆多见五迟五软表现，老年人为渐进性，多由记忆力减退开始。

西医学通过智力量表测试、脑部影像学检查、脑脊液检查、脑电图、神经心理测验都对相关病症具有诊断意义。

(二)经穴诊察

一部分痴呆患者会在心经的神门、肾经的太溪、肝经的太冲等腧穴局部触及压痛，或条索、结节状病理产物，部分患者可在脾俞、肝俞、肾俞等穴出现敏感点。

　　有些患者可在耳穴反射区心、脾、肾等出现压痛敏感或皮肤皱褶；脑、额、神门、皮质下可见到压痛敏感、皮肤隆起等阳性反应。

三、辨证

　　脑为元神之府，又为髓海，脑窍清利，脑髓充盛则神机聪明。若先天不足或年迈体虚，精亏髓减，或久病迁延，心脾受损，气虚血少，致髓海亏虚，神志失养，渐成痴呆一症。本证以脏腑辨证为主，与心、肝、脾、肾有密切关系，湿、瘀为主要致病因素。

　　基本病机为髓海亏虚，神志失养。病因以虚为主，其主要病机为心肝脾肾的阴阳失调。虚证包括髓海不足、肝肾亏虚，因虚致实为湿痰阻窍，虚实夹杂为气郁血虚。

(一)常用辨证

1.湿痰阻窍

　　多因水湿内蕴，湿聚成痰，上蒙清窍，致使神情呆顿。其临床特点：痴呆时轻时重，不易完全恢复。且必见湿痰征象，如静而少言，或默默不语，头重如裹，倦怠无力，胸闷呕恶，泛吐痰涎，苔白腻，脉沉滑。治当健脾利湿，开窍化痰，可取丰隆、脾俞。

2.气郁血虚

　　多因胸怀不畅，肝郁克脾，或由大惊卒恐，气血逆乱，以致心失所养，则精神恍惚，痴呆不语。其临床特点是：痴呆突然发生，多与情志不畅或突受精神刺激有关。一般病情严重，但持续时间较短，经过治疗可以较快恢复。兼见肝气郁结，心脾血虚的征象，如胸胁胀闷，太息，面色苍白，神志恍惚，心神不宁，悲忧欲哭等表现。治疗当疏肝解郁、养血开窍，可取期门、血海。

3.髓海不足

　　多缘于先天不足，禀赋薄弱，或近亲配偶，或遗传缺陷，致使脑髓发育不良，而成痴呆。其特点是神情呆滞，齿发难长，骨软痿弱，怠惰嗜卧，舌淡脉细。多见于小儿，智能低下开始并不明显，往往随着患儿年龄之增长，智能障碍则逐渐表现出来。可取太溪、肝俞滋补肝肾。

4.肝肾亏虚

　　多见于大病、久病，因邪气久居，或热毒深入下焦，劫伤肝肾之阴；或年高体衰，肝肾不足，神失所养，则默默寡言，呆钝如痴。其特点为智能低下常进行性加重，初期记忆不佳，反应迟钝，言语颠倒，其后可发展成白痴。兼见有关节屈伸不利，四肢麻木，语言迟钝，面色憔悴，两目无神，形体消瘦，肌肤甲错等表现。若阴虚阳亢，虚阳妄动，风自内生，还可见有舌强语謇、瘛疭等内风之象。治当填精益髓，取太溪、肾俞。

(二)经络辨证

　　肾主骨生髓，脑为髓海，《灵枢·海论》说："髓海不足，则脑转耳鸣，胫酸眩冒，目无所见，懈怠安卧。"此处便是对痴呆较早的描述，从虚的病因来看，痴呆与肾关系最密切，所以从经络辨证的角度，本症与肾经有密切关联。而晋代王叔和《脉经》记载狂痴病的脉象云："二手脉浮之俱有阳，沉之俱有阴，阴阳皆实盛者，此为冲督之脉也，冲督用事，则十二经不复朝于寸口，其人皆苦恍惚狂痴。"督脉"起于肾下胞中""挟脊上项，散头上"。可见督脉在肾与脑之间架起了一座"桥梁"，肾的精气不足，不能由督脉滋养于脑，或脉络不通，气血不行，也会导致脑髓失养，而发生痴呆一症。所以本症与督脉也有密切联系。

四、治疗

(一)刺法灸法

1.主穴

四神聪、风池、三阴交、内关、悬钟。

2.配穴

湿痰阻窍者加丰隆、脾俞;气郁血虚者加期门、血海;肝肾亏虚者加太溪、肝俞;髓海不足者加太溪、肾俞。

3.方义

三阴交为肝、脾、肾三经交会穴,能通调肝、脾、肾三脏,养血活血,醒神开窍;风池醒脑开窍;四神聪为经外奇穴,化瘀通络,开窍醒神;内关属心包络穴,又为八脉交会穴之一,通于阴维,维络诸阴,具有宁心安神之效;悬钟为八会穴之髓会,可滋阴通脉、益髓壮骨。配丰隆、脾俞健脾利湿、开窍化痰;期门、血海疏肝解郁、养血开窍;太溪、肝俞滋补肝肾,醒神开窍;太溪、肾俞填精益髓。

4.操作

腧穴常规消毒,四神聪向后平刺 0.6~0.8 寸,行提插捻转平补平泻法;风池向鼻尖方向刺0.5~0.8 寸,行提插捻转泻法;三阴交直刺 0.5~1.0 寸,行提插捻转补法;内关直刺 0.5~1.0 寸,行提插捻转平补平泻法;悬钟直刺 0.5~0.8 寸,行提插捻转补法。配穴根据虚补实泻的原则,采用提插捻转补泻的方法。针刺得气后,留针 30 分钟。

本症属气血虚弱者,可使用灸法,尤宜在背部俞穴施灸,施灸时应有人看护,或用悬起灸法,每次30 分钟。

(二)针方精选

1.现代针方

(1)处方 1:分为禀赋不足、肝肾亏虚、脾虚痰阻、瘀血阻络 4 型。禀赋不足痴呆治以补肾填精,取太溪、肾俞、百会、四神聪、关元;肝肾亏损痴呆治以补益肝肾,填髓健脑,取肝俞、肾俞、百会、四神聪、悬钟;脾虚痰阻痴呆治以健脾益气,化痰通窍,取足三里、阴陵泉、丰隆、中脘、百会、四神聪;瘀血阻络痴呆治以化瘀通络,健脑益肾,取血海、膈俞、内关、百会、四神聪。

(2)处方 2:毫针法取四神聪、颞三针、人中、内关、三阴交、丰隆。颞三针为颞部耳尖直入发际 2 寸处为第 1 针;以此为中点,同一水平向前、后各 1 寸处,分别为第 2 针、第 3 针;针尖向下沿皮慢慢捻入,深1 寸。四神聪平刺 1 寸。以上均行快速捻转,频率 200 次/分左右,连续 2 分钟。每 10 分钟再次行针,重复3 次后出针。内关穴直刺 0.5~1.0 寸,行泻法 1 分钟。人中穴向鼻中隔方向斜刺 0.3~0.5 寸,雀啄术至眼球湿润或流泪为度。三阴交,至胫骨内缘向上斜刺进针1.5 寸,提插补法。丰隆穴,直刺 1 寸,平补平泻。以上 4 穴留针 30 分钟,其间行针 1~2 次。

电针法取四神聪、风池、内关。髓海不足配大椎,脾肾两虚加足三里、太溪,痰浊蒙蔽加丰隆、中脘,气滞血瘀加合谷、太冲。主穴进针得气后,G6805 电针仪通脉冲电流,用连续波,频率60~100 次/分,通电 30 分钟。配穴用提插捻转补泻或平补平泻,留针 30 分钟,每 10 分钟行针 1 次。

每周 5 次,休息 2 天,2 个月 1 个疗程。

(3)处方 3:采用针刺后溪、神门(双侧交替),针刺得气后留针 30 分钟,每隔 5 分钟施行平补平泻手法 1 次。每天 1 次,20 次为 1 个疗程。

(4)处方 4:通过辨证将痴呆分为热浊阻窍型(实)、阴精亏损型(虚)。热浊阻窍型治以清心开窍、降浊通腑。取郄门、通里、水沟、丰隆、行间、内庭。其中郄门、通里、丰隆施提插泻法,使针感向远端放射1~2次,余穴施雀啄泻1~2秒。阴精亏损型治以滋阴益肾,健脑调神。取上星、印堂、内关、神门、廉泉、复溜、足三里。其中上星、印堂、神门施捻转补法1~2秒。内关、足三里施提插补法,令针感向远端放射1次。廉泉提插雀啄补法1~2秒。

(5)处方5:以百会或四神聪、肾俞为主穴、太冲、关元、三阴交及足三里为配穴,进针得气后行捻转补法,主穴接 G6805 电针治疗仪,施以连续波,频率2~4次/秒,强度以腧穴局部肌肉可见抽动或患者耐受为度,留针 30 分钟,每天1次,针 6 天停 1 天;对照组口服尼莫地平,每次 20~40 mg,每天 3 次。两组均连续治疗 8 周。

2.经典针方

(1)《医学纲目》:"呆滞,刺神门一穴,沿皮向前三分,先补后泻。失志,呆凝,取神门、中冲、鬼眼、鸠尾、百会。"

(2)《扁鹊神应针灸玉龙经》玉龙歌:"痴呆一症少精神,不识尊卑最苦人,神门独治痴呆病,转手骨开得穴真。"

(3)《针灸大成》:"失志痴呆:神门、鬼眼、百会、鸠尾。"

(4)《医学入门》:"神门专治心痴呆,人中间使祛颠妖。"

(5)《针经指南·标幽赋》:"用大钟治心内之呆痴。"

(6)《针经指南·流注通玄指要赋》:"神门去心性之呆痴。"

(三)其他疗法

1.头针

取顶中线、额中线、颞前线、颞后线。每次选2~3穴,毫针强刺激,还可以配合使用电针,疏密波中强度刺激。

2.耳针

取心、肝、肾、枕、脑、神门、肾上腺。每次选3~5穴,毫针浅刺、轻刺,留针 30 分钟;也可以用王不留行籽贴压。

(周　坤)

第七节　不　寐

不寐又称"失眠""不得卧"等,是以经常不能获得正常睡眠,或入睡困难,或睡眠时间不足,或睡眠不深,严重者彻夜不眠为特征的病证。本证多因思虑劳倦,内伤心脾,生血之源不足,心神失养所致;或因惊恐、房劳伤肾,以致心火独盛,心肾不交,神志不宁;或因体质素弱,心胆虚怯,情志抑郁,肝阳扰动以及饮食不节,脾胃不和所致。

西医学的神经官能症、围绝经期综合征、慢性消化不良、贫血、动脉粥样硬化症等以不寐为主要临床表现时属于本病范畴。

一、辨证

本病以经常不易入睡,或寐而易醒,甚则彻夜不眠为主要症状。根据病因的不同分为心脾两虚、心胆气虚、心肾不交、肝阳上扰和脾胃不和型。

（一）心脾两虚

多梦易醒，心悸健忘，头晕目眩，面色无华，食欲缺乏倦怠，易汗出，舌淡苔白，脉细弱。

（二）心胆气虚

心悸胆怯，多梦易醒，善惊多恐，多疑善虑，舌淡，脉弦细。

（三）心肾不交

心烦不寐，或时寐时醒，头晕耳鸣，心悸健忘，遗精盗汗，口干舌红，脉细数。

（四）肝阳上扰

心烦，不能入寐，急躁易怒，头晕头痛，胸胁胀满，面红口苦，舌红苔黄，脉弦数。

（五）脾胃不和

睡眠不安，脘闷嗳气，嗳腐吞酸，心烦，口苦痰多，舌红苔厚腻，脉滑数。

二、治疗

（一）针灸治疗

治则：宁心安神，清热除烦。以八脉交会穴、手少阴经穴为主。

主穴：照海、申脉、神门、安眠、四神聪。

配穴：心脾两虚者，加心俞、脾俞、三阴交；心胆气虚者，加丘墟、心俞、胆俞；心肾不交者，加太溪、涌泉、心俞；肝阳上扰者，加行间、侠溪；脾胃不和者，加太白、公孙、足三里。

操作：毫针刺，照海用补法，申脉用泻法。神门、安眠、四神聪，用平补平泻法；对于较重的不寐患者，四神聪可留针1～2小时；配穴按虚补实泻法操作。

方义：照海、申脉为八脉交会穴，分别与阴跷脉、阳跷脉相通，可以调理阴阳，改善睡眠，若阳跷脉功能亢盛则失眠，故补阴泻阳使阴、阳跷脉功能协调，不眠自愈。心藏神，心经原穴神门，心包经络穴内关可以宁心安神；安眠、四神聪穴可以健脑益髓、镇静安神。

（二）其他治疗

1.耳针

选皮质下、心、肾、肝、神门。毫针刺，或揿针埋藏，或王不留行籽贴压。

2.皮肤针

自项至腰部督脉和足太阳经背部第1侧线，用梅花针自上而下叩刺，叩至皮肤潮红为度，每天1次。

3.拔罐

自项至腰部足太阳经背部侧线，用火罐自上而下行走罐，以背部潮红为度。

4.电针

选四神聪、太阳，接通电针仪，用较低频率，每次刺激30分钟。

（周　坤）

第八节　癫　狂

癫狂是以精神错乱、言行失常为主要症状的一种疾病。癫证以沉默痴呆、语无伦次、忧郁苦闷、静而多喜为特征;狂证以喧扰不宁、躁妄打骂、哭笑无常、动而多怒为特征。癫属阴、狂属阳,两者病情可相互转化,故统称癫狂。癫狂主要是由于七情内伤、痰气上扰、气血凝滞,使机体阴阳平衡失调,不能互相维系,以致阴盛于下,阳亢于上,心神被扰,神明逆乱所致。

西医学的精神分裂症、狂躁性精神病、抑郁性精神病、反应性精神病、围绝经期精神病等均属本病范畴。

一、辨证

本病以精神错乱、言行失常为主要症状。根据表现症状不同分为癫证和狂证。癫证属阴多呆静,狂证属阳多躁动。

(一)癫证

沉默痴呆,精神抑郁,表情淡漠,或喃喃自语,语无伦次,或时悲时喜,哭笑无常,不知秽洁,不知饮食,舌苔薄腻,脉弦细或弦滑。

(二)狂证

始则性情急躁,头痛失眠,面红目赤,两目怒视等症;继则妄言责骂,不分亲疏,或毁物伤人,力过寻常,虽数天不食,仍精神不倦,舌质红绛,苔黄腻,脉弦滑。

二、治疗

(一)针灸治疗

1.癫证

治则:涤痰开窍,宁心安神。取背俞穴为主,佐以手少阴、足阳明经穴位。

主穴:肝俞、脾俞、心俞、神门、丰隆。

配穴:痰气郁结加膻中、太冲;心脾两虚加三阴交、大陵;不思饮食加足三里、中脘;心悸易惊加内关。

操作:毫针刺,痰气郁结可用泻法,心脾两虚用补法。

方义:病因痰气郁结、蒙蔽心窍所致,故取肝俞以疏肝解郁,脾俞以健脾化痰,心俞以宁心开窍,神门以醒神宁心,丰隆以涤痰化浊,痰气消散,癫证自愈。

2.狂证

治则:清心豁痰。以任脉、督脉、手厥阴和足少阴经穴位为主。

主穴:大椎、风府、内关、丰隆、印堂、水沟。

配穴:痰火上扰加劳宫;火盛伤阴加大钟。

操作:毫针刺,用泻法。

方义:本病由痰火扰心所致,取大椎、水沟能清热醒神,风府、印堂醒脑宁神,内关、丰隆祛痰开窍、宁心安神。

(二)其他治疗

1.水针

选心俞、巨阙、间使、足三里、三阴交穴,每次选用1~2穴,用25~50 mg氯丙嗪注射液,每天注射1次,各穴交替使用。本法适用于狂证。热重加大椎、百会,狂怒加太冲、支沟。

2.耳针

选心、皮质下、肾、枕、额、神门。毫针刺,每次选用3~4穴,留针30分钟。癫证用轻刺激,狂证用强刺激。

3.头针

选运动区、感觉区、足运感区。用1.5寸毫针沿皮刺入,左右捻转1分钟,留针20～30分钟。

4.电针

水沟、百会、大椎、风府透哑门。每次选用一组穴,针后接通电针仪治疗15～20分钟。

（周　坤）

第九节　郁　证

郁证是以心情抑郁、情绪不宁、胸部满闷、胁肋胀满,或易怒易哭,或咽中如有异物哽塞等为主要临床表现的一类病证。本病主要是因情志内伤,肝失疏泄,脾失健运,心神失养,脏腑阴阳气血失调所致。

西医学的神经官能症、癔症、焦虑症及围绝经期综合征等均属于本病范畴。

一、辨证

本病以精神抑郁善忧,情绪不宁或易怒易哭为主要症状。根据病因可分为肝气郁结、气郁化火、痰气郁结、心神惑乱、心脾两虚和肝肾亏虚型。

(一)肝气郁结

胸胁胀满,脘闷暖气,不思饮食,大便不调,脉弦。

(二)气郁化火

性情急躁易怒,口苦而干,或头痛、目赤、耳鸣,或嘈杂吐酸,大便秘结,舌红,苔黄,脉弦数。

(三)痰气郁结

咽中如有物哽塞,吞之不下,咳之不出,苔白腻,脉弦滑。

(四)心神惑乱

精神恍惚,心神不宁,多疑易惊,悲忧善哭,喜怒无常,或手舞足蹈等,舌淡,脉弦。

(五)心脾两虚

多思善疑,头晕神疲,心悸胆怯,失眠健忘,食欲缺乏,面色不华,舌淡,脉细。

(六)肝肾亏虚

眩晕耳鸣,目干畏光,心悸不安,五心烦热,盗汗,口咽干燥,舌干少津,脉细数。

二、治疗

(一)针灸治疗

治则:调神理气,疏肝解郁。以督脉及手足厥阴、手少阴经穴位为主。

主穴:水沟、内关、神门、太冲。

配穴:肝气郁结者,加曲泉、膻中、期门;气郁化火者,加行间、侠溪、外关;痰气郁结者,加丰隆、阴陵泉、天突、廉泉;心神惑乱者,加通里、心俞、三阴交、太溪;心脾两虚者,加心俞、脾俞、足三里、三阴交;肝肾亏虚者,加太溪、三阴交、肝俞、肾俞。

操作:水沟、太冲用泻法,内关、神门用平补平泻法。配穴按虚补实泻法操作。

方义:脑为元神之府,督脉入络脑,水沟可醒脑调神;心藏神,神门为心经原穴,内关为心包经络穴,二穴可调理心神而安神定志;内关又可宽胸理气,太冲可疏肝解郁。

(二)其他治疗

1.耳针

选神门、心、交感、肝、脾。毫针刺,留针15分钟,或揿针埋藏,或王不留行籽贴压。

2.穴位注射

选心俞、膻中。用丹参注射液,每穴每次0.3~0.5 mL,每天1次。

(周　坤)

第十章

呼吸科病证

第一节 咳 嗽

咳嗽是肺系疾病的主要症状之一。"咳"指有声无痰,"嗽"指有痰无声。临床一般声、痰并见,故统称咳嗽。根据病因可分为外感咳嗽和内伤咳嗽两大类。外感咳嗽是外感风寒、风热之邪,使肺失宣降,肺气上逆而致。内伤咳嗽多为脏腑功能失调所致,如肺阴亏损,失于清润;或脾虚失运,聚湿生痰,上渍于肺,肺气不宣;或肝气郁结,气郁化火,火盛灼肺,阻碍清肃;或肾失摄纳,肺气上逆,均可导致咳嗽。

西医学的上呼吸道感染、急慢性支气管炎、支气管扩张、肺炎、肺结核等的咳嗽症状属于本病范畴。

一、辨证

本病以咳嗽为主要症状,临床根据病因的不同分为外感咳嗽和内伤咳嗽。

(一)外感咳嗽

咳嗽病程较短,起病急骤,多兼有表证。

1.外感风寒

咳嗽声重,咽喉作痒,咳痰色白、稀薄,头痛发热,鼻塞流涕,形寒无汗,肢体酸楚,苔薄白,脉浮紧。

2.外感风热

咳嗽气粗,咳痰黏稠、色黄,咽痛,或声音嘶哑,身热头痛,汗出恶风,舌尖红,苔薄黄,脉浮数。

(二)内伤咳嗽

咳嗽起病缓慢,病程较长,可兼脏腑功能失调症状。

1.痰湿侵肺

咳嗽痰多色白,呈泡沫状,易于咳出,脘腹胀闷,神疲纳差,舌淡苔白腻,脉濡滑。

2.肝火灼肺

气逆咳嗽,阵阵而作,面赤咽干,目赤口苦,痰少而黏,不易咳吐,引胁作痛,舌边尖红,苔薄黄少津,脉弦数。

3.肺阴亏损

干咳,咳声短促,以午后黄昏为剧,少痰,或痰中带血,潮热盗汗,形体消瘦,两颊红赤,神疲乏力,舌红少苔,脉细数。

二、治疗

(一)针灸治疗

1.外感咳嗽

治则:疏风解表,宣肺止咳。以手太阴经穴为主。

主穴:肺俞、中府、列缺。

配穴:外感风寒者,加风门、合谷;外感风热者,加大椎。

操作:毫针泻法,风热可疾刺,风寒留针或针灸并用,或针后在背部腧穴拔罐。中府、风门、肺俞等背部穴不可深刺,以免伤及内脏。

方义:咳嗽病变在肺,按俞募配穴法取肺俞、中府以理肺止咳、宣肺化痰;列缺为肺之络穴,可散风祛邪,宣肺解表。

2.内伤咳嗽

治则:肃肺理气,止咳化痰。以手、足太阴经穴为主。

主穴:肺俞、太渊、三阴交、天突。

配穴:痰湿侵肺者,加丰隆、阴陵泉;肝火灼肺者,加行间;肺阴亏虚者,加膏肓。

操作:主穴用平补平泻法,可配用灸法。

方义:内伤咳嗽易耗伤气阴,使肺失清肃,故取肺俞调理肺气;太渊为肺经原穴,可肃肺、理气、化痰;三阴交可疏肝健脾,化痰止咳;天突为局部选穴,可疏导咽部经气,降气止咳。四穴合用,共奏肃肺理气、止咳化痰之功。

(二)其他治疗

1.穴位注射

选定喘、大杼、风门、肺俞,用维生素 B_1 注射液或胎盘注射液,每次取1～2穴,每穴注入药液0.5 mL,选穴由上而下依次轮换,隔天1次。本法用于慢性咳嗽。

2.穴位贴敷

选肺俞、定喘、风门、膻中、丰隆,用白附子(16%)、洋金花(48%)、川椒(33%)、樟脑(3%)制成粉末。将药粉少许置穴位上,用胶布贴敷,每3～4小时更换1次,最好在三伏天应用。亦可用白芥子、甘遂、细辛、丁香、苍术、川芎等量研成细粉,加入基质,调成糊状,制成直径1 cm圆饼,贴在穴位上,用胶布固定,每3～4小时更换1次,5次为1个疗程。

(覃建康)

第二节　感　冒

感冒是由于感受触冒风邪,邪犯肺卫而出现的以鼻塞、流涕、喷嚏、咳嗽、头痛、恶寒、发热、全身不适、脉浮为主要临床表现的疾病。全年均可发病,尤以冬春季多见。主要由于正气不足,机体卫外功能低下,风寒、风热、暑湿等外邪乘虚由皮毛、口鼻而入,引起营卫失调、肺气失宣所致。西医学的上呼吸道感染属于本病的范畴。

一、辨证

本病以恶寒发热、鼻塞、流涕、头痛、咳嗽、脉浮为主要症状,临床根据感受外邪的性质不同分为风寒感冒、风热感冒和暑湿感冒。

(一)风寒感冒

恶寒重,发热轻,或不发热,无汗,鼻塞,流清涕,咳嗽,咳痰液清稀,肢体酸楚,苔薄白,脉浮紧。

(二)风热感冒

微恶风寒,发热重,有汗,鼻塞,流浊涕,咳痰稠或黄,咽喉肿痛,口渴,苔薄黄,脉浮数。

(三)暑湿感冒

身热不扬,汗出不畅,肢体酸重,头痛如裹,胸闷纳呆,口渴不欲饮,苔白腻,脉濡。

二、治疗

(一)针灸治疗

治则:祛风解表。以手太阴、手阳明经及督脉穴位为主。

主穴:列缺、合谷、大椎、太阳、风池。

配穴:风寒感冒者,加风门、肺俞;风热感冒者,加曲池、尺泽、鱼际;暑湿感冒者,加阴陵泉。体虚者,加足三里;鼻塞流清涕者,加迎香;咽喉疼痛者,加少商;全身酸楚者,加身柱;高热惊厥者,三棱针点刺水沟、十宣。

操作:主穴用毫针泻法。风寒感冒,大椎行灸法;风热感冒,大椎行刺络拔罐。配穴中足三里用补法或平补平泻法,少商、委中用点刺出血法,余穴用泻法。

方义:感冒为外邪侵犯肺卫所致,太阴、阳明互为表里,故取手太阴、手阳明经穴列缺、合谷以祛邪解表。督脉主一身之阳气,温灸大椎可通阳散寒,刺络出血可清泻热邪。风池为足少阳经与阳维脉的交会穴,"阳维为病苦寒热",故风池既可疏散风邪,又可与太阳穴相配而清利头目。

(二)其他治疗

1.拔罐

选大椎、身柱、大杼、肺俞,拔罐后留罐15分钟起罐,或用闪罐法。本法适用于风寒感冒。风热感冒者可用刺络拔罐法。

2.耳针

选肺、内鼻、屏尖、额,用中、强刺激。咽痛加咽喉、扁桃体,毫针刺。

(覃建康)

第三节 哮 喘

哮喘是一种常见的反复发作性疾病。哮与喘均有呼吸急促的表现,但症状略有不同,哮以呼吸急促,喉间有哮鸣音为特征;喘以呼吸困难,甚则张口抬肩为特征。临床上二者常同时并见,其病因病机亦大致相同,故合并叙述。本病一年四季均可发病,尤以寒冷季节和气候急剧变化时发病较多。偏嗜成味、肥腻或进食虾蟹鱼腥,脾失健运,聚湿生痰,痰饮阻塞气道,而发为痰鸣哮喘。其基本病因为痰饮内伏。

西医学的支气管哮喘、慢性喘息性支气管炎、肺炎、肺气肿、心源性哮喘等属于本病的范畴。

一、辨证

本病以突然起病、呼吸急促、喉间哮鸣,甚则张口抬肩、不能平卧为主要症状,根据临床表现的性质不同分为实证和虚证两大类。

(一)实证

病程短,或当哮喘发作期,哮喘声高气粗,呼吸深长,呼出为快,体质较强,脉象有力。

1.风寒外袭

咳嗽喘息,遇寒触发,咳痰稀薄,形寒无汗,头痛,口不渴,苔薄白,脉浮紧。

2.痰热阻肺

咳喘,痰黏,咳痰不爽,胸中烦闷,胸胁作痛,或见身热口渴,纳呆,便秘,苔黄腻,脉滑数。

(二)虚证

病程长,反复发作或当哮喘间歇期,哮喘声低气怯,气息短促,体质虚弱,脉象无力。

1.肺气不足

喘促气短,动则加剧,喉中痰鸣,神疲,语言无力,痰液稀薄,动则汗出,舌质淡苔薄白,脉细数。

2.肺肾气虚

久病气息短促,呼多吸少,不得接续,动则喘甚,汗出肢冷,畏寒,舌淡苔薄白,脉沉细。

二、针灸治疗

(一)实证

治则:祛邪肃肺,化痰平喘。以手太阴经穴及相应背俞穴为主。

主穴:列缺、膻中、尺泽、肺俞、定喘。

配穴:风寒者,加风门;痰热阻肺者,加丰隆;喘甚者,加天突。

操作:毫针泻法。风寒者可合用灸法,定喘穴刺络拔罐。

方义:列缺为肺经络穴,可宣肺散邪;膻中为气会穴,可宽胸理气,调畅气机;尺泽为肺经合穴,可肃肺化痰,降逆平喘;肺俞为肺之背俞穴,可宣肺祛痰;定喘为平喘之效穴。

(二)虚证

治则:补益肺肾,止哮平喘。以相应背俞穴及手太阴、足少阴经穴为主。

主穴:肺俞、膏肓、肾俞、定喘、太渊、太溪、足三里。

配穴:肺气虚者,加气海;肺肾气虚者,加阴谷、关元、命门。喘甚者,加天突。

操作:定喘用刺络拔罐法,余穴用毫针补法。可酌用灸法或拔火罐法。

方义:肺俞、膏肓针灸并用,可补益肺气;补肾俞以补肾纳气;肺经原穴太渊配肾经原穴太溪,可充肺肾真原之气;足三里可调和胃气,以资生化之源,使水谷精微上归于肺,肺气充则自能卫外;定喘为平喘之经验效穴,取"急则治其标"之意。

(覃建康)

第十一章

消化科病证

第一节 胃 下 垂

胃下垂是以胃小弯弧线最低点下降至髂嵴连线以下为主要表现的慢性胃肠疾患。多见于体质瘦弱、体型瘦长或因病突然消瘦者,妇女多育也易罹患本病,患者症状轻重表现与其神经敏感性有明显关系。

本病属中医学胃缓范畴。

一、病因病机

维持胃底正常位置的因素有三个,即横膈的位置或膈肌的悬吊力、邻近脏器及有关韧带的力量、腹壁肌的力量或腹壁脂肪层的厚薄,其中任何一个因素失常即可引发胃下垂。

中医认为本病多由先天禀赋不足,或病后失调,饮食不节,损伤脾胃,以致脾胃虚弱,中气下陷,升举无力而发生下坠。

二、辨证

证候:轻度胃下垂可无症状。较严重者出现慢性中上腹疼痛,但无周期性和明显的节律性。疼痛轻重与进食量的多少有关,且食后作胀。自觉胃部下坠,肠鸣漉漉,直立时加重,平卧后减轻。可伴有便秘、腹泻、便形失常,如大便扁而短。可有眩晕、乏力、心悸、失眠、直立性低血压,或伴有肾、子宫下垂和脱肛等并发症。

体检见肋下角<90°,脐下可有振水音,食后叩诊胃下极可下移至骨盆,上腹部可扪及强烈的腹主动脉搏动。X线胃肠钡餐检查是本病的主要诊断依据,可见胃呈无力型,小弯弧线最低点在髂嵴连线以下,十二指肠球部受胃下垂牵拉向左偏移等。治法补中益气,健脾和胃。

三、治疗

(一)针灸治疗

取穴:中脘、梁门、气海、关元、脾俞、足三里。

随症配穴:腹泻者,加天枢。腹部下坠感者,加灸百会。

刺灸方法:针用补法,可加灸。

方义:中脘为胃之募穴,可健脾和胃。梁门位近胃腑,有和胃作用。气海、关元能温肾益气。脾俞、足三里可补虚健胃,升举中气。

(二)其他治疗

1.穴位注射

取脾俞、胃俞、肾俞、中脘、气海、足三里等穴,每次选2～4穴,选用加兰他敏、苯丙酸诺龙等注射液,每穴注射0.3～0.5 mL,隔天或每天注射1次,10次为1个疗程。

2.穴位埋线

选用两组穴位,胃俞透脾俞、中脘透上脘,或腹哀透神阙、阑尾透足三里。先取一组穴位,依法植入羊肠线,20～30天后用另一组穴位,两组穴位可交替使用。

（武长虹）

第二节　胃　脘　痛

胃脘痛也称"胃痛",以上腹胃脘部近心窝处经常发生疼痛为主证,多兼有胃脘部痞满、胀闷、嗳气、吐酸、纳呆、胁胀、腹胀等症。常反复发作,久治难愈,甚至可出现吐血、黑便、呕吐、卒腹痛等。

西医学的急慢性胃炎、消化性溃疡、胃痉挛、胃下垂、胃神经官能症等疾病出现胃痛症状者,均可参考治疗。

急慢性胃炎、消化性溃疡多以胃脘部疼痛为主要症状,与中医的胃脘痛较吻合。这几种疾病也可主要表现为呕吐、呃逆等症,在分析其病因病机、辨证规律及借鉴古人针灸治疗经验时,应考虑到两者的联系与区别。

一、病因病机新论及辨证探要

(一)传统认识

中医学认为寒邪客胃、饮食伤胃、肝气犯胃、脾胃虚弱皆可引起胃受纳腐熟之功能失常,胃失和降而导致胃痛。胃痛初发,多属实证,其病在胃,与肝关系密切。寒邪客胃或饮食伤胃,使胃失和降,气机上逆;肝气郁结,横逆犯胃,肝胃气滞,胃部脉络不通而致胃痛。病久常见虚证,病位主要在脾,也有虚实夹杂者,表现为脾胃同病或肝脾同病。脾胃不健,运化无权,升降转枢乏力,气机阻滞;脾胃阳虚,阴寒内盛,胃失温养;阴津暗耗,胃失濡养,气机失调,均可引起胃痛。

如上所述,胃痛的病因虽有寒凝、食积、气滞、火郁、血瘀、阳虚、胃失温养、阴虚胃失濡的不同,病理有虚实寒热、在气在血之异,痛的程度和特征也各有差异,但其发病机理确有共同之处,即"不通则痛"。

(二)现代新论

现代中医对急性胃炎的辨治,认为主要病因是外邪犯胃或饮食不慎所致。感受风寒暑湿之邪,或秽浊之气,侵犯胃腑,阻遏中焦,致使中焦气机不利,脾胃升降失常,从而发生胃脘疼痛。饮食不节,食滞中焦,胃失和降;嗜食辛辣肥甘,湿热内生,蕴于中焦;过食生冷,寒积胃脘,阻遏中阳,均可使胃失和降,浊气上逆,发生胃痛、嗳气、呕吐等症。

现代中医在认识慢性胃炎时,除认为与外邪犯胃或饮食失调有关外,也强调情志致病、因瘀或因虚致痛。肝郁气滞,横逆犯胃,胃失通降,则出现脘腹胀满、嗳气吞酸、两胁胀痛等症。气滞日久,血行不畅,瘀血内结,其痛更甚,并可出现呕血、黑便等。此外,脾胃虚寒,中阳不运,可发为胃脘隐痛,喜温喜按,时泛清水,纳呆便溏;胃阴不足,胃失濡润可发为阴虚胃痛。有研究者认为,慢性胃炎的基本病机,可归纳为其本是脾胃虚弱,升降失常;其标为热毒侵袭,肝胃郁热;其变为久病入络,气血瘀滞。

消化性溃疡以胃脘痛、吞酸、吐酸、嘈杂为主证,呕血则是常见的并发症。西医学认为消化性溃疡病是一种多病因的疾病,其中神经精神因素对其发病和病情加重有重要关系;饮食因素可破坏胃液分泌的规律性。现代中医学也认为,消化性溃疡病的发病与情志不舒和饮食所伤关系密切。可见,两者的认识基本是一致的。情志不舒致病者,因于肝气郁结,疏泄失常,横逆犯胃,胃失和降,气血瘀滞不通,故发为胃脘痛;肝气犯脾,脾失健运,湿浊内生,升降失常,胃气上逆,出现吞酸、吐酸、嘈杂等症;久痛入络,络脉失和,气血瘀滞,上腹刺痛,痛而拒按,呕血便血。饮食所伤所致者,饮食不节,损伤脾胃,脾不健运,气失和降,气机阻滞,则胃脘疼痛;嗜食辛辣肥甘,损伤脾胃,湿热内生,通降失调,则出现脘痛、吞酸、嘈杂。脾胃虚寒,中阳不运,可发为胃脘冷痛,喜暖喜按,食少便溏;中气不足,脾不统血,气不摄血,则出现呕血、便血。可见正气亏虚、瘀血阻络是消化性溃疡重要的发病因素。

(三)辨证探要

1.辨缓急

凡胃痛暴作多因外感风寒,或恣食生冷,或暴饮暴食,以致寒伤中阳,积滞不化,胃失和降,不通则痛。凡胃痛渐发,常由肝郁气滞,木旺乘土,或脾胃虚弱,木壅土郁,而致肝胃不和,气滞血瘀。

2.辨痛势

寒性收引凝滞,故寒邪犯胃之疼痛,多胃痛暴作,疼痛剧烈而拒按,并喜暖恶凉,苔白,脉弦紧等特点。脾胃阳虚而致虚性寒胃痛,多隐隐作痛,喜暖喜按,遇冷加剧,四肢不温,舌淡苔薄,脉弱。热结火郁,胃气失和之胃痛,多为灼痛,痛热急迫,伴烦渴喜饮,喜冷恶热,便秘溲赤,舌红苔黄少津,脉弦数。

3.辨虚实

胃痛且胀,大便秘结不通者多属实证;痛而不胀,大便不实或溏薄者多属虚证;喜凉者多实,喜温者多虚;拒按者多实,喜按者多虚;食后痛甚者多实,饥而痛增者多虚;痛剧固定不移者多实,痛缓无定处者多虚;新病体实者多实,久病体虚者多虚;脉实者多实,脉虚者多虚。

4.辨气血

初痛在气,久痛在血;在气者胃痛且胀,以胀为主,痛无定处,时痛时止,此乃无形之气痛;病属血分者,持续刺痛,痛有定处,舌质紫暗,此乃有形之血痛。另外,食积、痰阻、湿停等,也属有形之痛,当结合临床表现详辨之。

5.辨脏腑

胃痛主要病位在胃,但由于胃与肝脾在生理、病理上相互联系,所以在辨证时就弄清胃痛与相关病变脏腑的关系,如肝气犯胃、脾胃郁热等常兼胸胁胀满、心烦易怒、嗳气频作,发病与情志有关等肝气郁结的表现。如脾气虚弱,中阳不振,则兼见神疲乏力,大便溏薄,四肢不温,食少纳呆等脾胃虚寒之征象。另外,有时亦与胆、肾等脏腑有关,当随证辨之。

二、古代治疗经验

胃脘痛在古代针灸文献中被描述为胃脘痛、心下痛、上腹痛、脐上痛、胸下痛等,与现代临床上的胃、食管、横膈膜等器官的疾病相关。早在马王堆帛医书《阴阳十一脉灸经》中已记载:"臂钜阴之脉:其所产病,胸痛,脘痛,心痛。"《灵枢·邪气藏府病形》则提出了具体的穴位:"胃病者,腹䐜胀,胃脘当心而痛……取之三里也。"至清末为止,针灸治疗本证文献近百条。

(一)选穴特点

1.循经选穴

多选任脉穴。任脉循行于胸腹正中,经胃脘部;胃脘痛又常与正气亏乏、奔豚气上相关,故又多取小腹部任脉穴以补虚调气。常用穴为中脘、气海、关元、下脘、巨阙等。

多选脾、胃经穴。胃脘痛与脾、胃的关系最为密切,所以古人多取脾、胃经穴予以治疗。《灵枢·经脉》中脾经的"是动病"和"所生病",即分别有"胃脘痛"和"心下急痛"之证。常用穴为公孙、商丘、大都、太白及足三里、乳根等。

多选膀胱经穴之背俞穴。胸腹脏腑与背俞穴的关系十分密切;现代医学也认为,控制胃与食管的交感神经,大多从背部脊髓胸 5～10 发出,因此治疗本证多取相应背俞穴。常用穴为膈俞、胃俞、脾俞、肾俞等。

选取肾、肝经穴。肾经、肝经循行于胸腹部,与胃脘部关系也很密切,且肝木、肾阳也影响着脾胃功能。常用穴为水泉、阴谷、幽门及章门、期门等。

2.分部选穴

古人多取胸腹部穴,此为局部选穴法。如《类经图翼》:"中脘:凡脾冷不可忍,心下胀满,饮食不进不化,气结疼痛雷鸣者,皆宜灸之,此为府会,故凡府病者当治之。"《类经图翼》取巨阙,配大都等穴,治疗"胃心痛,腹胀胸满,或蛔结痛甚,蛔心痛"。

因为足三阴经循行于胸腹部,所以古人亦多取足三阴的五输穴等特定穴,其中特别是脾经穴,与胃脘关系更为密切,如《标幽赋》云:"脾痛胃疼,泻公孙而立愈。"《灵枢·厥病》曰:"胃心痛也,取之大都、太白。"取肾经穴者,如《千金要方》取"水原、照海",治疗"心下痛"。古人也取大敦、行间、太冲等肝经穴。

古人又取上背部相应背俞穴,如《类经图翼》载:膈俞、脾俞、胃俞等相配治疗"胃脘痛"。《神应经》载:肾俞、肺俞、胃俞等穴相配治疗"胃痛"。

足三里为胃经合穴,"合治内府",故取足三里穴可治胃府之证,如《灵枢·邪气藏府病形》曰:"胃脘当心而痛……取之三里也。"内关为心包经络穴,又是阴维脉的交会穴,心包经属心包,络上、中、下三焦;阴维脉亦循行于胸腹部,故内关也是古代治疗本证的要穴,《针灸大全》载:内关主治"胁肋下疼,心脘刺痛"。

3.对症选穴

冷痛选脘腹部穴。如《针灸甲乙经》载:天枢主治"冬日重感于寒则泄,当脐而痛,肠胃间游气切痛"。又取脾、胃经远道穴,如《循经考穴编》曰:公孙主治"膈胁冷气相乘,胃脾疼痛";《周氏经络》载:足三里主治"胸胃内寒冷而疼"。取背腧穴,如《类经图翼》载:膈俞主治"膈胃寒痰暴痛"。取小腹部穴以补肾益气,壮阳祛寒,如《名医类案》载:"滑伯仁治一妇,病寒为疝,自脐下上至心,皆胀满攻痛,而胁疼尤甚……此由寒在下焦,宜亟攻其下,毋攻其上,为灸章门、气海、中脘,服元胡桂椒。"

热痛选脾、胃经远道穴。如《千金要方》载：公孙主治"实则胃热，热则腹中切痛"；《循经考穴编》载：厉兑主治"胃中积热，胃脘疼痛，便结便血"。取背腧穴，如《针灸甲乙经》载：脾俞主治"热引胃痛"。又根据辨证取其他经穴，如《脉经》曰："小肠实也，苦心下急痛，小肠有热，小便赤黄，刺手太阳经，治阳，太阳在手小指外侧，本节陷中（即后溪穴也）。"相对其他证型而言，治疗热痛以远道五输穴为多，而胃脘部穴则较少。

虚痛选脾、胃经穴。如《类经图翼》云："商丘，脾虚腹胀，胃脘痛，可灸七壮。"《周氏经络》言：足三里主治"凡五劳七伤……胸胃内寒冷而疼"。又因为本证之虚日久则及肾，因此也取小腹部穴以补元益气，强肾壮阳，《太乙神针》载：气海主治"脏气虚惫，真气不足"之"心脐下冷痛"。

气郁痛，可有气聚、气逆、气上、气攻痛等症状，这些症状多位于胸脘部，有时还涉及小腹部，古人根据局部选穴原则，重视选胸脘和小腹部穴，也选相应背腧穴，如脾俞等。如《针灸集书》云："章门、气海、期门、关元、中极、中府、四满、阴交、石门、天枢、中脘、气穴，以上穴并治贲豚气，上腹膜痛。"

食积痛多选胃脘部穴。如《类经图翼》载：下脘主治"脐上厥气坚痛，腹胀满，寒谷不化"。此外，古人也取脾、胃经远道穴以健脾和胃，消食止痛，如《针灸大全》载：公孙配解溪、太仓（中脘）、三里，治疗"胃脘停食，疼刺不已"。

水湿痰痛多选与脾、胃相关的穴位。如上述"寒痛"中，取膈俞，治疗"膈胃寒痰暴痛"；又如《循经考穴编》载：内庭主治"胃口疼，停痰积冷"。对于脘膈部的水湿疼痛，古人则取内关穴以宽胸利水，如《针经指南》载：内关主治"水膈并心下痞痛（脾胃）"。

总之，对于各型胃痛，古人均取与脾胃相关的穴位，其中包括胃脘局部穴，脾、胃经远道穴，以及其他与脾、胃相关的穴位（如背腧穴、八脉交会穴等）。对于寒痛、虚痛、气痛，还可考虑取小腹部穴（如气海、关元、中极等）；对于热痛，则可根据辨证选取相应经脉在四肢部的五输穴（如公孙、厉兑、后溪等）。

（二）针灸方法

1.针刺止痛

古人常用针刺治疗本证，如《济生拔粹》言："心下痛不可忍，刺任脉中脘、气海二穴立愈。"《丹溪手镜》曰："胃脘痛也，心下急痛如锥刺，刺太溪。"古人还采用多种针刺方法，如《琼瑶神书》采用盘法提升阳气："九种心疼及脾胃，上脘盘盘要升提，大陵一使升阳法，关元脾气定灾详。"对于实痛，古人采用针刺泻法，对于虚痛，则采用针刺补法，如《脉经》云："心下苦满急痛，脉紧为实……针巨阙、下管泻之。""胃中痛，宜服栀子汤、茱萸乌头圆，针胃管补之。"

2.灸法温阳

因为艾灸具有温通作用，故可治疗本证之寒痛、虚痛、气痛、食积痛。治疗"虚痛"，《类经图翼》取商丘"灸七壮"；治疗"气痛"，《世医得效方》灸气海、关元、期门；治疗食积痛，《类经图翼》取幽门，治疗"心下痞胀，饮食不化，积聚疼痛，可灸十四壮"。

3.刺血祛瘀

对于实邪瘀阻者，采用刺血疗法，如敦煌医书《吐番医疗术》记载，古代藏医割刺"肝脉"放血，以治疗饮酒过量引起的"胃痛"。至于"肝脉"所指为何，尚待探讨。

三、临床治疗现状

(一)胃痛的治疗

1.耳针

选穴:胃、肝、脾、神门、交感、十二指肠。

方法:毫针刺,疼痛剧烈时用强刺激,缓解时用轻强度,每天或隔天 1 次。或用撤针埋藏或用玉丸法。

2.皮肤针

选穴:$T_{5\sim12}$ 脊柱旁开 0.5 寸及旁开 1.5 寸足太阳膀胱经循行路线。

方法:皮肤常规消毒后,由上而下,循经扣刺,用中度或重刺激,叩至皮肤潮红为度。隔天 1 次。适用于慢性胃痛。

3.穴位注射

选穴:中脘、足三里、肝俞、胃俞、脾俞、相应夹脊。

方法:选用维生素 B_1 注射液或维生素 B_{12} 注射液、当归注射液、丹参注射液之一,每次取 2 穴,每穴注入药液 1 mL,每天或隔天 1 次。诸穴可交替使用。适用于慢性胃痛。

(二)急、慢性胃炎、胃溃疡的治疗

1.急性胃炎的常用方案

(1)方案 1:体针为主。

选穴:中脘、足三里、内关、胃俞。呕吐重者,加公孙;痛重者,加梁丘;寒邪犯胃者,加神阙;食积者,加下脘、建里、内庭。

方法:疼痛、呕吐剧烈者,先针内关、足三里、公孙,用捻转结合提插法强刺激,间歇行针,每隔数分钟行针 1 次。待疼痛稍缓后,再针中脘,平补平泻,刺激不宜过强,留针 30 分钟。因寒所致者,在神阙、中脘加用温和灸,每穴 10~15 分钟。每天治疗 1~2 次。

(2)方案 2:耳针。

选穴:胃、脾、交感、神门。

方法:毫针刺,疼痛发作时用中度刺激,留针并间歇行针;疼痛缓解时用轻刺激,每天 1 次。也可用耳穴压丸法。

(3)方案 3:穴位注射。

选穴:脾俞、胃俞、中脘、内关、足三里。

方法:可选用硫酸阿托品或普鲁卡因注射液,每次取 2~3 穴,每穴注入药液 0.5~1.0 mL,每天 1 次。

2.慢性胃炎的常用方案

(1)方案 1:体针为主。

选穴:$T_{9\sim12}$、L_1 华佗夹脊穴。虚寒型配足三里、脾俞(胃俞)、公孙、内关;虚热型配胃俞(脾俞)、足三里、内关、内庭。

方法:针刺华佗夹脊穴:进针深度 40 mm,以患者感到局部酸、麻、胀、沉重或针感放射至胃部、腹部为佳。虚寒型者配穴用捻转提插补法,轻刺留针,针后腹部加艾盒灸,待盒内灸条燃烧完毕起针,一般留针约 30 分钟。虚热型者配穴用捻转提插手法,补中寓泻,重刺疾出,不用灸法。隔天 1 次,20 天为 1 个疗程。

（2）方案 2：穴位埋线。

选穴：胃俞、脾俞、中脘。肝胃不和加肝俞；气滞血瘀加梁丘；脾胃虚弱加足三里；中焦郁热加天枢；胃阴不足加三阴交。

方法：穴位皮肤常规消毒，以 1％利多卡因作浸润麻醉，造成局部直径约 1 cm 的皮丘。将 0 号烙制羊肠线(0.8～1.0 cm)装入经消毒的 9 号腰穿针(针芯尖端已磨平)前端内，腹部及背部的穴位在局部下方向上平刺，下肢穴位直刺，每个穴位进针 1.0～1.2 寸(同身寸)，得气后，边推针芯边退针管，使羊肠线埋入穴位皮下，线头不得外露，消毒针孔，外敷无菌敷料，胶布固定 24 小时。15 天治疗 1 次，共治疗 3 个月。

（3）方案 3：温针灸。用于脾胃虚寒型慢性浅表性胃炎。

选穴：足三里、内关、中脘、天枢。

方法：毫针直刺足三里 1.0～1.5 寸，内关 0.5～1.0 寸，其后行温针灸，留针 30 分钟。并直刺中脘 1.0～1.5 寸，天枢 1.0～1.5 寸，行提插补法，不留针。隔天治疗 1 次，10 次为 1 个疗程，共治疗 3 个疗程。

3.消化性溃疡的常用方案

（1）方案 1：体穴为主。

选穴。第 1 组：足三里、内关、公孙；第 2 组：中脘、脾俞、胃俞。胃痛甚加梁丘；胃寒甚加灸中脘；腹胀甚加天枢；反酸多加太冲；便秘加支沟；失眠加神门；乏力加灸气海、足三里。

方法：以上两组穴位交替使用，每天 1 次，平补平泻手法，留针 30 分钟，5 天为 1 个疗程，每疗程间休息 2 天，连续治疗 9 个疗程(即 2 个月)。

（2）方案 2：体穴为主。

主穴：脾俞、胃俞、中脘、足三里、内关。配穴：肝俞、阳陵泉、太冲、内庭、关元、气海、章门、梁门。

方法：每次取主穴 2～3 穴，肝郁气滞者可加肝俞、阳陵泉、太冲、内庭；脾胃虚寒者可加关元、气海、章门、梁门。实证者施以较强刺激，虚证者手法宜轻，可加用温针并拔罐，背部及上腹部穴用隔药饼灸，使胃脘部发热为佳，留针 30 分钟，每天或隔天 1 次，30 次为 1 个疗程。

（3）方案 3：穴位注射。

选穴：脾俞、胃俞、中脘、足三里。

方法：将黄芪注射液与当归注射液混合，每穴注入混合液 1～2 mL，隔天 1 次，3 个月为 1 个疗程。

（4）方案 4：耳针。

选穴：胃、脾、交感、神门、皮质下。

方法：采用耳穴压丸法，3 次为 1 个疗程，3 天更换 1 次。双耳轮换选用。

（5）方案 5：穴位埋线。

选穴：脾俞透胃俞、上脘透中脘、$T_{8\sim12}$、夹脊穴、足三里透上巨虚。

方法：每次取 1～2 对腧穴进行羊肠线埋入，视疗效情况，隔 15～30 天可换穴位做再次埋线疗法。

4.急慢性胃炎、消化性溃疡针灸切入点

（1）延缓病程，减轻病情：临床上，急性胃炎患者接收针灸治疗者并不多，可能是由于西药对急性胃炎疗效较好的缘故。但近几十年来，针灸治疗慢性胃炎和消化性溃疡的临床及试验研究报道较多,疗效较好。长期慢性胃炎、溃疡不但给患者生活带来痛苦,并容易导致癌变,早期针灸介入可明显改善症状,提高生活质量,对患者胃黏膜的病理变化有不同程度的改善;对消化性溃疡的患者可减少胃酸的分泌,或虽胃酸分泌仍保持高分泌状态,但胃酸的总酸度和游离酸多趋正常,这些研究都证明针灸治疗的有效性。

(2)针药结合,提高疗效:慢性胃炎和消化性溃疡都属于慢性、进展性疾病,中西药物治疗和针灸治疗各有其不同作用环节、特点和优势,故应提倡综合应用。临床上,发挥针灸疗效优势,提倡针灸综合治疗,并配合中西药物治疗,可快速控制病情,显著提高疗效。在不同病变时期,如何选用适宜的针灸疗法,如何进行最佳药物的联合治疗是今后临床研究的重要方向。

5.针灸治疗思路

针灸治疗急慢性胃炎、消化性溃疡,辨证当首分虚实,后辨寒热、气血。邪实当以攻邪为主,虚证应辨阴阳所在,脏腑所属,从而调节脏腑、经络,明施补泻,以收良效。无论虚实,针对"不通则痛"的基本病机,当以和降疏通为法,根据疼痛部位取经、选穴是基本原则,近部取穴与远部取穴配合是基本方法。因这些疾病病位均在上腹胃脘部近心窝处,根据"经脉所过,主治所及"理论,应主选胃经、任脉、心包经穴为主,以中脘、内关、足三里为基本选穴。其次,要辨证、对症选穴。肝气犯胃者,应加用疏肝理气腧穴;寒邪客胃者,应加重温阳散寒之力;食积伤胃者,加用消食导滞之特效穴;胃阴亏虚者,加用背俞穴、养阴穴;脾胃虚寒者,用背俞穴为主;瘀阻胃络者,取化瘀、理气之穴。

慢性胃炎和消化性溃疡以慢性、反复发作为特点,故正虚、血瘀是不可忽视的病理变化,因此选穴处方时,应对证取穴,注意选用补虚、化瘀的腧穴十分必要;神经精神因素对消化性溃疡的发病或病情加重有重要的关系。因此,取穴时重用舒肝解郁、理气调神的腧穴有重要作用,如百会、太冲、内关等。

有研究者对40年来针灸治疗消化性溃疡的文献进行总结:①针灸治疗消化性溃疡的常用穴位按使用频率的高低依次为中脘、胃俞、足三里、脾俞、上脘、内关、梁门、章门、下脘、三阴交、公孙、合谷。所选用的穴位以俞募穴等病变局部穴位为主,认为可能是因为消化性溃疡属内脏疾患,而俞募配穴对内脏疾患的治疗作用远远超过了四肢配穴法。也有人通过试验证实了中脘、胃俞穴与溃疡病确实具有密切的相关性。②针灸治疗胃溃疡、十二指肠溃疡的用穴基本相同,无明显差异性。③针灸治疗消化性溃疡的选穴原则多是以辨病为主,而对辨证治疗不够重视。因此有学者认为,针灸治疗不同类型的胃、十二指肠溃疡,应在中脘、章门、脾俞、胃俞的基础上,根据辨证分型,再配以不同的经穴。有报道邱茂良教授治疗消化性溃疡是辨病与辨证相结合,处方以中脘、足三里、胃俞为主穴,随症配穴:气滞不畅,配期门、行间、肝俞;气滞血瘀,配膈俞、三阴交;胃阴不足,配三阴交、太溪;脾胃阳虚,可加脾俞。这些经验可作参考并加以深入研究。

治疗急慢性胃炎,应根据病情的缓急选用不同针灸方法,如急性发作多采用电针、穴位注射等,缓解期多采用灸法、耳穴。急性发作期毫针多用泻法,缓解期多用补法。另外,也可配合灸法之祛寒、补虚、理气活血、消食的作用。治疗消化性溃疡除常用的针刺、艾灸方法外,还可用穴位埋藏羊肠线、穴位注射、穴位贴敷、耳针等疗法。其中穴位埋线、穴位注射法应用较多,疗效较好。

6.针灸治疗胃炎、消化性溃疡的疗效特点

急性胃炎中医辨证多为寒凝、食积、气滞,且三者相互影响,多属邪实,病位较浅,未及他脏,针灸疗效显著,一般针灸治疗1～2次即能显效。

慢性胃炎病变日久,寒热虚实夹杂,临床治疗较为棘手。但针灸有补虚泻实,扶正祛邪的作用,采取针灸并用,针药结合,也可见良效。一般而言针灸对浅表性胃炎疗效要好于萎缩性胃炎。

消化性溃疡病情比较复杂,临床要辨清病因、病位、病性,治疗时应中西医结合、针灸并用,若能坚持长期治疗,往往疗效也较好。针灸疗效与溃疡的严重程度、病程长短密切相关,溃疡面较小、病程短的患者针灸疗效较好。对于严重的并发症如出血穿孔,针灸只能作为辅助手段。因本病兼证较多,必要时可参照呕吐、血证及痞满等病证论治。

针灸治疗急性胃脘疼痛要注意与心血管系统疾病相鉴别。慢性胃痛,要注意排除消化系统的恶性肿瘤。

四、研究动态

(一)慢性胃炎

目前,临床对慢性胃炎的疗效评价标准主要是根据症状、体征、胃镜检查黏膜变化情况而定。目前可参考的标准如下。

(1)《中药新药临床研究指导原则》将慢性胃炎分为临床痊愈、显效、有效、无效4级。

(2)《慢性胃炎中西医结合诊断辨证和疗效标准(试行方案)》,1989年中国中西医结合研究会消化统疾病专业委员会将慢性胃炎分为治愈、显效、有效、无效4级。

(二)消化性溃疡

目前临床对消化性溃疡的疗效评价主要是根据临床症状(如腹痛、反酸)及胃镜检查结果(溃疡面情况)而制定。分为临床治愈、显效、好转、无效4级。

五、展望

在前人针灸治疗胃痛的基础上,现代临床积累了较多的针灸治疗胃炎、消化性溃疡等疾病的经验,并总结了较多的规律。随着生活节奏的加快,情绪、饮食因素等使胃炎和消化性溃疡发病率也在明显增加,长期药物治疗可能会对胃有一定的损伤,针灸治疗以起效较快、副反应少、长期疗效较好等优势再次受到关注。目前存在的主要问题:①针灸治疗消化性溃疡确有较好的疗效,与药物治疗,特别是与西药相比,其优势在于远期疗效好,复发率低,但是很多临床报道并未对患者进行远期追踪观察。②既往的研究表明,针灸治疗消化性溃疡的疗效与选穴、针刺时间、针刺间隔时间等多因素相关,应引起临床医师的重视。

因此,临床需要进一步规范针灸治疗的有效方案,拓展针灸的有效方法,在毫针治疗的基础上,发挥艾灸、埋线、穴位注射等方法的特点,将多种方法有机结合,以期取得良效。此外,还要着力研究针灸所能治疗改善的病理环节,以便早期介入,防治未病;研究针灸与中西药物配合治疗胃炎、消化性溃疡的最佳适应证,以期能够对重症、复杂的病情取得佳效。研究中,应采用科学的临床试验设计,使用公认的诊断和疗效标准,客观说明针灸治疗胃炎的疗效,并通过对针灸各疗法的比较,筛选针灸治疗胃炎的最佳方法。注意远期疗效的追访,以期更全面评价针灸的疗效。胃溃疡与十二指肠溃疡虽然有许多相似之处,但两者在发病原理、胃酸分泌等方面存在着明显的不同,而且十二指肠的发病率高于胃溃疡的发病率,所以针灸治疗十二指肠溃疡的治疗作用机理也是今后需要关注的研究方向之一。

(武长虹)

第三节 呕 吐

　　呕吐是由于胃失和降,气逆于上而出现的病证,表现为胃内容物从口中吐出。古人以有物有声谓之呕,有物无声谓之吐,无物有声谓之干呕。呕吐与干呕虽有区别,但在辨证治疗方面大致相同,临床一般相同论治。

　　西医学将呕吐作为内科的一种常见症状,除胃本身的各种疾病均可导致外,肝、胆、胰、肠的病变,以及耳眩晕、妊娠恶阻、头部内伤、颅内病变、某些药物中毒、中暑、晕动病等,皆可出现呕吐。神经性呕吐则是由自主神经功能失调引起胃肠功能紊乱所致的一种疾病,往往在进食后突然发生呕吐,吐前无痛苦表情,吐时毫不费力,一般无明显恶心,呕吐量不多,吐后即有舒适感,并伴有癔症色彩,夸张,做作,易受暗示;间歇期完全正常,定期和周期性频繁呕吐,与食物性质、进食多少无明显关系,只进稀食时更易呕吐;各种检查均未发现器质性病变。

一、病因病机新论及辨证探要

(一)传统认识

　　中医学认为,呕吐的发生与外邪犯胃、饮食不节、情志失调、体虚劳倦有关。胃主受纳,和降为顺,若气逆于上则发为呕吐。属于实者,或外感风、寒、暑、湿之邪、秽浊之气侵犯胃腑,通降失职;或饮食不节,脾胃受损,食滞不化;或肝气郁结,横逆犯胃,胃气不得下行;或忧思伤脾或劳倦内伤,脾胃运化失常,痰饮内生,积于胃中,可致胃气痞塞,升降失调,气逆作呕。属于虚者,久病脾虚,纳运无力,胃失和降而发生呕吐。本病病位在胃,与肝、脾关系密切,基本病机是胃失和降,胃气上逆。

(二)现代新论

　　现代中医认为,神经性呕吐属情志致病,情志拂郁,肝失条达,气失疏泄,肝气郁结,横逆脾胃,气机不调,升降失常,则致呕吐;或思虑伤脾,脾气郁结,脾失健运,聚湿生痰,痰气郁结,气机失调,胃失和降,导致呕吐。病位虽在胃,但其因则在肝或脾的功能失常。

　　有人认为胃津损伤是神经性呕吐的重要病理变化。神经性呕吐具有病程长,反复发作的特点,特别是重症患者,久治不愈的呕吐往往损伤胃津;或因肝气郁滞,郁久也易化热,火热伤津,均可致胃失濡养,和降失常。因此,胃津耗伤是神经性呕吐加重或迁延不愈的重要病理。

　　有人认为神经性呕吐正气亏虚是病变的基础。根据《圣济总录》"所谓虚者,或其本无内伤,而又无外感,而常为呕吐者,此即无邪,必胃虚也。或微遇寒,或微遇劳,或遇饮食稍有不调,或肝气微逆即为呕吐者,总胃虚也"的论述,因此认为神经性呕吐的发生往往离不开正气亏虚。

(三)辨证探要

　　神经性呕吐病位在胃,与肝、脾密切相关,多由肝气郁滞起病,久则影响他脏,由实转虚,故临诊时要明辨病性虚实。临床常根据病程长短、呕吐程度、呕吐物的量和质及兼证、舌脉进行辨证。一般初期多为实证,属于肝气犯胃、肝脾不和,病久多见虚实夹杂之证,多辨为脾胃虚寒、胃阴不足。

二、古代治疗经验

呕吐在古代针灸文献中被描述为呕、吐、涌出、走哺、口出清涎、口中转屎等,与西医学中的神经性呕吐,以及胃炎、幽门痉挛或梗阻、胆囊炎、迷路和脑病等引起的呕吐相关。早在《素问·刺疟篇》中已记载:"病至则善呕,呕已乃衰,即取之。"至清末为止,针灸治疗呕吐的文献共达 400 多条。

(一)选穴特点

1.循经选穴

多选任脉穴,最常用的腧穴包括中脘、巨阙、气海、上脘、关元、神阙、膻中等。

多选膀胱经背俞穴。背俞穴是脏腑之气输注之处,现代医学又认为,控制胃的交感神经从背部脊髓($T_{6\sim9}$)发出,因此,刺激与胃等消化道器官相关的背俞穴,能够调整相关器官功能,降逆止呕,常用脾俞、膈俞、胃俞、心俞、三焦俞等。

多选肾、脾、胃经穴。肾、脾、胃经都循行在胸腹部,与胃等消化道器官紧密相关,肾经循行紧靠正中线两旁,脾经属脾络胃,胃经属胃络脾,故常选三经腧穴,常用穴为太溪、幽门、腹通谷;太白、三阴交、大都、商丘、公孙;足三里、天枢、丰隆等。

选用心包、肺经穴。心包经起于胸中,下膈,历络三焦;肺经起于中焦,下络大肠,还循胃口,上膈属肺,故两经与胃等消化道器官也有密切的关系。常用穴是大陵、间使、内关、尺泽、太渊、列缺等。

古籍文献中还选用经外奇穴治疗本证,如《外台秘要》载:"旁庭:在胁堂下二骨间陷者中,举腋取之,灸三壮,主……呕吐喘逆。"《玉龙歌》道:"若患翻胃并吐食,中魁奇穴莫教偏。"可作为临床参考。

2.分部选穴

多取胸腹部穴。此属局部选穴法。如《行针指要歌》曰:"或针吐,中脘、气海、膻中补,翻胃吐食一般针,针中有妙少人知。"《席弘赋》道:"阳明二日寻风府,呕吐还须上脘疗。"

选用足三阴下肢穴。足三阴经上行至胸腹部,故治疗常取足阴部穴。如《子午流注针经》,太白主治"吐逆霍乱胸中痛,下针一刺得安宁"。《针经指南》称:"公孙:中满不快反胃呕吐(胃)。"《类经图翼》载:"肾疟呕吐多寒,闭户而处,其病难已,太溪、大钟主之。"

选用手三阴前臂穴。手三阴循行于胸,故也取手臂阴面穴。如《备急千金要方》曰:"干呕不止,粥食汤药皆吐不停,灸手间使三十壮,若四肢厥,脉沉绝不至者,灸之便通,此起死人法。"《杂病穴法歌》道:"汗吐下法非有他,合谷内关阴交杵。"《素问病机气宜保命集》称:"哕呕无度,针手厥阴大陵穴。"

选用上背部穴。上面已述本证多取背俞穴,故《备急千金要方》载:"吐呕逆不得食,今日食明日吐者,灸膈俞百壮",又曰:"吐逆呕不得食,灸心俞百壮。"

也选头部穴。头脑部的疾病也可导致呕吐,因此古人也取头部穴。如《针灸甲乙经》载:"风眩善呕烦满,神庭主之,如颜青者,上星主之","头痛颜青者,囟会主之。"《玉龙歌》道:"头风呕吐眼昏花,穴取神庭始不差",皆属此例。

3.对症选穴

热吐,选用清热泻实之穴,如《针灸甲乙经》曰:间使主"热病烦心善呕"。大椎主"伤寒热盛烦呕"。《脉经》载:"寸口脉细,发热呕吐,宜服黄芩龙胆汤,吐不止,宜服橘皮桔梗汤,灸中府。"

寒吐,选用温阳祛寒之穴,如《针灸甲乙经》载:关元主治"寒气入小腹,时欲呕"。《针灸大全》云:"胃虚冷,呕吐不已:内庭、中脘、气海、公孙。"

虚吐,选用补益之穴,如《扁鹊心书》治疗吐泻欲脱阳者,"急灸关元三百壮"。《神应经》曰,气海治疗"胆虚呕逆"。

食滞吐,选用与脾胃相关之穴,如《千金翼方》灸胃脘治疗"饮食不消吐逆"。《类经图翼》云:"吞酸呕吐食不化:日月、中脘、脾俞、胃俞。"

肝逆吐,选用与肝胆相关之穴,如《针灸甲乙经》曰:"胁下支满呕吐逆,阳陵泉主之。"

外感吐,配合选用解表穴,如《医学纲目》曰:"秋感风寒湿者为皮痹,久而不已则内入于肺,病烦满喘呕,取太渊、合谷。"

(二)针灸方法

1.常用针刺

古人治疗本证常用针刺治疗,选用胃脘局部穴位,如《针灸集成》曰:"呕逆不得食","只针中脘穴,神效。"又如《医学纲目》称:"中脘:三寸,治呕逆,使气往来为效。"此处要求针入三寸,当已刺入胃体,患者不但有得气感,而且感到"气往来"。古人也重视补泻手法,如《太平圣惠方》治疗"吐利",取上脘,"针入八分,得气,先补而后泻之"。《针方六集》云:"三焦受寒吐涎,单补(关冲)","应穴支沟";《循经考穴编》认为,正营可"治痰饮头晕,呕吐不已","宜先泻后补"。

2.重视熨灸

艾灸的作用主要为温热刺激,对于虚证、寒证、阴证之呕吐尤为适宜。《循经考穴编》论三焦俞主治"三焦受寒,口吐清涎,可灸七壮"。《伤寒论》中对于少阴病之"吐利",予以灸少阴、厥阴。此外,根据"热因热用"理论,艾灸也可用于实热阳证,如《素问·病机气宜保命集》治疗热厥呕吐时,"灸太溪、昆仑"。

艾灸治疗本证常用隔物灸法,如《千金翼方》:"纳盐脐中灸二七壮",治疗霍乱吐泻。《针灸逢源》:"急以葱白紧缚放脐上,以艾火灸之,使热气入腹",治疗大吐大泻之"脱阳"证。

古人又用热熨脘腹以解痉止吐。如《针灸资生经》载:"盐半斤,炒,故帛裹就热熨痛处,主呕吐,若心腹痛而呕,此寒热客于肠胃云云。"《奇效良方》载:"治三阴中寒,一切虚冷厥逆呕哕,阴盛阳虚之证""肥葱、麦麸、沧盐""同炒极热""熨脐上"等。

3.刺络放血

对于邪盛之呕吐,古代应用放血法来治疗,如《灵枢·四时气》曰:"善呕,呕有苦""取三里以下胃气,则刺少阳血络以闭胆逆"。《针灸甲乙经》谓:"热病汗不出,善呕苦""上下取之出血,见血立已"。

三、临床治疗现状

(一)呕吐的针灸治疗

1.耳针

选穴:胃、食道、口、神门、交感、皮质下、脾、肝。

方法:①压丸法,两耳交替治疗,2~3天更换1次,3次为1个疗程。②毫针刺,每次选3~4穴,酌情选用中、强刺激,每天1次,留针30分钟。③耳穴埋针,每次选2~3穴,2~3天更换1次,3次为1个疗程。

2.穴位注射

选穴:足三里。

方法:选用甲氧氯普胺注射液或维生素 B_1、维生素 B_6 注射液,取双侧足三里,得气后将药液缓慢注入,每穴 0.5～1.0 mL,每天或隔天 1 次,一般治疗 1～3 次。

3.穴位贴敷

选穴:神阙、中脘、内关、足三里、涌泉。

方法:①将生姜切成 2～3 分厚,如一元硬币大小,贴于穴上固定。②或将伤湿止痛膏剪裁,直接贴敷于穴上。③对于寒性呕吐者,取涌泉穴,用醋或开水将吴茱萸细末调成膏状,敷于穴上,一般敷药后 1～4 小时见效取下。

4.皮肤针

选穴:第 4～12 胸椎旁开 1.5 寸足太阳膀胱经,上腹部任脉、足阳明胃经循行部位。

方法:中等刺激,由上向下循序叩打 3～4 遍,至皮肤潮红为度,每天或隔天 1 次,3 次为 1 个疗程。

5.麦粒灸

选穴:中脘、脾俞、胃俞。

方法:每次每穴施灸 3～4 壮,每天或隔天 1 次。适用于寒性呕吐。

(二)神经性呕吐的治疗

1.常用方案

(1)方案一。

选穴:主穴选内关、足三里、公孙、太冲、期门。当胸胁胀满加支沟、阳陵泉;伴嗳气、呃逆加膻中、膈俞;头晕、失眠加风池、神门。

方法:中脘用平补平泻法,余穴均用毫针泻法,强刺激,留针 20～30 分钟。隔天 1 次,5 次为 1 个疗程。

(2)方案二。

选穴:足三里、内关。

方法:用 5 mL 注射器,6 号针头,抽取舒必利 2 mL。取双侧足三里穴位常规消毒后,垂直刺入,出现酸麻胀针感,回抽无血后快速推药各 0.5 mL;双侧内关穴,常规消毒后,垂直刺入,出现针感后,快速推药各 0.5 mL。每天 1 次,连续注射 3 天以巩固疗效。

(3)方案三。

选穴:耳穴交感、皮质下。

方法:严格无菌操作。取一侧耳穴,用 1 mL 注射器配 4 号针头抽取维生素 B_1 注射液 10 mg,维生素 B_6 注射液 5 mg,以左手固定耳郭并把穴位皮肤绷紧,右手将注射器针头刺入耳穴皮下与软骨之间,针头斜面向下,缓慢推注药液 0.1 mL,使局部呈丘疹大隆起,注射完毕后以消毒干棉球轻压穴位,注射 5 分钟后无效者注射对侧耳穴。

2.神经性呕吐针灸治疗切入点

神经性呕吐的发生机制非常复杂,加之食入即吐的临床特点,致使目前没有任何一个止吐药可以完全有效地对其加以控制,而针灸具有快捷的整体调节的作用特点,有较好的迅速止呕的治疗特点,故有较大的临床应用价值。

(1)明辨情志致病特点,疏肝解郁治疗为先:神经性呕吐在病因、症状方面均具有精神因素特征,而针灸在治疗癔病、精神性疾患方面有独特的治疗优势,在治疗该病时配合相应穴位,可起到联合治疗效果。因此,治疗时尤其要明辨情志致病的特点,强调疏肝解郁为本病的主要治则。

（2）发挥针刺方法优势，注意选用穴位注射治疗：由于神经性呕吐具有食入即吐的特点，药物很难发挥作用，而针灸治疗既有明显的止呕作用，又无不良反应，已成国内外的研究热点。尤其是穴位注射方法的运用，既发挥了药物作用，又发挥了针灸优势，且临床可重复性强，利于该疗法的推广应用。

3.针灸治疗思路

针灸治疗神经性呕吐时，当辨清急缓虚实，明施补泻。但无论病属虚实，其病变脏腑总以脾胃为主，经脉涉及任脉、脾经、胃经、肝经。故针灸治疗时，无论何种证型，任脉中脘、心包经内关、胃经足三里均为必选之穴，然后再辨证对症配穴。尤其要明辨情志致病的特点，强调疏肝解郁，选取肝俞、太冲、内关等穴。

在针灸方法上，毫针为主要治疗方法，实证用泻法；虚证用补法，虚寒者针灸并用。中脘穴宜用平补平泻法，勿强刺激，以免引起胃脘部不适。此外，耳针疗法、穴位注射疗法、穴位贴敷疗法、皮肤针疗法、麦粒灸等，可单独使用或与体针结合提高疗效。

4.针灸治疗神经性呕吐的疗效特点

针灸治疗本病起效较快，对于急性发作时效果更好。但是，单纯针刺止呕效果维持的时间不够长久，选用电针或温针灸、艾灸可提高疗效并延长疗效持续时间，尤其是穴位注射法也常采用。

四、研究动态

神经性呕吐针灸临床报道较多，但多以个案或简单的临床观察为主，文献水平一般，从循证医学角度上，很难作为一线证据进行临床推广。另外，相关的针灸试验研究报道也较少。

目前，对于神经性呕吐疗效的评价，一般基于呕吐症状消失与否或减轻程度、精神及日常生活改善状况等进行评价。可以参考的标准是：

（1）按 1981 年世界卫生组织抗癌药物急性与亚急性毒性反应分度标准。0 度为无恶心呕吐；Ⅰ度为有恶心；Ⅱ度为每天有暂时性呕吐；Ⅲ～Ⅳ度严重呕吐需要治疗或难治性呕吐。控制标准为：完全控制为 0 度反应；有效为 0～Ⅰ度反应；无效为 Ⅱ～Ⅳ度反应。以化疗后 24 小时作为观察评定点，24 小时内发生呕吐称急性呕吐，24 小时后出现呕吐称迟发性呕吐。

（2）参考原中华人民共和国卫生部制定颁布的《中药新药临床研究指导原则》，分为临床痊愈、显效、有效、无效 4 级。

（3）参考国家中医药管理局《中医病证诊断疗效标准》，分为治愈、显效、有效、无效 4 级。

五、展望

在前人针灸治疗呕吐的基础上，现代临床也积累了一些针灸治疗神经性呕吐的经验。已有用各种针灸方法或与西药结合治疗的报道，表明针灸治疗本病有较为肯定的疗效，且与药物相比，针灸治疗具有起效较快、疗效较好、无不良反应的优点。但是，现在临床研究中，还缺乏遵循循证医学原则科学设计、实施的研究报告，还不能客观全面地评价针灸的疗效。

因此，在今后的临床研究中，首先要以提高疗效为目的，进一步探讨埋针、埋线、穴位注射等方法的确切疗效，探讨针药并用的有效性、可行性、重要性；其次要从腧穴选择、刺激量确定、治疗时机等不同角度，通过对临床疗效观察、病理机制研究、腧穴特异治疗作用的研究等，进行符合临床科研要求的多中心、大样本、随机对照的研究，以筛选优效腧穴，优化针灸治疗方案。

（武长虹）

第四节 呃 逆

呃逆是指胃气上逆动膈，气逆上冲，出于喉间，呃呃连声，声短而频，不能自制的一种病证。该病证在胃肠疾病中较为常见，亦可在心脑、肝胆、肾膀胱等病证中出现。

西医学中的单纯性膈肌痉挛即属呃逆范畴。其他疾病如胃肠神经官能症、胃炎、胃扩张、肝硬化、脑血管病、尿毒症，以及胃、食管手术后、药源性或其他原因引起的膈肌痉挛，均可参考本节辨证论治。

一、病因病机新论及辨证探要

(一)传统认识

中医学认为，呃逆病位在胃，其发病与胃失和降，胃气上逆有关。凡饮食不节，损伤胃阳及过食生冷辛热，燥热内生，致气机不利；或恼怒伤肝，肝气横逆犯胃；或久病脾胃虚弱、禀赋不足，中阳亏虚，不能温养胃阳，胃气衰败；或热病耗伤胃阴、汗下太过，损伤胃津，均可使胃失和降，气逆动膈而成呃逆。

(二)现代新论

膈肌痉挛由胃气上逆动膈而成，饮食、情志因素，或正气亏虚，或寒、热、痰、郁，皆可致胃失和降，胃气上逆。随着现代科学的进步，膈肌痉挛的病位在膈已经得到广泛认可。膈下为胃，膈上为肺，二脏与膈位置临近，且有经脉相连属。手太阴肺经，还循胃口、上膈、贯肺，以致胃、膈、肺三者紧密相连。膈位于肺、胃之间，若肺失肃降或胃气上逆，皆可致膈间气机不畅，逆气动膈，上出喉间，发出呃呃之声。另外，肺胃之气的和降，尚有赖于肾气的摄纳，若久病及肾，肾失摄纳，则肺胃之气不能顺降，可上逆动膈而发呃逆。胃之和降，还赖于肝之条达，若肝气拂郁，失于条达，横逆犯胃，气逆动膈，亦成呃逆。可见，膈肌痉挛病位虽在膈，但病机关键在于胃失和降，胃气上逆动膈。胃气上逆除胃本身病变外，尚与肺之肃降、肾之摄纳、肝之条达有关。

(三)辨证探要

膈肌痉挛，要从病情轻重、呃声高低、全身兼症等方面辨证。

1.辨病情轻重

首先必须分清是生理现象还是病理反应，一时气逆而发的暂时性膈肌痉挛，属生理情况，无需治疗。若痉挛反复发作，兼次证明显，或出现在急慢性疾病过程中，则多属病理性反应引起的痉挛。若膈肌痉挛发于老年正虚，重病后期，或大病卒病之中，呃逆连续不断，呃声低微，气不得续，饮食难进，脉细沉伏，是元气衰败，胃气将绝之危候。

2.辨虚实寒热

实证呃声响亮有力，连续发作；虚证呃声时断时续，声音较低；寒证呃声沉缓，面清肢冷便溏；热证呃声高亢而短，面红肢热，烦渴便结。

3.辨脏腑病位

膈肌痉挛病位在膈，但病机为胃气上逆，又与、肺、肾、肝功能失常关系密切，故要根据全身兼症，辨主病脏腑是在肺、在肾、在肝之不同。

二、古代治疗经验

古之"哕"字,在现代语言中解释为呃逆,或干呕,或喷嚏。早在《灵枢·口问》中已记载:"人之哕者……补手太阴,泻足少阴。"至清末为止,针灸治疗本证文献共达 100 多条。

(一)选穴特点

1.循经选穴

多选任脉穴。因为呃逆病位在膈,主要涉及胃腑,而任脉循行于人体前正中线,与这些脏腑、器官密切相连,故治疗多取本经腧穴。常用穴为中脘、巨阙、关元、上脘、气海等。

多选膀胱经穴。因为脏腑之气输注于膀胱经背俞穴,故刺激与胃、膈等相关的背俞穴,可以调整胃腑功能,起到止逆的作用。常用穴为肝俞、胆俞、大杼、膈俞、脾俞、意舍等。

常选胃经穴。因呃逆、干呕均与胃相关,而胃经"下膈,属胃,络脾",故治疗常取胃经穴。常用穴为足三里、承满等。

有时也选心包经和肺经穴。手三阴经循行于胸膈部,其中心包经"起于胸中,出属心包络,下膈,历络三焦";肺经"起于中焦,下络大肠,还行胃口,上膈属肺";因此治疗本证又选取心包经、肺经穴。常用穴为间使、劳宫;太渊、中府、少商等。心经"出属心系,下膈,络小肠",当也与本证相关,因此古人也取心经穴。

2.分部选穴

多选胸脘腹部穴。因本证病位在胃与膈,故常选胸脘腹局部穴。如《医心方》曰:"治霍乱呕哕吐逆,良久不止方:灸巨阙并太仓各五十壮。"《备急千金要方》言:"哕噫呕逆,灸石关百壮。"此外,还取期门、乳根、幽门、中府、膻中等。本证病机为气逆上行,而小腹部含"脐下肾间动气",因此治疗气证多取小腹部任脉穴。如《医学纲目》言:"治呃逆,于脐下关元穴灸七壮,立愈,累验。"《寿世保元》语:"呃逆咳逆,灸气海三五壮。"小腹部的其他常用穴还有天枢、神阙等。

多选上背部膀胱经背部穴。如《西法针灸》载:"慢性胃加答儿"(即慢性胃炎)具"食欲缺乏,少恶呕吐,呃逆嗳气"之症,治疗方法为:"灸六壮,或施阶段灸。""灸六壮法者"即七、九、十一椎下左右各一寸五分处点之也";"阶段灸法者""即七、八、九、十、十一椎下左右各五分处点之也,前法得六壮,此则得十壮。"

选用上肢阴面穴,这是本证选取心包、肺等经穴的缘故。如《针灸甲乙经》言:"寒热善哕,劳宫主之。"《针灸逢源》曰:"肺主为哕,取手太阴(太渊)。"

重视末端腧穴。由于人体末部的神经末梢较为丰富,针灸刺激可产生较强的感觉,从而产生明显的调整作用。如《外台秘要》曰:"哕逆者灸涌泉。"《奇效良方》治"女人干哕呕吐"取"独阴二穴,在足第二趾下横纹中""灸五壮"。敦煌医书中的《火灸疗法》治疗"打呃逆不止并感疼痛""于头顶囟门和从眉毛往上量一寸处……脚背中,中指对直处等各处灸之""各灸九次即可"。

重视关节部穴。如《采艾编翼》曰:"寒呃:扭于肘向肚,将两肘尖各小炷五壮。"敦煌医书中的《火灸疗法》治疗"打呃逆不止并感疼痛,"取"拇指以上,手腕以下,两根硬筋络间""灸九次即可"。

3.对症选穴

治疗虚寒哕,选中脘、关元、神阙、肾俞、膏肓俞、足三里等具有温补作用之穴。如《针灸资生经》中"伤寒呕哕"曰:"若气自腹中起,上筑咽喉,逆气连属不能出,或至数十声上下,不得喘息……谓之哕,宜茱萸丸,灸中脘、关元百壮,未止,灸肾俞百壮。"《奇效良方》曰:"治三阴中寒,一切虚冷厥逆,呕哕,阴盛阳虚之证……熨脐上。"

治疗实热哕,选劳宫、间使等具有清泻作用之穴。如《针灸甲乙经》曰:"热病发热,烦满而欲呕哕……劳宫主之。"《类经图翼》载:间使"治热病频哕"。

(二)针灸方法

古人多用艾灸施治,这是本证以寒型、虚型为多的缘故。如《外台秘要》"灸涌泉";《采艾编翼》灸"两肘尖"均为例。在胸腹部诸穴中,古人重视灸期门与乳下穴。如《医学纲目》中的"产后哕"载:"噫呃服药无效,灸期门必愈。"《卫生宝鉴》曰:"治一切呃逆不止,男左女右,乳下黑尽处一韭叶许,灸三壮,病甚者灸二七壮。"《类经图翼》亦曰:"哕逆:乳根,三壮,火到肌即定;其不定者,不可救也。""火到肌即定"显示出艾灸乳下穴的良好疗效。

古人治疗本证也常用针刺法,达到降气平逆的目的。如《素问病机气宜保命集》言:"哕呕无度,针手厥阴大陵穴。"《医学纲目》语:"刺哕,取乳下黑根尽处,及脐下三寸,皆大验也。"根据病情的虚实,古人又施以补泻手法,如上述"取肾经穴"中《灵枢·口问》曰:"人之哕者……补手太阴,泻足少阴。"《太平圣惠方》载:上管主"心中闷,发哕……针入八分,得气先补而后泻之。"又如《席弘赋》中"气上攻噎"的治疗方法是"便于三里攻其隘,下针一泻三补之""噎不住时气海灸,定泻一时立便瘥。"这里采用了针刺足三里与艾灸气海相结合的方法。

除艾灸与针刺之外,刺血、外敷、熨法等也被广泛应用。如《针灸甲乙经》采用刺血疗法以泻其实邪:"疟,寒厥及热厥,烦心善哕,心满而汗出,刺少商出血立已。"《续名医类案》用外敷法治疗呃逆:"陆茂才父,年七十……二便仍秘,且呕恶发呃……外以田螺、独蒜捣烂系脐下,二便既行,呕呃遂止。"《奇效良方》采用熨法治疗"一切虚冷厥逆,呕哕"具体方法是将"肥葱、麦麸、沧盐……同炒极热……熨脐上"。

三、临床治疗现状

(一)呃逆的治疗

1.穴位注射

选穴:足三里、内关、膈俞。

方法:可选腺苷钴胺或生理盐水、维生素 B_{12} 注射液等药物。①将 1 mg 腺苷钴胺融入注射用水 3 mL 中稀释后进行穴位注射,直刺,略捻转,待局部得气回抽无血时将药物缓慢注入,每穴注射 0.5 mL,出针后轻按针孔。隔天 1 次,5 次为 1 个疗程。②注射生理盐水,每穴 1～2 mL,隔天 1 次,5 次为 1 个疗程。③注射维生素 B_{12} 注射液,每穴 0.5～1.0 mL,隔天 1 次,5 次为 1 个疗程。

2.眼针

选穴:3、5、7 区。

方法:常规消毒后,令患者闭目,术者左手轻压眼球并绷紧眼皮,右手持针,在距眼眶边缘 2 分许的穴区轻轻沿皮横纹刺入。留针 15～20 分钟,每天 1 次,重者可每天 2 次。

3.艾灸

选穴:中脘、气海、关元、足三里、三阴交。

方法:采用温和灸,每穴 3～5 分钟,以穴区有温热酸胀感,局部皮肤潮红为度。每天 1 次,3 次为 1 个疗程。

4.耳针

选穴:膈、脾、胃、神门、肝。

方法:双耳交替选用,贴压王不留行籽,3 天更换 1 次,3 次为 1 个疗程。

(二)膈肌痉挛的治疗

1.常用方案

(1)方案 1:针刺。

选穴:公孙、内关、足三里、膈俞、中脘、合谷。

方法:常规针刺,实证用泻法,虚证用补法,留针 30 分钟,每天 1 次,3 次为 1 个疗程。

(2)方案 2:电针。

选穴:膈俞、肝俞、脾俞。

方法:针尖向脊柱方向平刺,得气后左右两穴分别连接一对电极,选用 5~10Hz 疏波,每次 30 分钟,每天 1 次,3 次为 1 个疗程。

(3)方案 3:温和灸。

选穴:气海、关元、足三里、中脘。

方法:适用于术后体质虚弱、肿瘤放化疗后以及长期卧床患者。艾条点燃后距穴位皮肤 2~3 cm,按上述穴位从上到下依次熏灸,每穴 3~5 分钟,以穴区有温热酸胀感,局部皮肤潮红为度。熏灸时要注意观察皮肤的变化,对于意识障碍或局部感觉迟钝的患者,可将示、中两指分张,置于施灸部位两侧,以免烫伤。每天 1 次,7 次为 1 个疗程。

2.膈肌痉挛针灸切入点

(1)针对病机特点,有效控制症状:针灸治疗膈肌痉挛一般具有良好疗效。本病症虽可因饮食、情志、寒、热等多种因素,导致胃之器质性或功能性疾患,但基本病机特点是"胃气上逆动膈",胃失和降,因此只要抓住该病机特点,辨证论治,平降胃气,就能迅速有效地控制症状。

(2)明确病因,注重原发病治疗:对于多种慢性疾病引起的膈肌痉挛,单纯平降胃气,只能在一定程度上控制症状,要取得理想的治疗效果,必须重视原发病的中西医治疗。如严重感染引起者要抗感染,药源性的顽固性呃逆应及时停药处理,再配合针灸治疗。另外,针灸对一些顽固性呃逆也值得积极介入,如针灸可以减轻或消除肿瘤化疗所致的顽固性呃逆,避免了西药治疗中出现的明显不良反应及病情容易反复的缺点。对某些患者单一的针灸或西药均难获取稳定的疗效,针药结合既能明显提高疗效,又能减轻西药不良反应,有较好的利用价值。

3.针灸治疗思路

针灸治疗膈肌痉挛,主要有两种选穴思路。第一种以中医辨证论治为依据,抓住胃气上逆的病机特性,以降逆、理气、调气为法,选择循行过膈的经脉和特定的腧穴,常选用任脉穴、肝脾经穴及背俞穴,局部取穴和远端取穴相结合,通过疏通经络,调整气血及脏腑功能而达到治病目的。第二种以西医学为理论选取腧穴。现代医学对于膈肌的解剖特点及神经支配已有较清楚的认识,已知控制膈肌的膈神经由 $C_{3\sim5}$ 神经根发出,因此针刺颈夹脊 3~5,可治疗膈肌痉挛;背俞穴的电刺激也会通过不同脊髓节段的神经联系,最终对膈神经产生影响而发挥作用。

治疗中应灵活选择各种针灸方法,如果针刺、艾灸等常用方法治疗不够理想时,电针、穴位注射、耳针、芒针、埋针、刮痧等方法有时会产生作用;对于顽固性呃逆,常选用穴位注射法。

本病多数与饮食及情志因素有关,因此节制饮食,调畅心情,重视精神、饮食卫生,加强综合治疗能够提高针灸疗效。

4.针灸治疗膈肌痉挛的疗效特点

呃逆病位在膈,病因较为复杂,疗效差异很大。对于实证者疗效尤为显著,一时性的膈肌痉挛，大多病情较轻，针刺疗法往往能针到呃止；但年老体虚、慢性病导致的久呃者，疗效稍差，应针药并用；对于持续性和反复发作的功能性膈肌痉挛，在辨证论治基础上，抓住其气逆的病机特性，经针灸治疗，也多能痊愈；对久治不愈者，必须明确病因，综合治疗，以免延误病情；若在急慢性疾病的严重阶段出现呃逆不止，多属胃气衰败，预后不良，针灸疗效较差，必须中西医结合并采取急救措施。

顽固性呃逆是治疗中的一个棘手问题，中、重度顽固性膈肌痉挛在临床诊断和治疗上仍是难点。发生于器质性疾患如中风后呃逆、肿瘤并发呃逆、术后等顽固性呃逆的患者，发病机制不十分清楚，西医治疗手段有限，疗效不够确切，但国内有较多的针灸治疗顽固性呃逆的报道，显示了针灸对该病症的良好疗效。

四、研究动态

膈肌痉挛既是一个病，也是一个症状。该病症在发作时可是阵发的、规律的，也可以是周期性的、无规律的、一过性的，少数可几乎伴随终生。目前，针灸治疗膈肌痉挛主要是针对功能性者，但该病症也与很多器质性疾病密切相关，在临床治疗时，当予以诊断排除，以防延误病情。至今尚无原发病病因控制情况及针灸治疗该病作用机制的试验研究文献报道。

对于针灸治疗膈肌痉挛的疗效评价，目前主要通过呃逆症状的痊愈、好转、无效进行分级，但应用标准仍不统一。

五、展望

针灸治疗呃逆具有悠久历史，疗效值得肯定。但目前文献中大部分是个人临床经验的总结，少有完全按照随机化、对照、盲法的科研方法进行的临床研究报道，相当一部分还缺乏严格的科学设计；对于治疗呃逆的不同针灸方法也缺少系统的对比研究，因此对系统评价某一疗法的确切疗效带来了一定困难。此外，针对呃逆的发病特点来讲，复发率的研究亦具有重要意义，但目前还少有后期随访的报道。

另外，目前对于顽固性呃逆还没有一个明确、规范的定义和诊断标准，导致临床研究上常按个人的理解设立纳入和排除标准，这也给临床评判某一疗法的确切疗效带来一定困难。但针灸对一些顽固性呃逆的疗效是值得充分肯定的，如肿瘤化疗所致的顽固性呃逆、中风后呃逆、腹部手术后呃逆等，已渐有临床报道，值得进一步研究。

（刘瑞玲）

第五节　腹　　痛

腹痛指胃脘以下、耻骨毛际以上部位发生以疼痛为主要症状的一种疾病。可见于多种脏腑疾患，如痢疾、泄泻、肠痈、妇科经带病证等。腹部内有肝、胆、脾、肾、大肠、小肠、膀胱等脏腑，体表为足阳明、足少阳、足三阴经及冲、任、带脉所过，若外邪侵袭，或内有所伤，以致气血受阻，或气血不足以温养，使腑气不通即导致腹痛。

西医学的急慢性胰腺炎、胃肠痉挛、不完全性肠梗阻、腹型过敏性紫癜、肠道激惹综合征等属于本病的范畴。

一、辨证

胃脘以下、耻骨毛际以上疼痛。急性腹痛一般发病急骤,痛势剧烈,多为实证。慢性腹痛病程较长,腹痛缠绵,多为虚证,或虚实夹杂。临床多见有寒邪内积、湿热壅滞、气滞血瘀和脾阳不振等型。

(一)寒邪内积

腹痛暴急,喜温怕冷,腹胀肠鸣,多因感寒而发作,四肢欠温,口不渴,小便清长,舌淡苔白,脉沉紧。

(二)湿热壅滞

腹痛拒按,胀满不舒,大便秘结或涩滞不爽,烦渴引饮,汗出,小便短赤,舌红苔黄腻,脉滑数。

(三)气滞血瘀

脘腹胀闷或痛,攻窜作痛,痛引少腹,得嗳气或矢气则痛减,遇恼怒则加剧,舌紫暗,或有瘀点,脉弦涩。

(四)脾阳不振

腹痛缠绵,时作时止,饥饿劳累后加剧,痛时喜按,大便溏薄,神疲怯冷,舌淡苔薄白,脉沉细。

二、治疗

(一)针灸治疗

治则:通调腑气,缓急止痛。以任脉及足阳明、足太阴、足厥阴经穴位为主。

主穴:足三里、中脘、天枢、三阴交。

配穴:寒邪内积者加神阙、关元;湿热壅滞者加阴陵泉、内庭;气滞血瘀者加曲泉、血海;脾阳不振者加脾俞、胃俞、章门。

操作:中脘用泻法,其余主穴用平补平泻法。配穴按虚补实泻法操作;寒证可用艾灸。腹痛发作时,足三里穴持续强刺激1~3分钟,直到痛止或缓解。

方义:"肚腹三里留",足三里为胃之合穴、下合穴,中脘为腑之会、胃之募穴,二者均善治胃肠疾患;天枢为大肠募穴,可通调腑气;三阴交调理足三阴经之气血,通调气机,通则不痛。

(二)其他治疗

1.耳针

选大肠、小肠、脾、胃、神门、交感。每次取2~3穴,疼痛时用中强刺激捻转,亦可用埋针法或贴压法。

2.穴位注射

选天枢、足三里。用异丙嗪和阿托品各50 mg混合,每穴注入0.5 mL,每天1次。

(刘瑞玲)

第六节 泄 泻

泄泻是以排便次数增多,粪质稀薄或完谷不化,甚至泻出如水样为特征的病症。古代将大便溏薄而势缓者称为泄,大便清稀如水而势急下者称为泻,现临床一般统称泄泻。一年四季均可发生,但以夏秋两季较多见。

西医学的急慢性肠炎是由于由饮食不当、食物中毒等引起,多为大肠埃希菌、沙门菌等造成的急性肠道传染病,属于中医泄泻范畴。在分析其病因病机、辨证规律及借鉴古人针灸治疗经验时,应考虑到两者的联系与区别。凡属于消化器官发生功能或器质性病变导致的腹泻,如肠结核、肠道激惹综合征、溃疡性结肠炎、吸收不良综合征等均可参考本证辨证论治。

一、病因病机新论及辨证探要

(一)传统认识

中医学认为泄泻多由感受外邪,或饮食失节,加之起居不慎,或七情内伤,影响脾之运化引起泄泻;或自身脾胃虚弱、肾阳虚衰,脾失温煦,运化失职,水谷不化而生泄泻。本病病位在肠,但关键病变脏腑在脾胃,尚与肝肾有密切关系。外邪以湿邪最为重要;内伤以脾虚为关键。其他脏腑只有影响脾之运化,才可致泻。

(二)现代新论

急慢性肠炎多由于细菌及病毒等感染所致。主要表现为上消化道症状及程度不等的腹泻和腹部不适,随后出现电解质和液体的丢失。中医学认为急慢性胃肠炎可由暑热风湿外袭,内犯胃肠,与食积相搏,壅阻不去,损及胃肠而形成;或饮食自倍,肠胃伤损,消化与传送失司所致;也可由情志、食物中毒、各种慢性疾病所致。

二、古代治疗经验

本证在古代针灸文献中被描述为泄、泻、利、洞下、膈洞、注下、大便数注、滑肠等,与西医学中由于消化器官病变所引起的腹泻相关,包括急、慢性肠炎、肠结核、胃肠神经功能紊乱等。古代"利"和"痢"两字时有通用,故阅读文献时当注意辨析之。早在秦汉时期,《素问》中已有治疗"飧泄"的记载,其方法是"刺太阴、阳明、少阴血者"和"泻然筋血者"。至清末为止,针灸治疗本证文献达数百条。

(一)选穴特点

1.循经、分部选穴

(1)选任脉、胃经腹部穴:此是局部选穴原则的体现。常用穴是关元、中脘、神阙、气海、水分、上脘,天枢等。如《罗遗编》曰:"泄泻日久垂死穴,无论大小一切,但于天枢、气海、中脘,灸五七壮,神效无比。"《世医得效方》谓:"泄利不止,灸脐中,名神阙穴,五壮或七壮,艾炷如小箸头大,及关元穴三十壮。"《景岳全书》曰:"泄泻之病,多见小水不利,水谷分则自止。"故又当取腹部等处的穴位来利尿止泻。

(2)选足三阴经下肢穴:常用穴为阴陵泉、三阴交、隐白、太白、公孙;然谷、太溪、照海;太冲、曲泉、章门等。如《脉经》曰,治本证可灸"商丘、阴陵泉皆三壮";《外台秘要》认为三阴交可治疗"虚则腹胀腹鸣,溏泄,食不化";《西江月》云:"泄泻公孙立应。"

(3)取下背部穴:常用的是脾俞、肾俞、大肠俞、胃俞、三焦俞、小肠俞等穴。如《玉龙赋》云:"老者多便,命门兼肾俞而着艾。"《医心方》载"灸诸利方":"灸脊中三百壮""灸脾俞百壮""灸大肠俞百壮"。《针灸甲乙经》曰,长强主治"虚则头重,洞泄"会阳主治"泄注肠辟便血"中髎主治"大便难,飧泄"等。

（4）选胃经下肢穴：《杂病穴法歌》道："泄泻肚腹诸般疾，三里内庭功无比。"《灵枢·邪气藏府病形》曰："大肠病者，肠中切痛而鸣濯濯，冬日重感于寒即泄""取巨虚上廉"。

（5）选末端穴：如《医学纲目》称："手足自温，自利""当治阴井，隐白是也。"《脉经》谓："诸下利，皆可灸足大都五壮。"

头部穴一般不常用于泄泻，但古人有久泻选用百会的经验。如《东医宝鉴》载："泄泻三五年不愈穴：灸百会穴五七壮即愈，有灸至二三十壮而愈者。"

就循经选穴而言，治疗本证多取任脉、胃经、足三阴经及督脉穴。

2.对症选穴

（1）实症、热症：可结合相应经络脏腑，选配适当穴位。如《素问病机气宜保命集》认为，对于"寒热水泄""当灸大椎三五壮，立已，乃泻督也。"《备急千金要方》曰："阴陵泉、隐白，主胸中热，暴泄。"《针灸大全》治疗"冒暑大热，霍乱吐泻"取列缺，配委中、百劳、曲池、十宣、合谷等。

（2）虚症、寒症：可取腹部任脉穴以温阳补气，取相应的脾胃经穴及背腧穴以健脾益胃补肾。如《东医宝鉴》曰："泄泻如水，手足冷，脉欲绝，脐腹痛，渐渐短气，灸气海百壮。"《备急千金要方》称："肾俞、章门，主寒中洞泄不化。"《玉龙歌》道："脾泄之症别无他，天枢二穴刺休差，此是五脏脾虚疾，艾火多添病不加。"

此外，古人还认识到心神疾病与泄泻也有关系，《素问·调经论》曰："志有余则腹胀飧泄""泻然筋血者。"《针灸甲乙经》云："小儿痫瘛，呕吐泄注，惊恐失精""瘛脉及长强主之。"均属此例。

（二）针灸方法

1.灸法

本病的治疗当以灸法为主，常用穴位关元、天枢、中脘、神阙、气海等。如《针灸资生经》曰："心腹痛而后泄，此寒气客于肠间云云，灸关元百壮。"《扁鹊心书》载："老人滑肠困重，乃阳气虚脱，小便不禁，灸神阙三百壮。"《针灸逢源》称："因大吐大泻后，卒然四肢厥冷，不省人事，名曰脱阳，俱宜以葱白紧缚放脐上，以艾火灸之，使热气入腹后，以参附姜汤救之。"对于伤寒少阴、厥阴证，亦用艾灸治疗。而艾灸还有通利小便、止泻等作用。

古人还提出了热熨法用以治疗虚寒泄泻。如《卫生宝鉴》采用葱熨法，《奇效良方》采用"外灸膏"熨法。而《东医宝鉴》则载有"封脐艾"熨法，将药"为末和匀，用绵包裹安在脐上，以纸圈围定，以熨斗火熨之为妙""治脐腹冷痛或泄泻"。

2.针刺

针刺治疗多常规选穴，突出中脘等穴的使用。《针灸集成》曰，治疗本证"中脘针，神效"。古人也注意补泻方法，《天元太乙歌》曰："小腹便辟最难医，气海中极间使宜，三里更须明补泻，下针断不失毫厘。"《太平圣惠方》云，取上脘治本证，"针入八分，得气先补而后泻之。"古人还特别强调气感、热感是提高疗效的关键所在。如《灵枢·四时气》曰："飧泄，补三阴之上，补阴陵泉，皆久留之，热行乃止。"

3.敷脐疗法

古人还用药物敷脐法来治疗本证。如《奇效良方》载，"老人元气衰弱虚冷，脏腑虚滑"，当将"代灸膏""贴脐并脐下，觉腹中热为度。"《名医类案》谓："虞恒德治一人泄泻日夜无度，诸药不效，偶得一方，用针沙、地龙、猪苓三味共为细末，生葱捣汁调方，七贴脐上，小便长而泻止。"

三、临床治疗现状

(一)泄泻的治疗

1. 穴位注射法

选穴:天枢、上巨虚。

方法:用小檗碱注射液,或维生素 B$_1$、维生素 B$_{12}$ 注射液,每穴每次注射 0.5～1.0 mL,每天一次。

2. 耳针法

选穴:大肠、胃、脾、肝、肾、交感。

方法:根据病因病情,每次选 3～4 穴,毫针刺,每天 1 次,每次留针 30 分钟,亦可用撤针埋藏或用王不留行籽贴压,每 3～5 天更换一次。

3. 艾灸法

选穴:脾胃虚弱者取足三里、隐白、天枢;肾阳虚衰者取然谷、气海、足三里、肾俞、脾俞、水分、石门;肝气乘脾者太冲、天枢、足三里、行间、公孙。

方法:踝关节以下用艾炷灸,膝关节周围以及腹背部用温灸器灸治。2 种方法交替共同使用,一般治疗 15 天为 1 个疗程。①艾炷灸:穴位常规消毒后涂以凡士林,黄豆大小的艾炷置于穴上,患者热痛时更换再灸。灸 5～7 壮,以局部皮肤充血起红晕为度,休息 1～2 天又可施灸。②温灸器:将艾条烧红,插入温灸器之顶孔中,将温灸器绑扎固定在所取穴位上,以温热能耐受为宜。时间可以根据需要延长,以激发经气,热感传导至病所为原则。

(二)急慢性肠炎的治疗

1. 常用方案

(1)温针。

选穴:中脘、足三里、下巨虚。

方法:选用 28 号 2.5 寸长毫针,常规操作得气后,将 1.5 cm 长的艾炷套于针柄上点燃,各灸 2 壮,留针 20 分钟。灸和针均用单侧穴位,隔天交换对侧,每天 1 次。

(2)耳针。

选穴:贲门、脾、幽门、大肠、交感、肝、神门、内分泌、皮质下。

方法:探取阳性反应点,用 1 寸针单手刺入,局部热感为度,留针 15～20 分钟,强刺激手法,每隔 5 分钟行针 1 次,每天 1 次,7 天为 1 个疗程,间隔 3 天再进行下 1 个疗程。

(3)穴位注射。

选穴:仆参、申脉、昆仑。

方法:患者仰卧位,选用维生素 B$_1$ 穴位注射,每次每穴缓慢注入 0.5～1.0 mL,每次总量为 2～4 mL,每天 1 次。急性肠炎每次选 2～3 个穴位,慢性肠炎每次选 1～2 个穴位。根据病情配用腰阳关、命门、中脘、关元等穴位,强刺激 1 分钟,加灸后留针 15 分钟。

2. 急慢性肠炎针灸切入点

针灸治疗急慢性肠炎应在早期症状较轻时及时介入,可发挥较好的治疗作用;如果腹泻严重,应配合必要的输液治疗以免引起脱水及电解质紊乱等严重后果。针灸治疗可有效缓解腹痛、腹泻等症状,这与针灸调节肠蠕动,抑制肠道平滑肌痉挛和镇痛作用有关。另外,针刺可明显提高 T 细胞的免疫功能,提高网状内皮系统的活性和增强白细胞的吞噬作用,对于肠炎的恢复具有重要意义。

3.针灸治疗思路

中医学强调治病求本,泄泻的治疗总以运脾祛湿为主,暴泻应以祛邪为主,风寒外束宜疏解,暑热侵袭宜清化,饮食积滞宜消导,水湿内盛宜分利。

急慢性肠炎从中医角度看主要的病理因素是湿,脾虚湿盛是发病关键,故治疗应以运脾化湿为原则。暴泻以湿盛为主,重用化湿,用丰隆、阴陵泉、委中等;久泻以脾虚为主,当予健脾,用脾俞、胃俞、大肠俞等;因肝气乘脾者,宜抑肝扶脾,用太冲、期门等;因肾阳虚衰者,宜温肾健脾,用肾俞、关元、神阙等;中气下陷者,宜升提,用百会灸。

4.针灸治疗急慢性肠炎疗效特点

针灸治疗急慢性肠炎的疗效较好,尤其对于腹痛、腹泻症状疗效显著。对于急性肠炎,宜深刺强刺激,1～2次治疗即会收效;对于慢性肠炎,需要治疗3～4个疗程,宜于针灸并用或重用灸法。对于较重的泻泄,应针药结合,采用综合疗法。

四、研究动态

针灸治疗急慢性肠炎的疗效评价主要依据国家中医药行业标准进行临床疗效判定。痊愈:临床症状消失,精神好,纳食佳,大小便正常。显效:临床症状基本控制,但大便溏不成形,每天2～3次,精神好,纳食可。好转:临床症状明显减轻,但大便较稀,每天2～3次,精神好,纳食可。无效:治疗前后症状无变化。实验室指标可以观察唾液淀粉酶活性、D_2木糖排泄率等。

五、展望

急性肠炎以邪实为主,慢性肠炎以脾虚为主,但脾虚是该病的本质,从而提示脾虚证的本质可能是以消化系统功能紊乱为主的全身功能失调的一种多因素病证,因此,补"脾气"是治愈该证的治本之法。

尽管针灸治疗急慢性肠炎均具有较好的疗效,但临床上仍存在一些问题急需解决,如针灸治疗急慢性肠炎的优化方案,针灸治疗的优势和作用环节不清,针药结合问题等;临床治疗表明慢性泄泻采用灸法疗效优越,但尚缺乏更有力的临床证据,今后在临床研究上应努力按照循证医学的原则开展研究,从而为提高针灸临床疗效和推广应用针灸疗法提供更为科学的试验依据。

(刘瑞玲)

第七节　便　　秘

便秘是指大便秘结不通,粪便干燥艰涩难解,常常数天一行,甚至非用泻药、栓剂或灌肠不能排便的一种病证。多由大肠积热,或气滞,或寒凝,或阴阳气血亏虚,使大肠的传导功能失常,糟粕不行,凝结肠道而致。

西医学的习惯性便秘、全身衰弱致排便动力减弱引起的便秘以及肠神经官能症、肠道炎症恢复期肠蠕动减弱引起的便秘,肛裂、痔疮、直肠炎等肛门直肠疾患引起的便秘以及药物引起的便秘等属于本病的范畴。

一、辨证

大便秘结不通，排便艰涩难解，常常数天一行。根据临床表现不同可分为热秘、气秘、虚秘、寒秘等证型。

(一)热秘

大便干结，腹胀腹痛，面红身热，口干心烦，口臭，喜冷饮，小便短赤，舌红，苔黄或黄燥，脉滑数。

(二)气秘

欲便不得，嗳气频作，腹中胀痛，遇情志不畅则便秘加重，纳食减少，胸胁痞满，口苦，苔薄腻，脉弦。

(三)虚秘

气虚见大便秘结，临厕努挣，挣则汗出气短，便后疲乏，大便并不干硬，神疲气怯，舌淡嫩，苔薄，脉虚细；血虚见面色无华，头晕心悸，唇舌色淡，脉细。

(四)寒秘

大便艰涩，排出困难，小便清长，腹中冷痛，四肢不温，畏寒喜暖，舌淡苔白，脉沉迟。

二、治疗

(一)针灸治疗

治则：调理肠胃，行滞通便。以足阳明、手少阳经穴位为主。

主穴：天枢、支沟、水道、归来、丰隆。

配穴：热秘者加合谷、内庭；气秘者加太冲、中脘；气虚者加脾俞、气海；血虚者加足三里、三阴交；寒秘者加神阙、关元。

操作：主穴用毫针泻法。配穴按虚补实泻法操作；神阙、关元用灸法。

方义：天枢为大肠募穴，可疏通大肠腑气，腑气通则大肠传导功能正常；支沟可宣通三焦气机，三焦之气通畅则腑气通调；水道、归来、丰隆可调理肠胃、行滞通腑。

(二)其他治疗

1.耳针

选大肠、直肠、交感、皮质下，毫针刺，中等强度或弱刺激，或用贴压法。

2.穴位注射

选穴参照针灸治疗主穴，用生理盐水，或维生素 B_1 或维生素 B_{12} 注射液，每穴注射 $0.5\sim1.0$ mL，每天或隔天 1 次。

（刘瑞玲）

第十二章

泌尿生殖科病证

第一节 水 肿

水肿是指体内水液滞留,泛滥肌肤,引起头面、眼睑、四肢、腹背,甚至全身浮肿,严重者还可伴有胸腔积液、腹水等。本证又名水气,可分为阴水和阳水二大类。阳水发病较急,多从头面部先肿,肿势以腰部以上为著;阴水发病较缓,多从足跗先肿,肿势以腰部以下为显。

本证常见于西医学中的急慢性肾炎、充血性心力衰竭、肝硬化以及营养障碍等疾病。

一、病因病机

本证多因三焦气化失职、气机不利、水液停滞、排泄失常、渗于肌肤而发病。

(一)风水相搏

肺为水之上源,又主一身之表,外合皮毛。风邪侵袭,肺失宣肃,不能通调水道,下输膀胱,以致风遏水阻,风水相搏,流溢于肌肤,发为水肿(阳水)。

(二)脾虚湿困

脾主运化,喜燥恶湿。如居处潮湿,或涉水冒雨,水湿之气内侵,或平素酒食不节,生冷太过,湿蕴于中,脾为湿困,健运失司,不能升清降浊,以致水湿不得下行,泛于肌肤,而成水肿(阴水)。

(三)阳虚水泛

生育不节,房劳过度,肾气内伤,或劳倦伤脾,日久脾肾俱虚,肾虚则开阖不利,不能化气行水,以致水液停聚,泛滥于肌肤,形成水肿(阴水)。

二、辨证

(一)阳水

证候:多为急性发作,初起面目微肿,继则遍及全身,皮肤光泽,按之凹陷易复,胸中烦闷甚则呼吸急促,小便短少而黄,伴有恶寒发热,咽痛,苔白滑或腻,脉浮滑或滑数。

治法:疏风利水。

(二)阴水

证候:发病多由渐而始,初起足跗微肿,继而腹背面部等渐见浮肿,按之凹陷恢复较难,肿势时起时消,气色晦滞,小便清利或短涩。脾虚者兼见脘闷纳少,大便溏泄。肾虚者兼见喜暖畏寒,肢冷神疲,腰膝酸软,脉沉细或迟,舌淡苔白。

治法:温阳利水。

三、治疗

(一)针灸治疗

1.阳水

取穴:肺俞、列缺、合谷、三焦俞。

配穴:恶寒甚者,加偏历。发热甚者,加曲池。咽痛者,加少商。面部肿甚者,加水沟。

刺灸方法:针用泻法。

方义:取肺俞以宣肺疏风,通调水道。列缺、合谷为原络相配,可疏解表邪。三焦俞调整气化,通利水道。

2.阴水

取穴:脾俞、肾俞、三焦俞、水分。

配穴:脾虚者,加中脘、足三里、天枢。肾虚者,加灸关元、命门。

刺灸方法:针用补法,可加灸。

方义:补脾俞、肾俞可温中助阳以化气利水。三焦俞通调水道以利水下行。水分可分利水邪,利尿行水。

(二)其他疗法

1.耳针

取肺、脾、肾、膀胱,毫针中度刺激,留针30分钟,每天1次,或埋针或埋王不留行籽贴压刺激,每3~5天更换1次。

2.穴位敷贴

用车前子10 g研细末,与独头蒜5枚、田螺4个共捣,敷神阙。或用蓖麻籽50粒,薤白3~5个,共捣烂敷涌泉。每天1次,连敷数次。

(刘晶晶)

第二节 癃 闭

癃闭是以排尿困难、尿量减少,甚至小便闭塞不通为主要表现的一种病证。"癃"是指小便不利,点滴而下,病势较缓;"闭"是指小便不通,欲溲不下,病势较急。癃与闭常合称癃闭。多见于产后妇女、手术后患者及老年男性。由于外邪侵袭、饮食不节、情志内伤、体虚久病、外伤等引起肾和膀胱气化失司所导致。

西医学的膀胱、尿道器质性和功能性病变及前列腺疾病等所造成的排尿困难和尿潴留均属本病范畴。

一、辨证

本病起病可突然发作,或逐渐形成。证见小便不通,少腹胀大,少腹急痛,烦躁不安等。病情严重时,还可见头晕、头痛、恶心、呕吐、胸闷、喘促、水肿,甚至神昏等。根据其临床表现可分为湿热内蕴、肝郁气滞、瘀浊闭阻和脾肾亏虚型。

(一)湿热内蕴

小便闭塞不通,努责无效,小腹胀急而痛,烦躁口渴,或口渴不欲饮,或大便不畅,舌质红,苔黄腻。

(二)肝郁气滞

小便不通或通而不畅,多烦善怒,胁腹胀满疼痛,舌红,苔黄,脉弦。

(三)瘀浊闭阻

多有外伤或手术损伤病史。小便不通或通而不畅,小腹满痛,舌紫黯或有瘀点,脉涩。

(四)脾肾亏虚

小便淋沥不爽,排出无力,甚至点滴不通,精神疲惫,气短食欲缺乏,大便不坚,小腹坠胀,腰膝酸软,畏寒乏力,舌质淡,脉沉细。

二、治疗

(一)针灸治疗

治则:调理膀胱,行气通闭。以任脉、足太阳及足太阴经穴位为主。

主穴:秩边、三阴交、关元、中极、膀胱俞、三焦俞、肾俞。

配穴:湿热内蕴者,加委阳、尺泽;肝郁气滞者,加太冲、大敦;瘀血阻滞者,加曲骨、次髎、血海;中气不足者,加气海、脾俞、足三里;肾气亏虚者,加太溪、复溜。

操作:毫针刺,实证用泻法,虚证用补法。

方义:秩边为膀胱经穴,可调理膀胱;三阴交可通调足三阴经气血,消除瘀滞;关元为任脉与足三阴经交会穴,中极为膀胱募穴,中极配膀胱之背俞穴,俞募相配,关元透中极,均能起到鼓舞膀胱气化功能的作用;三焦俞通调三焦,配肾俞可促进膀胱气化功能。

(二)其他治疗

1.耳针

选肾、膀胱、肺、肝、脾、三焦、交感、神门、皮质下、腰骶椎。每次选3~5穴,用毫针中强刺激,或用揿针埋藏,或用王不留行籽贴压。

2.穴位敷贴

选神阙穴。用葱白、冰片、田螺或鲜青蒿、甘草、甘遂各适量,混合捣烂后敷于脐部,外用纱布固定,加热敷。

3.取嚏或探吐

用消毒棉签,向鼻中取嚏或喉中探吐;也有用皂角粉末0.3~0.6 g吹鼻取嚏。

4.电针

取双侧维道,沿皮刺,针尖向曲骨透刺2~3寸,通脉冲电15~30分钟。

（刘晶晶）

第三节 淋 证

淋证是以小便频急、淋沥不尽、尿道涩痛、小腹拘急、痛引腰腹为主要表现的病证。中医历代对淋证分类有所不同,本节分为热淋、气淋、血淋、膏淋、石淋、劳淋六种。

本证多见于西医学的泌尿系统感染、泌尿系统结石、泌尿系统肿瘤及乳糜尿等。

一、病因病机

本证病在肾和膀胱,多因湿热蕴结下焦、脾肾亏虚、肝郁气滞等引起。

(一)湿热下注

过食辛热,或嗜酒肥甘,酿成湿热,下注膀胱发为热淋;若湿热蕴积,尿液受其煎熬,日积月累,尿中杂质结为砂石,则为石淋;若湿热蕴结于下,以致气化不利,清浊不分,小便如脂如膏,则为膏淋;若热盛伤络,迫血妄行,小便涩痛有血,则为血淋。

(二)脾肾亏虚

久淋不愈,湿热耗伤正气,或年老、久病体弱及劳累过度,房室不节,均可致脾肾亏虚。如遇劳即小便淋沥者,则为劳淋;中气不足,气虚下陷者,则为虚证气淋;脾肾亏虚,下元不固,不能制约脂液,脂液下泄,尿液浑浊,则为虚证膏淋;肾阴亏虚,虚火扰络,尿中夹血,则为虚证血淋。

(三)肝郁气滞

恼怒伤肝,气郁化火,或气火郁于下焦,膀胱气化不利,则少腹作胀,而发为实证气淋。

二、辨证

(一)热淋

证候:小便频急,灼热涩痛,尿色黄赤,少腹拘急胀痛,或有恶寒发热,口苦,呕恶,或有腰痛拒按,或有大便秘结,苔黄腻,脉滑数。

治法:清热利湿通淋。

(二)石淋

证候:小便艰涩,尿中时夹砂石,或排尿时突然中断,尿道窘迫疼痛,少腹拘急,或腰腹绞痛难忍,尿中带血。湿热下注者,兼见大便干结,舌红,苔薄黄,脉弦或带数。若痛久砂石不去,腰腹隐痛,排尿无力,小腹坠胀,可伴见面色少华,精神委顿,少气乏力,舌淡边有齿印,脉细而弱,此为肾气亏虚。若眩晕耳鸣,腰酸膝软,手足心热,舌红少苔,脉细带数,为肾阴亏虚。病久下焦瘀滞者,见舌紫暗或有瘀斑,脉细涩。

治法:通淋排石。

(三)气淋

证候:肝郁气滞者,小便涩滞,淋沥不畅,少腹满痛,苔薄白,脉多沉弦。中气下陷者,少腹坠胀,尿有余沥,面色㿠白,舌淡,脉虚细无力。

治法:肝郁气滞者利气疏导;中气下陷者补中益气。

（四）血淋

证候：湿热下注者，可见小便热涩刺痛，尿色深红，或夹有血块，伴发热，心烦口渴，腰痛，大便秘结，苔黄，脉滑数。肾阴亏虚者，可见小便涩痛较轻，尿色淡红，腰酸膝软，神疲乏力，头晕耳鸣，舌淡红，脉细数。

治法：湿热下注者清热利湿，通淋止血；肾阴亏虚者滋阴补肾，清热止血。

（五）膏淋

证候：湿热下注者，小便浑浊如米泔水，置之沉淀如絮状，上有浮油如脂，或夹有凝块，或混有血液，尿道热涩疼痛，舌红，苔黄腻，脉濡数。脾肾两虚者表现为病久不已，反复发作，小便浑浊如米泔水，尿道涩痛不甚，形体日渐消瘦，神疲无力，腰酸膝软，舌淡，苔腻，脉细弱无力。

治法：湿热下注者清热利湿，分清泄浊；脾肾两虚者益气升陷，补虚固涩。

（六）劳淋

证候：小便不甚赤涩，但淋沥不已，时作时止，遇劳即发，腰酸膝软，神疲乏力，舌淡，脉虚细弱。

治法：健脾益肾，利尿通淋。

三、治疗

（一）针灸治疗

1.热淋

取穴：膀胱俞、中极、阴陵泉、行间。

配穴：恶寒发热者，加合谷、列缺。便秘甚者，加支沟。

刺灸方法：针用泻法。

方义：膀胱俞、中极为俞募配穴法，以疏利膀胱气机。阴陵泉通利小便，疏通气机。取肝经荥穴行间，泻热而定痛。

2.石淋

取穴：膀胱俞、中极、秩边、委阳、然谷。

配穴：湿热下注者，加阴陵泉、三焦俞。肾气亏虚者，加肾俞、关元、足三里。肾阴亏虚者，加肾俞、太溪、照海。下焦瘀滞者，加气海、膈俞。腰腹急痛甚者，加水沟。

刺灸方法：实证针用泻法，虚证针用补法，秩边透水道。

方义：膀胱俞、中极方义同"热淋"。秩边透水道，配合委阳、然谷具有通淋排石止痛之功。加阴陵泉、三焦俞以清热利湿。加肾俞、关元、足三里可益肾补气。加肾俞、太溪、照海可滋肾补阴。取气海、膈俞以理气活血祛瘀。

3.气淋

取穴：膀胱俞、中极、秩边。

配穴：肝郁气滞者，加肝俞、太冲、间使。中气下陷者，加气海、足三里。

刺灸方法：实证针用泻法，虚证针用补法，秩边透水道。

方义：膀胱俞、中极方义同"热淋"。秩边可理气通淋。肝俞、太冲、间使可疏肝理气。气海、足三里可健脾益气。

4.血淋

取穴：膀胱俞、中极、血海、三阴交。

配穴:湿热下注者,加少府、劳宫。肾阴亏虚者,加复溜、太溪、肾俞。

刺灸方法:实证针用泻法,虚证针用补法。

方义:膀胱俞、中极方义同"热淋"。血海、三阴交可清利湿热,凉血止血。加少府、劳宫可清热除烦。加复溜、太溪、肾俞可滋肾养阴。

5.膏淋

取穴:膀胱俞、中极、阴陵泉、三阴交。

配穴:湿热下注者,加行间。脾肾两虚者,加气海、肾俞、命门、脾俞。小便混浊如膏者,加灸气海俞、百会。

刺灸方法:实证针用泻法,虚证针用补法。

方义:膀胱俞、中极方义同"热淋"。阴陵泉、三阴交既可分清泌浊、清利湿热,又可滋补脾肾、补虚固涩。加行间增强清热力量。加气海、肾俞、命门、脾俞以补益脾肾。

6.劳淋

取穴:膀胱俞、中极、脾俞、肾俞、命门、关元、足三里。

配穴:心悸气短者,加内关。

刺灸方法:针用补泻兼施法。

方义:膀胱俞、中极方义同"热淋"。取脾俞、肾俞、命门、关元、足三里可补益脾肾,益气通淋。

(二)其他疗法

1.耳针

取膀胱、肾、交感、肾上腺,每次选 2~4 穴,毫针强刺激,留针 20~30 分钟,每天 1 次。

2.皮肤针

取三阴交、曲泉、关元、曲骨、归来、水道、腹股沟部、第二腰椎至第四骶椎夹脊,用皮肤针叩打至皮肤红润为度。

3.电针

取肾俞、三阴交,毫针刺入后予高频脉冲电流刺激 5~10 分钟。

（刘晶晶）

第四节 阳 痿

阳痿是指年龄未届性功能衰退的男性出现阳事不举或临房举而不坚之证。

本证可见于西医学的男子性功能障碍及某些慢性虚弱疾病。

一、病因病机

本证多由命门火衰、肝肾亏虚、思虑过度、惊恐等引起,亦有湿热下注、宗筋松弛而致者,但较为少见。

(一)命门火衰

房事不节,或手淫过度,肾阳亏虚,无力鼓动,而致阳痿。

（二）心脾两虚

思虑过度，损伤心脾，气血不足，宗筋痿软，以致阳事不举。

（三）惊恐伤肾

房事之中，卒受惊恐，或焦躁不安，气机受阻，以致阳痿。

（四）湿热下注

湿热蕴结，下注宗筋，致使宗筋痿软不举。

二、辨证

（一）命门火衰

证候：症见阳痿，面色㿠白，腰酸足软，头晕目眩，精神萎靡，甚至周身怕冷，食欲减退，舌淡，苔白，脉沉细。

治法：补肾壮阳。

（二）心脾两虚

证候：症见阳痿，伴有面色萎黄，食欲缺乏，精神倦怠，周身肢体酸软无力，舌淡，苔薄白，脉细弱。

治法：补益心脾。

（三）惊恐伤肾

证候：症见阳痿，精神抑郁或焦躁紧张，胆小多疑，心悸失眠，苔薄腻，脉沉细。

治法：益肾宁神。

（四）湿热下注

证候：阴茎痿软，勃而不坚，阴囊潮湿气躁，下肢酸重，尿黄，舌红，苔黄腻，脉滑数。

治法：清热化湿。

三、治疗

（一）针灸治疗

1.命门火衰

取穴：肾俞、命门、关元、中极、三阴交。

配穴：头昏目眩者，加风池。

刺灸方法：针用补法，可加灸。

方义：肾俞、命门用补法加温灸，以补肾中元阳，壮命门之火。取任脉关元、中极能直接兴奋宗筋，温下元之气。补三阴交益肝肾，以治其本。

2.心脾两虚

取穴：心俞、脾俞、肾俞、关元、足三里、三阴交。

配穴：夜寐不宁者，加神门。心悸怔忡者，加内关。

刺灸方法：针用补法。

方义：取心俞、脾俞补益心脾气血。肾俞为肾气转输之处，可益肾气滋肾阴。关元乃足三阴与任脉之会，三焦之气所生之地，可培肾固本，补益元气，强壮宗筋。足三里补益脾胃之气，健旺生化之源。三阴交补益肝肾之阴。

3.惊恐伤肾

取穴:心俞、肾俞、神门、气海、三阴交。

配穴:胆怯易惊者,加间使。

刺灸方法:针用补法。

方义:取心俞以养心调神。肾俞补肾益气。神门宁心安神。气海调下元气机,补益肾中元气。三阴交补益肝肾之阴。

4.湿热下注

取穴:中极、三阴交、曲泉、行间。

配穴:阴囊潮湿气躁者,加阴陵泉、蠡沟。

刺灸方法:针用泻法。

方义:中极、三阴交可利湿清热。曲泉、行间清热利宗筋。

(二)其他疗法

1.耳针

取外生殖器、内生殖器、内分泌、肾,每次选 2～4 穴,毫针中度刺激,留针 5～15 分钟,每天或隔天 1 次,或埋针按压刺激。

2.电针

取八髎、然谷或关元、三阴交,两组穴位交替使用,针刺后通低频脉冲电流 3～5 分钟,每天或隔天 1 次,10 次为 1 个疗程。

3.穴位注射

取关元、中极、肾俞,每次选 2 穴,药物采用维生素 B_1 150 mg 或维生素 B_{12} 0.1 mg,或丙酸睾酮 5 mg 或当归注射液等,每穴注射 0.5 mL,隔天 1 次,10 次为 1 个疗程。

4.穴位埋线

取肾俞、关元、三阴交、中极,每次选 1～3 穴,用 0～1 号羊肠线按常规操作埋入穴内,每隔 1 个月或 1 个半月埋线 1 次。

(刘晶晶)

第五节 早 泄

早泄是指性交时阴茎插入阴道时间极短即发生射精,不能进行正常性交的病证,严重者发生在交媾前即泄精。

本证与西医学男子性功能障碍中的早泄相同。

一、病因病机

本证由多种原因所致肾失封藏、固摄无权而引起。

(一)肾虚不固

房事频繁,或手淫过度,肾气亏虚,精关不固而早泄。

（二）阴虚火旺

肾阴不足,相火偏旺,精宫易扰,发为早泄。

（三）心脾两虚

思虑太过,耗伤心脾,气血不足,封藏失职。

（四）惊恐伤肾

房事之中,惊恐焦躁,气机逆乱,肾失封藏。

（五）肝郁气滞

精神抑郁,肝气郁结,肝失疏泄,扰动精宫。

二、辨证

（一）肾虚不固

证候:性欲减退,阴茎勃起缓慢,入房早泄,或伴阳痿,精神萎靡,夜尿多或余沥不尽,腰酸膝软,舌淡,苔白,脉沉弱。

治法:补肾固精。

（二）阴虚火旺

证候:欲念时起,阳事易举或举而不坚,临房早泄,常伴遗精,失眠多梦,腰酸膝软,五心烦热,潮热盗汗,头晕目眩,耳鸣心悸,口干咽痛,舌红,脉细数。

治法:滋阴降火摄精。

（三）心脾两虚

证候:临房早泄,心悸失眠,健忘多梦,神疲气短,眩晕形瘦,纳谷不馨,大便溏薄,面色无华,舌淡,苔白,脉沉细。

治法:养心健脾固精。

（四）惊恐伤肾

证候:临房胆怯,恐惧不安,一交即泄,舌淡,苔白,脉弱。

治法:补肾定心固精。

（五）肝郁气滞

证候:交媾早泄,精神抑郁,胁肋胀满,小腹作胀,胃纳不佳,苔薄白,脉弦。

治法:疏肝解郁固精。

三、治疗

（一）针灸治疗

1.肾虚不固

取穴:肾俞、志室、关元、三阴交。

配穴:伴阳痿者,加灸命门。夜尿多者,加中极、膀胱俞。

刺灸方法:针用补法,可加灸。

方义:肾俞、志室可益肾固摄。关元壮阳补气,以固精关。三阴交为足三阴之交会穴,可助补肾之力。

2.阴虚火旺

取穴:肾俞、志室、太溪、神门、三阴交。

配穴:阳事易举者,加太冲。潮热盗汗者,加合谷、复溜。

刺灸方法:针用补泻兼施法。

方义:肾俞、志室、太溪可补肾阴,降虚火。神门泻心火以宁神定志。三阴交补肾滋阴。

3.心脾两虚

取穴:心俞、脾俞、肾俞、关元、神门、三阴交。

配穴:纳谷不馨、便溏者,加足三里。

刺灸方法:针用补法,可加灸。

方义:心俞、脾俞养心安神,健脾益气。肾俞、关元补肾固精。神门、三阴交益气养血安神。

4.惊恐伤肾

取穴:肾俞、神门、三阴交、关元。

配穴:胆怯不安者,加心俞、胆俞。

刺灸方法:针用补法。

方义:肾俞补肾益气。神门、三阴交镇惊安神。关元补肾固精。

5.肝郁气滞

取穴:太冲、内关、气海、三阴交。

配穴:胃纳不佳者,加足三里。

刺灸方法:针用泻法。

方义:太冲疏肝理气解郁。内关宽胸理气和胃。气海既可疏调气机,又能固摄精液。三阴交补益肾气。

(二)其他疗法

1.耳针

取内生殖器、外生殖器、神门、内分泌、心,每次选 2~4 穴,毫针刺激,隔天 1 次,或埋针、埋籽按压刺激。

2.穴位敷贴

以露蜂房、白芷各 10 g 研磨,醋调成团,临睡前敷神阙。

(刘晶晶)

第六节 遗 精

遗精是指不因性生活而精液频繁遗泄的病证,如有梦而遗精,称为梦遗;无梦而遗精,甚至清醒时精液流出,称滑精。未婚或已婚后与妻子分居的男子,每月遗精 4 次以下者,多属正常现象。

西医学中的男子性功能障碍、前列腺炎等引起的遗精,一般可参考本节内容辨证论治。

一、病因病机

本证的发生多因阴虚火旺、心脾亏损、湿热下注等,以致肾失封藏所致。

(一)阴虚火旺

心肾相交,水火相济;若肾阴不足,心火偏亢,扰动精室,则发为遗精。

（二）湿热下注

过食肥甘辛辣,损伤脾肾,蕴湿生热,下扰精室,引致遗精。

（三）心脾两虚

劳神太过,思慕不已,耗伤心脾,心虚则神浮不定,脾虚则气陷不摄,终致遗精。

（四）肾虚不固

恣情纵欲,房事无度,或手淫频繁,致肾精亏虚,精关不固,发为遗精。

二、辨证

（一）阴虚火旺

证候:梦中遗精,夜寐不宁,头昏头晕,耳鸣目眩,心悸易惊,神疲乏力,或见尿少色黄,舌尖偏红,苔少,脉细数。

治法:滋阴降火摄精。

（二）湿热下注

证候:多梦遗精频作,尿后常有精液外流,尿色黄,尿时不爽或有灼热,口干苦,渴不多饮,舌红,苔黄腻,脉濡数。

治法:清热利湿固精。

（三）心脾两虚

证候:遗精遇思虑或劳累过度而作,头晕失眠,心悸健忘,食少便溏,面色萎黄,舌淡,脉细弱。

治法:养心健脾固精。

（四）肾虚不固

证候:遗精频作,甚则滑精,面色少华,精神萎靡,头晕目眩,耳鸣,腰膝酸软。肾阳虚者兼见畏寒肢冷,阳痿早泄,舌淡,苔薄白,脉沉细弱。

治法:补肾固精。

三、治疗

（一）针灸治疗

1.阴虚火旺

取穴:心俞、神门、志室、中极、三阴交。

配穴:相火偏旺阳事易兴者,加太冲、阳陵泉。

刺灸方法:针用补泻兼施法。

方义:泻心俞清泻君火,泻神门宁心安神。志室、中极既能益肾固精,又能清泻相火。三阴交属肝脾肾三经之会,能益阴以和阳,协调阴阳之平衡。

2.湿热下注

取穴:膀胱俞、中极、次髎、肾俞、阴陵泉、行间。

配穴:尿时不爽者,加三阴交。

刺灸方法:针用泻法。

方义:膀胱俞、中极为俞募配穴,加次髎以清利下焦湿热。取肾俞补肾固摄。阴陵泉、行间泻之能清热利湿。

3.心脾两虚

取穴:心俞、脾俞、三阴交、神门、肾俞、中极。

配穴:头晕者,加风池。心悸者,加内关。食少便溏者,加足三里。

刺灸方法:针用补法,可加灸。

方义:心俞、脾俞养心健脾。三阴交、神门可健脾益气,安神定志。肾俞、中极可固精止遗。

4.肾虚不固

取穴:肾俞、志室、中极、太溪。

配穴:伴早泄者,加关元。

刺灸方法:针用补法,可加灸。

方义:取肾俞、志室补肾益气,封藏精室。补中极更能固摄精气。太溪滋补肾中之元阳和元阴。

(二)其他疗法

1.耳针

取内生殖器、内分泌、神门、肝、肾,每次选1～4穴,毫针中度刺激,留针5～30分钟,每天1次,或采用埋针刺激。

2.皮肤针

取心俞、肾俞、志室、关元、中极、三阴交、太溪,或取腰骶两侧夹脊穴及足三阴经膝关节以下的经穴,用皮肤针叩打皮肤呈轻度红晕,每晚1次。

3.穴位注射

取中极、关元,选用维生素 B_{12} 或维生素 B_1 注射液,每穴注射 0.5 mL,隔天或每天1次,10次为1个疗程。

4.穴位埋线

取关元、中极、肾俞、三阴交,每次选用2穴,用0～1号羊肠线埋入,每2周1次。

(刘晶晶)

第七节　男性不育症

凡育龄夫妇结婚2年以上,未采用避孕措施,因男方原因而造成女方不孕,称男性不育症。可分为绝对不育症和相对不育症两类,前者是男方有先天性或后天性生理缺陷而致女方不能受孕,后者指某种原因阻碍受孕和降低生育能力,致使女方不能受孕。本节主要涉及男子精子减少症、无精子症、死精子症、精液不液化、不射精症、逆行射精症等。

本病属中医学的无嗣范畴。

一、病因病机

影响男性生育能力的因素主要有睾丸生精功能缺陷、内分泌功能紊乱、精子抗体形成、精索静脉曲张、输精管道阻塞、外生殖器畸形和性功能障碍等。多数患者系精子生成障碍,这些患者虽可产生一定数量的精子,但其数量减少,而且精子质量差,活动力低,并有畸形精子出现。

中医认为本病多与肾虚、气血亏虚、肝郁血瘀、湿热下注等因素有关。

(一)肾精亏虚

素体精血亏虚,或纵欲过度,或频频手淫而精血暗耗;或久病伤阴,肾虚精亏,阳事不协,以致不育。

(二)肾阳亏虚

禀赋不足,素体阳虚,房事不节,命门火衰,以致不育。

(三)气血亏虚

思虑忧郁,饮食不节,损伤心脾,气血化源不足;或久病耗伤气血,以致肾气不充,肾精亏乏,而致不育。

(四)气滞血瘀

情志抑郁,或所欲不遂,肝失疏泄,气机阻滞,日久则气滞血瘀,阳气不升,宗筋失养,而致不育。

(五)湿热下注

脾虚生湿,或素体肥胖,恣食厚味,聚湿生痰,郁而化热,流注下焦,而致不育。

二、辨证

多数精子异常和精液异常的患者一般无明显症状及体征,性生活一如常人。部分患者有生殖系感染、睾丸发育不良、睾丸萎缩等局部体征和全身症状。如精液常规检查 3 次,无精子发现称无精子症,畸形精子数超过 30% 为畸形精子过多症,精子活力检测小于 50% 为精子活力低下症。精液常规检查,如 1 小时内的精子死亡率在 80% 以上为死精子症。精液液化检查,如 1 小时后仍不液化者为精液不液化。抗精子抗体阳性为免疫性不育症。

(一)肾精亏虚

证候:婚后不育,腰膝酸软,遗精尿频,神疲无力,头昏目眩,舌红苔少,脉细数。精液常规检查:精液稀薄,或过于黏稠,精子数少,活动力弱。

治法:补肾填精。

(二)肾阳亏虚

证候:婚后不育,性欲低下,或阳痿早泄,畏寒肢冷,精神萎靡,面色㿠白,舌淡苔白,脉沉迟。精液常规检查:精液稀薄,精子数少,活动力弱。

治法:温肾壮阳。

(三)气血亏虚

证候:婚久不育,性欲减退或阳痿,面色萎黄,少气懒言,形体消瘦,体倦乏力,尤以行房后为甚,心悸失眠,头晕目眩,纳呆便溏,舌淡无华,脉沉细弱。精液常规检查:精液量少,精子数少,活动力弱。

治法:益气养血填精。

(四)气滞血瘀

证候:婚久不育,情志抑郁沉闷,胸胁胀满,或会阴部作胀,烦躁少寐,或伴阳痿,或伴不射精,或精索增粗,舌暗红见瘀点,脉涩或弦。

治法：疏肝理气，活血化瘀。

（五）湿热下注

证候：婚久不育，或形体肥胖，头晕身重，胁痛口苦，烦躁易怒，阴肿阴痒，阴囊潮湿多汗，性欲减退，甚则阳痿早泄，小便短赤，舌红，苔黄腻，脉弦数。精液常规检查：精子数少或死精子多，或不液化。

治法：清热利湿。

三、治疗

（一）针灸治疗

1.肾精亏虚

取穴：太溪、肾俞、三阴交、关元。

配穴：腰膝酸软者，加腰阳关、阴包。

刺灸方法：针用补法。

方义：太溪为足少阴肾经原穴，配肾俞可补肾填精。三阴交为足三阴经交会穴，既可滋补肝肾，又可健脾益气，以补后天之本。取关元可大补元气。

2.肾阳亏虚

取穴：肾俞、命门、关元。

配穴：畏寒肢冷者，加灸神阙、关元。

刺灸方法：针用补法，可加灸。

方义：肾俞、命门可温肾壮阳。关元可壮真火，大补元阳。

3.气血亏虚

取穴：关元、气海、脾俞、足三里、三阴交、肾俞。

配穴：心悸失眠者，加神门、内关。纳呆便溏者，加中脘、天枢。

刺灸方法：针用补法，可加灸。

方义：取关元、气海以大补元气。取脾俞、胃之下合穴足三里配足三阴经之交会穴三阴交，可健脾胃，助运化，补气血。肾俞可补益肾精。

4.气滞血瘀

取穴：太冲、曲骨、阴廉、三阴交。

配穴：胸胁胀满者，加章门、期门。

刺灸方法：针用泻法。

方义：取足厥阴肝经原穴太冲以疏肝理气，通利阴器。取曲骨壮阳举茎。配阴廉、三阴交以活血散瘀。

5.湿热下注

取穴：中极、大赫、阴陵泉、行间、肾俞。

配穴：阴痒腥热者，加蠡沟、阴廉。

刺灸方法：针用泻法。

方义：取中极配大赫，清利下焦湿热。阴陵泉配行间以清热化湿。肾俞可补肾固精。

（二）其他治疗

1.耳针

取肾、外生殖器、内生殖器、内分泌，毫针中度刺激，留针 15～30 分钟，每天或隔天 1 次。或埋王不留行籽按压刺激。

2.皮内针

取关元、三阴交，用麦粒型皮内针消毒后沿皮刺入 12～25 mm 深，胶布固定针柄后留针 2～3 天，秋、冬季可适当延长。

3.穴位注射

取足三里、关元，或肾俞、三阴交，每次选用 2 个穴位，用绒毛膜促性腺激素 500 U 注入穴位浅层内，每天 1 次，7 次为 1 个疗程。

（刘晶晶）

第十三章

风湿免疫科病证

第一节 强直性脊柱炎

一、概述

强直性脊柱炎是慢性多发性自身免疫性关节炎的一种类型。本病的特征是从骶髂关节开始,逐步上行性蔓延至脊柱的棘突、关节旁突的软组织及外围的关节炎。早期极易误诊为坐骨神经痛、骨膜炎等疾病,晚期可造成脊柱骨性强直及残疾,成为严重危害人类健康的疾病。针灸对强直性脊柱炎进行个体化辨证论治有悠久的历史和良好的效果。

本病曾被称为"类风湿性脊柱炎""类风湿关节炎中枢型",现已统一明确认识到本病与类风湿关节炎不是同一种疾病。本病发病率比类风湿关节炎低,多发于15～30岁青年男性,男女之比约为14∶1,其中16～25岁为发病高峰。发病部位主要在躯干关节。本病的发病原因迄今尚未十分明了,认为可能与感染、自身免疫、内分泌失调、代谢障碍、遗传等因素有关。中医历代医家对本病病名认识不一,有肾痹、骨痹、腰痛、龟背、大偻等不同的名称。医学家焦树德教授称之为"尪痹"。1997年,中国国家标准《中医病证治法术语》将其归属于"脊痹"。

二、诊断要点

(1)多发于15～30岁的男性青年,有家族遗传倾向。病变多从骶髂关节开始,逐渐向上蔓延至脊柱,造成脊柱关节的骨性强直。部分患者可出现坐骨神经痛症状,膝关节肿痛等。

(2)发病缓慢,病程长久,发展与缓解交替进行,病程可长达数年或数十年,受凉、受潮可诱发本病。

(3)疼痛、活动受限是其主要临床表现。病变早期主要表现为两侧骶髂部及下腰部疼痛,腰部僵硬不能久站,活动时疼痛加剧,休息后缓解,腰部活动范围受到很大限制;病变累及胸椎和肋椎关节时,胸部的扩张活动受限,并可有束带状胸痛、咳嗽、喷嚏时加重等;本病累及颈椎时头部转动不便,旋转受限。

(4)畸形,病变后期整个脊柱发生强直、疼痛消失,后遗驼背畸形,病变累及髋关节时,出现髋畸形,严重者脊柱可强直于90°向前屈位,患者站立或行走时目不能平视。

(5)约有 20％患者合并虹膜炎(眼痛及视力减退)。

(6)实验室检查,患者多有贫血,早期和活动期红细胞沉降率增快,抗 O 和类风湿因子阴性。淋巴组织相容抗原(HLA-B27 或 W27)明显增高。

(7)X 线片表现,双侧骶髂关节骨性改变最早出现,是诊断本病的主要依据。

三、病因病机

强直性脊柱炎不少医家认为应属于中医痹证中“肾痹”范畴,因为早在《素问·痹论》中就有记载“骨痹不已,复感于邪,内舍于肾……肾痹者,善胀,尻以代踵,脊以代头”,形象地描述了强直性脊柱炎的晚期症状。并认为肾虚是其发病的内因,外邪或外伤为其发病的外因、诱因。强直性脊柱炎的病位在脊柱,然而诸多脏腑经络与脊柱相联系,如督脉“贯脊属肾”;任脉“起于胞中,上循脊里”;足少阴肾经“贯脊属肾络膀胱”,足少阴经筋“循脊内挟膂上至项,结于枕骨”;足太阳经“夹脊抵腰中,络肾属膀胱”,足太阳经筋“上挟脊上项”;手阳明经筋“其支者,绕肩胛,夹脊”;足阳明经筋“直上结于髀枢,上循胁属脊”;足太阴经筋“聚于阴器,上腹结于脐,循腹里结于肋,散于胸中,其内者,著于脊”。以上脏腑及其所属的经脉若发生病变均可影响脊柱的功能,但其中以肾最为重要,因为足少阴经、足少阴经筋、督脉、任脉、足太阳经、足太阳经筋均隶属于肾。

(一)肾气虚弱

先天禀赋不足,加上后天调摄不当,饮食不节,涉水冒雨,或房劳过度,内伤于肾,肝肾亏损,脊督失养,卫外不固,风寒湿邪趁虚入侵;或脾肾两虚,寒湿内蕴,阻塞经络气血,流注经络关节、肌肉、脊柱而成本病。

(二)脾胃虚弱

脾胃虚弱,后天亏损,下不能补益肾精,上不能生金补肺,肾虚则督脉空虚,肺虚则卫气不固,风寒湿邪趁虚入侵督脉,发为本病。

(三)痰瘀阻滞

肾虚内寒,阳气不足,或脾虚失于运化,寒湿内蕴化为痰浊,滞留脊柱;阳气不足,则生内寒,寒主凝,则气血失于正常运行,血涩气滞,久必成瘀;风寒湿邪滞留脊柱关节,日久不除,致气血闭阻,久而成瘀。痰浊与瘀血胶滞,终成顽痹,《类证治裁》说“久痹,必有湿痰败血瘀滞经络”,即是此意。

四、辨证与治疗

(一)寒湿痹阻

1.主症

腰骶、脊背酸楚疼痛,痛连项背,伴僵硬和沉重感,转侧不利,阴雨潮冷天加重,得温痛减,或伴双膝冷痛,或畏寒怕冷。舌质淡,苔薄白腻,脉沉迟。

2.治则

散风祛寒,除湿通络,温经益肾。

3.处方

天柱、大椎、命门、次髎、肾俞、华佗夹脊穴、后溪、昆仑。

4.操作法

针天柱向脊柱斜刺 1.0 寸左右,使针感向肩背传导,捻转泻法。大椎针尖略向上直刺 0.8 寸左右,使针感沿脊柱传导,捻转泻法。次髎直刺 1.5 寸左右,使针感向两髋部或下肢传导,针刺泻法。后溪、昆仑直刺泻法。命门、肾俞直刺补法。华佗夹脊穴每次选择 3～4 对,略向脊柱直刺,直达骨部,使针感沿脊柱或向两肋传导。大艾炷隔姜灸大椎、命门、肾俞、次髎,每穴不少于 9 壮;或用艾条灸,每穴 5 分钟。

5.方义

该病之本在肾虚,故针补命门、肾俞,并灸,以温补肾阳,抗御寒邪。取大椎、次髎、华佗夹脊穴温通督脉和诸经脉,祛邪止痛。天柱、后溪、昆仑同属太阳经,太阳经通达脊柱和督脉,三穴功专祛邪通经止痛,对感受风寒湿邪引起的项背痛、腰骶痛、脊柱痛有良好的效果。

(二)脾胃虚弱

1.主症

腰骶、脊背、髋部酸痛,僵硬、重着,乏力,活动不利,或伴膝、踝等关节肿痛,脘腹胀满,胸痛胸闷,舌苔白腻,脉沉弱。

2.治则

健脾益气,祛邪通络。

3.处方

天柱、大椎、命门、华佗夹脊穴、中脘、神阙、关元、足三里。

4.操作法

天柱、大椎、命门、华佗夹脊穴均用龙虎交战手法,并使针感沿督脉传导或向腹部传导。中脘、关元、足三里针刺补法并灸。神阙用艾条或大艾炷隔姜重灸法。

5.方义

《素问·骨空论》说:"督脉生病治督脉,治在骨上,甚者在脐下营"。这就是说督脉病可治在督脉,也可治在任脉,如耻骨上的中极、关元,脐中神阙,脐下气海、关元。大艾炷重灸神阙、关元,或用艾条灸不少于 10 分钟。任脉通于督脉,并内联脊里,从任脉治疗督脉病,是针灸治疗中的重要方法,即"阳病治阴"。中脘、气海、关元、神阙有益胃健脾、补肾强脊的作用,内可补脾胃,强肝肾,增强人体的免疫功能,外可疏通督脉祛除邪浊。因为足太阴经"挟脊",足少阴经"贯脊",足太阴经筋"内者著于脊",足少阴之筋"循脊里",足阳明之筋"上循胁属脊"。所以胃脾肾与任、督脉、脊柱有着紧密地联系,增强脏腑的功能,即可补督脉之虚,加强脊柱和督脉的功能,加强督脉祛除邪浊,加快脊柱病变的愈合。

(三)瘀血阻络

1.主症

腰背疼痛剧烈,固定不移,转侧不能,夜间尤甚,有时需下床活动后才能重新入睡,晨起肢体僵硬肿胀。或有关节屈曲变形,脊柱两侧有压痛、结节、条索,舌质黯或有瘀斑,苔薄白,脉弦涩。

2.治则

活血祛瘀,通络止痛。

3.处方

天柱、大椎、筋缩、华佗夹脊(阿是穴)、次髎、膈俞、委中、三阴交、丰隆。

4.操作法

天柱、大椎、筋缩、次髎用龙虎交战手法,使针感沿脊柱传导。针次髎使针感向两髋骨或下肢传导。阿是穴、膈俞、次髎、委中点刺出血,出血后并拔火罐,以增加其出血量。三阴交用捻转补法,丰隆平补平泻法。

5.方义

《素问·针解》说"菀陈则除之者,出恶血液也"。故瘀血闭阻经络,必刺血脉清除瘀血,以疏通经络;结节者,瘀血结聚也,也必活血化瘀,方可疏通经脉,正如《灵枢·经脉》说"刺诸络脉者,必刺其结上甚血者"。膈俞是血之会穴,委中是血之郄穴,阿是穴是瘀血与痰浊结聚之处,次髎祛湿通络,诸穴均有活血化瘀除痰通络的作用,出血后加以拔罐,可加强其通经祛邪的力量。三阴交、丰隆意在健脾化痰,调血柔筋,分解痰瘀血互结,有利于疏通经络。

（梁小龙）

第二节　类风湿关节炎

一、概述

类风湿关节炎是一种以关节病变为主,以多个关节肿胀、疼痛反复发作,病程缓慢,逐渐引起关节畸形的全身性自身免疫性疾病。

关节性类风湿病的主要病变是从关节滑膜开始,形成滑膜炎,以后炎性肉芽组织逐渐侵犯关节软骨、软骨下组织、关节囊、韧带和肌腱,使关节挛缩,造成关节脱位畸形,肌肉萎缩,关节功能进一步丧失。不仅如此,还常常累及其他器官,如皮肤、心脏、血管、神经等其他器官和组织。

主要临床表现为对称性反复发作性关节炎,手足小关节最易受累。早期或急性发病期,关节多呈红、肿、热、痛和活动障碍;晚期可导致关节骨质破坏、强直和畸形,并有骨和骨骼肌萎缩。在整个病程中,可伴有发热、贫血、体重减轻、血管炎和皮下结节等病变,也可累及全身多个器官。

本病为常见病、多发病。好发年龄 20～45 岁。女性发病率高于男性,男女比例约为 3∶1。目前西医学对本病的发病原因尚不十分清楚。

类风湿关节炎属于中医"痹证"范畴。根据该病的临床表现,本病可属于古代医籍中的周痹、历节、历节风、白虎病及白虎历节的范畴。近代焦树德老中医把痹证中久治不愈、关节肿大、僵硬、畸形,骨质改变,筋缩肉蜷,肢体不能屈伸等症状者,统称之谓"尪痹"。

二、诊断要点

(1)多发生于青壮年,发病年龄在 20 岁左右,高峰在 35～45 岁,以女性为多。

(2)多数起病隐匿,发病缓慢而渐进,病变发展与缓解交替出现,但常有急性发作,病程可长达数年乃至数十年。

(3)晨僵是类风关节炎的重要诊断依据之一,晨僵首先发生在手关节,僵硬不适,不能握拳,其后随着病情进展,可出现全身关节的僵直感,可持续 30 分钟左右,持续时间长短与病情程度成正比。

(4)疼痛:对称性游走性关节疼痛,受累关节为指、腕、趾、踝等小关节。随着病情进展,相继累及肘、肩、膝、髋等关节。

(5)局部症状:关节疼痛、肿胀、功能受限,有明显的关节僵硬现象。

(6)活动障碍:早期可因疼痛肿胀而出现活动受限,病情继续发展,关节纤维增生及骨性融合,使关节活动完全丧失。

(7)局部体征:①早期受累关节红、肿、热、痛,功能障碍,压痛,活动时疼痛加重。②受累关节主动活动和被动活动均受限。③受累关节呈对称性发病。④病变累及手足肌腱和腱鞘,早期肌肉可出现有保护性痉挛,以后发生肌肉萎缩、造成关节畸形,或加剧关节畸形。⑤关节囊和关节韧带松弛和继发挛缩,造成关节的病理性半脱位和完全性脱位;关节软骨和软骨下骨质的破坏,发生关节骨性强直和畸形。

(8)辅助检查。①实验室检查:血红蛋白减少,白细胞计数正常或降低,淋巴细胞计数增加;病变活动期红细胞沉降率增快,久病者可正常。类风湿因子试验阳性占70%~80%。滑液较浑浊,黏稠度降低,黏蛋白凝固力差,滑液糖含量降低。②X线检查:早期,骨质疏松,骨皮质密度减少,正常骨小梁排列消失,关节肿胀;中期,关节间隙轻度狭窄,骨质疏松,个别局限性软骨侵蚀破坏。继而关节间隙明显狭窄,骨质广泛疏松,多处软骨侵蚀破坏,关节变形;晚期,关节严重破坏,关节间隙消失,关节融合,呈骨性强直,或出现病理性脱位或各种畸形。

三、病因病机

痹证的发生与体质因素、气候条件、生活环境及饮食习惯有密切关系,正虚卫外不固是痹症发生的内在基础,感受外邪是痹证发生的外在条件,邪气痹阻经脉为其病机的根本。病变多累及肢体筋骨、肌肉、关节,甚则影响内脏。

(一)感受风、寒、湿、热之邪

风为阳邪性疏散,可穿发腠理,具有较强的穿透力,寒邪借此力内犯,风又借寒凝之性,使邪附病位,成为伤人致病之基础。湿邪借风邪的疏泄之力,寒邪的收引之性,风寒又借湿邪黏着、胶固之性,造成经络壅塞,气血运行不畅,则筋脉失养,绌急而痛。

风、寒、湿、热之邪虽常相杂为害,但在发病过程中却常有以某种邪气为主的不同,如风邪偏胜者为行痹,寒邪偏盛者为痛痹,湿邪偏胜者为着痹,热邪偏重者为热痹。这在临床表现上各有不同的症状和体征。热痹的发生,或因素体阳盛,感受外邪后易从热化;或因虽为风寒湿痹,郁久也可从阳化热,热邪与气血相搏而见关节红、肿、疼痛、发热等而为热痹。

(二)痰瘀阻滞

素体脾胃虚弱,运化不及,水湿内停,内湿招引外湿,两湿相合,凝聚为痰浊。又痰浊为阴邪,必伤营络之血,营血伤则为血瘀,痰瘀互结流注关节,病理上便形成痰瘀相结,经络痹阻,筋骨失荣,疼痛不已而成痼疾。

(三)气血亏损

劳逸过度,将息失宜,耗伤气血,外邪乘虚而入;或邪气久羁经脉,耗伤气血,内伤脾胃,气血生化不足,致气血亏损。气血虚弱祛邪乏力,致使邪气进一步稽留而成痼疾。

(四)肝肾亏损

素体虚弱,肝肾不足,邪气内及肝肾;或痹证日久,损及肝肾,肝主筋、肾主骨,邪滞于筋脉,则筋脉拘急,屈伸不利;邪浊深入骨骺,导致关节僵硬、变形,而致成骨痹,是痹证发展较深阶段,表现为骨节沉重、活动不利,关节变形等特征。

总之,本病的发生,系由机体正气不足,卫外不固,或先天禀赋不足,外无御邪之能,内乏抗病之力,复因久住湿地、汗出当风、冒雨涉水,风、寒、湿、热之邪,得以内侵于肌肉、筋骨、关节之间,致使邪气留恋,或壅滞于经,或郁塞于络,气血凝滞,脉络痹阻而成。虽邪气不同,病机、证候各异,然风、寒、湿、热之邪伤人往往相互为虐而病。

四、治疗方法

(一)辨证与治疗

1.风寒湿痹

(1)主症:肢体关节、肌肉疼痛酸楚,肿胀,局部畏寒,遇寒加重,得温痛减,形寒怕冷,口淡不渴。舌质淡有齿痕,舌苔白腻,脉紧。

(2)治则:散风祛寒,除湿通络。

(3)处方。

全身取穴:大椎、气海、足三里。

局部取穴。①肩关节:肩髃、肩髎、臑俞、曲池、外关、后溪。②肘关节:曲池、尺泽、天井、外关、合谷。③腕关节:阳溪、阳池、阳谷、腕骨、合谷。④掌指关节:八邪、三间、后溪、外关、曲池。⑤髋关节:环跳、秩边、居髎、阳陵泉。⑥膝关节:梁丘、鹤顶、膝眼、阳陵泉、阴陵泉。⑦踝关节:昆仑、丘墟、解溪、商丘、太溪。⑧跖趾关节:八风、内庭、太冲、解溪、商丘、丘墟。⑨行痹:风气胜者为行痹,关节疼痛游走不定,痛无定处,治疗时加风池、风门、风市、膈俞、三阴交。⑩痛痹:寒气胜者为痛痹,肢体关节紧痛,痛势较剧,痛有定处,得热痛减,遇寒加重,治疗时加命门、神阙,重用灸法。⑪着痹:湿气胜者为着痹,肢体关节肿胀疼痛,重着不移,阴雨天加重,治疗时加中脘、阴陵泉、太白等。以上诸穴根据疼痛的部位,体质情况,每次选择6~10个穴位,轮换使用。

(4)操作法:足三里、气海用补法,余穴均用泻法。大椎、气海、足三里和疼痛的部位加用灸法。

(5)方义:阳气虚弱,卫外不固,风寒湿邪乘虚而入,发为风寒湿痹,故取气海、足三里温补之,以温阳益气,卫外固表。大椎乃手足三阳与督脉之交会穴,既能祛散外邪,又能调和诸阳经之气机,佐以艾灸,调节卫气并温经祛寒。关节局部及其周围的穴位,均有疏通经络气血、祛风除湿、散寒止痛的功效。风邪胜者加风池、风门、风市以祛风通络,加膈俞、三阴交以养血息风;寒邪胜者加命门、神阙以壮元阳益元气,温经祛寒;湿邪胜者加中脘、阴陵泉、太白调补脾胃,通利湿浊。

2.风热湿痹

(1)主症:肢体关节疼痛,痛处焮红灼热,肿胀疼痛剧烈,得冷稍舒,筋脉拘急,日轻夜重。患者多兼有发热、口渴、心烦、喜冷恶热,烦闷不安等症状。舌质红,舌苔黄燥少津,脉滑数。

(2)治则:清热除湿,祛风通络。

(3)处方。①全身治疗:大椎、曲池、风池。②局部治疗:用于疼痛的关节,选取穴位同风寒湿痹。

(4)操作法:先针大椎、风池、曲池,针刺泻法,并于大椎拔火罐。然后针刺病变部位的穴位,捻转泻法,并在红肿的部位施以刺络拔罐法。

(5)方义:风热湿痹是由于风热湿毒邪气乘体虚侵入人体;由于风寒湿邪痹阻经脉日久化热;由于素体阳盛,感受外邪后从阳而化,故取风池、大椎、曲池清热散风,除湿通络;病变关节部位的穴位,佐以刺络拔罐,可清泻病变部位的风热湿邪,并能活血通络,疏经止痛。

3.痰瘀痹阻

(1)主症:痹证日久不愈,病证日益加重,关节疼痛固定不移,关节呈梭形肿胀,或为鹤膝状,屈伸不利,关节周围肌肉僵硬,压之痛甚,皮下可触及硬结,面色晦滞,舌黯红,舌苔厚腻,脉细涩。

(2)治则:化痰祛湿,祛瘀通络。

(3)处方。①全身治疗:膈俞、合谷、血海、丰隆、太白、太冲。②局部治疗:取穴同风寒湿痹。

(4)操作法:膈俞、合谷、血海、丰隆、太冲针刺泻法,术后可在膈俞、血海施以刺络拔罐法,太白行龙虎交战手法。关节局部的穴位,针刺捻转泻法,并深刺直至筋骨。若指关节呈梭形肿胀,可在关节的屈侧横纹处,如四缝穴等处,用三棱针点刺出血,或点刺放出液体。

(5)方义:痹证日久不愈,导致痰瘀互结痹阻经络,流注关节,故泻膈俞、血海以活血化瘀;泻合谷、太冲以行气化瘀,通经止痛;泻丰隆以化痰通络;取太白行龙虎交战手法,补泻兼施,健脾利湿,化痰通络,本《难经·六十八难》"俞主体重节痛"之意。关节肿痛者宗"菀陈则除之"之法,予以刺络出血法。

4.气血亏损证

(1)主症:病程日久,耗伤气血,筋骨失养,四肢乏力,关节肿胀,酸沉疼痛,麻木尤甚,汗出畏寒,时见心悸,纳呆,颜面微青而白,形体虚弱,舌质淡红欠润滑,苔薄白,脉沉无力或兼缓。

(2)治法:益气养血,活络舒筋。

(3)处方。①全身治疗:心俞、脾俞、气海、足三里、三阴交、太溪。②关节局部治疗:同风寒湿痹。

(4)操作法:心俞、脾俞、气海、足三里、三阴交针刺补法,并可酌情施以灸法。病变关节部位的穴位采用龙虎交战手法,并可加灸法。

(5)方义:本证属于气血亏损经络痹阻证,故取心俞、脾俞、气海益气补血,取足三里、三阴交扶正祛邪,健运脾胃,补益气血生化之源。由于邪阻经脉流注关节,故于关节病变部位行龙虎交战手法,补泻兼施,扶正祛邪。

5.肝肾亏损证

(1)主症:肢体关节疼痛,屈伸不利,关节肿大、僵硬、变形,甚则肌肉萎缩,筋脉拘急,肘膝不能伸,或尻以代踵、脊以代头而成残疾人,舌质黯红,脉沉细。

(2)治则:补益肝肾,柔筋通络。

(3)处方。①全身治疗:筋缩、肝俞、肾俞、关元、神阙、太溪。②病变关节部位:同风寒湿痹。

(4)操作法:筋缩、肝俞、肾俞、关元、神阙、太溪针刺补法,并可加用灸法。病变关节部位的穴位针刺采用龙虎交战手法,并可加灸法。

(5)方义:病程日久,诸邪久居不越,与痰浊瘀血凝聚,痹阻经络,侵蚀筋骨,内客脏腑,伤及肝肾,筋骨受损严重,病呈胶瘤顽疾。治取肝的背俞穴肝俞、肾的背俞穴肾俞以及肾的原穴太溪补益肝肾,濡养筋骨;关元内藏元阴元阳,补之,可回阳救逆,补益精血,濡养筋骨;神阙是元神的门户,灸之,可回阳固脱,温经通脉。在病变关节部位,邪气与痰浊瘀血互结,故采用补泻兼施的方法,泻其邪浊,补其气血,扶正以祛邪。

(二)灸法

灸法对本病的治疗有一定的效果,常用的方法有以下几种。

1.温针灸法

(1)常用穴位:曲池、外关、八邪、足三里、阳陵泉、解溪、八风、关元、肾俞。

(2)方法:每次选用2~3穴,针刺得气后,行温针灸法。选取太乙艾灸药条,剪成1.5~2.0 cm长,在其中心打洞,插在针炳上,然后在其下端点燃,每穴灸2~3壮。每周2~3次,连续治疗不少于 3 个月。

2.隔姜灸法

(1)常用穴位:大椎、命门、肾俞、神阙、气海、足三里、手三里、阿是穴。

(2)方法:每次选取 2～3 穴,切取姜片 0.2 cm 厚,置穴位上,用大艾炷灸之,每穴灸 5～7 壮。每周2～3 次,10 次为 1 个疗程。

3.长蛇灸法

方法:患者俯卧,先在大椎至腰俞之间常规消毒,取紫皮蒜适量,去皮捣成泥状,平铺在大椎至腰俞之间,约 2.5 cm 宽,周围以纸封固,防止蒜汁外流。然后中等大艾炷分别放在大椎、身柱、筋缩、脊中、命门、腰俞等穴灸之,每穴灸 3～5 壮。每次除大椎、腰俞外,再选取 1～2 穴。灸后如局部穴位皮肤起水泡者,可用无菌三棱针挑破引流,然后辅以消毒药膏,并覆一消毒纱布。每周治疗 2～3 次,10 次为 1 个疗程,每 1 个疗程间隔 7 天。

(梁小龙)

第三节　痛风性关节炎

一、概述

痛风是由于体内嘌呤代谢障碍,尿酸产生过多或因尿酸排泄不良而致血中尿酸升高,尿酸盐结晶沉积在关节滑膜、滑囊、软骨等的一种代谢性疾病。其临床特点是高尿酸血症,反复发作的急性单关节炎,尿酸盐沉积形成痛风石,导致慢性痛风性关节炎,严重者可形成骨关节畸形。若未及时治疗可累及肾脏,形成痛风性肾病。

西医对本病多采用秋水仙碱、别嘌呤醇、激素等药物治疗,有较好的止痛效果,但其不良反应大,易损伤肝肾,使人望而生畏。在中医学医籍中属于"痹证""白虎历节风"病的范畴。近年来,本病的发作有增多的趋势,采用针灸治疗有良好的效果,且无不良反应。

二、诊断要点

(1)有 30%～50% 的患者有家族史,好发于 30～50 岁的中青年男性,肥胖或饮食条件优良者发病率高。

(2)跖趾关节、踝和膝关节剧烈疼痛是最常见的临床症状。首次发作常始于凌晨,多起病急骤,患者常在夜间无缘无故的关节肿胀剧痛,皮色潮红。局部症状迅速加重,数小时内可达高峰,常伴有全身不适,甚至恶寒、颤抖、发烧,多尿等症状。初次发作后,轻者在数小时或 1～2 天内自行缓解,重者持续数天或数周后消退。本病常以第一跖趾关节最先受累,逐渐累及腕、肘、踝、膝关节。

(3)痛风反复发作可见痛风结节:突出皮肤呈淡黄色或白色圆形或椭圆形结节,大小和数目不等,质地硬韧或较柔软。

(4)实验室检查:血尿酸增高,白细胞计数增高,关节液检查可见尿酸盐针状结晶,皮下痛风石穿刺抽吸物亦可见尿酸盐结晶,痛风石,尿酸盐试验可呈阳性反应。

(5)X 线片表现:痛风早期多无阳性表现,晚期可出现软骨和骨破坏,关节间隙变窄或消失,关节面不规则,继发骨赘,痛风结节钙化等。

三、病因病机

痛风性关节炎是一种代谢障碍性疾病,本病多起于下肢足部,中医认为下肢疼痛性疾病多为湿邪所致;本病发作时局部肿胀、红肿、痛如虎噬,肿痛、红肿乃湿邪或湿热所致;本病多见于足第一跖趾关节或第2、3跖趾关节,这些部位隶属于足太阴脾经、足厥阴肝经、足阳明胃经;本病多见于嗜食膏粱厚味或贪欲酒浆者,此人群极易形成痰湿内蕴,痰湿流注关节形成本病,正如《张氏医通》中说"肥人肢节痛,多是风湿痰饮流注"。痰湿痹阻经络气血,痹久则有瘀血,痰瘀互结,反复发作,终成痼疾。

四、辨证治疗

痛风性关节炎的急性期多由风湿热邪痹阻经络;慢性期多为寒湿之邪内侵,病久经络阻塞,气血凝滞,甚至有瘀血形成。

(一)湿热痹阻

1.主症状

关节疼痛,突然发作,疼痛剧烈难忍,关节红肿,皮色发亮,局部发热,得凉则舒,全身不适或寒热。舌红,苔黄腻,脉滑数。

2.治则

清热利湿,通经止痛。

3.处方

曲池、足三里、三阴交、阿是穴。

(1)第1跖趾关节痛加:隐白、太白、太冲。

(2)第2跖趾关节痛加:陷谷、内庭、厉兑。

(3)跖跗关节痛加:陷谷、厉兑、商丘。

(4)踝关节痛加:商丘、解溪、丘墟、太溪。

(5)膝关节痛加:鹤顶、阳陵泉、阴陵泉。

(6)腕关节痛加:外关、阳池、阳溪、合谷。

4.操作法

诸穴均用捻转泻法;隐白、厉兑等井穴用点刺出血法;针阿是穴先用三棱针点刺出血,再拔火罐,或点刺后用手挤压出如白色颗粒状物,然后再与局部行围刺法,即在局部的周边向中心斜刺4~5针。

5.方义

本病的内在原因是湿热内蕴,湿邪源于脾胃,故以足三里、三阴交为主穴,调理脾胃,化湿除浊;加曲池以清热;加隐白、厉兑点刺出血清除足太阴脾经和足阳明胃经之邪热;加太白、陷谷乃五输穴中的"输穴","俞主体重节痛",可除湿止痛;阿是穴点刺出血,并挤出痰浊之物,可清除局部的邪热和痰浊,有利于局部气血通畅,是止痛的有效方法;其余穴位均属局部配穴法。本处方是全身调节与局部相结合的方法,是治疗本病的有效方法。

(二)寒湿阻滞

1.主症

关节疼痛,活动不便,遇寒发作或加重,得热则减,局部皮色不红不热。舌淡苔白腻,脉濡。

2.治则

散寒利湿,除邪通痹。

3.处方

脾俞、肾俞、足三里、三阴交、阿是穴。

随证加减参见湿热痹阻。

4.操作法

脾俞、肾俞针刺补法并灸法,足三里、三阴交、病变局部穴位针刺用龙虎交战手法,阿是穴先用三棱针点刺,挤出乳白色颗粒状物,之后施以围刺法,并在阿是穴的中心用艾条灸之,或用艾炷隔姜灸之。

5.方义

本证是由寒湿痹阻所致,故针补脾俞健脾利湿、补肾俞温肾阳化湿浊。足三里、三阴交补泻兼施,补益脾胃化湿降浊,通经止痛。点刺阿是穴挤出白浊,排除污浊疏通经脉,增以灸法,温经祛寒,通经止痛。其余诸穴均属于局部取穴。本法也属于全身调节与局部相结合的方法。

（三）瘀血闭阻

1.主症

病变关节疼痛,固定不移,压痛明显,皮色紫黯,关节附近可触及结节,甚至关节畸形、僵硬,舌质紫黯或有瘀斑,脉弦涩。

2.治则

活血化瘀,通络除痹。

3.处方

合谷、足三里、三阴交、太冲、阿是穴。

4.操作法

针合谷、足三里、三阴交、太冲均用捻转泻法,针阿是穴用三棱针点刺出血,或寻找随病情显现的较大的静脉,出血应在5～10 mL。阿是穴先用三棱针点刺,挤出乳白色颗粒状物,再施以扬刺法。

5.方义

《灵枢·九针十二原》曰"菀陈则除之,邪胜则虚之",今有瘀血闭阻,故应用放血的方法,祛除恶血。经验证明,刺血疗法是治疗痛风性关节炎的有效方法,而且疗效与出血量有密切关系(出血量在10 mL组止痛效果最好),刺血疗法的作用机制是抑制血尿酸的合成和促进尿酸的排泄。

（梁小龙）

第四节　反应性关节炎

一、概述

反应性关节炎又称赖特综合征,是继身体其他部位发生微生物感染后,引起远处关节的一种无菌性关节病,主要表现为关节疼痛、肿胀、发热等。多见于尿道炎、宫颈炎、细菌性腹泻、链球菌感染等引起的关节炎。其发病原因目前尚不完全清楚,可能与感染、免疫、遗传有关。有人认为可能是外界因子和遗传因子相互作用所致,即病原体感染后与人体白细胞组织相容性抗体HLA-B27 相结合,形成复合物,导致异常免疫反应,从而引起关节炎。

中医无"反应性关节炎"的名称,但根据其临床表现应属于"热痹"范畴,其病因病机多为湿热邪毒流注关节所致。针灸对本病的治疗有良好效果。

二、诊断要点

(一)全身症状

全身不适,疲乏,肌痛及低热。

(二)关节痛

不对称的单关节痛,多为负重的关节,多见于下肢,如骶髂关节、膝关节、踝关节、肩关节、肘关节、腕关节等。关节痛局部红肿热痛,或伴有皮肤红斑,也有关节肿痛苍白者。

(三)肌腱端炎

肌腱端炎是反应性关节炎比较常见的症状,表现为肌腱在骨骼附着点疼痛和压痛,以跟腱、足底肌腱、髌肌腱附着点最易受累。

(四)关节痛发作前有感染病史

如非淋球菌性尿道炎、细菌性腹泻、链球菌感染,或反复发作的扁桃体炎等。

(五)眼损害

眼损害也是反应性关节炎的常见症状,主要表现为结膜炎、巩膜炎及角膜炎等。

(六)实验室检查

急性期白细胞总数增高;红细胞沉降率(ESR)增快;C 反应蛋白(CRP)升高;类风湿因子和抗核抗体阴性;HLA-B27 阳性。

三、病因病机

反应性关节炎的病因病机其内因主要是湿邪内蕴,其外因主要是外感风热湿邪,外邪与内湿相结合流注关节所致。

(一)风热湿邪

外感风热肺气失宣,风热与内湿互结,成风热湿邪,流注肌肉关节,形成本病。

(二)胃肠湿热

外感风热,肺失宣发,下入胃肠,胃失和降,肠失传导,湿邪内蕴,风热与内湿相结合,流注肌肉、关节而成本病。

(三)下焦湿热

外感风热,内入下焦,与内湿相结合,或蕴结于膀胱,或蕴结于胞宫,流注肌肉关节而成本病。

四、辨证与治疗

(一)风热湿邪

1.主症

先见咽喉疼痛,咳嗽发热,全身不适,而后出现肘部、腕部或膝关节、踝关节红肿疼痛,两眼红肿、疼痛,舌苔黄腻,脉滑数。

2.治则

清热利湿,散风通络。

3.处方

曲池、足三里、外关、阿是穴。

(1)发热者加:大椎。

(2)眼睛红肿疼痛加:太阳、攒竹。

(3)肘关节痛加:尺泽、手三里。

(4)腕关节痛加:合谷、阳池、后溪、商阳、关冲。

(5)膝关节痛加:梁丘、膝眼、阴陵泉、厉兑、足窍阴。

(6)踝关节痛加:丘墟、解溪、商丘、太白、厉兑、足窍阴。操作法:诸穴皆用捻转泻法,阿是穴多位于肌腱附着于骨的部位,按之压痛,针刺泻法并拔火罐;大椎用刺络拔罐法;尺泽、商阳、关冲、厉兑、足窍阴用点刺出血法。

4.方义

反应性关节炎是一种全身性疾病,是由于湿热邪毒夹风邪蕴结于肌肉关节,经络气血闭阻所致。方用曲池、足三里清热利湿、通经止痛,因为曲池、足三里分别属于手足阳明经,阳明经多气多血,并且曲池、足三里又属于本经的合穴,是经气汇聚之处,有极强的调理气血和疏通经络的作用,功善通经止痛;曲池善于清热,足三里又善于调胃健脾利湿,所以二穴是治疗本病的主穴。外关属于三焦经,又通于阳维脉,阳维脉维系诸阳经,三焦主持诸气,故外关主治邪气在表在经在络的病证,功善祛邪通经。阿是穴是邪毒会聚之处,针刺拔火罐有很好的祛邪通经的作用。大椎、尺泽、商阳、关冲、厉兑、足窍阴点刺出血,清热祛邪,再配以病变部位诸穴通经止痛,诸穴相配,共达清热利湿、除邪通经止痛的作用。

(二)胃肠湿热

1.主症

先见胃痛,腹痛,泄泻,小便灼热,而后出现膝关节、踝关节、髋关节等关节疼痛,红肿拒按,触之灼热,或见眼睛红肿疼痛,舌红苔黄腻,脉滑数。

2.治则

清热利湿,通经止痛。

3.处方

曲池、足三里、中脘、天枢、阿是穴。

(1)眼睛红肿疼痛加:太阳、外关。

(2)各关节的疼痛参见风热湿邪。

4.操作法

参见风热湿邪。

5.方义

曲池、足三里有清热祛湿、通经止痛的作用,已如前述。本症是由于胃肠湿热流注关节、经络气血闭阻所致,故加用中脘、天枢,中脘是腑之会穴、胃之募穴,位于中焦,又是小肠经、三焦经与任脉的交会穴,有斡旋气机、升清降浊、理气化湿的作用;天枢属于足阳明经,又是大肠的募穴,功于调理胃肠,清理湿邪。阿是穴是湿热的蕴结点,针刺泻法并拔火罐,意在祛除邪毒、疏通经络。

（三）下焦湿热

1.主症

先见尿频、尿急、尿痛或见阴痒、带下、眼睛红肿疼痛等症，而后出现膝关节、骶髂关节、踝关节等关节红肿热痛，拒按，皮肤温度升高，舌红，舌苔黄腻。

2.治则

清热利湿，通经止痛。

3.处方

曲池、足三里、中极、三阴交、阿是穴。

（1）骶髂关节痛加次髎、秩边。

（2）其他部位关节痛参见风热湿邪证。

4.操作法

中极直刺泻法，使针感直达会阴部。三阴交直刺泻法，使针感达足趾部。次髎、秩边直刺2寸左右，使针感下达膝关节、足踝关节。其他穴位的针刺法参见风热证。

5.方义

本证是由于下焦湿热流注关节气血闭阻所致，故取中极、三阴交清理下焦湿热。中极位于下焦，是膀胱的募穴，又是足三阴经和任脉的交会穴，针刺泻法，可使下焦湿热从膀胱排除。三阴交是足三阴经的交会穴，针刺泻法，可清利下焦湿热。因足太阴脾经交会于任脉，又可健脾利湿；足厥阴肝经环绕阴器，交会于任脉；足少阴肾经交会于任脉，并络于膀胱，所以三阴交是治疗下焦病证的重要穴位。其他穴位均属于局部取穴。

（梁小龙）

第五节　银屑病关节炎

一、概述

银屑病关节炎是一种与银屑病相关的炎性关节炎，早在150年前就有人提出了银屑病关节炎这一病名，但人们一直将银屑病关节炎与类风湿关节炎混为一谈，直到20世纪60年代发现了类风湿因子，才知道绝大多数银屑病关节炎患者类风湿因子阴性，而且这类患者具有银屑病皮疹、不对称关节炎，既可累及远端指间关节，亦可波及骶髂关节和脊柱等特征。多数患者先出现皮肤病变，继而出现关节炎；也可以皮肤病变与关节病变同时发生。在整个病程中，两者常同步发展或减轻。

本病病因不明，属于自身免疫病的范畴。一般认为是因为皮肤的病变产生的毒素引起关节病变；也有人认为系同一病因先后作用于皮肤或关节这两个不同的器官所致。

银屑病关节炎在中医学中属于"痹证"范畴，尤其是与"尪痹""历节病"相似，其皮肤损害相当于中医之"白疕"。

二、诊断要点

(1)好发于青壮年男性,男女之比为 3：2,有一定的季节性,部分患者春夏加重,秋冬减轻;部分患者春夏减轻,秋冬加重。

(2)关节炎多发生在银屑病之后,或银屑病治疗不当之后。远端指、趾关节最早受累,渐渐波及腕、膝、髋、脊柱等关节。

(3)关节病变早期似类风湿关节炎,病变关节疼痛、肿胀、反复发作。银屑病进行期关节炎加重,静止期关节炎缓解;逐渐出现关节功能障碍、活动受限、甚至引起关节强直、畸形等。

(4)皮肤损害,寻常型银屑病皮肤损害好发于头部和四肢伸侧,尤其是肘关节伸侧,重者可泛发全身,起初是红色丘疹,后可扩大融合成大小不等的斑块,表面覆以多层银白色鳞屑,刮去后可露出半透明薄膜,再刮去此膜后,可有点状出血。因活动期治疗不当,或使用刺激性较强的外用药后,可引起皮损迅速扩展,以至全身皮肤潮红、浸润、表面有大量鳞,可伴发热、恶寒(称红皮病型银屑病)。

(5)X线摄片可见明确关节受损程度,常见关节面侵蚀、软骨消失、关节间隙变窄、骨质溶解和强直,严重时末节远端骨质溶解成铅笔头样。

三、病因病机

银屑病性关节炎在中医中无此病名。银屑病在中医中称之为"白疕"。《医宗金鉴》有"白疕之形如疹疥,色白而痒多不快。固由风邪客于肌肤,亦由血燥难荣外。"又如《外科证治全书·卷四·发无定处》说:"白疕,皮肤燥痒,起如疹疥而色白,搔之屑起,渐至肢体枯燥拆裂,血出痛楚"。因此,银屑病性关节炎属于中医白疕关节炎型。

(一)血热风湿痹阻

身患白疕,血虚燥热,卫外力减,风寒湿邪乘虚而入,与血相搏而化热,流注肌肉、关节发为关节疼痛。

(二)湿热兼风湿痹阻

身患白疕,湿热内蕴,风热湿邪乘之,内外邪气相搏,流注关节,经络痹阻发为痹证。

(三)肝肾亏损

身患白疕,邪毒日久不除,与血相搏,耗伤精血,外伤肌肤,内蚀筋骨,关节强直,活动艰难,发为尪痹。

四、辨证与治疗

银屑病关节炎的发作与银屑病的病程有关,故可根据银屑病的发作过程进行辨证治疗。

(一)血热风湿痹阻

1.主症

关节肿痛与银屑病的皮损程度同时存在。皮损不断增多、干燥脱屑皮,皮肤色红皲裂,可伴有筛状出血点。舌红,苔薄黄,脉滑数。

2.治则

清热凉血,祛邪通络。

(二)湿热兼风湿痹阻

1.主症

关节红肿疼痛,皮损多在腋窝、腹股沟等屈侧部位,有红斑、糜烂渗液,或掌跖部出现脓疱,或皮损上有脓点。舌红苔黄腻,脉濡或滑。

2.治则

清热利湿,祛邪通络。

(三)肝肾不足兼外邪痹阻

1.主症

腰酸肢软,关节疼痛,头晕目眩,皮损色淡,鳞屑少。女子有月经不调。舌淡苔薄,或舌淡体胖边有齿痕,脉细或濡细。

2.治则

补益肝肾,祛邪通络。

(四)处方

1.基本穴位

曲池、血海、膈俞。

2.随证选穴

(1)肘关节痛加:尺泽、曲泽、少海。

(2)腕关节痛加:阳溪、阳池、阳谷、腕骨。

(3)指关节痛加:八邪、三间、后溪。

(4)骶髂关节痛加:八髎、秩边、环跳。

(5)膝关节痛加:梁丘、膝眼、阳陵泉、足三里、阴陵泉。

(6)踝关节痛加:昆仑、丘墟、解溪、商丘。

(7)跖趾关节痛加:八风、太白、束骨。

(8)血热风湿痹阻加:曲泽、委中、三阴交。

(9)湿热兼风湿痹阻加:大椎、中脘、中极、阴陵泉。

(10)肝肾不足兼外邪痹阻:肾俞、肝俞、太溪、太冲、悬钟。

3.操作法

曲池、血海直刺泻法;膈俞刺络拔罐法,曲泽、委中用三棱针刺脉出血;肝俞、肾俞、太溪、太冲、悬钟、三阴交针刺补法。其余穴位均用泻法。

4.方义

曲池是手阳明经的合穴,手阳明经多气多血,又是本经气血会聚之处,功于通经止痛,是治疗筋骨疼痛的主要穴位。曲池配五行属于土,土乃火之子,故本穴又功善清热。曲池与血海配合,长于治疗皮肤病,皮肤病多因邪热入于血分、蕴结肌肤所致。手阳明经与手太阴经相表里,肺主表;手阳明大肠经与足阳明胃经同名相通,血海属于足太阴脾经,脾主肌肉;又血海善于治疗血分病,所以曲池与血海相配既可清血分之热,又可治疗邪气蕴结于肌肤的皮肤病。膈俞是血之会穴,刺络出血并拔火罐,既可清除血分之热,又可活血通络,清除瘀热,还可调血息风,因为血热必伤阴,阴伤则燥热生风,或血热外风乘之;膈俞刺络拔罐治疗皮肤病宗"治风先治血,血行风自灭"的法则。曲泽与委中刺脉出血,其意也是清除血热,活血祛瘀,因为曲泽属于心包经,心主血,委中乃血之郄穴。其余穴位大椎清热,中脘、中极、阴陵泉清热利湿,肾俞、肝俞、太溪、太冲、悬钟调补肝肾,濡养筋骨。关节部位的穴位属于局部取穴,主要作用是通经止痛。

(梁小龙)

第六节　风湿性多肌痛

一、概述

风湿性多肌痛是一种临床综合征,其主要特点为颈、肩胛带与骨盆带疼痛和僵硬。发病时肩胛带、骨盆带、颈部三处中多有两处累及。本病呈明显区域性分布,欧美发病率较高,多见于50 岁以上老年人,男女发病率约为1∶2,本病与巨细胞动脉炎有密切关系。

西医学对风湿性多肌痛的病因与发病机制尚不清楚。其病因可能是多因素的。内在因素和环境因素共同作用下,通过免疫机制致病。多数学者认为与遗传因素、环境因素、免疫因素、年龄及内分泌因素有关。

风湿性多肌痛是一种常见病,针灸治疗有很好的效果。本病在中医学中无此病名,但中医学中的"痹证""历节""肌痹"的症状与其极为相似。其病因多为素体虚弱,复感外邪所致。

二、诊断要点

风湿性多肌痛完全为一临床诊断,其临床指标中无一项具有特异性,诊断应严格符合定义中的表现。

(1)发病年龄超过50 岁,多见于女性。

(2)肌肉疼痛分布在四肢近侧端,呈对称性,在颈、肩胛带及骨盆带三处易患部位中,至少两处出现肌肉疼痛,病程应持续一周以上。

(3)肌肉疼痛呈对称性分布和晨起僵硬。

(4)肌肉无红、肿、热,无肌力减退或肌萎缩。

(5)对小剂量糖皮质激素反应良好。

(6)实验室检查红细胞沉降率明显增快,在 50 mm/h 以上。

三、病因病机

其病因多为素体虚弱,卫外不固,复感外邪所致。

(一)外感风寒湿邪

自然界气候乖异,冷热无常、或居处潮湿、或汗出当风、或酒后当寒,或冒雨涉水,风寒湿邪袭于经脉,流注肌肉、关节,气血闭阻,发为痹证。风寒湿邪常各有偏胜,若以风邪偏胜,疼痛多走窜经络;若以湿邪为主,则肌肉酸痛,重浊乏力;若以寒邪为重,则疼痛剧烈,部位固定。

(二)气血虚弱

气血化生不足,卫外不固,无力抵御外邪入侵,风寒湿邪乘虚内侵筋肉,发为痹证。

(三)肾气虚弱

腰为肾之府,若肾精亏损,肾府及其膀胱经失于濡养,风寒湿邪乘虚而入,经络痹阻发为痹证。

四、辨证与治疗

(一)风寒湿证

1.主症

颈项部、肩胛部、腰骶部、腰髋部肌肉疼痛,或痛无定处、或痛处不移、或痛而兼有重浊感,常因天气变化而加剧,晨起肌肉僵硬。舌淡,苔薄白,脉沉弦或紧。

2.治则

温经散寒、祛风除湿。

(二)气血虚弱证

1.主症

颈项部、肩胛部、腰骶部、腰髋部肌肉疼痛绵绵,喜按恶风寒,不耐疲劳,心悸乏力,纳食不馨,腹胀便溏,面色㿠白。舌质淡而胖大,舌边有齿痕,舌苔白腻,脉沉弱。

2.治则

补益脾胃,生化气血,祛邪通经。

(三)肾气虚弱

1.主症

颈项部、肩胛部、腰骶部、腰髋部肌肉酸痛,喜欢按压,喜热恶风寒,腰膝酸软,舌质淡,脉沉弱。

2.治则

补益肾气,祛邪通络。

(四)治疗

1.处方

(1)基本穴位:大椎、风门、曲池、昆仑。

(2)风寒湿证加:天柱、后溪、束骨。

(3)气血虚弱证加:心俞、膈俞、脾俞、手三里、足三里。

(4)肾气虚弱证加:肾俞、腰眼、飞扬、太溪。

(5)颈肩胛部位疼痛为主加:颈百劳、天宗、承山。

(6)腰髋部、腰骶部疼痛为主加:肾俞、关元俞、腰眼、委中。

2.操作法

祛邪通络的穴位如:大椎、曲池、昆仑、天柱、后溪、束骨、颈百劳、天宗、承山均针刺泻法,并可加灸。大椎、天宗针刺后拔火罐。余穴均用补法。

3.方义

本病是由于感受外邪闭阻经筋引起的病证,治疗应当祛除邪气,舒筋通络。基本处方中首选诸阳之会大椎,通达阳气,祛除邪气;曲池是手阳明经的合穴,为本经气血汇聚之处,其盛大如海,阳明经又多气多血,故本穴功善调气血通经络,有走而不收之称,是通经止痛的主要穴位。

本病的病变部位在太阳经,这是因为足太阳经和足太阳经筋的循行部位和其病变相吻合,如《灵枢·经脉》足太阳经"是动则病……项似拔,脊痛,腰似折,髀不可以曲,腘如结",《灵枢·经筋》足太阳经筋为病"腘挛,脊反折,项筋急,肩不举,腋支,缺盆中纽痛,不可左右摇。"足太阳经又"主筋所生病",所以在治疗中以太阳经穴为主,取风门属于局部取穴范畴,又可加强大椎祛邪散风之力;昆仑穴是足太阳经经穴,"所行为经"主通行气血,又有通表祛邪散风的作用;天柱属于局部取穴范畴,又有祛风通络的作用;束骨、后溪同属太阳经,属于同名经配穴,上下呼应,有协同的作用,二穴在五输穴中同属"输穴","俞主体重节痛",配五行属于木,木主风,故二穴配合既可通经止痛,又可散风祛邪;委中、承山基于"经脉所过,主治所及"的原理,又是治疗腰背痛的重要穴位;心俞、膈俞、脾俞健脾补心,补益气血;肾俞、关元俞、腰眼补益肾气,扶正祛邪。

(梁小龙)

第十四章

骨科病证

第一节 颈 椎 病

颈椎病又称颈椎综合征,是指因损伤或颈椎及其软组织退行性改变引起的颈脊髓或颈神经根以及颈血管的压迫和刺激,从而产生的颈、肩、臂、头及胸疼痛,甚至出现肢体功能失常等一系列症状。中老年人多见,男性发病略多于女性。临床上根据病变部位、范围及受压组织不同而出现的不同症状,将其分为神经根型、脊髓型、椎动脉型、交感神经型和混合型5种类型。其中神经根型最常见,占颈椎病的60%～70%,交感神经型最为少见。

一、病因病理

各种急、慢性外伤可造成椎间盘、韧带、后关节囊等组织不同程度的损伤,从而使脊柱稳定性下降,促使颈椎发生代偿性增生,增生物直接或间接压迫神经、血管,即产生症状。颈椎间盘承受重量过大或活动频繁,可遭受过多的微小创伤,劳损而变性。早期表现为髓核的水分减少,逐渐失去弹性韧性,椎间关节松动不稳。椎小关节可紊乱、错位,椎间孔变小,椎间盘可膨出或脱出,椎体可发生微小滑动,颈椎后部附件骨质增生,黄韧带、项韧带可发生钙化或骨化。晚期形成明显的骨赘,椎间盘变性、膨出、脱出,周围软组织、前纵、后纵韧带及椎体边缘骨膜附着处可被掀起,出血、血肿机化,在张力性应力的刺激下,逐渐形成较大的骨刺。退变的颈椎间盘和骨刺向后突出,可产生脊髓受压症状;向后外侧突出、钩椎关节骨刺向后突出均可影响椎间孔,使之变小狭窄,神经根受到压迫刺激,缺氧、缺血,出现神经根型病变症状;椎间盘和骨刺向侧方突出,可使椎动脉受到挤压导致供血不足,出现以头晕为主的椎动脉受压症状;颈椎的不稳,常可刺激小关节和关节囊,影响交感神经,而产生一系列交感神经受刺激症状。

二、临床表现

患者自觉肩颈疼痛,可向头部、枕部及上肢放射,一侧面部发热,出汗异常;少数患者可出现头痛、眩晕、猝倒,甚则双下肢痉挛,举步艰难,瘫痪。根据受压组织的不同,其临床表现各不相同。具体可分为五型。

(一)神经根型

神经根型是椎管单侧或双侧的神经根受压迫或受刺激引起的症状,表现有颈肩痛,颈项强直,不能做点头、仰头及转头活动,疼痛沿神经根支配区放射至上臂、前臂、手及手指,伴有上肢麻木、活动不灵活,X线片可显示椎间隙狭窄、椎间孔变窄、后缘骨质增生、钩椎关节骨赘形成。

(二)脊髓型

脊髓型是脊髓受压迫或受刺激所致,多发生于40～60岁的中年人,早期表现为单侧或双侧下肢发紫发麻,行走困难,继而一侧或双侧上肢发麻,持物不稳,严重时可发生四肢瘫痪,小便潴留,卧床不起。X线检查可显示颈椎间盘狭窄和骨赘形成。

(三)椎动脉型

椎动脉型是因上行的椎动脉被压迫、扭曲,造成颅内一过性缺血所致。表现为肩颈痛或颈枕痛、头晕、恶心、呕吐、位置性眩晕、猝倒、持物落地、耳鸣耳聋、视物不清等临床症状,并常因头部转动或侧弯到某一位置而诱发或加重。X线检查见正位片钩椎关节模糊、骨质硬化并有骨赘形成。

(四)交感型

交感型是颈椎旁的交感神经节后纤维被压迫或刺激所致。常见头痛、头晕、心悸、胸闷、四肢不温或是手足心热、四肢酸重等症状,一般无上肢放射痛或麻木感,可出现听、视觉异常。

(五)混合型

临床上常见同时存在两型或两型以上的各种症状,为混合型。

三、诊断要点

(一)神经根型

(1)颈、肩部疼痛,可沿受压的神经分布区放射,手指呈神经根性分布的麻木及疼痛,握力减弱。

(2)颈部僵直,活动受限,颈棘突旁常有压痛。颈神经牵拉试验阳性,压头试验可能阳性。

(3)受累神经支配区皮肤痛觉迟钝或消失,某些上肢肌力减弱,肌肉萎缩,肌腱反射减弱或消失。

(4)X线片见生理曲度消失,椎间隙狭窄,椎间孔变形,后缘骨质增生,钩椎关节骨赘形成。断层扫描(CT)和椎管磁共振(MRI)更有助于诊断。

(二)脊体型

(1)颈肩痛伴四肢麻木,疼痛僵硬,发抖无力,步态不稳,似踩棉花状,步态笨拙。

(2)痛觉减弱或消失,严重者四肢瘫痪,小便潴留或失禁。手部肌肉萎缩,四肢肌张力增高,腱反射亢进。

(3)常可引出病理反射,如霍夫曼征、巴宾斯基征阳性,踝阵挛和髌阵挛阳性。

(4)具有典型的X线征象,即在椎间隙部位呈"L"或"U"状梗阻,侧位片可见相应部位的充盈缺损。

(三)椎动脉型

(1)症状的出现常与头、颈的转动有关,表现为头晕、恶心、呕吐、四肢麻木等。

(2)颈椎棘突部常有压痛,压头试验阳性,仰头或转头试验阳性。

(3)脑血流图检查可见左右椎动脉不对称,尤其在转头时患侧波幅明显下降。

（4）X线检查显示钩椎关节骨质增生，向侧方隆突，椎间孔变小。

(四)交感型

（1）患者常有头痛、枕部痛、头晕、头胀、视物模糊、手麻木发凉、心律失常、心动过速等交感神经功能紊乱的临床表现。

（2）本型常不单独出现，而与其他型合并存在。

(五)混合型

根据以上四型表现而诊断。

四、针灸治疗

(一)毫针法

处方一：风池、肩井、天柱、肩髃、外关、曲池、颈夹脊。

操作：患者正坐，上肢曲肘置于桌上。穴位常规消毒后，用1.5寸30号毫针进针。施以泻法，得气留针20分钟。针刺颈郎穴位时，在上肢施揉、拿、搓等手法；针刺上肢穴位时，在颈部施擦、拿、揉、按等手法。

处方二：颈夹脊、养老。

操作：根据症状判定受累神经根的节段选穴，一股取颈5、颈6夹脊。患者正坐，微低头，医者以30号1.5～2.0寸毫针，以75°刺入，或旁开夹脊穴0.5寸处以45°刺入。有抵触感后，针尖向外退出0.3寸，有沉紧感后进行调气，施平补乎泻法，使针感向项、肩、臂传导。针养老时，令患者手向胸，针向内关方向刺入，得气后使针感向腕与肩肘方向扩散。留针20分钟，每天1次，10次为1个疗程。

处方三：中平穴（足三里穴下1寸，偏于腓侧）。

操作：患者取坐位，用28号3寸毫针行直刺法，左肩针刺右下肢中乎穴，右肩针刺左下肢中平穴，双肩针双下肢中乎穴。进针得气后，施以泻法。每次留针30分钟，5～10分钟行针1次。每天1次，10次为1个疗程。

处方四：①阿是穴。②太溪、太冲、复溜。

操作：实证取第一组穴，进针后提插捻转2分钟，施以泻法，不留针；虚证取第二组穴位，施以补法，留针20分钟，每5分钟行针1次。本法适用于椎动脉型颈椎病。

(二)电针法

处方一：天柱、曲垣，头痛者加风池，手臂发麻者加扶突。

操作：天柱取2寸毫针，针尖沿颈椎系列斜向下方分刺，使针感传至肩部。曲垣用1.5寸毫针，针尖向肩胛冈侧端斜刺，使针感向周围扩散。进针得气后，将2穴接通电针治疗仪，用连续波，留针20分钟。针风池时，针尖斜向内上方，使针感传至前额，留针20分钟。刺扶突时，针尖向臂丛方向，当针感传至手指之后，轻轻雀啄3～5次，随即出针。隔天治疗1次，本法除对脊髓型颈椎病无效外，对其他各型有良好效果。

处方二：双侧颈夹脊5～7，神经根型配外关、曲池；颈动脉型配风池、风府。

操作：进针后，施以提插捻转手法，得气后接电针治疗仪，采用连续波，刺激强度以患者耐受为度。留针20分钟，隔天1次，5次为1个疗程。

(三)温针法

处方。主穴：①天柱、百劳、大杼；②相应颈椎夹脊穴、大椎。配穴：合并肩周炎者加肩三针、肩井;头晕、头痛者加风池、四神聪;放射性上肢麻痛、握物无力者加天宗、曲池、三阳络;久病不愈者加百会、膈俞;腰痛者加肝俞、肾俞。

操作:用 2 寸毫针针刺各穴,得气后在针尾置上 1.5 cm 艾条,用火点燃,施灸。四神聪、百会只针不灸。隔天治疗 1 次,6 次为 1 个疗程。

(四)穴位注射法

处方一:肩中俞、颈部夹脊。头痛、头昏者配风池、百会、太阳;恶心、呕吐者配风池、内关、丰隆;肩胛、上臂、肘臂疼痛者配肩外俞、天宗、肩贞、臑俞、曲池;上肢及手指麻木者配肩贞、曲池、外关、合谷、后溪;下肢麻木、行走困难者加环跳、阳陵泉、委中、昆仑。

操作:用注射器抽取当归注射液、骨宁注射液、麝香注射液各等量,注入所选穴位,每穴注入 1 mL,隔天注射 1 次。

处方二:颈夹脊、风池、大椎、天宗、臂臑、风池、内关、阿是穴。

操作:常规消毒后,用注射器吸入醋酸泼尼松混悬液 25 mg,维生素 B_1 100 mg,维生素 B_{12} 250 μg,1％普鲁卡因溶液 10 mL,654-2 注射液 10 mg 混合均匀,然后注入所选穴位,每穴位入 1.5～2.0 mL,每周1次,5 次为 1 个疗程。

处方三:$C_{6～7}$ 棘突间、$C_7～T_1$ 棘突间。

操作:吸取醋酸泼尼松 4 mL 与 2％普鲁卡因 4.5 mL 混合,在上述部位做封闭。7 天封闭 1 次,3 次为 1 个疗程。本法适用于各型颈椎病的治疗。

(五)头针法

处方:主穴取顶中线由前向后刺。颈肩部疼痛者配以络却向百会透刺;颈性眩晕者配额中线由上往下刺;四肢运动或感觉障碍者配病位对侧顶颞前斜线或顶颞后斜线。

操作:选用 30 号 30 mm 特制平柄毫针,与头面成 15°～30°快速进针,针尖达到腱膜下层后,将针体平卧,缓插 25 mm 左右,然后用力向外速提,提时针身不弯曲,行针 2～3 分钟,留针时间随病情而定,可稍长,但不宜超过 24 小时。

(六)穴位挑刺法

处方:颈、背部的"党参花样"皮损变部位。

操作:先用 2％的普鲁卡因 0.2 mL 注射在花斑中央成一皮丘,然后常规消毒后挑破表皮,用特制挑刺针挑断浅表皮肤纤维丝。挑纤维丝时,针尖横贴皮肤平刺,先平行向前滑动,再将针轻轻上抬,把纤维丝挑起拨断,并把这个点的纤维丝挑净。每次选挑 3～4 个花斑。其中 1 个须选择在颈椎体上。每隔 5 天挑治 1 次。

(七)穴位埋线法

处方:双侧夹脊 C_5 和夹脊 C_7。

操作:患者取俯伏坐位,局部常规消毒后,进行局部麻醉。选用 0 号络刺羊肠线 3 cm,穿入 9 号腰椎穿刺管中,快速垂直进针,针尖达皮下组织及斜方肌之间时,立即将针以 15°向枕部透刺,产生较强针感后按常规将羊肠线埋入。出针后用于棉球压迫针孔片刻。埋 1 次即为 1 个疗程。15 天后再行第二次埋线。

(八)耳压法

处方:脑、颈椎、枕、颈、神门、肝、肾。肩背酸困者加锁骨、肩关节;手指麻木者加腕、指。

操作:用王不留行籽,以小块胶布贴于上述耳穴,每穴按压 1 分钟,每天按压 3～4 次,3 天贴 1 次,连贴 1 个月。

(九)火针法

处方:大椎、阿是穴,相应夹脊穴。肩周及上臂疼痛加肩髃、曲池;前臂痛或手指麻木加手三里、外关、合谷。

操作:将所选穴位做好标记,消毒后,将 6～9 号缝衣针用止血钳夹持,于酒精灯上将针尾部分烧红,然后快速点刺,出针后即用消毒棉球压迫针孔,阿是穴可每处刺 2～4 针,针距 0.2 寸,深度以 0.2～0.5 寸为宜,每次点刺不宜超过 12 针。本法适用于治疗神经根型颈椎病。

(十)磁圆针法

处方:①素髎沿督脉至命门;②攒竹向后沿膀胱经第 1 侧线至肾俞,再从攒竹处膀胱经第 2 侧线至志室;③瞳子髎沿头部胆经路线至肩井;④伴有手臂麻木、疼痛者,肩臂部诸经由上向下叩击。

操作:以磁圆针循经叩打,头部轻叩,颈、手臂、肩背重叩。每条线路叩击 5～7 遍,最后重叩颈部双侧臂丛 2 下,叩击时手臂就出现麻感。

五、推拿治疗

(一)提阳旋转法

操作:患者取坐位,医者立其背后,先用拇指和其余四指拿肩井数次,并用手指和掌根部按揉肩中俞数次,再令患者颈部前屈 15°～20°,医者双手分别置于患者枕骨两侧,将头部逐渐向上抬起,轻轻左右旋转,幅度不超过 45°,左右各 3 次。然后医者双手食中指分别置于患者颈部两侧,搓揉两侧项肌、前斜角肌、斜方肌和横肩胛肌等,先自上而下,后自下而上,后复 10～20 次,压痛点处适当加重力量。最后,医者立于患者前面,以双手拇指点揉双侧合谷、缺盆及天宗穴,伴头晕者加按风池、风府。以上手法连续 3 遍,每周 2 次,4 周为 1 个疗程。治疗同时,可采用 DYC 自动牵引装置进行间歇性牵引。

(二)提伸法

操作:患者取坐位,医者施手法松解患者颈项部肌肉,并嘱患者放松,令其以双手抱住其后枕部,挺胸,然后医者双手从患者腋下穿过往上扶在患者双腕背部,患者头略向后仰,医者用力上提颈椎,一般可听到一串小关节响声。有些患者也可辅以传统斜扳手法,即以一手托住患者下颌,一手托住后枕部,头略后仰,下颌部向一侧略上旋,当医者觉得颈椎小关节已锁住,再轻轻用力向同侧旋转 10°,一般可听到小关节响声。左右两侧各做 1 次。最后用拿法放松颈部肌肉,搓肩关节,做梳头、擦汗动作,并按压其臂臑、曲池、手三里、内关、合谷穴。

(三)间歇牵引法

操作:患者取卧位,以颈枕吊带连接微电脑程控牵引床,牵引力线与垂线成 15°～30° 前屈,并输出牵引程序:牵引时间 20～30 分钟;牵引重量 9～14 kg;松弛重量 5～7 kg;牵引时间 15～20 秒;松弛时间 10 秒。每天治疗 1 次,10 次为 1 个疗程,3 个疗程后休息 2～3 周,进行肌力锻炼。

(四)按肩搬头法

操作:患者取坐位,两上肢反抱于背后。术者立于后侧,左手按其右肩,右手置于其头顶,用力将颈部向左侧手搬运。然后用同样手法,右手按其左肩,左手置其头顶将颈部向右侧搬运。两侧交替进行。每次搬 8～12 次,7 天为 1 个疗程。本法适用于椎动脉型。

(五)颈型捏揉扳转法

操作:让患者端坐于治疗凳上,施术者先用一手按扶于患者头顶固定,用另一手与其余四指相对着力,反复捏揉颈部两侧肌肉,对其风池穴、天柱穴进行重点捏揉,反复3～5遍。再用拇指端着力,反复点揉风府穴、哑门穴及大椎穴等。再用双手着力,反复捏揉两侧颈肩部,并拿揉两肩井穴。再用一手按于头顶,另一手托住下颌,双手协同用力,反复旋摇头颈部数次后,再用寸劲扳转颈椎;然后,双手交换位置,再以同样方法向对侧扳转。扳转手法应慎重,不可用力过猛,更不能勉强用力扳拧,以免发生意外。最后,再用放松手法捏揉颈肩部。

(六)根型点揉镇痛法

操作:让患者端坐于治疗凳上,施术者站其身旁,先用手捏揉颈项两侧肌肉,促使其放松,反复3～5遍。再用拇指端着力,反复点揉风府、风池、天柱、大杼、肩中俞、大椎等穴;再点揉天宗、曲垣、风门、肺俞等穴;再点揉缺盆、肩井、云门、肩髃等穴。再用中指着力,抠拨腋窝中极泉穴及青灵穴;再用拇指着力,抠拨曲池、曲泽等穴,同时用中指着力,抠拨少海穴等。再用拇指与中指相对着力,反复捏揉内外关穴,再掐合谷穴等。再反复捏揉颈肩及上肢部肌肉3～5遍,促使肌肉放松。再用双手合抱于患者颊部,用力向上端提牵拉颈椎,同时进行前屈,后仰,左右侧屈,和反复左右旋转摇动颈部。最后,用拍子拍打颈肩及上肢部,反复3～5遍,如无拍子也可用半握拳或虚拳进行拍打。

(七)提项旋转法

操作:先施准备手法,使患者局部放松,以一手托住患者下颌,一手托住患者后枕部,让患者头部呈自然位。先轻轻左右摇晃,然后托提头部向上并逐渐加大转动范围,先向一侧旋转,接近限度寸以适当力度继续旋转5°～10°,一般可闻及小关节弹响之声,患者多有一种解除绞锁的轻松感。施手法时,应尽量使患者肌肉放松,旋转速度不宜过快,并且在上提力量的基础上做颈项旋转。

(八)提端摇晃法

操作:患者正坐,术者立其背后,双手分开,拇指顶住枕部和风池穴,其余四指托下颌部,双手向上提端。同时手腕立起,使前臂用力下压患者肩部,而端提颈部双手腕做回旋运动6～7次,在持续端提下做颈前屈、后伸各1次,将患者头部在屈曲时旋转至左(右)侧。

(梁小龙)

第二节　颈椎管狭窄症

构成颈椎椎管各解剖结构因发育性及退行性变因素引起一个或多个平面的管腔造成骨性或纤维性狭窄,导致脊髓血液循环障碍、脊髓及神经根压迫症者称为颈椎管狭窄症。颈椎管狭窄症是以发育性颈椎椎管狭窄为发病基础,颈椎间盘退行性病变及相邻椎体后缘和小关节骨赘形成侧是造成临床症状的诱发因素,从而导致颈椎管径变窄,有效容积减小,产生以脊髓及神经压迫症为临床表现的颈椎疾患。

颈椎骨折脱位、颈椎病、颈椎间盘突出、特发性弥漫性骨质增生、颈椎畸形、颈椎肿瘤、颈椎结核等均可引起颈椎管狭窄,但均已被列为各自独立性疾病,不再统称为颈椎管狭窄症。

一、病因病机

造成颈椎椎管狭窄的因素,主要有发育性、退变性及动力性,其实动力性也多是由于退变失稳所致。分述如下。

(一)发育性因素

发育性颈椎椎管狭窄是由于椎弓根、关节突及椎板的发育异常所致。发育性颈椎管狭窄是先天性与发育因素同时存在。由于椎管狭窄,使脊髓周围缓冲间隙减小,在正常的伸屈运动中或轻度退变、轻微的外伤情况下,即可产生对脊髓的反复压迫,出现症状。

(二)退变性因素

在 20 岁即有骨赘发生,但在 50 岁时,颈椎退变加快,骨赘的发生也加快,颈椎骨赘的发生多在椎体的后缘,在骨赘较大时,即可对脊髓构成危害。由于退变,颈椎不稳,从而导致黄韧带肥厚,在椎间盘-黄韧带所构成的轴线上,即可使局部椎管容积明显减小,从而造成对脊髓的压迫。

(三)动力性因素

颈椎椎管狭窄症,不论任何一型,均可对脊髓造成压迫,而在运动时,所有椎管矢状径可进一步减小,同时,黄韧带前凸被嵌压,均可促使脊髓受到机械性压迫,致使脊髓血管血流改变,出现症状。

中医学对本病的认识,大多归属于"痹证""痿证"等范畴。肾精不足、肝肾亏损是其主要病因,但多数是由于年老体衰,筋骨失于濡养,颈椎退变,加之风寒湿邪外侵,或跌打闪挫等诱因而发作为本病。

二、临床表现与诊断

颈椎椎管狭窄症发病隐渐,病程多持续较久。多数为慢性发病,症状常是在不知不觉中出现;急性发病多有一定诱因,最常见是颈椎过伸性损伤。

首发症状以双上肢或四肢麻木、无力居多,颈部疼痛者少。多数患者可有双上肢无力,双手麻木,握力差,僵硬不灵活,有持物坠落史;或同时伴有双下肢麻木、无力,走路有"踩棉花感",可有"束腰"或"束胸"感,较重者站立及步态不稳,严重者可出现四肢瘫痪,呼吸困难。

颈椎椎管狭窄症主要是产生颈脊髓压迫症状和体征,颈部多无压痛,颈椎活动受限不明显。四肢及躯干感觉减退,肌力减弱,肌肉萎缩,肌张力增加,步态不稳,行走缓慢,多数患者呈痉挛步态,四肢反射亢进,腹壁反射减弱或消失,病理征以上肢的 Hoffmann 征阳性率最高,严重者可出现髌阵挛、踝阵挛及巴宾斯基征等阳性病理征。

X 线检查:颈椎发育性椎管狭窄主要表现为颈椎管矢状径减小。退行性颈椎管狭窄一般表现为颈椎生理曲度减小或消失,甚至出现曲度反张。椎间盘退变引起的椎间隙变窄,椎体后缘骨质局限或广泛性增生,椎弓根变厚及内聚等。若合并后纵韧带骨化则表现为椎体后缘的骨化影。在侧位片上表现为椎间孔区的骨赘,自上关节面伸向前下方,或自下关节面伸向前上方。

在 X 线片上分别测量椎体和椎管矢状径,对判断是否存在椎管狭窄具有重要价值。颈椎椎体矢状径是自椎体前缘中点至椎体后缘的距离,椎管中矢状径是自椎体后缘中点至椎板连线之最短的距离。正常成人颈椎管中矢状径:C_1 为 20～34 mm,C_2 为 18～21 mm,$C_{3～4}$ 为 12.0～14.5 mm,$C_{6～7}$ 为 11.0～13.5 mm。北医二院测定结果以 C_4 水平椎管中矢状径平均值最小,认为如矢状径小于 13 mm 称为椎管相对狭窄,小于 10 mm 则属绝对狭窄。

CT:退变性颈椎管狭窄,CT 显示椎体后缘有不规则致密的骨赘,并突入椎管,黄韧带肥厚、内褶或钙化。脊髓萎缩则表现为脊髓缩小而蛛网膜下腔相对增宽。

MRI:主要表现为 T_1 加权像显示脊髓的压迫移位,还可直接显示脊髓有无变性萎缩及囊性变。T_2 加权像能较好地显示硬膜囊的受压状况。

三、治疗

对轻型病例采用非手术治疗可取得满意的临床疗效,只有脊髓损害发展较快、症状较重者需手术治疗。非手术治疗方法有多种,如手法治疗、颈椎牵引、中西药物、针灸、功能锻炼等方法均可选用,其中手法是治疗本病的主要方法,可较快地缓解症状,再配合颈椎牵引、药物等综合治疗,可进一步提高临床疗效。

非手术治疗可一定程度减轻压迫、缓解水肿、减轻神经根刺激、缓解肌肉痉挛、减轻症状或使其消失,但不能从根本上解决椎管矢状径狭窄的问题。非手术治疗的指征:相对狭窄的颈椎椎管狭窄,即椎管的矢状径在 10 mm 以上,13 mm 以下。在有不太明显的退变存在的情况下,可以进行手法较为轻柔的按摩、理疗,并配合中药及一定的解热镇痛药物。牵引对那些有黄韧带增厚的患者可以暂时缓解压迫,能起到一定的作用。支架通过稳定颈椎而改善患者的症状,可用于早期的颈椎椎管狭窄症的患者,但其疗效是不持久的。脱水、激素药物及神经营养药物对有急性发作的颈椎椎管狭窄症的患者及轻型患者有效。常用的方法:20%甘露醇 250 mL 地塞米松 5 mg 静脉滴注,每天 2 次,4~6 天。也可同时应用维生素 B_1、维生素 B_{12}、胞磷胆碱 500 mg 等神经营养药物,加入液体内静脉滴注,每天 1 次。

(一)手法治疗

1.准备手法

准备手法的目的是放松紧张痉挛的颈肩部肌肉,促进局部血液循环,达到舒筋活血,解痉镇痛的目的。患者坐位,术者站在患者身后,在两侧颈项肩背部行点按、扣捏、揉捻、拿散、弹拨、持顺、按摩、推拿、劈叩、震颤等手法,手法要柔和稳重,力量均匀深入,重点是痛点和纤维结节及条索状物。

2.治疗手法

治疗手法的目的是加宽椎间隙,扩大椎间孔,整复小关节的错缝,改变颈椎病变和神经根、脊髓、血管等之间的相对关系,促进颈椎生理曲度的恢复,解除局部软组织粘连,以缓解神经根、脊髓、血管等之间的相对关系,减轻刺激和压迫常用的几种手法如下。

(1)提端摇晃法:患者正坐,术者站在患者背后,双后分别以拇指托住枕部,其余四指托住下颌部,双侧前臂分别压于患者双肩,双手向上托拔颈椎,再将头颈屈曲 15°下缓缓地正反方向回旋颈部各 5 次。保持拔伸状态下分别将颈部过屈和过伸各 3 次。最后将颈椎分别左右旋至最大限度(45°),再加力过旋各 1 次。

(2)侧头摇正法:患者坐位,术者一手拇指按压在错位关节棘突的患侧,另一手扶患者头部,将头向患侧侧屈和向健侧旋转,双手同时用力,压推配合。用于钩椎关节错位或增生。

(3)摇晃转捻法:以右侧为例,先行提端摇晃手法,再用左手托住下颌,将右手抽出,术者左颞顶部顶住患者头部,左肩部顶住患者左额,在牵引状态下用右手拇指沿右侧颈项肌肉自上而下揉捻,同时将患者头部向右后方旋转。

(4)坐位旋转复位法:患者坐位,术者站在患者身后,以右侧为例;术者右肘窝托住患者下颌,左手托住枕部,使颈部前屈 15°,在拔伸状态下将颈部顺时针旋转 5 次,感觉患者肌肉已经放松,将患者头颈右旋至最大限度 45°左右,同时再加力过旋,即可听到弹响声,复原将颈部肌肉稍事放松手法。再行左旋复位一次。注意本手法要点在于手法整个过程是在颈部前屈 15°保持拔伸状态下进行的,要求稳准,旋转适度,不可粗暴,否则有危险。

(5)仰卧旋转法:患者仰卧,肩后用枕垫高,术者坐于床头,一手托住枕部,一手托住下颌,将患者头部向枕上拉起,使颌与床面成 45°,牵引 2 分钟,然后将头向左右旋转和前后摆动数次,最后分别在左右旋转至最大角度时再加力过旋,可听到弹响声。

(6)快速旋转法:患者坐位,术者站于侧方,一手托枕部,一手托下颌,轻轻摇晃头颈数次,然后快速地扶枕手前推,托颌手回拉并迅速撒手,可听到弹响声,左右各 1 次。

(7)扳肩展胸法:患者坐位,术者站在患者身后,左腿屈膝屈髋抬高,以膝抵在 $T_{2,3}$ 棘突部,双手分别抱住患者肩部向后上方扳拉,同时左膝前用力,可听到弹响声。

3.放松手法

颈部放松手法同准备手法,根据不同证型,不同部位施以放松手法,以缓解肌肉痉挛,加强肌肉血运,增强关节的灵活性;最后行头部手法,擦额,叩抓头部,揉按头部诸穴:印堂、攒竹、太阳、百会、头维、角孙、风池、风府等,推督脉和手足三阳经等手法。手法隔天 1 次,10 次为 1 个疗程。

(二)中药治疗

1.虚寒证

颈肩上肢放射性疼痛。麻木,起病缓慢,多为隐痛、酸痛,畏风畏寒,遇寒加重,得温则减,舌淡、苔薄白,脉弦浮。治宜祛风散寒、除湿通络。方用蠲痹汤、桂枝加附子汤、独活寄生汤等加减。

2.瘀滞证

多有颈部损伤史,颈肩上肢疼痛如刺或刀割样,痛有定处,颈部活动受限,或伴肿胀,舌暗有瘀斑,苔薄白,脉弦涩。治宜活血化瘀、理气止痛。方用血府逐瘀汤加减。

3.痉挛证

颈肩部疼痛僵硬,痉挛步态,走路不稳,活动不灵,下肢沉重,二便障碍,舌淡、苔白,脉细弱。治宜滋阴养血、益气通络。方用阿胶鸡子黄汤加减。

4.痿软证

椎管狭窄症后期,肢体广泛萎缩,软弱无力,活动困难,舌体胖有齿痕;苔少,脉沉细而弱。治宜滋补肝肾,强壮筋骨。方用补阳还五汤加减。

(三)针灸治疗

取大椎、风池、风府,夹脊穴、列缺、合谷、肾俞、京门等结合痛区取穴,如上肢的曲池、手三里、阳溪、阳谷、少海、缺盆、极泉等;下肢的环跳、承扶、委中、承山、阳陵泉、阴陵泉、足三里、三阴交、悬钟等;头部的百会、头维、角孙、太阳;通天、睛明、承泣、丝竹空、耳门、听宫等穴,可灵活选用。实证用泻法,虚证用补法,留针 20 分钟,隔天 1 次,10 次为 1 个疗程。

(李莹莹)

第三节 肩关节周围炎

肩关节周围炎是指肩关节的周围肌肉、肌腱、韧带、关节囊等软组织的无菌性炎症,以肩关节疼痛和功能障碍为主要特征,简称肩周炎。因好发于中老年人,尤以 50 岁左右年龄人发病率最高,又称五十肩、老年肩;晚期肩部功能障碍又称冻结肩、肩凝症等。

一、病因病理

中医学认为本病多由于年老体弱,肝肾亏损,气血不足,筋肉失养,若受外伤或感受风寒湿邪,导致肩部经络不通,气血凝滞,不通则痛。西医学认为外伤或劳损及内分泌紊乱等原因引起局部软组织发生充血、水肿、渗出、增厚等炎性改变,若得不到有效治疗,久之则肩关节软组织粘连形成,甚至肌腱钙化导致肩关节活动功能严重障碍。

二、诊断要点

(一)主要病史
患者常有肩部外伤、劳损或着凉史。

(二)临床表现
(1)好发于中老年人,尤其是 50 岁左右者,女性多见。

(2)多数为慢性起病,患者先感到肩部、上臂部轻微钝痛或酸痛。

(3)肩部酸痛逐渐加重甚至夜间痛醒,部分呈刀割样痛,可放射到上臂和手。

(4)肩部疼痛早期为阵发性,后期为持续性,甚至穿衣梳头受限。

(5)晨起肩部僵硬,轻微活动后疼痛减轻。疼痛可因劳累或气候变化而诱发或加重。

(6)若身体营养状态不良,单侧起病后可出现双侧性病变,或病痛治愈后又复发。

(三)体征检查
(1)肩部广泛压痛,压痛点位于肩峰下滑囊,肱骨大、小结节、结节间沟,肩后部和喙突等处。

(2)肩关节各方向活动均受限,但以外展、外旋、后伸最明显。粘连者肩关节外展时,出现明显的耸肩(扛肩)现象。

(3)病程长者可见肩部周围肌肉萎缩,以三角肌最为明显。

(四)辅助检查
X 线检查一般无异常。后期可出现骨质疏松,冈上肌钙化,肱骨大结节处有密度增高的阴影,关节间隙变窄或增宽等。

三、鉴别诊断

(一)神经根型颈椎病
主症为颈项部疼痛伴上肢放射性疼痛麻木,肩部无明显压痛点,肩关节活动无异常,椎间孔挤压试验、分离试验、臂丛神经牵拉试验阳性,颈椎 X 线片多有阳性改变。

(二)风湿性关节炎

多见于青少年,疼痛呈游走性,常波及其他多个关节,且具有对称性特点。肩关节活动多不受限,活动期红细胞沉降率、抗链O升高,严重者局部可有红肿、结节,抗风湿治疗效果明显。

(三)冈上肌肌腱炎

肩部外侧疼痛,压痛点局限于肱骨大结节(冈上肌止点)处,当患侧上臂外展至60°～120°范围时出现明显疼痛,超过此范围则无疼痛。

(四)项背筋膜炎

主症为项背酸痛,肌肉僵硬发板,有沉重感,疼痛常与天气变化有明显关系,但肩关节活动无障碍,压痛点多在肩胛骨的内侧缘。

四、治疗

本病多能自愈,但时间较长,患者痛苦。其治疗应贯彻动静结合的原则,早期患者以疼痛为主,应减少肩关节活动;中后期以活动障碍为主,以手法治疗为主,配合药物、理疗及练功等方法。

(一)手法治疗

治则为消除疼痛,松解粘连,恢复肩关节活动功能。

(1)按法:点按肩髃、肩井、天宗、缺盆、曲池、外关、合谷等穴。

(2)推法:医者一手抬起患肢前臂,另一手掌指部着力从前臂外侧经肩部向背部推数次。再从前臂内侧向腋下推数次。

(3)揉法:医者一手扶住患肢上臂部,另一手拇指着力按揉上臂和肩部,重点揉肩部。

(4)拨法:医者用拇、示、中指对握患侧三角肌,做垂直于肌纤维走行方向拨动数遍;然后医者一手按拨肩关节痛点,另一手将患肢做前屈、后伸及环转活动。

(5)摇肩法:医者一手扶住患肩,另一手握住前臂远端作环转摇动拔伸。

(6)提拉法:医者立于患者背后,一手扶住健侧肩部,另一手握住患肢前臂远端,从背后向健肩牵拉上提,逐渐用力,以患者能忍受为度。

(7)搓抖法:嘱患者患侧上肢放松,医者双手紧握患侧腕部,稍用力拔伸,做上下波浪状起伏抖动数次,再由肩部到前臂反复搓动数遍,从而结束手法治疗。

(二)中药治疗

1.风寒型

肩部疼痛,关节活动轻度受限,感受风寒后疼痛加重,得温痛减,舌质淡,苔薄白,脉浮紧或弦。治宜祛风散寒,舒筋通络。可用三痹汤或桂枝加附子汤加减。

2.瘀滞型

肩部疼痛或肿胀,入夜尤甚,肩关节活动功能受限,舌有瘀点,苔薄白或薄黄,脉弦或细涩。治宜活血化瘀、行气止痛。可用身痛逐瘀汤加减。

3.气血亏虚型

肩部酸痛,劳累后痛剧;关节活动受限,部分患者伴有肩部肌肉萎缩,舌质淡,苔薄白,脉细弱或脉沉。偏气虚者症见少气懒言、四肢无力,治宜益气舒筋、通络止痛,可用黄芪桂枝五物汤加减。偏血虚者症见头晕眼花、心悸耳鸣等,治宜养血舒筋、通络止痛,可用当归鸡血藤汤加减。外用药常用海桐皮汤熏洗,外贴狗皮膏或奇正消痛贴等。

（三）其他疗法

（1）练功疗法：早期疼痛较重，要适当减少活动。中后期要加强肩关节各个方向的运动，如手指爬墙法、环绕练习法、手拉滑车法等。

（2）针灸疗法：取阿是穴、肩井、肩髃、肩髎、臂臑、条口等穴用温针灸，也可使用热敏灸，疗效较佳。

（3）封闭疗法：醋酸泼尼松龙 25 mg 加 1% 利多卡因 5 mL 行痛点封闭，每周 1 次，3～5 次为 1 个疗程。

（4）穴位注射疗法：在肩部取阿是穴、秉风、天宗、肩髃、肩髎等穴，使用祖师麻、夏天无等注射液注入。每天或隔天 1 次，7～10 次为 1 个疗程，每疗程结束后休息 3～5 天。

（5）物理疗法：可酌情应用各种热疗、中药离子导入治疗等。

（6）小针刀疗法：在肩周痛点行切开剥离法或通透剥离法。

五、预防调护

（1）急性期以疼痛为主，肩关节被动活动尚有较大范围，应减轻持重，减少肩关节活动；慢性期关节粘连要加强肩部功能锻炼。

（2）平时注意保暖防寒，并经常进行肩关节的自我锻炼活动。

（梁小龙）

第四节　肱骨外上髁炎

肱骨外上髁炎又称肱骨外上髁症候群、肱桡关节外侧滑囊炎、网球肘等，是肘关节外上髁局限性疼痛，并影响伸腕和前臂旋转功能的慢性劳损性疾病。本病属中医学"肘痹""肘劳"范畴。

一、病因病理

本病的发生和职业工种有密切的关系，多见于木工、钳工、泥瓦工和网球运动员。当某种职业需要经常用力屈伸肘关节，使前臂反复旋前、旋后的人们，可由于劳损引起肌腱附着点的牵拉、撕裂伤，使局部出现出血、水肿等损伤性炎症反应，进而在损伤肌腱附近发生粘连，以致纤维变性。局部病理改变可表现为桡骨头环状韧带的退行性变性、肱骨外上髁骨膜炎、前臂伸肌总腱深面滑囊炎、滑膜皱襞的过度增生等。中医学认为，此由损伤后淤血留滞，气血循行不畅，或陈伤淤血未去，经络不通所致，但气血虚亏，血不养筋常为其内因。

二、临床表现

一般起病缓慢，初起时在劳累后偶感肘外侧疼痛，延久则有加重。疼痛呈持续性酸痛，可放射至前臂、腕部或上臂，在屈肘手部拿重物时疼痛更加严重，但在伸直肘关节提重物时疼痛不明显，疼痛常在肘部受凉时加重。发病后肱骨外上髁部多不红肿，较重时局部有微热，压痛明显，病程长者偶有肌萎缩。

299

三、诊断要点

(1)本病好于前臂劳动强度较大的工种,多为中年人,右侧多见。

(2)肘部外侧疼痛,疼痛呈持续渐进性发展。在某些方面动作时疼痛加重,如拧衣服、扫地、端壶倒水等活动时。

(3)常因疼痛而使肘腕部活动受限,前臂无力,握力减弱,甚至持物落地。

(4)Mill 征阳性,即前臂稍弯曲,手半握拳,腕尽量屈曲,前臂旋前,再将肘伸直,此时肱骨外上髁处明显疼痛。

(5)X 线片多为阳性,偶有外上髁部钙化斑及轻度骨膜反应。

四、针灸治疗

(一)毫针法

(1)处方一:肩外陵(位于腋外线中点)。

操作:患者坐位,以 28 号 3 寸毫针成 45°向内斜刺,用泻法。每周治疗 3 次,每次 30 分钟,10 分钟行针 1 次。5 次为 1 个疗程。

(2)处方二:同侧膝阳关,配穴为犊鼻、阳陵泉、足三里。

操作:针刺上述穴位 1.5～2.0 寸,得气后行提插捻转泻法,留针 20 分钟。每天 1 次,10 次 1 个疗程。

(3)处方三:曲池穴外 0.5 寸(即肱骨外上髁内缘)为第一主穴,其上、下 0.5 寸处各配 1 穴。

操作:用 28 号 1.5 寸毫针直刺,施提插捻转手法,得气为止。每 10 分钟行针 1 次,留针 40 分钟。每天治疗 1 次,7 次为 1 个疗程。

(4)处方四:阿是穴、合谷。

操作:用单手进针法,刺入患侧合谷穴,左右捻转;得气留针。然后将另一支针用提捏进针法慢慢刺入痛点中心处,左右捻转数圈,接着略提针,针身呈斜形,针尖转变方向,向前、后、左、右各提插数次,出针。针刺时针尖要深入骨膜进行提插,隔天治疗 1 次。

(二)穴位注射法

处方:合谷、曲池、阿是穴。

操作:用醋酸泼尼松 25 mg 加 2‰普鲁卡因 2 mL 做局部痛点和上述穴位注射,6 天 1 次。

(三)穴位埋线法

处方:肱骨外上髁压痛处。

操作:先在肱骨外上髁压痛最明显处做一标记,然后手持无菌血管钳夹住皮内针圆形针身,顺皮肤分布方向快速进针,小角度刺入后,与皮面平行推进,直至针体全部进入皮内,随后用胶布固定,3 天更换 1 次。

(四)头针法

处方:顶颞前斜线中 1/3 节段。

操作:在施术部位向悬厘穴方向进针约 1 寸,再向顶颞后斜线方向透刺 1 针,进针 1 寸。用提插泻法,反复紧提慢按,直至患部疼痛消失或减轻,留针 1 小时以上,时间越长越好,每隔 10～30 分钟行针 1 次。

（五）穴位激光法

处方：局部痛点。

操作：用氦-氖激光器进行照射，波长 632.8 cm，可见红光，输出电流 15 mA，输出功率 30 mW，照射距离 50 cm，光斑直径 1 cm，照射 20 分钟，每天 1 次。

（六）灸法

（1）处方一：阿是穴。

操作：用隔药灸，将生川乌、生草乌、生半夏、川椒、乳香、没药、麻黄、生南星、樟脑等用白酒浸泡药酒，施灸前，取生姜切成厚约 0.3 cm，用药酒浸泡待用。在疼痛部位最明显处，根据痛处面积的大小，将药姜片 1～2 块平放于穴处，上置艾炷点燃，每穴连灸 3 壮，2 天 1 次。

（2）处方二：阿是穴。

操作：用麝香 1 g，硫黄 20 g，乳香、没药、血竭各 10 g 制成药锭施灸。先将硫黄于铜勺内熔化，次入乳香、没药、血竭熔化，最后入麝香，全部熔化后，倾注于一平板玻璃上。待冷却后，分成若干小块，装瓶密封备用。治疗时取一黄豆大小药锭置于肱骨外上髁压痛点处，明火点燃，使药锭熔化，略灼伤皮肤，速用一块 5 cm×5 cm 胶布贴之，1 周施术 1 次。

五、推拿治疗

（一）按压弹拨法

操作：术者一手托患肘，拇指压于外上髁部，余指在内下做对抗握持。另一手握患腕，逐渐屈肘，拇指用力按压外上髁前方，然后再伸肘，同时拇指向后下按压，弹拨伸腕肌起点 1 次，如此反复 4 次。

（二）理筋活络法

操作：在肘外侧部做侧披，痛点部做指疗及揉捻法，使局部有发热感。然后用指按法点按曲池、外关等穴位，使之"得气"，以达到行气活血、舒通经络的作用，医者与患者相对，一助手拿患者上臂，医者一手拿其患侧腕关节（右手拿患者右腕或左手拿患者左腕），另一手拿住肘部痛点，用屈肘摇法旋前及旋后摇晃肘关节 5～7 次，然后在拔伸下使肘关节屈曲，在旋后位使肘关节突然伸直，以撕破局部粘连。最后在局部用摩法、搓擦法理伤做结束手法。隔天 1 次，10 次为 1 个疗程。

（三）揉拨舒筋法

操作：让患者坐于治疗凳上，施术者用一手握住患肢腕部持定，用另一手反复捏揉肘部及上肱肌肉，理气活血，舒筋通络。再用拇指点揉抠拨曲池、曲泽、尺泽、肘髎、手三里等穴，并刮动肱骨外上髁和桡骨小头附近的压痛点，手法由轻逐渐加大用力。再用一手握住肘部，另一手握住腕部，反复做伸屈旋摇活动肘关节，各十多次。最后，用拍打法，反复拍打肘及上肢肌肉。

（李莹莹）

第五节 肱二头肌长头腱鞘炎

肱二头肌长头腱鞘炎是因肩臂急、慢性损伤、退变及感受风寒湿邪等，致局部发生炎症、粘连、增厚等病理改变,引起局部疼痛和功能障碍的一种病症,称肱二头肌长头腱鞘炎。

一、病因病理

肱二头肌长头腱起于肩胛盂上结节,向下越过肱骨头,穿过肱骨横韧带和肱二头肌腱鞘的伸展部,藏于结节间沟的骨纤维管内。沟的内侧为肩胛下肌,外侧的上部为冈上肌和喙肱韧带,下部为胸大肌覆盖。关节囊伸入结节间沟,肌腱受滑膜包围。横跨结节间沟的韧带,称肱骨横韧带。肱骨横韧带为肱骨的固有韧带。该韧带有一部分与关节囊愈合。结节间沟与肱骨横韧带围成一纵行管道,管道内有肱二头肌长头腱。肱二头肌长头腱较长,可分为三部分。上部分称关节内部分,由肩胛骨盂上结节至结节间沟上界之间。中间部分称管内部分,走行于结节间沟内,外包裹滑膜鞘。下部分称关节外部分,由结节间沟下界至腱与肌腹的移行部。肱二头肌长头腱的关节内部分和管内部分表面均覆有一层滑膜层,滑膜层在肱二头肌长头腱盂上结节附着处附近与关节囊滑膜层移行。肱骨横韧带对固定肱二头肌长头腱和其他滑膜鞘起着重要的作用。

肩关节的直接外伤或肱二头肌的用力不当,可造成局部充血、水肿。如肩关节脱位或肱骨外髁颈骨折,均可导致该肌腱因牵拉,扭转而发生急性损伤。长期从事肩部体力劳动或过度运动,均可引起肱二头肌长头腱的慢性劳损。或由急性损伤失治转变而成慢性劳损。肱二头肌长头腱和腱鞘受结节间沟狭窄粗糙面的机械刺激,加剧了肌腱与腱鞘的摩擦,使局部气血瘀滞,充血、水肿,使肌腱与鞘膜增厚,纤维管腔变窄,肌腱在管腔内滑动困难而产生症状。甚至局部发生粘连,影响关节的活动功能,从而继发肩关节周围炎。本病的病理变化是肌腱与腱鞘的损伤性炎症,表现为腱鞘充血、水肿、增厚、肌腱变黄,失去光泽,粗糙与纤维化。在肌腱与腱鞘之间,有时发生粘连形成。精血亏损:由于中年以后,肾气不足,精血亏损,筋脉失其濡养,则拘急挛缩。临床可见结节间沟粗糙或变窄,肩袖的退行性变等而导致本病。外感风寒湿邪:"风寒湿三气侵入经络,在骨则重而不举,在脉则血凝不流,在筋则屈而不伸……逢寒则急。"(《三因极一病证方论分》)机体感受风寒湿邪后,局部肌肉痉挛,缺血缺氧,筋脉挛急,从而导致本病的发生。

二、临床表现

肩部疼痛,活动时加剧。尤以外展外旋上肢,或伸肩时疼痛更甚。疼痛部位及压痛点,均在肱骨结节间沟处(肩髃穴),休息后症状缓解。本病好发于中年人,急性期主要表现为三角肌保护性痉挛,局部肿胀疼痛,常将上肢内收旋抱于胸前。检查局部可摸到捻发音,本病也可与肩关节周围炎等肩周病并存。

三、诊断要点

(1)病史:有急、慢性损伤和劳损病史,多数呈慢性发病过程。

(2)疼痛:开始表现为肩部疼痛,以后逐渐加重,最终出现肩前或整个肩部疼痛,受凉或劳累后加重,休息或局部热敷后痛减,肩部乏力。

(3)肿胀:在疾病初期,除局部疼痛外,可伴有轻度肿胀。主要为急、慢性损伤性炎症引起的局部充血和水肿所致。

(4)活动受限:肩关节活动受限,尤以上臂外展向后背伸和用力屈肘时明显,有时向三角肌放射。

(5)压痛:肱骨结节间沟处压痛明显,少数患者可触及条索状物。

(6)肩关节内旋试验及抗阻力试验阳性。

(7)X线检查:一般无病理体征。退行性变者,可发现骨刺、骨疣等,有助于对本病的诊断。

四、针灸治疗

(一)毫针法

处方:肩髃、肩髎、臂臑、曲泽、合谷。

操作:穴位常规消毒,毫针刺。中等强度刺激,平补平泻,留针 30 分钟(留针期间也可用 TDP 局部照射),每天 1 次,10 天为 1 个疗程。

(二)穴位注射法

处方:结节间沟处。

操作:用 5 mL 注射器,7 号针头,取 1% 普鲁卡因 3～4 mL,加醋酸泼尼松 1 mL,确定结节间沟,进针时针头向远侧倾斜与肩前约成 45°,针尖斜面向下。针头经皮内、皮下及三角肌后在刺穿腱鞘时有韧性突破感,即达鞘内。如果注射时阻力很大,一般为刺入肌腱内。此时用手固定针头与注射器连接处,边注射边缓慢向外退出针头,当阻力突然消失,即为注射入鞘内。注射完毕拔出针头后,纱布覆盖针口,拇指沿肌腱纵向深部按摩及横向弹拨 10 分钟。若症状改善不明显,间隔 7 天再手法及注射 1 次,3 次为 1 个疗程,避免短时间内多次重复注射,治疗后在日常生活中避免肩关节过度活动。

五、推拿治疗

(一)捏揉点拨舒筋法

操作:让患者坐在治疗凳上,施术者站其伤侧。先用一手握住伤肢腕部提起持定,用另一手着力,反复捏揉肩部及上肢肌肉穴位,在肩井、肩髃、肩贞、肩髎、臂臑、臑会等穴处进行重点捏揉。再用拇指着力,反复点揉抠拨肩髃穴,手法由轻逐渐加大用力。再用一手着力,反复拿揉患侧肩及上肢肌肉、再用摇揉法,反复旋转摇动肩关节,旋转摇动的幅度逐渐加大。最后,用拍法,反复拍打肩部及上肢四面肌肉 3～5 遍。用以舒筋通络,理气活血而止痛。

(二)按摩舒筋法

(1)擦法:患者取坐位,术者站其后外侧,一手托握住患侧上臂并命名其旋外,一手用掌擦法于肿胀处,以温热且有深透感为佳,随后在局部给予热敷。

(2)揉法:患者取坐位,患肢自然下垂,术者站其患侧,一足踩踏在患者所坐的凳上,用膝部顶托患臂的腋下,并使患臂架托在术者大腿的前侧,此时患臂已处于旋外部位。随后,医者一手用掌揉法施于肩前缘、肩髃、天府、天泽、曲泽、肱二头肌长腱附着处,另一手托握患者臂肘部做肩关节的旋外活动。

(3)拨法:用拇指指腹在压疼点处拨动,使用拨法时,应垂直于肌腱方向拨动,使该腱如同被动的琴弦一般。

(4)按法:患者坐位,术者站其前外侧,分别按揉天府、曲池、肩髃、肩髎肱二头肌长头腱的附着处。

(5)搓法:患者取坐位,患肢自然放松下垂,术者站于外侧,用搓法从肩向前臂方向移动,反复 3～5 次。

(6)抖法:术者双手握住患侧腕关节,做幅度小而频率快的抖法,抖动幅度以传至肩部为佳。

(三)揉按点穴法

(1)患者正坐,术者站于患侧,一脚踏在凳上,使患肢外展位放于术者大腿无端,术者一手固定患肢,另一手在患肩部施轻柔缓和的手法4分钟。

(2)患者承上势,术者用拇指细心地触摸到结节间沟和增粗变硬的长头肌腱,并沿其纤维方向做深沉缓和的顺理筋手法3分钟。

(3)患者承上势,术者一手置于肩前,另一手放于肩后,双手掌根同时相对用力,揉按肩部3分钟。

(4)取肩贞、肩髎、天宗、曲池穴位,每穴点按1分钟以酸胀、重、麻得气为度。

(5)绷紧患肩前皮肤后贴消炎止痛膏,用三角巾悬吊制动休息。本法适用于治疗急性期肱二头肌长头腱鞘炎。

(四)搓揉舒筋法

(1)急性期:即有肿胀,疼痛剧烈者,应让患者暴露患侧肩关节。术者一手握住上臂下端并使之外旋,另一手在肿胀处施用擦法,擦法毕,局部给予热敷。

(2)慢性发作或急性期后,患者取坐位,患肢自然下垂,术者站在患侧,用擦或掌揉法于肩前缘,另一手握住腕关节,配合肩关节的外展和外旋。然后,术者托住患肢的肘部,并使肩关节处于外展位,另一手用拇指(或示、中)指指腹在压痛点,做按揉法和拨法。接上势,患肢自然放松下垂,术者立其外侧,从肩向前臂方向做患肢的搓法,继上势,术者双手握住患侧的腕关节做上肢抖法,抖动感直至肩部。

(五)拔伸抖拉法

(1)患者坐位,术者站其患侧,拿合谷、阳池、阳谷、阴池、小海各半分钟;以中指指端点按天鼎、缺盆、中府等穴。

(2)术者一手握住患者肘部,使其肩关节外展约40°,前屈90°;另一手拇指按在肱二头肌肌腱部,其余四指放在肩后,拿揉患者肱二头肌腿处3~5分钟。

(3)术者以拇指与示、中指,捏拿肱二头肌腱,并向上提位。

(4)术者一手拇指放于患者患侧之肱骨头后部,四指放其肩顶,另一手握其患侧腕部。先屈曲其肘,然后突然伸直拔伸,向前、后外侧45°方向各拔伸3次,拔伸的同时,拇指向前推送肱骨颈的后侧。

(5)用擦法自肩前部至上臂、前臂反复操作2~3分钟。

(6)环转摇动肩关节前、后各3周。

(7)用双掌搓揉患侧肩部至肘,腕关节,然后抖拉上肢结束治疗。本法适宜于治疗多种原因导致的肱二头肌长头肌腱腱鞘炎。

(李莹莹)

第六节　桡骨茎突狭窄性腱鞘炎

桡骨茎突狭窄性腱鞘炎是指桡骨茎突部位的腱鞘因运动时受到摩擦而发生炎症病变,引起腱鞘水肿、增厚、硬度增加,所致的肌腱活动障碍的一种疾病。本病好发于常用腕部操作的劳动者,女性发病率高于男性。

一、病因病理

在腕桡骨下端茎突处有一腱鞘,鞘内有拇长展肌、拇短伸肌一起通过,进入拇指背侧。由于腱沟表浅而狭窄,底面突出不平,沟面又覆盖着伸肌支持带,因此在正常时,两腱只能紧密地通过这一坚韧的鞘内。若腕指经常活动或短期内活动过度,导致拇短伸肌腱及拇长展肌腱在腱鞘隧道中频繁活动,造成积累性劳损,使腱鞘组织纤维轻度撕裂,加上急、慢性寒冷的刺激,使肌腱与腱鞘发生炎性水肿。在水肿的吸收和修复过程中,腱鞘机化,腱壁肥厚,管腔狭窄,肌腱肿胀变粗而发病。

二、临床表现

临床患者腕部桡骨茎突处慢性疼痛及压痛,局部肿胀隆起功能障碍,腕及手指活动时疼痛加剧,并向手、肘、肩部放射。桡骨茎突部可触及硬块,狭窄严重时在桡骨茎突处可触及摩擦感,少数有弹响指,病久大鱼际有轻度萎缩。握拳试验阳性。X线检查仅个别患者桡骨茎突处有轻度脱钙或钙质沉着现象。

三、诊断要点

(1)有外伤或劳损史。

(2)腕部桡骨茎突处慢性疼痛,进行性加重,可放射至全手、肩部及肘部。

(3)拇指及腕部活动障碍,拇指无力。

(4)桡骨茎突处轻度肿胀,局限性压痛,可触及一豌豆大的软骨样肿块。

(5)握拳试验阳性,检查时令拇指外展或屈曲内收置于掌中心,握拳并使腕部向尺侧倾斜,常引起剧烈疼痛,腕关节尺偏范围显著缩小。

(6)X线检查一般无异常。

四、针灸治疗

(一)毫针法

处方:阿是穴、阳溪、列缺、合谷。

操作:局部常规消毒。取阿是穴为主穴,以其为中心向四周透刺2～4针,顺腱鞘方向倾斜留针30分钟。阳溪穴直刺0.3～1.0寸,列缺穴针尖向外进针0.5～1.0寸,合谷穴直刺0.5～1.0寸,均以局部产生酸胀感为度,每天或隔天治疗1次,10次为1个疗程。

(二)穴位注射法

处方:阿是穴。

操作:局部常规消毒,将复方当归注射液2 mL注入痛点,每5天1次,5次为1个疗程。

(三)皮肤针法

处方:阿是穴。

操作:皮肤常规消毒,用皮肤针局部叩刺,以微出血为度。隔天1次,5次为1个疗程。

（四）耳针法

处方：腕区、神门、皮质下。

操作：耳郭严格消毒，用短毫针对准穴位阳性反应点快速刺入，行泻法捻转数秒，留针30分钟，每天1次，10次为1个疗程。

（五）耳压法

处方：腕区、神门，皮质下。

操作：取5 mm×5 mm胶布，中心置一王不留行籽贴压双侧耳穴，嘱患者每天自行按压3～4次，每次3分钟。每5天更换1次。5次为1个疗程。

（六）艾炷灸法

处方：阿是穴。

操作：取麦粒大小艾炷置于局部压痛点上，直接非化脓施灸，每次连续灸3～5壮，以皮肤发生红晕为度。隔天1次，5次为1个疗程。

（七）隔姜灸法

处方：阿是穴、列缺、阳溪、阳池、腕骨、合谷。

操作：切取厚约2分许的生姜1片，在中心处用针穿刺数孔，上置艾炷放在穴位上旋灸。每次选2～3个穴位，连续施灸5～7壮，以局部皮肤潮红为度。每天1次，5次为1个疗程。

五、推拿治疗

（一）理筋法

操作：患者取坐位，术者一手握住患手，另一手拇示指沿桡侧上下摩动，再用拇指指腹在有疼痛的硬结部位做横向推揉和弹拨，由轻到重，重复10～20次。每天1次，10次为1个疗程。

（二）弹拨法

操作：患者取坐位，患腕拇指向上，术者双手握腕，双拇指握稳在上，两拇指向相反方向用力，交错拨动数次，操作时可听到"吱吱"声音，重复操作：每天1次，10次为1个疗程。

（三）拔伸法

操作：患者取坐位，术者一手挟持患侧拇指近侧端，一手握住患部，相对用力拔伸拇指。握腕之手拇指在拔伸的同时按揉阳溪穴。挟持拇指的手在拔伸时，同时做拇指的外展、内收被动活动。再从第1掌骨背侧到前臂用擦法治疗，以透热为度。每天1次，10次为1个疗程。

（四）捏揉舒筋法

操作：让患者坐于治疗凳上，施术者先用一手握住患肢手部持定，用另一手着力，反复捏揉前臂桡侧及腕部桡侧肌肉韧带，在外关、偏历、列缺、阳溪等穴处，进行重点捏揉，再用拇指尖着力，在患肢桡骨茎突处，反复进行抠拨和刮动，剥离其粘连增厚之结节，刮其增厚之鞘壁，促使其肌腱活动畅通无阻。再用一手着力，捏住其拇指，反复进行掌屈背伸、内收外展，和反复旋转摇指活动。若属尺骨茎突狭窄性腱鞘炎，用一手握住患肢手部持定，用另一手拇指着力，反复抠拨和刮动尺骨茎突腱鞘之处，再屈伸拔伸牵拉旋摇小指，各反复数次。

（李莹莹）

第七节　退行性脊柱炎

一、概述

退行性脊柱炎又称肥大性脊柱炎、增生性脊柱炎、老年性脊柱炎、脊椎骨关节炎等,是指椎间盘退变狭窄,椎体边缘退变增生及小关节因退变,使相应的神经根受压或受损而出现一系列功能障碍的病症。以椎体边缘增生和小关节肥大性变化为其主要特征。本病好发于中年以后,男性多于女性,长期从事体力劳动者易患此病。

本病属中医"腰痛"的范畴。

二、病因病机

(1)每因用力不慎,姿势不当,或负重过度,跌仆损伤,使经络受损,气血运行不畅,血脉瘀阻,不通则痛。

(2)年老肾气不足,精髓亏虚,或房劳过度,耗伤精血,使肾元虚惫,精血空虚,筋脉失养,致腰痛连腿,屈伸不利。

(3)因感受风寒,或久卧湿地,或冒雨涉水,或久居冷室,寒湿之邪,闭阻经络,使气血阻滞,骨节酸痛。

(4)素体阳气偏盛,内有蕴热,或嗜食辛热之品,积热于里;或感受时邪,误治失治,邪热传里;或感受寒湿之邪,久郁化火。使邪热浸淫腰脊,流注筋脉,痛及腰腿,灼热疼痛。

三、临床表现和体征

(一)症状

(1)患者多为 40 岁以上的体质肥胖者,有长期从事弯腰劳动和负重的工作史或有外伤史,起病缓慢。

(2)早期症状典型,患者常感腰背酸痛不适,僵硬板紧,不能久坐久站,晨起或久坐起立时症状较重,稍加活动后减轻,但过度活动或劳累后加重。

(3)腰部俯仰活动不利,但被动运动基本达到正常。

(4)急性发作时,腰痛较剧,且可牵掣到臀部及大腿,若骨刺压迫或刺激马尾神经时,可出现下肢麻木无力、感觉障碍等症状。

(二)体征

(1)腰椎生理曲度减小或消失,甚或出现反弓。

(2)局部肌肉痉挛,有轻度压痛,一般无放射痛。

(3)下肢后伸试验常呈阳性,直腿抬高试验一般可接近正常。

(4)X 线检查,可见椎体边缘有不同程度增生,或有椎间隙变窄,生理弧度改变。

四、鉴别诊断

根据患者的年龄、病史、症状、体征及 X 线所见,本病一般诊断不难。临床上主要是跟强直性脊柱炎(多在 40 岁以下发病,脊柱强直出现较早,椎体模糊呈竹节样改变,无关节间隙模糊,骶髂关节首先受累,急性期红细胞沉降率、抗 O 均增高)相区别。

五、针灸治疗

(1)治则:通络止痛。

(2)主穴:相应脊椎夹脊穴。

(3)配穴:①劳损腰痛,宜活血化瘀,可刺血郄委中穴,放血,腹部可用刺络拔罐法治疗;②肾虚腰痛,宜补肾壮腰,配肾俞、命门、腰阳关、关元俞、太溪,补法、多灸;③寒湿腰痛,宜温通经络、散寒去湿,取肾俞、命门、大肠俞、腰阳关,用温针灸或直接灸;④湿热腰痛,宜清热祛湿,配三焦俞、大肠俞,用泻法或刺络法治疗。除此之外,若腰痛沿经脉向下肢放射,呈牵拉样疼痛,可配合足少阳及足太阳经脉的环跳、阳陵泉、委中、绝骨、昆仑等穴治疗。

(4)方义:腰椎两侧夹脊穴紧靠腰椎,是治疗椎关节病变有效而安全的穴位,具有通络止痛的功效,为临床所常用;委中为血之郄穴,有去瘀止痛之功;肾俞、命门、腰阳关、关元俞都是壮腰补肾之要穴,用温灸法,可温阳去湿而除寒;泻三焦俞、大肠俞有清利下焦湿热之功。古人认为,足太阳膀胱经是主筋所生病者,足少阳胆经是主骨所生病者,退行性脊柱炎病在骨而牵涉筋,故可沿经脉向下肢放射疼痛,针灸也常配合膀胱经及胆经穴位治疗,以舒筋理骨,上下结合,以提高疗效。

六、基本推拿治疗

(1)治则:舒筋通络,行气活血,解痉止痛。

(2)主要手法:滚法、按法、揉法、点压法、弹拨法、扳法、擦法及被动运动。

(3)常用穴位及部位:肾俞、命门、腰阳关、腰夹脊、气海俞、关元俞、委中、阳陵泉、承山等。

(4)操作:①滚揉腰背法。患者俯卧位,医者用深沉有力的滚法施于腰背两侧骶棘肌,自上而下反复3～5 遍,然后用掌根按揉 3～5 遍,以缓解肌肉痉挛。②弹拨止痛法。医者用拇指在腰背疼痛的部位上,做与肌纤维垂直方向的弹拨,再结合局部痛点按压肾俞、大肠俞、腰阳关、居髎等穴。③腰椎扳法。患者俯卧位,医者先行腰椎后伸扳法扳动3～5 次,然后用腰椎斜扳法,左右各 1 次。④活血通络法。患者俯卧位,医者以红花油或冬青膏为介质,在腰部督脉经及两侧膀胱经施擦法,再横擦腰骶部,以透热为度。⑤有下肢牵痛者,可用滚法施于大腿后外侧和小腿外侧,随后拿委中、承山,按揉阳陵泉、昆仑等穴。

七、其他疗法

(一)耳针

耳穴选腰椎、骶椎、坐骨神经、神门、肝、肾。以患侧为主,每天针刺 1 次,每次留针 2～4 小时,或用微针埋针,每周 1～2 次。

(二)穴位注射

穴位仍按夹脊穴为主,药物选用丹参注射液、当归注射液,每次 4 mL,分 2 穴注射;或用10%葡萄糖10～20 mL穴位注射,每次 1～2 穴;疼痛明显者选用2%普鲁卡因 4 mL 加泼尼松龙1 mL,穴位注射,每天 1 次。

（三）敷贴

用双柏散和水加蜂蜜,煎热后湿敷腰部。每天 1 次,适用于湿热腰痛者。

（四）其他

治疗腰痛方法颇多,除上述方法外,其他如红外线照射、超短波治疗、低频磁疗、激光治疗、药物离子透入法、蜡疗等均有帮助,可配合选用。

（李莹莹）

第八节 急性腰扭伤

急性腰肌扭伤为腰部的肌肉、韧带、筋膜等软组织在活动时因用力不当而突然损伤,可伴有椎间小关节的错位及其关节囊嵌顿,致使腰部疼痛并活动受限。本病中医称之为"闪腰岔气",多发于青壮年体力劳动者,临床上多见于搬运、建筑或长期从事弯腰工作、平时缺乏体力锻炼的人。损伤多发生于腰骶,骶髂关节或椎间关节两侧骶棘肌等部位。主要因外部暴力,以致筋脉损伤,瘀血阻滞,气机不通而痛。

一、病因病理

本病多为遭受间接外力所致,如搬运重物用力不当或体位不正而引起腰部筋膜部筋膜肌肉的损伤。急性扭伤多发生于腰骶、骶髂关节、椎间关节或两侧骶棘肌等部位。腰骶关节是脊柱的枢纽,骶髂关节是躯干与下肢的桥梁,体重的压力和外来冲击力多集中在这些部位,故受伤机会较多。当脊柱屈曲时,两旁的伸脊肌(特别是骶棘肌)收缩,以抵抗体重和维持躯干的位置,这时如负重过大,易使肌纤维撕裂;当脊柱完全屈曲时,主要靠韧带(尤其是棘上、棘间、后纵、髂腰等韧带)来维持躯干的位置,这时如负重过大,易造成韧带损伤。轻者可致骶棘肌和腰背筋膜不同程度的自起点撕裂,较重者可致棘上、棘间韧带的撕裂。腰部活动范围过大,椎间小关节受过度牵拉或扭伤,可致骨节错缝或滑膜嵌顿。另外,直接受暴力的冲击、压砸可造成腰部软组织的挫伤。

二、临床表现

本病多有外伤史,受伤时部分患者可感到腰部有"咯咯"响声,伤后立即出现一侧或两侧剧痛。腰痛不能挺直、俯仰屈伸,严重者转侧起坐甚至翻身时均感腰部疼痛异常。疼痛为持续性,活动时加重,休息后也不能缓解,咳嗽、喷嚏、大声说话或腹部用力等均可使疼痛加重。患者站立时腰部僵硬,常以两手撑腰,行走时多挺直腰部、步态缓慢,卧位时常以手撑腰才能翻身转动。绝大多数患者有明显的局部压痛点,且由于疼痛可致不同程度的功能受限。本病多无下肢痛,但有可能出现反射性坐骨神经痛。直腿抬高试验可为阳性。

三、诊断要点

(1)多发于青壮年体力劳动者,有明显的外伤史。

(2)有明显的损伤部位,腰肌紧张,腰骶部有压痛、撕裂痛。

（3）腰部各方向的活动均受限。

（4）X 线摄片检查多无明显异常，或可发现平腰、后突或侧弯变形，或两侧小关节突不对称，腰椎后突和侧弯，椎间隙左右宽窄不等。

四、针灸治疗

（一）毫针法

（1）处方一：水沟。

操作：患者仰卧位或坐位，先用三棱针将患者上唇系带之粟粒大小的硬结刺破。穴位局部常规消毒后，再将上唇捏起，用缓慢捻进法或快速捻进法进针，针尖向上斜刺0.2寸，当局部出现麻胀或痛胀感觉时，继续捻针 0.2～0.3 寸，并嘱患者同时向左右前后活动腰部。留针 15～30 分钟，行针 1～2 次，6 次为 1 个疗程。

（2）处方二：后溪。

操作：患者坐位，手半握拳。穴位常规消毒后，用 1.5～2.0 寸毫针刺入 1.5 寸左右，针尖向劳宫。留针 15 分钟，其间行针 3 次。同时令患者随意缓慢活动腰部，幅度逐渐加大。每天针刺 1 次。

（3）处方三：外关。

操作：患者立位，穴位常规消毒后，用 28 号 2.5 寸毫针，垂直快速刺入，行提插、捻转手法，强刺激。得气后留针 20 分钟，每隔 5 分钟行针 1 次。留针期间让患者做俯仰、转侧、踢腿、下蹲等动作。

（4）处方四：上都。

操作：患者取立位，手握空拳，掌心向下。局部常规消毒后，选用 28 号 2 寸毫针，针刺上部穴（在第 2、3 指掌关节间），向掌心方向刺入 1.0～1.5 寸，行捻转补泻手法、得气后留针 20 分钟，让患者做俯仰、转侧、踢腿、下蹲等动作，以患者出汗为度。

（5）处方五：飞扬。

操作：患者坐位，取健侧飞扬常规消毒，用 28 号 2.5 寸毫针直刺 2 寸，中等刺激。边捻针边嘱患者活动腰部，留针 20～30 分钟，其间行针 3 次，每次运针 1 分钟，每天 1 次。

（6）处方六：龈交。

操作：取龈交穴（上唇系带与齿龈交接处，腰扭伤者多在此处出现一米粒大白色小结），碘伏消毒，取 30 号 1 寸毫针在小结后侧沿口唇方向水平进针，行快速捻转强刺激。嘱患者活动腰部，幅度逐渐加大。

（7）处方七：水沟、养老、腰痛点。

操作：穴位常规消毒后快速进针，得气后边行针，边令患者活动腰部，如前后屈伸、左右侧弯等动作，运动幅度由小到大。留针 15 分钟，其间行针 2～3 次，用捻转提插泻法针感以患者耐受为度。若针刺疗效欠佳，可在患部加拔火罐 10 分钟。

（二）刺络拔罐法

处方：阿是穴、委中。

操作：患者俯卧，消毒局部皮肤后，医者持三棱针在痛点散刺（豹纹刺），在委中穴点刺出血数滴，然后在痛点行拔罐术（用大号罐），每次留罐 10～15 分钟，每天 1 次，5 次为 1 个疗程。散刺须做到浅而快，点刺委中穴出血不宜过多。

（三）手针法

（1）处方一：扭伤1、扭伤2。

操作：取穴（扭伤1在示指与中指掌骨间隙；扭伤2在中指与无名指掌骨间隙）后常规消毒，用30号2.5寸毫针沿掌骨间隙平刺1.5～2.5寸，提插捻转使酸胀感传至腕部，留针20分钟，间隔5分钟捻转1次，并嘱其活动腰部，幅度由小到大。

（2）处方二：第二掌骨侧腰穴。

操作：常规消毒后，沿着压痛最明显处的第2掌骨桡侧边缘垂直刺入。进针后，轻轻捻转，立即产生局部较强的胀、麻、酸、困感，并向发病部位传导。2～5分钟后患者即感患部轻松舒适，留针15～30分钟（令患者活动腰部）。每天1次，5次为1个疗程。

（四）电针法

（1）处方一：条口透承山。

操作：用5寸毫针，分别取双下肢的条口刺向承山，使针感传至足后跟，接上G-6850型治疗仪，电流强度以患者耐受为度，脉冲率与心率大致相同，并让患者弯腰，做前后左右旋转摇动，治疗20～30分钟。

（2）处方二：夹脊穴。

操作：根据部位的不同，取患侧或双侧相应部位的夹脊穴，用28号3寸毫针稍偏向内侧进针2～3寸，局部酸胀感或有麻电感向下肢放散。如治疗棘间韧带扭伤，可向棘间韧带方向进针1.0～1.5寸，局部酸胀向四周放散。接G-6805型治疗仪通电。主穴接负极，配穴接正极，选断续波，频率为200～250次/分，通电20～30分钟。

（五）头针法

处方：双足运感区，或配上1/5感觉区。

操作：患者取坐位。医师消毒穴位后，用26号2～3寸毫针，沿头皮斜刺一定深度后，以每分钟150～200次的频率持续捻转2～3分钟，嘱患者顺势活动，间隔10分钟，按上法反复运针3次，留针30～40分钟。

（六）耳针法

（1）处方一：神门。

操作：患者取坐位，医师用0.5寸毫针，消毒穴位后，在神门附近的痛点进针，行中等强度刺激3～5分钟。如疼痛减轻不明显，留针10分钟，并间歇加强刺激。

（2）处方二：阿是穴。

操作：患者取坐位，医者在两耳的耳轮正中间，与耳轮脚成一水平线处找痛点，如痛点不明显即在对耳轮正中间消毒后针刺。采用强刺激，进针后频频捻针，以患者能耐受为度，并嘱患者活动腰部，留针20分钟。

（七）耳压法

处方：腰、骶、腰椎、肾、神门。

操作：将耳部常规消毒后，在上述穴位附近探查敏感点，将王不留行籽贴附在小方块胶布中央，贴敷于耳穴上。嘱患者每天自行按压数次，3～5天复诊后更换穴位或酌情增减。

（八）眼针法

处方：中焦区、下焦区、肾区、膀胱区以及球结膜毛细血管形状变化的相应区域。

操作：患者仰卧位，穴位常规消毒后，医师用30号或32号0.5寸长毫针，左手按压眼球保护,右手持针横刺,循眼针分区顺序方向刺入,不施补泻手法,起针时用棉球压按片刻。

(九)鼻针法

处方:腰三点(鼻下缘中央一点,鼻翼上方左右各一点)。

操作:穴位消毒后,用毫针垂直依次刺入鼻各穴,进针深度以不穿透鼻骨为度,运用中等强度刺激,得气后留针 15～30 分钟,每 5 分钟行针 1 次。留针期间令患者活动腰部。

(十)穴位注射法

(1)处方一:腰阳关、命门、腰眼。

操作:穴位常规消毒后,用注射器在消毒的空盐水瓶内抽取空气,每穴各注入空气 2～10 mL,隔天治疗 1 次。

(2)处方二:气海俞。

操作:用 20 mL 注射器接 7 号针头,抽取 5% 葡萄糖氯化钠 15 mL,于患侧气海俞快速进针,针尖向内下,直达肌肉深层,回抽无血即快速注射,患者身觉有电麻感,并向周围和臀部放射。每天 1 次,7 次为 1 个疗程。

(十一)火针法

处方:腰阳关、承山。

操作:穴位严格消毒后,用自控弹簧火针,针体直径 1.5 mm,把针体在酒精灯上烧灼待针尖红而发亮时,准确刺入腧穴,疾刺快出,针刺深度 2～3 mm。需要时隔天再针 1 次。

(十二)足针法

处方:22 号穴(行间与太冲之间)。

操作:取两足背 22 号穴附近压痛最明显的部位。常规消毒后,用 0.5 寸毫针捻入,并轻轻捻转,同时嘱患者活动腰部,每次 2～3 分钟。

(十三)灸法

处方:肾俞、大肠俞、命门、阿是穴。

操作:将生姜 50 g 捣如泥,樟脑粉 10 g,纱布 10 cm×10 cm 备用。治疗时先用温水浸湿纱布,拧干拉平,置于所取穴位上,将生姜泥铺于纱布上,厚约 1 cm,压平。将樟脑粉分为 5 份,每份 2 g 左右。每次取 1 份均匀地撒在生姜泥上,点燃樟脑燃灸。灸完 1 次,接着再放 1 份,直至灸完 5 次为止。

五、推拿治疗

(一)旋转复位法

操作:先揉搓双侧腰部肌群,使痉挛缓解,减轻复位的阻力,根据棘突偏移方向作逆向旋转复位。当听到清脆的"咯"的一声轻响即说明已复位,最后做同样的检查核实复位情况并做揉搓手法松解双侧肌群以收功。

(二)三搬三压法

操作:患者取俯卧位。先用搬肩压腰法:术者一手以掌根按压患者第四、五腰椎棘突,另一手将对侧肩部搬起,双手同时交错用力,左右各做 1 次。用搬腿腰法:术者以一手掌根按压患者第三、四腰椎棘突,另一手托住患者膝关节部,使关节后伸至一定程度,双手同时相对交错用力,恰当时可听到弹响声,左右各做 1 次。最后用双髋引伸压腰法:术者一手以掌根按压患者第三、四腰椎棘突,另一手与前臂同时将双腿抬起,先左右摇摆数圈,然后上抬双腿,下压腰部,双手交错用力。

（三）揉按拿捏法

操作：让患者俯卧于治疗床上，施术者先用双手掌着力，反复揉按脊柱两侧肌肉，在腰椎扭伤之处及其周围做重点揉按。再用双手拇指着力，反复点揉脊柱两侧肌肉及华佗夹脊穴，并在腰部扭伤之处及其周围进行重点点揉，用以理气活血，舒筋通络，放松肌肉。用斜扳法和侧扳法，活动腰部各大小关节，再用双手拿揉法，反复拿揉腰椎两侧肌肉，并重点拿揉扭伤之处。用拇指点揉委中、承山等穴。最后，用拍打法，拍打腰背及下肢后侧肌肉。

（四）理筋止痛法

操作：患者正坐，术者坐其背后，以双手拇指触摸棘突，找到棘上韧带剥离处，嘱患者稍向前弯腰，术者一手拇指按在剥离的棘上韧带上端，向上推按牵引；另一手拇指左右拨动已剥离韧带，找到剥离面，然后顺脊柱纵横方向由上而下顺滑按压使其贴妥。术后避免腰部旋转活动，暂不做身体屈曲运动。

（刘晓明）

第九节　腰肌劳损

腰肌劳损是指腰部积累性的肌肉组织的慢性损伤，是引起慢性腰痛的常见疾患之一。病变主要在腰部深层肌肉纤维及筋膜组织，好发于腰背部、骶髂部及髂嵴部，多见于青壮年。发病原因多因损伤、受寒冷刺激、风湿病、脊椎病或慢性感染而引起。

一、病因病理

引起腰肌劳损的原因较多，若劳逸不当、气血筋骨活动不调，或长期腰部姿势不良、长期从事腰部持力及弯腰活动，或长期在潮湿、寒冷的环境下生活、工作等，可引起腰背肌筋膜损伤，产生慢性疼痛。部分患者由于急性腰肌劳损缺乏充分的治疗或治疗不及时，使肌肉，筋膜因损伤而出血、渗液，产生纤维性变，导致肌肉、筋膜粘连，造成腰背痛。另外，先天性脊柱畸形、老年性驼背、脊椎骨折畸形愈合力线不正、肌肉韧带牵拉力不协调、脊椎稳定性减弱，或下肢功能性缺陷，如小儿麻痹症、股骨头无菌性坏死、髋关节结核等，走路姿势不平衡，致腰肌劳损，出现腰痛。

二、临床表现

部分患者有腰急性扭伤史，腰背部酸痛或胀痛、隐痛、重坠痛是本病主要症状，时轻时重。经常反复发作，休息后减轻，常感弯腰动作困难，怕做弯腰动作，弯腰稍久疼痛即加速，有时用拳叩击腰部可使疼痛减轻。与天气变化和居住环境有关，每遇阴雨寒冷天气，环境潮湿或受风寒湿侵害侵袭时疼痛加剧。

三、诊断要点

（1）腰部隐隐作痛，时轻时重，反复发作。

（2）慢性腰痛，休息后减轻，劳累后加重，适当活动或变换体位时减轻。

（3）弯腰工作困难，若勉强弯腰则疼痛加剧。

（4）常喜双手捶腰，以减轻疼痛。

（5）可出现臀部及大腿后侧上部胀痛。

（6）检查时脊柱外观多属正常，俯仰活动多无障碍，一侧或两侧骶棘肌处、髂骨嵴后部或骶骨后面腰背肌止点处有压痛。

（7）X线检查可显示腰椎侧弯、平腰，或见第五腰椎骶化、第一骶椎腰化、隐性脊柱裂等先天变异，或见腰椎有骨质增生等。

四、针灸治疗

（一）毫针法

处方一：肾俞、气海俞、大肠俞、志室、命门、腰眼、腰阳关及相应的夹脊穴。

操作：穴位常规消毒后，用1寸毫针向脊椎方向针刺，用中强刺激，留针20分钟；每天1次，6次为1个疗程。

处方二：天柱。

操作：患者端坐微垂首，在双侧天柱穴稍做点按后，用30号1寸毫针迅速进针0.5～0.8寸，针尖向椎间孔方向。进针后不做任何提插捻转等手法。边留针边嘱患者站立，活动腰部，范围由小到大。留针20分钟，每天1次，8次为1个疗程。

处方三：手三里与曲池连线之中点。

操作：患者取立位，手半握拳端平，针刺深约1.5寸，针感酸、麻、胀、重。针后同时加腰部活动，主要向疼痛方向。留针20分钟，注意右侧腰痛取左侧穴位，左侧腰痛取右侧穴位，中间腰痛取左侧穴位。取针后患者腰腹前方，用一手按扶在肩前部，另一手按扶在髂骨后外侧部，双手对称地施以反旋转动，使腰部旋转，直至最大限度。

（二）穴位注射法

处方：阿是穴。

操作：用10%葡萄糖注射液10～20 mL或加维生素B_1 100 mg，在肌肉痉挛压痛处按一针多向透刺原则，分别向几个方向注入药液，将50%葡萄糖注射液5 mL加妥拉苏林5 mg，或5%当归注射液2～4 mL，注入压痛最明显处。3～4天1次，10次为1个疗程。

（三）刺络拔罐法

处方：肾俞、腰阳关、次髎。

操作：患者俯卧，皮肤严格消毒后，医者持三棱针在痛点散刺（豹纹刺），刺出血数滴，然后在痛点行拔罐术（用大号罐）。每次留罐10～15分钟，每天1次，5次为1个疗程。

（四）灸法

处方：阿是穴、命门、肾俞。

操作：将当归、白芍、红花、川断、狗脊、公丁香、桑白皮、升麻、川芎、木香各10 g，没药、乳香各6 g，全蝎3 g共研细末，同时以75%酒精调制成厚约3 cm的药饼，并用细针在药饼上戳数孔，置于命门、肾俞及阿是穴，再放上艾炷点燃隔药施灸，每穴5～7壮。每天1次，10次为1个疗程。

（五）针挑法

处方：阿是穴。

操作：患者取两腿跨骑坐位，俯伏椅背上，皮肤常规消毒后，用0.5%～1.0%普鲁卡因在穴位上注一皮丘。左手持消毒棉签,右手持特制钢针挑开皮肤,挑起皮下丝状纤维样物,拉出剪掉,一般只挑皮下纤维样物,也可深达筋膜层。术毕以1片生姜盖上,再贴上跌打风湿膏药。4~7天1次,8次为1个疗程。每次挑2~4穴为宜。

(六)耳针法

处方:腰椎区、腰痛点、神门、皮质下、肾上腺。

操作:严格消毒耳郭,快速进针,捻转片刻后留针15~20分钟。每天1次,无效时可埋针1~7天。

(七)耳压法

处方:腰、肾、肛、神门。

操作:将王不留行籽按压在腰、肾、肛、神门等穴位上。3天1次,1个月为1个疗程。

五、推拿治疗

(一)舒筋理筋法

操作:患者取俯卧位,先使用点穴、㨰法、揉按等手法,舒筋活络。先从胸椎至骶部两侧,自上而下点按毕佗夹脊诸穴及委中穴,再在局部由轻渐重地施以㨰法。最后在疼痛处用掌根进行揉法。揉时配合拨络法,然后以双手相叠沿脊柱及其两侧自上而下施按法。

(二)揉拍止痛法

操作:让患者俯卧于治疗床上,施术者先用双手掌着力,反复揉按脊柱两侧肌肉,边揉边向下移动,直达骶部,反复3~5遍。再用双手拇指着力,反复点揉脊柱两侧肌肉及华佗夹脊穴,并重点点揉腰椎两侧肌肉穴位。再用双拳㨰压法,反复㨰压脊柱两侧肌肉及其经络穴位,反复3~5遍,并重点㨰压腰椎两侧肌肉穴位。再用双手拿揉法,反复拿揉腰椎两侧肌肉及其穴位,对其疼痛之处进行重点拿揉。再用拇指点揉环跳、承扶、委中、承山等穴。最后,拍打腰背及下肢后侧肌肉。

(三)弹经活络法

操作:患者俯卧,术者立于患者足下,弹左足用右示指,弹右足用左示指放在昆仑穴上,向下用力压,然后向外踝方向滑动,术者感觉指下有一根筋在滚动,患者感觉麻、痛或触电感向足心放散,左右昆仑各弹拨3次。

(四)㨰按揉推法

操作:患者俯卧,先沿双侧骶棘肌自上而下施行㨰法,再在腰部终痛处及其周围施行按㨰法或一指推法,配合按压肾俞、大肠俞、阿是穴。根据具体情况,适当配合相应的被动运动。

(刘晓明)

第十节　梨状肌综合征

梨状肌综合征亦称梨状肌损伤或梨状孔狭窄综合征,是指因梨状肌发生损伤、痉挛、变性以致梨状孔狭窄,从而使通过该孔的坐骨神经和其他骶丛神经及臀部血管遭受牵拉、压迫所产生的一种病症。本病以老年人多见。

一、病因病理

梨状肌为臀中深层的一块小肌肉,起自骶骨前面的外侧面,由坐骨大孔穿出,将坐骨大孔分为梨状肌上孔与下孔,止于股骨大转子。主要协同臀部内外肌群其他肌肉完成大腿外旋动作。由于所处解剖位置重要,往往由于受到风寒侵袭或在某些动作,尤其在下肢外展、外旋再由蹲位变直立时,使下肢负重内收内旋易使梨状肌拉长、过牵而伤,均可引起该肌充血、痉挛、水肿、肥厚等无菌性炎症反应,从而刺激或压迫该部位的坐骨神经,产生以坐骨神经痛为主要症状的症候群,即梨状肌综合征。

二、临床表现

临床表现主要为通过梨状肌上、下孔的神经、血管及梨状肌本身损害的症状,其中最突出的是干性坐骨神经痛。起病可急可缓,病前多有外伤、过度体力劳动或受凉史。病程大多为慢性间歇性经过。通常累及一侧下肢。初期症状多为臀部钝痛、刺痛并伴有紧困、酸胀感,且疼痛常向大腿后侧、小腿后外侧及足背或足外缘放射,走路或其他体力活动时加剧。此外,有时疼痛尚伴有下腹部及会阴部感觉异常。

三、诊断要点

(1)大部分患者有外伤史或慢性劳损史,部分患者有夜间受凉史。

(2)自觉患肢变短,行走跛行。患侧臀部有深在性酸胀,伴有一侧下肢沿大腿后面、小腿后外侧的放射性疼痛,偶有小腿外侧麻木或足趾的麻木以及会阴部不适,走路时身体半屈曲,鸭步移行步态。

(3)腰部无畸形,无椎旁压痛点。患侧臀肌可有萎缩、松弛。梨状肌部位有压痛和放射痛,局部可有条索样隆起或弥漫性钝厚,肌肉松弛,沿坐骨神经可有压痛。

(4)直腿抬高试验60°以内疼痛明显,超过后疼痛反而减轻,下肢外展外旋时可引起坐骨神经痛。

(5)梨状肌紧张(内旋髋)试验:患肢向健肢上交叉(内收髋)试验时神经牵拉呈阳性。亦常见跟腱反射改变。

(6)腰椎摄片无异常。

(7)肌电图提示潜伏期延长,震颤电位等神经受损表现。

四、针灸治疗

(一)毫针法

处方一:主穴:环跳、秩边、居髎。配穴:疼痛沿下肢外侧放射者,加阳陵泉、丘墟;疼痛沿下肢后侧放射者,加委中、昆仑;疼痛沿下肢前面放射者,加足三里;腰痛者,加相应背俞穴。

操作:环跳穴直刺,针尖向外生殖器方向,深2.0～3.5寸,使局部酸胀或麻电感向下肢放散。秩边进针2～3寸,使局部酸胀,亦可再深刺,使之产生麻电感并向下肢放散。居髎针刺手法亦重,使得气感向四周扩散。每天1次,疼痛缓解后隔天1次。

处方二:阿是穴。

操作:用"合谷刺"法,患者侧卧,患侧在上,局部常规消毒,选28号2.5～3.0寸毫针,于患侧梨状肌走行部位压痛最明显处快速直刺至病所,行大幅度捻转提插手法,中强刺激量,使患者局部产生强烈的酸胀感,能出现抽动感放散至会阴部更佳。然后将针退至皮下,分别以 45°左右的角度向左右深刺,行同样手法,待患者出现酸胀感至尾骶部和下肢即可出针。

(二)电针法

处方:主穴:梨状肌的体表投影部位。配穴:L_3～S_2夹脊穴、委中、承山、阳陵泉、绝骨、昆仑。

操作:用 26 号 3 寸毫针在体表投影最明显的压痛点上快速进针,使之得气,然后在该针左右两旁的梨状肌走行上分别再刺 2 针,亦使之得气,接上 G-6805 治疗仪,用连续波通电 15～20 分钟,隔天 1 次,10 次为 1 个疗程。

(三)温针法

处方:主穴:患侧梨状肌中心点(或取病变部位的压痛点正中)。

操作:采用 28～30 号 3 寸长的毫针,在患侧梨状肌的中心点直刺 1 针,达到梨状肌部位后,用轻微小频率的提插捻转手法(补法),中强刺激。傍针距正中(左右上下均可,视病情、病位而定)3 cm 处各斜刺 1 针,针向病所。深度与直刺正中针相同,产生针感后,再在齐刺 3 针的针柄上进行温针灸 3～7 壮,每次留针 30 分钟,每天 1 次,10 次为 1 个疗程。

(四)刺络拔罐法

处方:阿是穴、委中。

操作:皮肤常规消毒后,针具选用梅花针,操作时右手握针柄的后段,示指压针柄中段,使用手腕之力在压痛点最明显处反复进行叩刺,待皮肤微出血时,再加火罐帮助瘀血外排,留罐 10～20 分钟,起罐后在患部下肢委中穴处用三棱针点刺出血,待黯色血排净。见红赤血时即将消毒棉球按压在针孔上。隔天1次,7 次为 1 个疗程。

(五)穴位注射法

处方:患侧秩边穴。

操作:常规消毒后,用 7 号麻醉针头,30 mL 注射器抽吸 10%葡萄糖注射液 10 mL,注射用水 10 mL,维生素 B_1 20 mg,将针头直刺入皮肤,穿透皮下组织,再穿透臀大肌筋膜,进入臀大肌,继续深入进梨状肌下缘时,术者有一种似针尖刺入豆腐样感觉,患者有明显酸胀反应,多数患者诉有向下放射感,这时将针头向后稍退少许,回抽无回血时将药液注入,此时局部酸胀十分明显,大部分患者诉有药液向大腿后侧往下流动感,注完后将针头退至皮下迅速拨出。隔天注射1次,5 次为 1 个疗程。

五、推拿治疗

(一)点拨舒筋法

(1)患者俯卧,医者先用拇指指腹在梨状肌部位做与梨状肌走行垂直方向的拨动,拨动 3～5 次后,再用拇指点按梨状肌约 1 分钟。

(2)用示、中、环三指指腹从臀及大腿后中线,沿足太阳膀胱经由上向下依次拨动至腓肠肌下缘承山穴处,反复 3～5 遍。

(3)用拇指点按承扶、殷门、委中、阳陵泉、承山、昆仑等穴位。

(4)用掌揉法从臀部沿大腿后侧向下依次按揉至腓肠肌部,反复 2～5 遍。

(5)用掌拍法,由上向下拍数遍,最后抚下肢结束手法。隔天 1 次,不需辅助任何药物。

(二)㨰揉按压法

主要用于慢性梨状肌损伤。

(1)患者俯卧位,术者先按摩臀部、腰部痛点,可用㨰法、揉法等,使局部有温暖舒适感。然后以指代针点按阿是穴以及痛点周围及下肢诸穴,如大肠俞、秩边、阳陵泉等穴。以局部有沉胀酸痛感为度,亦可用肘压法,按压痛部。

(2)医者可使用拨络法。用双手拇指推拨梨状肌,推拨的方向应与肌纤维行走方向相垂直,以剥离其粘连。

(3)可按照髋关节后侧部筋伤手法施用摇拨、屈按等手法,以及"伸膝蹬空法"被动活动臀部肌群,以解除痉挛。

(4)最后用捋顺法、拍打法做结束手法。

(三)理筋通络法

让患者俯卧于治疗床上,施术者先用掌根着力,反复按揉搓摩臀部及下肢后侧肌肉。再用双手拇指着力,反复拿揉臀部梨状肌处,对其痉挛或粘连结节进行重点拿揉和拨离,促使其缓解,若其指力达不到,可用肘尖着力,进行反复点揉拨压梨状肌处及臀部和下肢穴位。再用手掌着力,反复按揉臀部及下肢后侧肌肉和穴位,并用掌推法,反复推揉臀部及下肢后侧。最后,用拍子拍打臀部及下肢后侧面。

(刘晓明)

第十一节　髋部扭挫伤

髋部扭挫伤是指髋关节在过度内收、外展、屈曲及过伸活动时,髋关节周围肌肉、韧带及关节囊等,在外力的作用下扭挫造成撕伤、断裂或水肿,引起髋关节功能不同程度的障碍疾病,以青壮年多见。如运动中过度伸展、摔跤、蹲伤或自高处坠下等。临床根据损伤时间分为新鲜性扭挫伤和陈旧性扭挫伤两种,早期诊断和治疗效果迅速良好。

一、病因病理

激烈运动时,髋关节活动范围大,致使肌肉、韧带造成撕裂或离断,局部组织水肿,甚至局部瘀血积滞,产生肿胀、瘀斑,脉络不通而疼痛,同时髋关节功能失调。高处坠落和蹲伤,多髋关节后侧臀部肌肉和腰部肌肉受挫伤,局部组织瘀血、疼痛,不能活动,甚至强迫体位。

二、临床表现与诊断

损伤后局部疼痛、肿胀,甚至产生瘀斑。被动活动时疼痛加剧。如蹲伤后臀部疼痛,轻度肿胀,压痛明显,屈髋时臀部疼痛而受限。腰部和臀部损伤,除局部症状外,偶可出现下肢不等长,也称长腿症或骨盆倾斜症,X线片只见骨盆倾而无其他异常。患肢呈保护性姿态,如跛行、拖拉步态、骨盆倾斜等。

三、治疗

（一）药物治疗

髋部扭挫伤后患者应卧床休息，并应以内服中药治疗为主。早期因瘀血积滞，脉络不通，应活血化瘀，通络止痛。可选用复元活血汤、桃红四物汤、血府逐瘀汤等。根据多年临床经验，早期常规处方用药是丹参、红花、赤芍、土鳖虫、川膝、当归尾、青皮、丹皮、双花、蒲公英、甘草。体温高者可加紫花地丁、败酱草、臀部疼痛或骨盆倾斜者加桑寄生、川断。时间拖久者应活血通络、温经通络，上方去双花、蒲公英，加独活、鸡内金、木瓜。

（二）手法治疗

患者取俯卧位，术者在髋部痛点采用按揉、弹拨、拔伸等法及配合髋关节被动活动。患者仰卧，医师站在患侧，面对患者，于患处先用按、揉法舒筋，病情减轻后，再用弹拨手法拨理紧张之筋，以解除肌筋的痉挛。

（刘晓明）

第十二节　腰椎间盘突出症

腰椎间盘突出症又称腰椎间盘纤维环破裂髓核突出症。它是腰椎间盘退行性变之后，在外力的作用下，纤维环破裂髓核突出刺激或压迫神经根造成腰痛，并伴有坐骨神经放射性疼痛等症状为特征的一种病变。腰椎间盘突出症是临床常见的腰腿痛疾病之一，好发于 20～45 岁的青壮年，男性比女性多见，其好发部位多见于 $L_{4\sim5}$ 和 $L_5\sim S_1$。

根据本病的疼痛性质应属于中医痛痹范畴，根据本病的疼痛部位应归属于督脉、足太阳经及经筋和足少阳经及经筋的病变。

一、诊断要点

（1）有急、慢性腰部疼痛史。

（2）下腰部疼痛，疼痛沿着坐骨神经向下肢放射，当行走、站立、咳嗽、打喷嚏、用力大便、负重或劳累时疼痛加重，屈髋、屈膝卧床休息后疼痛缓解。

（3）坐骨神经痛常为单侧，也有双侧者，常交替出现，疼痛沿患肢大腿后面向下放射至小腿外侧、足跟部或足背外侧。

（4）检查。①腰部僵硬，脊柱侧弯，腰椎前凸减小或消失。②压痛点：腰椎间隙旁有深度压痛，并引起或加剧下肢放射痛（即腰椎间盘突出的部位）；环跳、委中、承山、昆仑等部位压痛。③皮肤感觉异常：小腿外侧及足背部感觉减退或麻木表明第 5 神经根受压；外踝后侧、足底外侧和小趾皮肤感觉减退或麻木，表明 S_1 神经根受压。④直腿抬高试验阳性、屈颈试验阳性、颈静脉压迫试验阳性、踇趾背屈力减弱（L_5 神经根受压）或踇趾跖屈试验性（S_1 神经根受压）、腱反射减弱或消失（膝腱反射减弱或消失表示 L_4 神经根受压，跟腱反射或消失表示骶神经根受压）。⑤X 线片检查：X 线片可见脊柱侧弯或生理前屈消失，椎间隙前后等宽，或前宽后窄，或椎间隙左右不等宽等。⑥CT、MRI 检查：可见腰椎间盘突的部位、大小及与椎管的关系。

二、病因病机

椎间盘是一种富有弹性的软骨组织，位于两个椎体之间。每个椎间盘有髓核、纤维环和软骨板组成。

椎间盘的主要功能是承担与传达压力；吸收脊髓的震荡；维持脊柱的稳定性和弹性。其中髓核是椎间盘的功能基础，纤维环和软骨板均有保护髓核的作用，而软骨板的膜具有渗透作用，可与椎体进行水分交换，以维持随和正常的含水量，保持髓核的半液体状态。

腰椎间盘容易突出有其生理和解剖的原因，后纵韧带具有保护椎间盘的作用，但下达腰部时逐渐变窄，而腰段椎管比颈段胸段粗大，所以腰部椎间盘的纤维环缺乏有力的保护；椎间盘中的髓核位置偏后外侧，而且纤维环前厚后薄，后面缺乏有力的保护；脊柱腰段是承受压力最大的部位，又是活动量最大的部分，所以椎间盘受到牵拉、挤压的力量较大，而保护的力量较小，所以容易突出。

(一)椎间盘退化变性是产生本病的病理基础

随着年龄的增长，以及不断的遭受挤压、牵拉和扭转等外力作用，使椎间盘发生退化变性，髓核含水量逐渐减少而失去弹性，继而使椎间隙变窄、周围韧带松弛或产生纤维环裂隙，形成腰椎间盘突出症的内因。在外力的作用下，髓核可向裂隙出移动或自裂隙处向外突出，刺激或压迫邻近的软组织(脊神经)而引起症状。中医认为"五八肾气衰"，或由于劳伤过度，肝肾亏损，筋骨失养，不在隆盛，易被外力所伤，易受外邪侵袭而发病。

(二)外力是引起本病的主要原因

腰在负重的情况下突然旋转，或向前外方的弯腰用力，使腰椎前屈，腹部压力增大，合力向后，推动髓核后移，靠近纤维环后缘。此时，如果向后的合力超过了脊柱后方韧带、肌肉的抵抗力，髓核可突破纤维环的薄弱处而凸出。此种情况多见于从事体力劳动的年轻人。中医认为扭挫闪伤筋脉，血溢脉外，瘀血闭阻，压迫阻滞经络气血的运行，不通而痛，发为本病。

(三)腰背肌劳损是引起本病的辅助条件

脊椎的后方主要有后纵韧带、棘上韧带和棘间韧带及骶棘肌的保护，限制脊柱过度前屈，防止椎间盘后移。长期持续的弯腰工作，容易造成脊柱后侧肌肉韧带劳损和静力拉伤，使肌肉、韧带乏力，保护作用下降。再加上弯腰时髓核后移，长期挤压纤维环后壁而出现裂隙。在某种不大力的作用下，也可导致髓核从纤维环的裂隙处凸出。这种情况多见于40岁后的非体力劳动者，中医认为"五八肾气衰"，腰府失养，易受外力所伤，或劳累过度，耗伤气血，腠理空疏，易受外邪而发病。

(四)受寒是本病的主要诱因

寒冷刺激导致局部血液循环变慢，容易引起肌肉的不协调收缩，使椎间盘压力增大，为本整的发生提供了条件。中医认为感受风寒湿邪，痹阻经脉，气血不通而发病，如《素问·举痛论》曰："寒气入经而稽迟泣而不行，……客于脉中则气不通，故卒然而痛"。

三、辨证与治疗

(一)辨经络治疗

1.主症

疼痛沿足太阳经放射或足少阳经放射。

2.治则

疏通经络,行气止痛。

3.处方

(1)足太阳经证:L$_{2\sim5}$夹脊穴、阿是穴、秩边、环跳、殷门、阳陵泉、委中、承山、昆仑。

(2)足少阳经证:L$_{2\sim5}$夹脊穴、阿是穴、环跳、风市、阳陵泉、悬钟、丘墟。

操作法:针刺夹脊穴时,针尖略向脊柱斜刺,深度在 40 mm 左右,捻转手法,有针感向下肢传导效果较好。针秩边、环跳进针 60 mm 左右,行提插捻转手法,得气时,有针感沿足太阳经或足少阳经传导为佳。其余诸穴均直刺捻转平补平泻手法或泻法。

4.方义

本方是根据疼痛的部位辨经论治,循经取穴,旨在疏通经气,达到通则不痛的目的。夹脊穴邻近病变部位,阿是穴是病变的部位,二穴是治疗本病的主穴。秩边、环跳是治疗腰腿痛的主要穴位,《针灸甲乙经》"腰痛骶寒,俯仰急难……秩边主之"。环跳是足少阳、太阳二脉之会,更是治疗腰腿疼痛、麻木、瘫痪的主要穴位,正如《肘后歌》云:"腰腿疼痛十年春,应针环跳便惺惺"。阳陵泉也是治疗本病不可缺少的穴位,因为本穴属足少阳经,为筋之会穴,主治腰腿痛,如《针灸甲乙经》说"髀痹引膝,股外廉痛,不仁,筋急,阳陵泉主之。"且阳陵泉处又有坐骨神经的重要分支腓总神经,本病在此处多有压痛,故阳陵泉是治疗本病的重要穴。其余诸穴均属于循经取穴,疏导经气,通经止痛。

(二)病因辨证治疗

1.瘀血阻滞

(1)主症:多有腰部外伤史,或腰腿痛经久不愈,疼痛如针刺、刀割,连及腰骶和下肢,难以俯仰,转侧不利,入夜疼痛加剧。舌质紫黯或有瘀点,脉涩。

(2)治则:活血化瘀,通络止痛。

(3)处方:腰椎阿是穴、环跳、阳陵泉、膈俞、委中。

(4)操作法:针阿是穴时,先在其正中刺 1 针,针尖略斜向脊柱,得气后行捻转泻法,然后在其上下各刺 1 针,针尖朝向第 1 针,得气后两针同时捻转,使针感向下肢传导。膈俞用刺络拔火罐法,委中用三棱针点刺出血,所出之血,由黯红变鲜红为止。环跳、阳陵泉直刺捻转泻法。阿是穴与阳陵泉连接电疗机,选择疏密波,强度以患者能忍受为度,持续 30 分钟。

(5)方义:阿是穴位于病变部位,属于局部取穴。膈俞是血之会穴,委中又称"郄都",对于瘀血阻滞者有活血祛瘀,通络止痛的作用,正如《素问·刺腰痛论》:"解脉会令人腰痛如引带,常如折腰状,善恐。刺解脉在郄中结络如黍米,刺之血射,以黑见赤血而已。"

2.寒湿痹阻

(1)主症:腰腿疼痛剧烈,屈伸不利,喜暖畏寒,遇阴雨寒冷天气疼痛加重,腰腿沉重、麻木、僵硬。舌苔白腻,脉沉迟。

(2)治则:温经散寒,祛湿通络。

(3)处方:腰部阿是穴、肾俞、环跳、次髎、阳陵泉、阴陵泉、跗阳。

(4)操作法:阿是穴的刺法同上,加用灸法或温针灸法。肾俞直刺平补平泻手法,加用灸法。其他诸穴均用捻转泻法。

(5)方义:本证是由于寒湿邪气痹阻经脉所致,治当温经散寒,阿是穴的部位是病变的部位,也是寒湿凝结的部位,故温针灸阿是穴除寒湿之凝结。灸肾俞温肾阳祛寒湿。次髎通经利湿,并治腰腿疼,《针灸甲乙经》曰"腰痛怏怏不可以俛仰,腰以下至足不仁,入脊腰背寒,次髎主之。"阴陵泉除湿利尿,疏通腰腿部经脉,足太阴经筋结于髀,著于脊,多用于治疗湿性腰腿痛的治疗,《针灸甲乙经》"肾腰痛不可俯仰,阴陵泉主之"。跗阳位于昆仑直上 3 寸,主治腰腿疼痛,《针灸甲乙经》跗阳主"腰痛不能久立,坐不能起,痹枢骨衍痛",本病在跗阳穴处常有压痛、硬结或条索,针灸此穴对缓解腰腿痛有较好的效果。用此穴治疗腰腿痛在《黄帝内经》中即有记载,称之为"肉里脉",《素问·刺腰痛论》"肉里之脉令人腰痛,不可以咳,咳则筋缩急。刺肉里之脉,为二痏,在太阳之外少阳绝骨之后。"

3.肝肾亏损

(1)主症:腰腿疼痛,酸重乏力,缠绵日久,时轻时重,劳累后加重,卧床休息后减轻。偏阳虚者手足不温,腰腿发凉,或有阳痿早泄,妇女有带下清稀,舌质淡,脉沉迟;偏阴虚者面色潮红,心烦失眠,下肢灼热,或有遗精,妇女可有带下色黄,舌红少苔,脉弦细。

(2)治则:补益肝肾,柔筋止痛。

(3)处方:腰部阿是穴、肾俞、肝俞、关元俞、环跳、阳陵泉、悬钟、飞扬、太溪。

(4)操作法:阿是穴针刺平补平泻法,并用灸法;肾俞、关元俞针刺补法并用灸法;环跳平补平泻法;其余诸穴均用捻转补法。偏阴虚者不用灸法。

(5)方义:腰为肾之府,肾精亏损,腰府失养而作痛;肝藏血而主筋,肝血不足,筋失血养而作痛。治取肾俞、肝俞、关元俞补益肝肾濡养筋骨而止痛。太溪配飞扬属于原络配穴,旨在补益肾精调理太阳、少阳经脉以止痛。在飞扬穴处又有小络脉分出,名曰飞扬脉,主治腰痛,《素问·刺腰痛论》"飞扬之脉,令人腰痛,痛上怫怫然,甚则悲以恐,刺飞阳之脉,……少阴之前与阴维之会。"因此,飞扬是治疗肾虚及肝虚引起腰痛的重要穴位。环跳是足少阳、太阳经的交会穴,位于下肢的枢纽,悬钟乃髓之会穴,阳陵泉乃筋之会穴,三穴同经配合,协同相助,补益精髓濡养筋骨以止痛。

(刘晓明)

第十三节　腰椎管狭窄症

一、概述

椎管狭窄症是指各种形式的椎管、神经根管及椎间孔的狭窄,包括软组织(如黄韧带肥厚、后韧带钙化等)引起的椎管容积改变及硬膜囊本身的狭窄。由于椎管狭窄造成对脊髓及神经、血管卡压和刺激从而引起椎管狭窄症的发生。1803 年 Porta 最先注意到椎管管径缩小是椎内神经受压的一个原因。1910 年 Sumita 首先记载了软骨发育不育者的腰椎管狭窄症,其后 Donath 和 Vogl 相继描写了本症。1953 年 Schlesinger 和 Taverus 作了比较全面的叙述。1954 年 Verbiest 和 1962 年 Epstenin 先后提出因腰椎椎管狭窄,压迫马尾神经所引起的神经并发症。1964 年 Brish 和 1966 年 Jaffe 等描述了间歇性跛行与椎管狭窄有关。

二、病因病机

(一)发育性脊椎狭窄

发育性脊椎狭窄又称原发性椎管狭窄。这种椎管狭窄,系由先天性发育异常所致。故椎管的前后径和左右径都一致性狭窄。椎管容量较小,所以任何诱因都可使椎管进一步狭窄,引起脊髓、马尾或神经根的刺激或压迫症状。如横管横断呈三叶形常可使侧隐窝狭窄。

(二)退变型椎管狭窄

退变型椎管狭窄又称继发性椎管狭窄,主要是由于脊椎发生退行性病变所引起。因脊椎有退行性病变,椎间盘萎缩吸收,椎间隙变窄,环状韧带松弛,脊椎可发生假性滑脱或增生。更由于脊椎松弛,椎板及黄韧带可由异常刺激而增厚(如椎板厚度超过 5 mm,黄韧带厚度超过 4 mm,即为不正常),硬膜外脂肪可变性、纤维化,使硬脊膜受压,引起一系列马尾及神经压迫或刺激症状。

(三)脊椎滑脱性狭窄

如患者有脊椎崩裂症或腰椎峡部不连,常可发生脊椎滑脱。当有脊椎滑脱时,因上下椎管前后移位,可使椎管进一步变窄。更由于脊椎滑脱,可促进退行性变,峡部纤维性软骨增生,更加重椎管狭窄,压迫马尾或侧隐窝内神经根,引起椎管狭窄症。

(四)医源性椎管狭窄

由于各种手术治疗的刺激,尤其是施行脊椎融合植骨术后,常可引起棘间韧带和黄韧带肥厚或植骨部全部椎板增厚,结果使椎管变窄压迫马尾或神经根,引起椎管狭窄症。

(五)外伤性椎管狭窄

当脊椎受到外伤时,尤其是当外伤较重引起脊柱骨折或脱位时常引起椎管狭窄,压迫或刺激马尾或神经根,引起椎管狭窄症。

(六)其他骨病所致之椎管狭窄症

如畸形性骨症和氟骨症等,均可因椎体、椎板、和软组织增厚而使椎管内容减小,压迫或刺激神经根引起椎管狭窄症。

三、诊断

根据详细病史、临床症状和体征、X 线片、造影、CT、MRT 等不难诊断,但需与腰椎间盘突出症与血栓闭塞性脉管炎等鉴别。

(一)临床表现

本症好发于 $40\sim50$ 岁之男性多以女性,尤其是 $L_{4\sim5}$ 和 $L_5\sim S_1$ 最多见。其主要症状是腰腿痛,常发生一侧或两侧根性放射性神经痛。严重者可引起两下肢无力,括约肌松弛、二便障碍或轻瘫。椎管狭窄症的另一主要症状是间歇性跛行。多数患者当站立或行走时,腰腿痛症状加重,行走较短距离,即感到下肢疼痛、麻木无力,越走越重。当略蹲或稍坐后腰腿痛症状及跛行缓解。引起间歇性跛行的主要原因,可能与马尾或神经根受刺激或压迫有关。1803 年,Portal 最先注意到椎管前后径缩小,可压迫椎管内神经。1858 年,Charcot 认为下肢血管病变导致骨骼肌供血不足也能引起间歇性跛行,故间歇性跛行又分为神经性间歇性跛行和血管性间歇性跛行两大类。1949 年,Boyd 指出血管性间歇性跛行仅在行走后才发生大腿或小腿肌肉痉挛性疼痛,经休息后临床症状即可减轻。而因椎管狭窄症使腰骶神经根受压所引起的间歇性跛行又称神经源性间歇性跛行症。可由于体位的改变引起下肢放射性神经痛,尤其是每当腰椎过伸时,腰腿疼痛症状加重。因为当腰椎过伸时,腰椎椎间隙前部增宽,后方变窄常使腰椎间盘及纤维环向椎管内突出,使椎管进一步变窄,刺激或压迫神经根。也由于腰椎过伸神经根变短变粗,容易受压而产生神经根或马尾刺激症状。在背伸的同时,腰椎的黄韧带也松弛形成皱襞增厚使椎间孔变小也压迫或刺激马尾及神经根引起马尾及神经根的刺激症状。上述临床症状当腰椎前弯时,可因椎管后方的组织拉长椎管内容减小,脱出的间盘回缩等而减轻,也可于略蹲、稍坐或卧床休息而减轻。因此患腰椎管狭窄症者,往往自觉症状较多,较重,而阳性体征则较少。因为患者于卧床检查时其临床体征或已缓解,或已消失之故。临床常见的体征除腰部前屈时症状减轻,与腰椎背伸时腰腿痛症状加重外,还常有直腿抬高阳性或阴性,往往两侧相同,下肢知觉异常或减退。两腿无力,膝跟腱反射不正常及括约肌无力,二便障碍等。

椎管的测量:1975—1977 年,Verbiest 根据椎管中央矢状径(m−s 径)和椎管横径的测量将椎管狭窄分为 3 型。

(1)绝对型:即椎管的中央矢状径小于或等于 10 mm 者,为绝对型椎管狭窄(m−s 径≤10 mm)。

(2)相对型:即椎管的中央矢状径小于或等于 10~12 mm 者(m−s 径为 10~12 mm),较多。

(3)混合型:总之,中央矢状径(m−s 径)小于 11.5 mm 由肯定为病理现象。如腰椎管的头侧或尾侧的中央矢状径比值大于 1 则为异常现象(头尾正常时 m−s 径之比值小于)。横径:即椎弓根最大距离,平均值为 23 mm。其正常值下限为 13 mm(X 线照片为 15 mm)。

(二)辅助检查

1.X 线

正位 X 线片常显示腰椎轻度侧弯,关节突间关节间距离变小,有退行性改变。侧位 X 线片显示椎管中央矢状径常小,小于 15 mm 就说明有狭窄的可能。

2.造影

造影是诊断本症的可靠方法。正位片可清楚显示硬脊膜腔的大小,如出现有条纹状或须根状阴影,表示马尾神经根有受压现象,或全梗阻,如影柱呈节段性狭窄或中断,表示为多发性或全梗阻。

3.CT、MRI 检查

鞘膜囊和骨性椎管二者大小比例改变,鞘膜囊和神经根受压,硬膜外脂肪消失或减少,关节突肥大使侧隐窝和椎管变窄,三叶状椎管,弓间韧带、后纵韧带肥厚。

(三)临床分类

根据病因不同,它分为原发性和继发性,原发性又称先天发育不良与畸形或特发性腰椎等狭窄,继发性又称后天性椎管狭窄,多由于椎间盘突出,骨质增生,以及关节退化变性或脊椎滑脱外伤性骨折脱位,骨炎、肿瘤、血肿等,其中最主要常见的是退行性椎管狭窄。早期,由于椎间盘退变,髓核脱水,膨胀力减低,使黄韧带及关节囊松弛,导致脊柱不稳定,产生假性滑脱,引起椎管腔狭窄。晚期,可继发椎间纤维环向后膨出,后纵韧带肥厚、骨化、后缘增生、关节囊肥厚、关节肥大、黄韧带肥厚骨化,无菌炎症水肿,肿胀致使管腔容积减少,正常腰椎管矢状径均为 15 mm 以上,横径在 20 mm 以上,根据发生原因不同可分为:①全椎管狭窄;②侧隐窝管狭窄;③神经根管狭窄 3 种。

四、治疗

保守治疗主要有休息、理疗、按摩、服药、应用支具和硬膜外腔激素封闭等。如卧床休息、消炎止痛类西药、理疗、骨盆牵引,腰背肌锻炼等可以改善局部血液循环,减轻无菌性炎症反应,消除充血、水肿,增加椎管内容积,缓解神经压迫,减轻肌肉痉挛,从而减轻局部症状。非类固醇抗炎药除减轻神经受压所致的炎性反应外,还具有止痛效果,但此类药可致胃及十二指肠溃疡,也影响肝肾功能,用药时应注意。理疗方法是拉力疗法、腰肌强度锻炼和无氧健康训练。骑静止的自行车对有些患者很有效,这种锻炼腰呈屈曲位,多数患者能耐受。用马具设计的踏车行走锻炼,因腰椎不受力,故对腰椎管狭窄的患者也很有用。用于软组织理疗的方法较多,包括热疗、冰疗、超声、按摩、电刺激和牵引等方法,虽较常用,但对腰椎疾患的疗效尚未得到证实。然而,对辅助腰椎活动和进行更强的理疗做准备还是有益的,锻炼和理疗较安全,可延迟手术治疗,锻炼可改善患者全身情况,即使不减轻症状,也有利于更好地接受手术治疗。应用支具及腰围保护可增加腰椎的稳定性,以减轻疼痛,但应短期应用,以免发生腰肌萎缩。硬膜外腔激素封闭治疗腰椎管狭窄的方法仍有争议,一般认为,用于治疗根性痛的疗效较差。Cuckler 等前瞻性研究了一组患者,用于减轻根性疼痛,经双盲交叉对比研究结果表明,在对照组(硬膜外注射生理盐水)与试验组(硬膜外注射激素)之间没有显著性差异。Rosen 等人回顾性研究了一组应用硬膜外激素治疗的患者,60%疼痛症状短期有减轻,仅有 25%疼痛症状长期有减轻。

绝大多数患者通过保守治疗是可以获得较好的疗效的,其次是日常生活中要做好积极的预防和保健措施如下。①腰的保护:睡床要软硬适中,避免睡床过硬或过软,使腰肌得到充分休息;避免腰部受到风、寒侵袭,避免腰部长时间处于一种姿势,肌力不平衡,造成腰的劳损。②腰的应用:正确用腰,搬抬重物时应先下蹲,用腰时间过长时应改变腰的姿势,多做腰部活动,防止逐渐发生劳损,而最终引起腰椎退性改变。③腰部保健运动:坚持腰的保健运动,经常进行腰椎各方向的活动,使腰椎始终保持生理应力状态,加强腰肌及腹肌练习,腰肌和腹肌的力量强,可增加腰椎的稳定性,对腰的保护能力加强,防止腰椎发生退行性改变。

(李莹莹)

第十四节　膝关节侧副韧带损伤

膝关节侧副韧带损伤是指由于膝关节遭受暴力打击、过度内翻或外翻引起膝内侧或外侧副韧带损伤,临床以膝关节内侧或外侧疼痛、肿胀、关节活动受限,小腿外展或内收时疼痛加重为主要特征的一种病证。膝关节侧副韧带损伤可分为内侧副韧带损伤和外侧副韧带损伤,临床以内侧副韧带损伤多见。可发生于任何年龄,以运动损伤居多。

一、病因病理

(一)内侧副韧带损伤

膝关节生理上呈轻度外翻。当膝关节微屈(130°～150°)时,膝关节的稳定性相对较差,此时,如果遇外力作用使小腿骤然外翻、外旋,牵拉内侧副韧带造成损伤;或足部固定不动,大腿突然强力内收、内旋；或膝关节伸直位时，膝或腿部外侧受到暴力打击或重物挤压，促使膝关节过度外翻，即可造成内侧副韧带损伤。若损伤作用机制进一步加大，则造成韧带部分撕裂或完全断裂，严重时可合并半月板或交叉韧带的损伤。

(二)外侧副韧带损伤

由于膝关节呈生理性外翻，又有髂胫束共同限制膝关节内翻和胫骨旋转的功能，所以外侧副韧带的损伤较少见。但在小腿突然内翻、内旋；或大腿过度强力外翻、外旋；或来自膝外侧的暴力作用或小腿内翻位倒地掼伤，使膝关节过度内翻，导致膝外侧副韧带牵拉损伤。损伤多见于腓骨小头抵止部撕裂。严重者可伴有外侧关节囊、腘肌腱撕裂，腓总神经损伤或受压，可合并有腓骨小头撕脱骨折。

韧带损伤后引起局部出血、肿胀、疼痛，日久血肿机化、局部组织粘连，进一步导致膝关节活动受限。

本病属中医伤科"筋伤"范畴。中医认为膝为诸筋之会，内为足三阴经筋所结之处，外为足少阳经筋、足阳明经筋所络，急、慢性劳伤，损伤筋脉，气血瘀滞，致筋肌拘挛，牵掣筋络，屈伸不利，伤处为肿为痛。

二、诊断

(一)症状
(1)有明显的膝关节外翻或内翻损伤史。
(2)伤后膝内侧或外侧当即疼痛、肿胀，部分患者有皮下瘀血。
(3)膝关节屈伸活动受限，跛行或不能行走。

(二)体征
1.肿胀
伤处肿胀，多数为血肿。血肿初起为紫色，后逐渐转为紫黄相兼。
2.压痛
膝关节内侧或外侧伤处有明显压痛。内侧副韧带损伤压痛点局限于内侧副韧带的起止部；外侧副韧带损伤时，压痛点常位于股骨外侧髁，或腓骨小头处。
3.放散
痛内侧副韧带损伤，疼痛常放散到大腿内侧、小腿内侧肌群，伴有肌肉紧张或有痉挛；外侧副韧带损伤，疼痛可向髂胫束、股二头肌和小腿外侧放散，伴有肌肉紧张或有痉挛。
4.侧向运动试验
膝内侧或外侧疼痛加剧，提示该侧副韧带损伤。
5.韧带断裂
侧副韧带完全断裂时，可触及该断裂处有凹陷感，做侧向运动试验时，内侧或外侧关节间隙有被"拉开"或"合拢"的感觉。
6.合并损伤
合并半月板损伤时麦氏征阳性；合并交叉韧带损伤时抽屉试验阳性；合并腓总神经损伤时，小腿外侧足背部有麻木感，甚者可有足下垂。

(三)辅助检查
X线片检查：内侧副韧带完全断裂时，做膝关节外翻位应力下摄片，可见内侧关节间隙增宽；

外侧副韧带完全断裂者做膝关节内翻位应力下摄片,可见外侧关节间隙增宽;合并有撕脱骨折时,在撕脱部位可见条状或小片状游离骨片。

三、治疗

(一)治疗原则

活血祛瘀,消肿止痛,理筋通络。

(二)手法

㨰法、按法、揉法、屈伸法、弹拨法、搓法、擦法等。

(三)取穴与部位

1.内侧副韧带损伤

血海、曲泉、阴陵泉、内膝眼等穴及膝关节内侧部。

2.外侧副韧带损伤

膝阳关、阳陵泉、犊鼻、梁丘等穴及膝关节外侧部。

(四)操作

1.内侧副韧带损伤

(1)患者仰卧位,患肢外旋伸膝。术者在其膝关节内侧用㨰法治疗,先在损伤部位周围操作,后转到损伤部位操作。然后沿股骨内侧髁至胫骨内侧髁施按揉法,上下往返治疗。手法宜轻柔,切忌粗暴。时间5~8分钟。

(2)继上势,术者用拇指按揉血海、曲泉、阴陵泉、内膝眼等穴,每穴约1分钟。

(3)继上势,术者做与韧带纤维垂直方向施轻柔快速的弹拨理筋手法,掌根揉损伤处,配合做膝关节的拔伸和被动屈伸运动,手法宜轻柔,以患者能忍受为限。时间3~5分钟。

(4)继上势,术者在膝关节内侧做与韧带纤维平行方向的擦法,以透热为度。搓、揉膝部,轻轻摇动膝关节数次结束治疗。时间2~3分钟。

2.外侧副韧带损伤

(1)患者取健侧卧位,患肢微屈。术者在其大腿外侧至小腿前外侧用㨰法治疗,重点在膝关节外侧部。然后自股骨外侧髁至腓骨小头处施按揉法,上下往返治疗。手法宜轻柔,切忌粗暴。时间5~8分钟。

(2)继上势,术者用拇指按揉膝阳关、阳陵泉、犊鼻、梁丘等穴,每穴约1分钟。

(3)继上势,术者在与韧带纤维垂直方向施轻柔快速的弹拨理筋手法,掌根揉损伤处,配合做膝关节的拔伸和被动屈伸运动,手法宜轻柔,以患者能忍受为限。时间3~5分钟。

(4)患者俯卧位,术者沿大腿后外侧至小腿后外侧施㨰法治疗。然后转健侧卧位,在膝关节外侧与韧带纤维平行方向施擦法,以透热为度。搓、揉膝部,轻轻摇膝关节数次结束治疗。时间3~5分钟。

四、注意事项

(1)急性损伤有内出血者,视出血程度在伤后24~48小时才能推拿治疗。

(2)损伤严重者,应做X线片检查,在排除骨折的情况下才能推拿。若损伤为韧带完全断裂或膝关节损伤三联征者宜建议早期手术治疗。

(3)后期应加强股四头肌功能锻炼,防止肌萎缩。

五、功能锻炼

损伤早期,嘱患者做股四头肌等长收缩练习,每次 5～6 分钟,并逐渐增加锻炼次数,以防肌肉萎缩,然后练习直腿抬举,后期做膝关节屈伸活动练习。

六、疗效评定

(一)治愈
肿胀疼痛消失,膝关节功能完全或基本恢复。

(二)好转
关节疼痛减轻,功能改善,关节有轻度不稳。

(三)未愈
膝关节疼痛无减轻,关节不稳,功能障碍。

（李莹莹）

第十五节　膝关节创伤性滑膜炎

膝关节创伤性滑膜炎主要是指膝关节遭受扭挫等外伤或劳损,导致关节囊滑膜层损伤,发生充血、渗出,关节腔内大量积液积血,临床以关节肿胀、疼痛、活动困难为主要特征的一种疾病。本病又称急性损伤性膝关节滑膜炎,可发生于任何年龄。

一、病因病理

膝关节的关节囊分纤维层和滑膜层,滑膜层包裹胫、股、髌关节。正常情况下,滑膜层分泌少量滑液,有利于关节活动和保持软骨面的润滑。当膝关节由于跌仆损伤、扭伤、挫伤、遭受撞击等急性损伤,或过度跑、跳、起蹲等活动及慢性劳损、关节内游离体等因素,使滑膜与关节面过度摩擦,挤压损伤滑膜,导致创伤性滑膜炎的发生。其病理表现为滑膜充血、水肿、渗出液增多并大量积液,囊内压力增高,影响组织的新陈代谢,形成恶性循环。若滑液积聚日久得不到及时吸收,则刺激关节滑膜,使滑膜增厚,纤维素沉积或机化,引起关节粘连,软骨萎缩,从而影响膝关节正常活动。久之可导致股四头肌萎缩,使关节不稳。

本病属中医伤科“节伤”“节粘证”范畴。膝为诸筋之会,多气多血之枢,机关之室。凡磕仆闪挫,伤及节窍;或过劳虚寒,窍隙受累,气血疲滞,瘀阻于窍则节肿,筋络受损则痛,拘挛则屈而不能伸,伸而不能屈,久之则节粘不能用。

二、诊断

(一)症状
(1)膝关节有明显的外伤史或慢性劳损史。

(2)膝关节呈弥漫性肿胀、疼痛或胀痛,活动后症状加重。

(3)膝软乏力、屈伸受限、下蹲困难。

(4)急性损伤者,常在伤后 5～6 小时出现髌上囊处饱满膨隆。

(二)体征

(1)膝关节肿大,屈膝时两侧膝眼饱胀。

(2)局部皮温增高,关节间隙广泛压痛。

(3)膝关节屈伸受限,尤以膝关节过伸、过屈时明显。抗阻力伸膝时疼痛加重。

(4)浮髌试验阳性。

(三)辅助检查

1.膝关节穿刺

可抽出淡黄色或淡红色液体。

2.膝关节 X 线片检查

一般无明显异常,但可排除关节内骨折及骨性病变。

三、治疗

(一)治疗原则

活血化瘀,消肿止痛。

(二)手法

摇法、按法、揉法、滚法、拿法、摩法及擦法等。

(三)取穴与部位

伏兔、梁丘、血海、双膝眼、鹤顶、委中、阳陵泉、阴陵泉等穴及患侧膝关节周围。

(四)操作

(1)患者仰卧位、伸膝位。术者立于患侧,以滚法或掌按揉法在膝关节周围治疗,先治疗肿胀周围,然后治疗肿胀部位,并配合揉拿股四头肌。手法先轻,后适当加重,以患者能忍受为度。时间 5～8 分钟。

(2)继上势,术者用拇指依次点按伏兔、梁丘、血海、双膝眼、鹤顶、委中、阳陵泉、阴陵泉等穴,每穴0.5～1.0 分钟。

(3)继上势,术者以手掌按于患膝部施摩法,以关节内透热为宜。

(4)继上势,术者将患肢屈髋屈膝成 90°,以一手扶膝部,另一手握踝上,左右各摇晃膝关节6～7 次,然后做膝关节被动屈伸运动6～7 次。动作要求轻柔缓和,以免再次损伤滑膜组织。

(5)继上势,在髌骨周围及膝关节两侧用擦法,以透热为度。再用两手掌搓揉膝关节两侧。局部可加用湿热敷。

四、注意事项

(1)急性期膝关节不宜过度活动。可内服活血化瘀的中药,外敷消瘀止痛膏。

(2)对严重积液者,可用关节穿刺法将积液或积血抽出,并注入 1‰盐酸普鲁卡因 3～5 mL 及强的松 12.5～25.0 mg,再用加压包扎处理。此法可重复 2～3 次。

(3)患膝注意保暖,避免受风寒湿邪侵袭。

(4)慢性期应加强股四头肌功能锻炼,防止肌萎缩。

五、功能锻炼

急性期过后,做股四头肌等长收缩练习,每次 5～6 分钟,并逐渐增加练习次数,以防肌肉萎缩。慢性期做膝关节屈伸活动,防止或解除关节粘连。

六、疗效评定

(一)治愈

疼痛肿胀消失,关节活动正常。浮髌试验阴性,无复发者。

(二)好转

膝关节肿痛减轻,关节活动功能改善。

(三)未愈

症状无改善,并见肌肉萎缩或关节强硬。

(李莹莹)

第十六节　膝关节骨性关节炎

膝关节骨性关节炎早期多为单侧性发病,通常由于创伤或术后关节长期不适当的外固定所致。如因撕裂的半月板滑动或交锁所引起。双侧发病者多为年龄较大的男性,妇女多在停经期,因骨的退行性改变而致本病,该病的发生率随年龄的增大而增高,是一种常见的老年人关节病,通过初步的流行病学检查,我国人群中膝关节的骨性关节炎患病率为 9.56%,60 岁以上者达 78.5%,本病属中医学"骨痹"范畴。

一、病因病理

由于创伤、肥胖等因素导致膝关节软骨、软骨下皮质、关节周围肌肉承受过度的压力;或由于老年性退行性变、骨质疏松等因素,导致膝关节软骨、软骨下皮质、关节周围肌肉发生异常,从而使膝关节软骨发生变性。软骨基质内糖蛋白丢失使关节表层的软骨软化,在承受压力的部位出现断裂,使软骨表面呈细丝绒状物。以后软骨逐渐片状脱落而使软骨层变薄甚至消失。软骨下的骨质出现微小的骨折、坏死,关节面及周围的骨质增生构成 X 线上的骨硬化和骨赘及骨囊性变。关节滑膜可因软骨和骨质破坏,代谢物脱落入关节腔而呈现轻度增生性改变,包括滑膜细胞的增生和淋巴细胞的浸润,其程度不如类风湿关节炎明显。严重的骨性关节炎的关节囊壁有纤维化,周围肌腱亦受损。

二、临床表现

本病起病缓慢,症状多出现在 50 岁以后,随年龄增长而发病者增多。膝关节疼痛,并伴有压痛、骨性肥大、骨性摩擦音、少数患者有畸形。关节的疼痛与活动有关,在休息后疼痛可缓解;在关节静止久后再活动,局部出现短暂的僵硬感,持续时间不超过 30 分钟,活动后消失;病情严重者即使休息时都有关节痛和活动受限。

三、诊断要点

(1)膝关节疼痛,受累关节僵硬时间小于 30 分钟。

（2）多发生在50岁以后的老年人。

（3）有骨摩擦音，伴有压痛。

（4）X线检查，关节间隙变狭窄，软骨下骨质硬化，关节缘有骨赘形成，软骨下骨质出现囊性变，股骨头呈扁平样改变和关节半脱位。

四、针灸治疗

(一)毫针法

处方：膝眼、梁丘、膝阳关、阳陵泉、足三里、阿是穴。

操作：局部皮肤常规消毒，针刺得气后，施行提插捻转强刺激；操作后留针15～20分钟。每天或隔天1次，10次为1个疗程。

(二)灸法

处方：足三里、膝眼、阴陵泉、阿是穴。

操作：在患肢找准上述诸穴，将燃着的艾条对准穴位，距离为2～5 cm，进行回旋灸或雀啄灸，以患者能忍受、局部皮肤潮红为度。每次15～20分钟，每天1次，10次为1个疗程。

(三)温针法

处方：阳陵泉、阴陵泉、梁丘、阿是穴。

操作：局部皮肤常规消毒后，用30号2寸毫针，阳陵泉直刺1.2寸，阴陵泉直对阳陵泉刺入1.5寸，梁丘直刺1.2寸，阿是穴直刺1.0～1.2寸，施以平补平泻手法，得气后在针柄上插艾条段温灸，留针20～30分钟，隔天1次，10次为1个疗程。

(四)穴位注射法

处方：膝眼、阳陵泉、足三里、梁丘、阿是穴。

操作：将患肢上述诸穴严格消毒，采用当归或威灵仙注射液，进行穴位注射，针刺得气回抽无血后，推注药液，每穴0.5～1.0 mL，隔天1次，10次为1个疗程。

(五)耳针法

处方：交感、膝、神门、阿是穴。

操作：在耳郭上找准以上诸穴，严格消毒耳郭，快速捻入进针，得气后，行捻转强刺激，留针10～15分钟。每天或隔天1次，10次为1个疗程。

(六)耳压法

处方：神门、膝、踝、交感、阿是穴。

操作：在耳郭上选准上述诸穴，用莱菔子或王不留行籽按压穴位，每穴按压2～5分钟，然后用胶布固定于穴区上。每周贴压2次，10次为1个疗程。

五、推拿治疗

(一)点按法

操作：先用拇指、示指或中指分别卡握在髌骨关节内外侧间隙处，两力相挤持续1～2分钟，然后点按内外膝眼、髌骨下极、鹤顶穴、血海、梁丘及风市穴，对痛点明显者可持续点按2分钟，每次20～30分钟，每天2次，20次为1个疗程。

(二)捶击法

操作：双手握空拳在髌骨周围快速捶击50次，速度由慢到快，再由快到慢，要有反弹感。可促进关节积液的吸收。每天操作1次,每次5～10分钟,10次为1个疗程。

(三)拇指推揉法

操作:患者仰卧或坐位,术者立于患膝外侧,一手扶按患肢固定,一手拇指压推揉患处,沿膝前关节囊、髌韧带、双侧副韧带、腘后关节囊等部位行指压推揉治疗,指力由轻到重,以局部酸胀为度,每次5～10分钟,每天1次,10次为1个疗程。

(四)弹拨肌筋法

操作:患者仰卧或坐位,术者右手拇指与其余4指相对分置于膝外内侧,先把拇指自外向内弹拨捏提膝外侧肌筋数次,再用其余4指由内向外强拨膝内侧肌筋数次,最后术者将右手置于膝后,弹拨腘后肌筋数次。每天1次,每次30～60分钟,10次为1个疗程。

(五)松筋解凝法

操作:患者仰卧于诊断床上,先行拿揉、擦等手法放松患肢肌肉,一助手握患者股骨下端。术者握患足进行对抗牵引,然后在持续牵引下进行患膝屈、伸、内、外旋活动,并重复1～2次,最后以拿揉及叩拍法放松患肢,结束手法治疗。隔天1次,10次为1个疗程。

(六)捏推髌骨法

操作:患者取坐位,术者双手拇示指相对捏握髌骨,先横向推运,再纵向推运,最后环转推运髌骨,反复数次。每天1次,每次20～30分钟,10次为1个疗程。

(七)关节扳屈法

操作:患者取俯卧位,术者一手扶按患侧腘窝部,另一手握患踝,向后扳屈小腿,逐渐加大膝关节屈曲度,以患者能忍受为限。每次15～20分钟,每天1次,10次为1个疗程。

(八)屈伸法

操作:患者仰卧法,术者一手握住患侧大腿下端向下按压,另一手握住足踝部向上提拉,使膝关节过伸,到最大限度时停留数秒或同时轻微震颤数次,放松后再重复1～2次;患者俯卧位,术者一手放在大腿右侧,另一手握患踝部尽量屈膝关节到最大限度时停留数秒,放松后再重复1～2次。行上述手法每周2～3次,每次10分钟、15分钟,10次为1个疗程,疗程间隔7天。

(九)牵引法

操作:患者俯卧,患肢上踝套,牵引装置的滑轮架安放在床头侧,行屈膝牵引,床头侧摇高,以体重对抗牵引力量。牵引时医者扶按患膝紧贴床面固定,随屈膝度增大,小腿前侧垫枕,以稳定牵引。牵引重量为10～15 kg,牵引时间为20～30分钟,每天1次,15次为1个疗程。

(十)弹拨法

操作:患者俯卧位,患侧大腿下段前方垫枕,使膝前悬空。术者立于患侧,先用拇、中指按压环跳、承扶、殷门、委中、承山、三阴交等穴,然后弹拨腘绳肌和腓肠肌,其中腘绳肌肌腱重点弹拨。每周行手法弹拨2次。每次每膝10～15分钟,10次为1个疗程。

(李莹莹)

第十七节　踝关节扭挫伤

踝关节扭挫伤主要是指踝关节内侧副韧带、外侧副韧带和下胫腓韧带的损伤。一般是骑车、上下楼突然跌倒或道路不平时由于踝关节不稳定而使其过度向内和向外翻转所致。临床分为内翻型和外翻型2种,以前者多见。本病可发生于任何年龄,以青壮年常见。运动员在进行田径、球类和体操等身体训练时,易发生此病。此外,踏空、高坠等均可导致踝关节扭伤。本病属中医学"筋伤"的范畴,是由于经筋损伤,脉络受阻所致。

一、病因病理

踝关节扭伤的主要病因是前外侧的胫腓前韧带、内侧的三角韧带、内外侧副韧带等的损伤。多发生在行走过程中因道路不平或阻碍物不慎跌倒,或空中落地、站立不稳,下楼或下坡时失脚踏空,体育运动中撞跌摔地时,足部突然受到内翻和外翻的暴力所引起。踝关节的扭伤可引起软组织的急性损伤,当其处于跖屈位时,距腓前韧带与胫骨之纵轴走行一致,而且处于紧张状态,故在跖屈位受到内翻暴力时,首先发生距腓前韧带损伤;当踝关节于0°位受到内翻暴力时,可单纯发生跟腓韧带损伤,也可以是继发于距腓前韧带损伤之后,由外力继续作用所导致。距腓后韧带在外踝3组韧带中较为坚强,损伤极少发生,仅于踝关节极度背屈位而又受到内翻暴力时,才会损伤。外翻断裂时则合并有多踝或腓骨下端骨折,并可同时有下胫腓韧带损伤。

二、临床表现

踝关节扭伤之后踝部立即出现肿胀疼痛,不能走路或可勉强行走。伤后2～3天局部即可出现紫瘀血斑。内翻扭伤时,多在外踝前下方肿胀,压痛明显。若将足做内翻动作时,则外踝前下方发生剧痛。外翻扭伤时,在内踝前下方肿胀,压痛明显。若将足做外翻动作时,则内踝前下方发生剧痛。轻者韧带受到过度的牵引而引起损伤反应;重者则引起完全或不完全的韧带断裂及关节脱位,若不及时处理或处理不当,局部渗出液与瘀血积聚,造成损伤组织愈合不良或结缔组织过度增生,以上因素均可导致局部的粘连,关节不稳和其他继发性病理变化。

三、诊断要点

(1)有明显的受伤史即踝关节扭伤史。受伤之后有局部肿胀、骤然疼痛和紫瘀血斑,且行路时疼痛加剧。

(2)受伤后行走不利,伤足不敢用力着地,踝关节活动时损伤部位疼痛而致关节活动受限,患者跛行甚至完全不能行走。

(3)局部有明显压痛点。

(4)做与受伤姿势相同的内翻或外翻位X线片检查,一侧韧带撕裂显示患侧关节间隙增宽;下胫腓韧带断裂,则显示内、外踝间距增宽。

四、针灸治疗

(一)毫针法

(1)处方一:丘墟透照海。

操作:患者侧卧位进针处常规消毒,毫针从丘墟刺入,针尖指向照海,缓慢提插进针,以患者有强烈的酸麻胀痛感为度。当在照海处可隐约摸到针尖,但针尖仍处于皮下时,即停止进针。于针柄处置艾条施温针灸法,换灸2次,每天或隔天1次。治疗10次左右即可。

(2)处方二:健侧外关。

操作:以 1.5 寸毫针,快速刺入皮下,进针至 0.5～1.0 寸,患者得气后行平补平泻手法,强度以患者能耐受为度。留针过程中行针 2～3 次,并让患者自行做旋转踝关节的动作。每天或隔天治疗。

(3)处方三:中渚、阳池。

操作:取患侧中渚穴与阳池穴,予常规消毒后快速进针直达皮下,待患者产生酸胀感后留针 20 分钟,留针期间辅以自行揉按,活动患部的动作。

(4)处方四:大陵、内庭、侠溪、阿是穴。

操作:取健侧大陵、内庭、侠溪及疼痛局部,以 1.5 寸毫针快速刺入皮下,至 0.5～1.0 寸停针,有酸麻胀重等针感时即行平补平泻法,以患者能耐受为度,留针 20～30 分钟,行针期间嘱咐患者以踝关节旋转运动相配合。

(5)处方五:第二掌骨桡侧末端"足端踝穴"。

操作:患者取坐位,将与病足同侧的手握空拳,放松肌肉,将虎口朝上,取足踝穴常规消毒后,垂直刺入 0.6～0.8 寸,并同时活动踝关节。

(6)处方六:神门、阳谷、阿是穴。

操作:仰掌取神门,屈腕取阳谷,均取患处对侧穴位。常规消毒,以 1 寸毫针快速刺入穴位。针神门时,以神门透大陵,针尖指向大陵;针阳谷时,以阳谷透阳池,针尖向阳池方向斜刺。阿是穴采取平补平泻手法。提插捻针,得气后留针,并令患者做跳跃动作,以增强疗效。

(7)处方七:阳池、阿是穴。

操作:取同侧阳池穴及局部阿是穴,常规消毒后快速进针,得气后留针,患者可配合自我按摩,使扭伤局部血液循环改善,瘀血消散,则疼痛自除。

(8)处方八:冲阳、足三里、八风穴、阿是穴。

操作:取患侧八风穴,配合冲阳,得气后留针 30 分钟,阿是穴行平补平泻法。

(9)处方九:同侧腕关节对应点。

操作:常规消毒后,斜刺进针,得气后反复刮针柄,并活动受伤关节。

(二)耳针法

处方:耳穴踝、膝、神门、皮质下、肾上腺。

操作:外踝扭伤加健侧腕骨,内踝扭伤加患侧阳溪透太渊。瘀血肿痛者加耳尖穴,筋伤重者配肝,内伤者配脾。消毒后,以速刺法垂直刺入皮下 0.2～0.3 寸,以局部产生胀感、耳郭渐有热感为度,同时令患者活动扭伤的踝部、并逐步增大活动幅度。出针后,可由耳尖放血数滴,以增强治疗效果。

五、推拿治疗

(一)摇按捋顺理筋法

操作:踝关节扭伤时,令患者侧卧,使伤踝在上,助手以双手握住患者伤侧小腿下端,固定伤膝。医者双手相对,拇指在上握住踝部,做踝关节摇法,然后徐徐使足跖屈内翻,在牵引下将足背屈,外翻,同时双手拇指向下按压,最后以手拇指在韧带损伤处做捋顺法。亦可使患者取端坐位,医者以一手握住患足背部,在踝关节轻度内翻姿势下,进行持续性牵引,同时以另一手拇指和示指顺肌腱走向进行按摩,并喷白酒于伤侧足部。停止按摩后,在继续牵引下,将踝关节内翻,尽力跖屈。施行此理筋手法时,对单纯韧带扭伤或韧带部分撕裂者可进行手法理筋,瘀肿严重者,手法宜轻。

(二)理筋顺筋止痛法

操作:患者仰卧于治疗床上,施术者用一手握住患者足前部固定,另一手着力,反复捏揉按摩踝部损伤之处及其周围软组织,用以活血理气顺筋通络,手法宜轻柔而不可用力过猛,以免增加出血和渗出。并向四周散其气血,理筋顺筋。若属外踝损伤,则应反复点揉外踝损伤之处及其周围软组织。若属内踝损伤,则应反复点揉内踝损伤之处及其周围软组织。用一手握住踝上部,另一手握住足前部,双手协同用力,反复做踝关节的跖屈背伸活动,反复做踝关节的向内旋转摇踝活动和向外旋转摇踝活动,各10余次。以促使其恢复活动功能。

(三)推揉疏筋法

操作:原则是以解除肌肉的紧张痉挛,消散瘀血,去除粘连,活动关节为主。首先以拇指行推法,对小腿各肌群逐一施行推拿。在有明显压痛和瘀血聚结的地方,用拇指指尖轻推,行指揉及拔络法,以患者有痛感为度。在受伤部位行揉、㨰手法的同时,另一手握住患足前部并摇动关节,通过疏理经筋的方法而使其断离的软组织得以复位。

六、中药治疗

(1)早期:治宜活血祛瘀,消肿止痛,内服舒筋丸,一次 6 g,一日 3 次。外敷五黄散或三色敷药或一号新伤药。

(2)后期:治宜舒筋活络,温经止痛,内服小活络丹,一次 6 g,一日 3 次。外用海桐皮汤或四肢损伤洗方熏洗。

(李莹莹)

第十五章

外科病证

第一节 皮肤疾病

一、风疹

风疹是以皮肤瘙痒异常,出现成块成片、疏密不一的疹团为主证的一种皮肤病,又名"隐疹"。发病迅速,遇风易发,有急性和慢性之分。其特征是皮肤上出现大小不等、数目不一的风疹块,时隐时现,伴有强烈的瘙痒感。急性者短期发作后多可痊愈,慢性者常表现为疹块反复发生,时轻时重,病程可达数月或经久难愈。本病可发生于任何年龄,但常见于青壮年。

本病相当于西医学的荨麻疹。

(一)临床表现

1.风热犯表

风疹色红,灼热刺痒,遇热加剧,搔抓后起风团或条痕,伴发热恶寒,咽喉肿痛,苔薄黄,脉浮数。

2.风寒束表

皮疹色淡微红,遇风寒加重,得暖则减,冬重夏轻,伴恶寒,口不渴,舌淡,苔薄白,脉浮紧。

3.肠胃实热

皮疹色红,成块成片,瘙痒异常,伴脘腹疼痛、恶心、呕吐、便秘或泄泻,苔黄腻,脉滑数。

4.血虚风燥

皮疹淡红,反复发作,迁延日久,疲劳时加重,伴心烦少寐、口干、手足心热,舌红,少苔,脉细数。

(二)治疗

1.针灸治疗

(1)选穴:曲池、合谷、血海、三阴交、膈俞、委中。

(2)加减:风热犯表加大椎、风池,咽喉肿痛甚者加商阳、鱼际,呼吸困难配天突、膻中,咽痛加少商点刺出血,腹痛腹泻加天枢;风寒束表加风门、风池,头痛者加太阳,若挟湿兼见面部水肿者加阴陵泉;肠胃实热加足三里,脘腹疼痛者加中脘、天枢,恶心呕吐者加内关;血虚风燥加足三里、三阴交、脾俞,心烦少寐、手足心热者加神门、风池。

(3)操作:毫针刺,每天 1 次,每次留针 20～30 分钟,6 次为 1 个疗程。

2.其他疗法

(1)耳针。选穴:肺、大肠、肾上腺、神门、内分泌。操作:每次取 2～3 穴,毫针刺用中强刺激,留针 20～30 分钟。或用压籽法,每天按压3～5 次,每次每穴按压 20～30 次,3 天换药 1 次,两耳轮换,贴压 5 次为 1 个疗程。

(2)拔罐法。选穴:神阙,用闪火法拔罐。留 3～5 分钟即可起罐,稍停片刻再行拔罐,反复 3 次结束。每天 1 次。

(3)三棱针法。选穴:主穴有大椎、血海。配穴:疹发上肢配曲池,疹发下肢配委中,疹发背部配膈俞。操作:在穴位局部揉按后常规消毒,用三棱针点刺使血溢出,加拔火罐 15 分钟。隔天 1 次。

(三)按语

(1)针灸治疗风疹效果较好,对反复发作者须查明原因,针对病因治疗。

(2)本病属过敏性皮肤病,病原很难找到,某些慢性风疹较难根治。若发作时出现呼吸困难(合并过敏性哮喘),应及时采取综合治疗,以免发生窒息。

(3)忌食鱼腥虾蟹等易致过敏的食物,对易致过敏的药物也应避免应用,便秘者应保持大便通畅。

二、蛇丹

蛇丹是以突发单侧簇集状水疱,呈带状分布,并伴有烧灼刺痛为主症的病证,又称"蛇串疮""蛇窠疮""蜘蛛疮""火带疮""缠腰火丹"等。本病多因情志内伤,或因饮食失节而致肝胆火盛,脾经湿热内蕴,复又外感火热时邪,毒热交阻经络,凝结于肌肤、脉络而成。

西医学的带状疱疹属于本病范畴。

(一)辨证

本病以皮肤呈带状分布的灼热刺痛,皮色发红,继则出现簇集性粟粒大小丘状疱疹为主要症状。根据临床表现可分为肝胆火毒和脾胃湿热两型。疱疹消失后遗留疼痛者,证属余邪留滞,血络不通。

1.肝胆火毒

疱疹色鲜红,灼热疼痛,疱壁紧张,口苦,心烦,易怒,脉弦数。

2.脾胃湿热

疱疹色淡红,起黄白水疱,疱壁易于穿破,渗水糜烂,身重腹胀,苔黄腻,脉滑数。

(二)治疗

1.针灸治疗

(1)治则:清热燥湿,解毒止痛。以局部阿是穴及相应夹脊穴为主。

(2)主穴:阿是穴、局部夹脊穴、合谷、曲池。

(3)配穴:肝胆火盛者,配太冲、支沟;脾胃湿热者,配血海、阴陵泉、三阴交。

(4)操作:毫针刺,用泻法。疱疹局部阿是穴用围针法,即疱疹带的头、尾各刺一针,两旁则根据疱疹带的大小选取 1～3 点,向疱疹带中央沿皮平刺。或用三棱针点刺疱疹及其周围,再拔罐,令每罐出血3～5 mL。

(5)方义:局部阿是穴围针刺或点刺拔罐可引火毒外出。本病是由疱疹病毒侵害神经根所致,取相应的夹脊穴,直针毒邪所留之处,可泻火解毒、通络止痛,正符合《黄帝内经》所言"凡治病必先治其病所从生者也";合谷、曲池合用疏导阳明经气,以清解邪毒。

2.推拿治疗

(1)治则:清热利湿,通络止痛。以足厥阴、足太阴经穴位及皮损周围邻近部和/或局部为主。

(2)取穴:大椎、肝俞、胆俞、期门、日月、章门、曲泉、阴陵泉、三阴交、太冲、皮损周围邻近部和/或局部。

(3)手法:一指禅推法、点压法、按揉法、摩法、拿法、搓法、擦法。

(4)操作:皮疹期,患者取坐位或俯卧位,于大椎、肝俞、胆俞、脾俞等穴以拇指或示、中叠指点压,再在期门、日月、章门等穴施以一指禅推法或按揉法,继在皮损四周3 cm以外做擦法、抹法或摩法。患者取仰卧位或侧卧位,于曲泉、阴陵泉、三阴交和太冲等穴用拇指或屈示指关节点压,并在足厥阴经、足太阴经和足少阴经膝下部位施以四指推法、拿法或搓法,手法宜较重。后遗疼痛期,于膈俞、肝俞、膻中、气海、血海和三阴交等穴点压或揉拨,在局部和邻近部位施以揉法、摩法、扫散法或振荡法。疱疹出现在三叉神经第一支分布区域者,加拿风池,点压或揉拨迎香、合谷、中渚、内庭;疱疹出现于颈神经分布区域者,加拿风池,点压或揉按率谷、翳风、阳溪、阳池、阳谷、昆仑或抹桥弓;疱疹出现于肋间神经分布区域或腰骶部者,加点压或揉按支沟、间使、阳陵泉、委中、飞扬、悬钟;伴有发热者,加点压或揉按曲池、合谷,拿肩井、五经;伴食欲缺乏,苔腻者,加点压或揉按胃俞、意舍、中脘、足三里;伴有头痛者,加揉按百会、四神聪,拿风池,抹额部和太阳部。

3.其他治疗

(1)皮肤针:疱疹后遗的神经痛可在局部用皮肤针叩刺后,加艾条灸。

(2)耳针:选胰、胆、肾上腺、神门、肝。毫针刺,强刺激,捻转3～5分钟,每次留针30～60分钟,每天1次。

(3)穴位注射:选肝俞、足三里、相应夹脊穴。用维生素B_1和维生素B_{12}注射液,每次每穴注射0.5 mL,每天或隔天1次。

(4)激光照射:选阿是穴,用氦-氖激光治疗仪局部照射,每次20～30分钟,每天1次。

(三)按语

(1)针灸推拿治疗带状疱疹效果很好。早期应用针灸治疗能减少神经痛的后遗症状,若遗留有神经痛针灸有较好的止痛效果。少数病例合并化脓感染须外科处理。

(2)本病应注意与单纯性疱疹相鉴别,单纯性疱疹好发于皮肤黏膜交界处,多出现于发热性疾病过程中,且有反复发作史。

(3)治疗时若配合中药内服外敷效果更好。其间应忌食辛辣、油腻、鱼虾等发物。

(4)疱疹期禁止在皮损部施用任何手法。

三、牛皮癣

牛皮癣以皮肤革化呈苔藓样改变和阵发性剧痒为主症,又称"顽新""摄领疮"等。成年人多发,多局限于某处,如颈项、肘窝、腋窝、腘窝、阴部、骶部等,偶可见散发全身,双侧对称分布。中医学认为本病初起多为风热之邪阻滞肌肤,或颈项多汗,衣着硬领摩擦刺激所致;或病久耗伤阴血,血虚生风生燥,或血虚肝旺,情志不遂,郁闷不舒,紧张劳累,心火上炎致气血运行失职,凝滞肌肤而成。

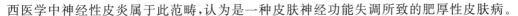

西医学中神经性皮炎属于此范畴,认为是一种皮肤神经功能失调所致的肥厚性皮肤病。

(一)临床表现

1.风热交阻

内伤七情,情绪烦躁,致卫表不固,易受风热之邪侵袭,凝聚不散,阻滞经脉,发于皮肤而成本病;证见皮损以丘疹为主,或发为红斑,瘙痒阵发,舌红,苔微黄或黄腻,脉弦滑数。

2.血热生风

肝气不舒,郁而化热,热伏营血,而致血热生风,风盛与血热交于肌表,发于肌肤则发病;证见皮疹全身泛发,呈大片浸润潮红斑块,并有抓痕、血痂或苔藓样变,自觉奇痒不止,心烦内热,口渴喜冷饮,尿黄便干,舌红,苔黄腻,脉濡数。

3.血虚风燥

风热、血热炽盛,日久耗伤阴血,营血亏虚,血虚生风,风盛则燥,燥盛则肌肤失养而发病;证见病久后肌肤失养,皮损渐呈苔藓样变,表面干燥脱屑或有抓痕结痂,剧痒,入夜尤甚,舌淡红,苔薄白,脉细数。

(二)针灸治疗

1.常用处方

主穴:阿是穴、膈俞、曲池、合谷、血海。

配穴:血虚加足三里、三阴交,肝郁化火加肝俞、行间。

方义:阿是穴围刺,可散病损处毒邪,疏通气血,使患部肌肤得以濡养。合谷、曲池祛风止痒,血海、膈俞活血养血,符合"治风先治血,血行风自灭"之意。

操作:阿是穴围刺,并可艾灸,针用泻法。

2.其他疗法

(1)灸法:艾条熏灸病灶局部,围绕病灶从中心向外缘移动,至皮色发红,表皮发热,每天1次,30次为1个疗程。

(2)耳针:肺、肝、神门、皮质下、肾上腺、内分泌、皮损相应区、耳背静脉。耳背静脉可用三棱针点刺放血数滴,隔天1次。

(3)头针:双侧感觉区上2/5或选相应部位之感觉区,每天1次。

3.注意事项

避免局部刺激,忌用热水烫洗或搔抓。忌食辛辣刺激性食物,以防病情加重。

四、白驳风

白驳风是一种原发性、限局性皮肤色素脱失性皮肤病,因皮肤色素脱失而产生大小不等、形态各异的白色斑片。本病多因七情内伤,肝气郁结,气机不畅,复感风邪,搏于肌肤,以致气血失合而发。本病症状特点为皮肤突然出现色素脱失斑,以后渐渐扩大为形状不规则,境界清楚的白色斑片,白斑内毛发变白,边缘常绕一色素加深带,有的白斑内可见色素沉着,但皮肤无萎缩、硬化及脱屑等变化,无自觉症状。

(一)临床表现

1.气血不和

五志不遂,气机紊乱,气血失和,失其濡养之职,酿为白斑;白斑色淡,边缘模糊,发展缓慢,伴神疲乏力,面色㿠白,手足不温,舌淡,苔白,脉细。

2.风湿阻络

情志内伤，肝气郁结，气血失和，复感风邪，夹湿相搏与肌肤，使肌肤失养，发为白斑；证见白斑色淡，边缘不清，病程较长，多泛发而不局限，伴肌肉麻木或关节酸痛，舌淡，苔薄白，脉弦细。

3.肝肾不足

肝肾不足，外邪侵袭，郁于肌肤，或精亏不能化血，血虚不能生精，皮肤腠理失其所养而发病；常见病史较长，病灶局限或泛发；伴头晕耳鸣，失眠健忘，腰膝酸软；舌红，少苔，脉细弱。

4.瘀血阻滞

跌打损伤，化学灼伤，或愤怒伤肝而气滞血瘀，络脉瘀阻，毛窍闭塞，肌肤腠理失养而发病；证见病灶局限或泛发，边界清楚，发展缓慢，局部可有刺痛；舌脉怒张，舌紫暗或有瘀斑、瘀点，苔薄白，脉涩。

（二）针灸治疗

1.常用处方

主穴：合谷、曲池、三阴交、阿是穴。

配穴：气血不和配血海、足三里，肝肾不足配三阴交、太溪，瘀血阻滞配血海、太冲、膈俞。

方义：取合谷、曲池，以散热解表；取阿是穴可疏散局部风热，更可疏通局部气血，使肌肤得以濡养。

操作：阿是穴梅花针叩刺，轻微出血为度；毫针中等强度刺激，平补平泻，留针20分钟，每天1次，15次1个疗程。

2.其他疗法

（1）耳针：皮损相应区，配内分泌、肾上腺、交感等区域。

（2）灸法：艾灸患处局部，至白斑转为正常肤色或高度充血为度，每天1次，每次15分钟。

3.注意事项

可进行适当日光浴，并避免晒伤。避免滥用刺激性强的外用药物，以防损伤皮肤。少吃含维生素C高的蔬菜水果。

五、黄褐斑

黄褐斑是一种以颜面部出现局限性黄褐色或淡黑色皮肤色素改变为主症的皮肤病。中医学称为"鼾黑斑"，此外还有"肝斑""面尘""蝴蝶斑"等别名。本病多发于孕妇及经血不调的妇女，男子或未婚女性亦可患病，皮损日晒后可加重。本病多由七情内伤，饮食不调，劳倦失宜，妇人经血不调等导致。

西医学认为本病发病机制十分复杂，确切的发病原因目前尚不十分清楚。

（一）辨证

本病以对称分布黄褐色或淡黑色斑片，或深或浅，大小不定，形状各异，如钱币、蝇翅状或蝴蝶状，日晒后加重为主要症状。临床根据兼症可分为肝郁气滞、肝脾不和、脾胃虚弱和肾阴不足等证型。

1.肝郁气滞

肝郁气滞为浅褐色至深褐色斑片，呈地图状或蝴蝶状，轮廓易辨，边缘不整，对称分布于目周、颜面，可伴有胁胀痞满，烦躁易怒，纳后腹胀，月经不调，经前斑色加深，两乳胀痛，苔薄白，脉弦。

2.肝脾不和

肝脾不和为栗皮色,地图斑片状,边缘不整,轮廓较清晰,对称分布于双颧、目、额面、鼻周、口周,伴胸脘痞闷,两胁作痛,腹胀便溏,月经不调,苔白,脉弦滑。

3.脾胃虚弱

脾胃虚弱为灰黑色斑片,状如蝴蝶,境界模糊,自边缘向中央逐渐加深,对称分布于前额、鼻翼、口周,伴气短乏力,腹胀食欲缺乏,四肢酸软,舌淡,苔腻,脉细弱。

4.肾阴不足

肾阴不足为黑褐色斑片,大小不定,形状不规则,轮廓鲜明,多以鼻为中心,对称分布于颜面,伴头眩耳鸣,腰酸腿软,五心烦热,骨蒸盗汗,舌红,少苔,脉细数。

(二)治疗

1.针灸治疗

(1)治则:活血通络,疏肝健脾,滋补肝肾。以足太阴、足厥阴、足少阴经穴位及病变局部穴位为主。

(2)主穴:太阳、阳白、攒竹、颊车、迎香、地仓、下关、血海、三阴交。

(3)配穴:肝郁气滞加期门、太冲、支沟、肝俞、阳陵泉,脾虚加中脘、足三里、脾俞等穴,肾虚加关元、太溪、气海、肾俞。

(4)操作:毫针刺,太冲、支沟、阳陵泉用泻法,其他穴位用补法。

(5)方义:太阳、阳白、攒竹、颊车、迎香、地仓、下关均为局部取穴,以起到活血通络、荣颜祛斑的作用;血海可活血化瘀;本病发生与肝、脾、肾三脏密切相关,以气血不能上承荣于面为其主要病机,故取三阴交以滋补肝肾,健补脾胃。

2.推拿治疗

(1)治则:疏肝健脾,滋补肝肾。以足太阴、足厥阴、足少阴经穴位及病变局部穴位为主。

(2)取穴:太阳、阳白、攒竹、颊车、迎香、地仓、下关等。

(3)手法:抹法、揉法、擦法、点法、搓法、拍法等。

(4)操作:患者取仰卧位,主要沿眼轮匝肌、额肌、口轮匝肌及面部主要肌群走行方向施以抹、揉、擦、点、搓、拍等手法,于太阳、阳白、攒竹、颊车、迎香、地仓、下关等穴施以点揉法。肝郁气滞者,加期门、三阴交、太冲、支沟、肝俞、阳陵泉按揉法;脾虚者,加中脘、足三里、关元、脾俞按揉法;肾虚者,加关元、太溪、气海、肾俞按揉法。

3.其他治疗

(1)拔罐:以大椎穴为三角形顶点,两肺俞穴为三角形的两个底角,形成一个等腰三角形为刺络拔罐区,用梅花针在三角区内叩刺,每次选1~2个叩刺点,每个叩刺点上形成15个左右小出血点。叩刺后用2号玻璃罐,以闪火法于叩刺部位上拔罐,每个罐内出血量一般掌握在1 mL以内,隔天1次,10次为1个疗程。

(2)耳针:选相应部位、缘中、肾上腺、内分泌、肾、肝、脾、肺。月经不调加内生殖器、卵巢,男性加前列腺。相应部位点刺放血,其他主穴和配穴各选2~3个,以王不留行籽贴压。每次贴一耳,两耳轮换,3天1次,10次为1个疗程。临床治疗时间较长,一般需要1~3个月。

(三)按语

(1)针灸推拿治疗有一定的疗效。

（2）患者应保持心情舒畅，禁忌忧思恼怒。避免日光暴晒，夏季外出宜打伞戴帽。饮食适量，多食新鲜蔬菜、水果，勿食油腻、辛辣及酒酪之品。局部不宜滥用激素等外用药物。

六、扁平疣

扁平疣是一种以发生于皮肤浅表部位的小赘生物为主症，多发生于青年人颜面、手背部的常见皮肤病，尤以青春期前后女性为多，故也称为青年扁平疣。中医学称为"扁瘊""瘊子""疣目"。本病多由肌肤受风热之邪搏结而赘生，或因肝气郁结，气血凝滞，发于肌肤而成。

西医学认为本病是由人类乳头瘤病毒引起。

（一）辨证

本病以颜面、手背和前臂处散在或密集分布淡红色或褐色米粒至芝麻粒大的扁平丘疹为主要症状。临床根据兼症可分为肝郁化火、风热搏结等证型。

1.肝郁化火

肝郁化火症状见烦躁易怒，口苦咽干，目眩，脉弦。

2.风热搏结

发病初期，丘疹呈淡红色或红褐色伴有瘙痒，兼见咳嗽，发热，脉浮数。

（二）治疗

1.针灸治疗

（1）治则：疏风清热，泻肝养阴。以手阳明经穴位为主。

（2）主穴：阿是穴（疣体所在部位）、合谷、曲池、血海。

（3）配穴：肝郁化火者，加行间、侠溪；风热搏结者，加风池、商阳。

（4）操作：毫针刺，泻法。用26～28号0.5～1.0寸毫针，在母疣中心快速进针至疣底部，大幅度捻转提插30次左右，然后摇大针孔，迅速出针，放血1～2滴，再压迫止血；若疣体较大，于疣体上下左右四面与正常皮肤交界处各刺1针，以刺穿疣体对侧为度。施用同样手法，3～5天针刺1次。

（5）方义：本证刺法以刺疣体局部为主，用粗针刺出血再按压止血，意在破坏疣底部供应疣体的营养血管，使之出血、阻塞、断绝疣体的血液供应，从而使疣体枯萎脱落。因本证为风热毒邪结聚于皮肤所致，故疣数较多者取合谷、曲池针而泻之，散风清热；再针泻血海凉血化瘀、软坚散结，更有助于疣体之枯萎。

2.其他治疗

（1）激光照射：选取阿是穴，用7～25 mW的氦-氖激光仪散焦作局部照射20～30分钟，每天1次。

（2）耳针：选肺、肝、肾、面颊、内分泌、交感，每次取2～3穴，毫针刺，中等强度刺激，留针30分钟，每天1次。亦可用王不留行贴压。

（三）按语

（1）针灸治疗扁平疣有较好疗效，多采用局部选穴。若在治疗期间出现局部色泽发红，隆起明显，瘙痒加重，往往是经气通畅之象，为转愈之征兆，应坚持治疗。

（2）治疗期间应忌食辛辣、海鲜等发物，避免挤压摩擦疣体，以防感染。

七、痤疮

痤疮俗称"青春痘""粉刺"，是青春期常见的一种毛囊皮脂腺结构的慢性疾病。多发于青年男女,男性多于女性,一般青春期过后都自然痊愈。好发于面部、胸背部皮脂腺丰富的部位。可形成粉刺、丘疹、脓肿等损害,有碍美观。如果失治误治,病情恶化,会产生很多瘢痕。

（一）临床表现

本病多见于18～30岁的青年男女,损害的部位为颜面、前额部,其次为胸背部。初期为粉刺,可挤出乳白色粉质样物,常对称分布,也可散在发生。之后可演变为炎性丘疹、脓疱、结节、囊肿和瘢痕等,常数种情况同时存在。病程长短不一,成年后多可缓解自愈,遗留或多或少的凹陷状瘢痕或瘢痕疙瘩。

1.肺经风热

以丘疹损害为主,可有脓疱、结节、囊肿等,口渴,小便短赤,大便秘结,苔薄黄,脉数。

2.脾胃湿热

颜面皮肤油腻不适,皮疹有脓疱、结节、囊肿等,伴有口渴、便秘,舌红,苔黄腻,脉濡数。

3.冲任不调

病情与月经周期相关,伴有月经不调、痛经等,舌红,苔薄黄,脉弦数。

（二）治疗

1.针灸治疗

（1）选穴:合谷、曲池、足三里及病位局部穴位。

（2）加减:肺经风热加大椎、肺俞;脾胃湿热加内庭;冲任不调加血海、关元。操作:毫针刺,每天1次,每次留针20～30分钟,6次为1个疗程。

2.其他疗法

（1）拔罐法。选穴:大椎;操作:用三棱针散刺出血后拔罐。

（2）耳针。选穴:肺、大肠、膈、内分泌、皮质下、神门、面颊。操作:可用三棱针在内分泌、皮质下等穴位处进行刺血,或用压籽法。

（3）三棱针法。选穴:大椎、耳背静脉、与病位相关经脉的井穴。操作:常规消毒后,用三棱针点刺大椎穴,待血液流出后加拔火罐,继而点刺耳背静脉和井穴,双手挤压出血数滴,每周1次。

（4）穴位注射法。选穴:足三里。操作:穴位消毒后,抽取肘静脉血液3 mL,迅速注射到一侧或两侧足三里穴内,10天1次。

八、疔疮

疔疮是以病初即有粟粒样小脓头,发病迅速,根深坚硬如钉为主症的好发于颜面部和手足部的外科疾病。本病多因肌肤不洁,邪毒乘隙侵袭,邪热蕴结肌肤;或因恣食膏粱厚味和酗酒等,以致脏腑蕴热,毒从内发。若毒热内盛则流窜经络,内攻脏腑则属危候。

西医学的颜面部疖、痈,急性甲沟炎,脓性指头炎,急性淋巴管炎等由金黄色葡萄球菌感染所致的急性化脓性炎症属于本病范畴。

（一）辨证

本病以毛囊口脓疱隆起,呈圆锥形的黄色或紫色炎性硬结,状如粟粒为主要症状。

1.火毒流窜经络

四肢部疔疮,患处有红丝上窜者,名"红丝疔"。

2.疔疮走黄

疔疮内攻脏腑之危候,兼见壮热烦躁,眩晕呕吐,神昏谵语。

（二）治疗

1.针灸治疗

（1）治则：清热解毒，行气活血。以督脉穴位为主。

（2）主穴：身柱、灵台、合谷、委中。

（3）配穴：根据患部所属的经脉循经取穴。如发于面部者，属手阳明经，配商阳、内庭；属少阳经者，配关冲、足临泣；属太阳经者，配少泽、足通谷。发于手者，可配足部同名经腧穴；发于足者，配手部同名经腧穴。如系红丝疔，可沿红丝从终点依次点刺到起点，以泻其恶血。疔疮走黄伴高热者，可点刺十宣或十二井穴出血或针刺水沟；伴神昏者配水沟、关冲、内关。

（4）操作：毫针刺，用泻法。或三棱针点刺出血。

（5）方义：督脉总督诸阳，灵台为治疗疔疮经验穴，配合身柱有疏泄阳热火毒之功。合谷为手阳明经原穴，阳经多气多血，在三阳经中阳气最盛，故泻之可清阳热祛火毒，对面部疔疮更为适宜。疔疮为火毒蕴结血分之急症，委中又名血郄，刺血可清泻血热。

2.其他治疗

（1）挑刺：寻找背部脊柱两旁丘疹样突起，用三棱针挑刺，每天1次。或取心俞、脾俞等。

（2）耳针：选神门、肾上腺、皮质下、相应部位穴位，每次取2～3穴，毫针刺，中度刺激，留针30～60分钟，每天1次。

（3）隔蒜灸：选阿是穴，将蒜片置于疖肿上，艾炷置于蒜片上点燃灸之，每一疖灸3～10壮，每天1次，10次为1个疗程。轻者灸3～4次可痊愈，为防止复发应灸完1个疗程，重者一般需2个疗程。

（三）按语

（1）针灸治疗疔疮有一定的疗效。

（2）疔疮初起，切忌挤压、挑刺，不宜在病变部位拔罐和针刺；红肿发硬时忌手术切开，以免感染扩散；如已成脓，应转外科处理。

（3）疔疮走黄，症情凶险，应采取综合治疗。

（4）治疗期间应忌食鱼、虾及辛辣厚味，多食新鲜蔬菜。

九、斑秃

斑秃是指头皮部毛发突然发生斑状脱落的病证，中医学称"油风"，俗称"鬼剃头"。中医学认为"发为血之余"，本病主要由于房劳过度，肾精亏损，或思虑伤脾，气血生化无源；或肝肾阴虚，精血不足，血虚生风而毛发失养脱落；或情志不畅，肝气郁结而致血瘀气滞，瘀血不去，新血不生，血不养发而脱落；或精神刺激，心火亢盛而血热生风，风动脱发。

西医学中由中枢神经功能紊乱、内分泌失调、毛发乳头供血障碍、营养不良所致的斑秃属本病范畴。

（一）辨证

本病以患者头部头发突然成片脱落，呈圆形、椭圆形或不规则形，边界清楚，小如指甲，大如钱币，一个至数个不等，皮肤光滑而有光泽为主要症状。临床根据病因不同可分为肝肾不足、气滞血瘀和血虚生风等证型。

1.肝肾不足

伴头晕目眩，耳鸣，失眠多梦，健忘，舌淡无苔，脉濡细。

2.气滞血瘀

病程日久,面色晦暗,舌质黯或有瘀点瘀斑,脉弦涩。

3.血虚生风

兼见患部发痒,头晕,失眠,舌淡红,苔薄,脉细弱。

(二)治疗

1.针灸治疗

(1)治则:养血祛风,活血化瘀。以督脉穴及患部阿是穴为主。

(2)主穴:阿是穴、百会、风池、太渊、膈俞。

(3)配穴:肝肾不足者,配肝俞、肾俞;气滞血瘀者,配太冲、血海;血虚风燥者,配足三里、血海。

(4)操作:毫针刺,主穴中阿是穴用梅花针叩刺,血虚证以局部发红为度,瘀血证以微有渗血为度;太渊、膈俞虚补实泻,余穴用泻法。配穴按虚补实泻法操作。

(5)方义:头为诸阳之会,百会为足太阳经与督脉交会穴,风池为足少阳经与阳维脉交会穴,且二穴皆近脱发患处,同用可疏通患部气血,疏散风邪;肺主皮毛,太渊为肺经原穴,且脉会太渊,血会膈俞,二穴同用补能益气养血,泻能活血化瘀;梅花针叩刺阿是穴,可疏导局部经气,促进新发生长。

2.推拿治疗

(1)治则:养血祛风,活血化瘀。以督脉穴及患部阿是穴为主。

(2)取穴:百会、印堂、风池、内关、曲池、合谷、足三里、解溪、三阴交、涌泉等。

(3)手法:按揉法、拿法。

(4)操作:患者坐位,于风池穴施以拿法,于风池穴或风池穴下二横指的颈背两侧皮下肌腱或皮下结节处以右手拇指、示指用力按揉,以患者感觉到酸痛、全身发热、前额部出汗为度;于百会、印堂、内关、曲池、合谷、足三里、解溪、三阴交、涌泉等穴施以按揉法。至患者感觉全身发热,酸麻胀感明显为止。

3.其他治疗

皮肤针选阿是穴。用梅花针轻叩患部,至皮肤微呈红晕时为止,每天1次,10次为1个疗程。

(三)按语

(1)针灸推拿治疗本病有较好效果,但对毛发全脱者则疗效欠佳。

(2)本病应注意与脂溢性脱发相鉴别,脂溢性脱发多从额部开始,延及前头和颅顶部,伴有脂溢,患部毛发稀疏、均匀不一,常有瘙痒及脱屑。

(3)治疗期间及平时宜保持心情舒畅,忌烦恼、悲观、忧愁。

十、神经性皮炎

神经性皮炎以皮肤革化呈苔藓样改变和阵发性剧痒为主症,是一种皮肤神经功能失调所致的肥厚性皮肤病,又称慢性单纯性苔藓。成年人多发,多局限于某处,如颈项、肘窝、腋窝、腘窝、阴部、骶部等,偶可见散发全身,双侧对称分布。中医学称之为"顽癣""牛皮癣""摄领疮"等。中医学认为本病初起多为风热之邪阻滞肌肤,或颈项多汗,衣着硬领摩擦刺激所致;或病久耗伤阴血,血虚生风生燥,或血虚肝旺,情志不遂,郁闷不舒,紧张劳累,心火上炎致气血运行失职,凝滞肌肤而成。

西医学对本病病因未完全阐明,一般认为是大脑皮层兴奋和抑制功能失调所致。

(一)辨证

本病以皮肤损害呈苔藓样改变,阵发性剧痒为主要症状。临床根据兼症等可分为风热、肝郁化火和血虚风燥等证型。

1.风热

发病初期,仅有瘙痒而无皮疹,或丘疹呈正常皮色或红色,食辛辣食物加重,伴小便短赤,苔薄黄,脉弦数。

2.肝郁化火

每因心烦发怒,情志不畅而诱发或加重。

3.血虚风燥

病久丘疹融合成片,皮肤增厚,干燥如皮革样,或有少量灰白鳞屑,而成苔藓化,夜间瘙痒加剧。

(二)治疗

1.针灸治疗

(1)治则:疏风止痒,清热润燥。

(2)主穴:以病变局部阿是穴及手阳明、足太阴经穴位为主。阿是穴、合谷、曲池、血海、膈俞。

(3)配穴:风热者,配太渊、风池;肝郁化火者,配肝俞、太冲;血虚风燥者,配脾俞、三阴交、足三里。

(4)操作:毫针刺,阿是穴围刺,并可艾灸,其余主穴用泻法。配穴按虚补实泻法操作。

(5)方义:取阿是穴可直达病所,既可散局部的风热郁火,又能通患部的经络气血,使患部肌肤得以濡养;合谷、曲池祛风止痒;血海、膈俞活血养血,取"治风先治血,血行风自灭"之义。

2.推拿治疗

(1)治则:舒筋活血,理气解郁,镇静安神,祛风止痒。

(2)取穴:以足阳明、足太阴经穴位为主。百会、风池、足三里、三阴交、血海、膏肓、心俞、肝俞、脾俞、肾俞。

(3)手法:揉法、拿法、点按法、推法等。

(4)操作:患者取俯卧位,于背腰部施以掌揉法,并点按膏肓、心俞、肝俞、脾俞、肾俞;用双手揉拿下肢前面,点按足三里、三阴交、血海;用双拇指分推印堂至太阳穴,揉眉弓;点按百会、风池穴。

3.其他治疗

(1)皮肤针:先轻叩皮损周围,再重叩患处阿是穴以少量出血为度,同时可配合拔罐或艾条灸。

(2)耳针:选肺、肝、神门、相应病变部位,毫针刺,中等强度刺激,或用小手术刀片轻割相应部位耳穴,以轻度渗血为度。

(三)按语

(1)针灸推拿治疗本病有一定疗效,以皮肤针叩刺局部及相应夹脊穴较为多用。在此基础上辨证选穴,作整体调整,或在局部加用艾灸与拔火罐,亦均能获得较好的治疗效果。

(2)本病应注意与慢性湿疹、原发性皮肤淀粉样变相鉴别。慢性湿疹多有糜烂、渗液等,苔藓样变不如神经性皮炎显著,但浸润肥厚比较明显,边界也不如神经性皮炎清楚;原发性皮肤淀粉样变好发于小腿伸侧,为绿豆大的半球形丘疹,质坚硬,密集成片。

（3）本病较难痊愈，须坚持治疗。治疗期间应注意劳逸结合，避免精神过度紧张。避免搔抓皮损区，并注意调理饮食，忌食鱼虾、辛辣之品及饮酒，忌恼怒。

（徐东梅）

第二节　乳房疾病

一、乳痈

（一）概述

乳痈是发生于乳房部的最常见的急性化脓性疾病，属于西医的急性化脓性乳腺炎。其临床特点是乳房结块，红肿热痛，溃后脓出稠厚，伴恶寒发热等全身症状，好发于产后 1 个月以内的哺乳期妇女，尤以初产妇多见。发生于哺乳期的为"外吹乳痈"，占全部乳痈病例的 90％以上；发生于妊娠期的为"内吹乳痈"；不论男女老少，在非哺乳期和非妊娠期发生的称为"不乳儿乳痈"，临床少见。本节主要阐述"外吹乳痈"。

（二）病因病机

见图 15-1。

（三）诊断要点

（1）多见于产后未满月的哺乳期妇女，尤其是初产妇。

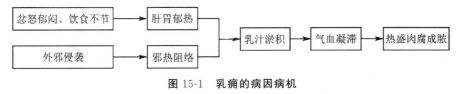

图 15-1　乳痈的病因病机

（2）初起乳房内有疼痛性肿块，皮肤不红或微红，排乳不畅，可有乳头破裂糜烂。化脓时乳房肿痛加重，肿块变软，有应指感，溃破或切开排脓后，肿痛减轻。7～10 天成脓。患侧腋下可有淋巴结肿大疼痛。

（3）多有恶寒发热、头痛、周身不适等症。

（4）常见变证有乳房僵块、袋脓、传囊乳痈、乳漏。若初起大量使用抗生素或过用寒凉中药，可导致乳房局部结块质硬，迁延数月难消，部分僵块也可再次染毒酿脓；若脓出肿痛不减，身热不退，可能形成袋脓，或脓液旁侵形成传囊乳痈；若乳汁疮口溢出或疮口脓水淋漓，久难收口，则为乳漏。

（5）血常规、C 反应蛋白（CRP）、脓液培养等检查有助于明确病情。B 超检查有助于确定深部脓肿的位置、数目和大小。

（四）鉴别诊断

本病应当与粉刺性乳痈、炎性乳腺癌、乳房部蜂窝织炎等相鉴别。

（五）治疗

本病的治疗以疏肝清热、通乳散结为原则。强调及早处理，以消为贵。注重通络下乳，避免过用寒凉药物,兼顾产后多虚多瘀的体质。

1.内治

(1)气滞热壅证:乳房肿胀疼痛,结块或有或无,皮色不变或微红,乳汁分泌不畅;伴恶寒发热,头痛骨楚,胸闷呕恶,纳谷不馨,大便干结等;舌质红,苔薄白或薄黄,脉浮数或弦数。

治法:疏肝清胃,通乳消肿。

代表方:瓜蒌牛蒡汤加减。

加减法:乳汁壅滞者,加路路通、漏芦、王不留行等;恶露未净者,加当归、益母草等。

(2)热毒炽盛证:乳房肿痛加重,结块增大,皮肤焮红灼热,继之结块中软应指,或脓出不畅,红肿热痛不消;伴壮热不退,口渴喜饮水,便秘溲赤;舌质红,苔黄腻,脉洪数。

治法:清热解毒,托里透脓。

代表方:透脓散加减。

加减法:热甚者,加石膏、知母等;大便秘结者,加大黄(后下)、枳实等。

(3)正虚毒恋证:溃后乳房肿痛减轻,脓液清稀,淋漓不尽,日久不愈,或乳汁从疮口溢出;伴面色少华,神疲乏力,或低热不退,纳谷不馨;舌质淡,苔薄,脉细。

治法:益气和营,托毒生肌。

代表方:托里消毒散加减。

加减法:漏乳者,加山楂、麦芽回乳。

2.外治

(1)初起:宜消法。皮色焮红灼热者,宜金黄散、玉露散或双柏散,用冷开水或金银花调敷;或鲜菊花叶、鲜蒲公英、仙人掌单味适量捣烂外敷;或玉露膏或金黄膏外敷。皮色微红或不红者,宜冲和膏外敷。

(2)成脓:行切开排脓。脓肿在乳房部宜做放射状切口或循皮纹切开,以免损伤乳络而形成乳漏;乳晕部脓肿宜在乳晕旁做弧形切口;乳房后位脓肿宜在乳房下方皱褶部做弧形切口。

(3)溃后:用药线蘸八二丹或九一丹引流,外敷金黄膏。若脓腔较大,可用红油膏纱布蘸八二丹或九一丹填塞。待脓净流出黄稠滋水,改用生肌散、红油膏或白玉膏盖贴。可配合垫棉法加快愈合。

(4)若有袋脓,可在脓腔下方用垫棉法加压,使脓液不致潴留;如乳汁从疮口溢出,可在患侧用垫棉法束紧,促使收口;若传囊局部出现红肿疼痛明显,则按初起处理,局部已成脓者,宜再做一辅助切口引流或用拖线法。

3.其他疗法

(1)手法按摩:适用于乳痈初起,因乳汁淤积而局部肿痛者。在患侧乳房涂以少许润滑油,先轻揪乳头数次,再从乳房四周轻轻向乳头方向施压,按摩推挤,将郁滞的乳汁渐渐推出。

(2)针刺:适用于乳痈初起。取肩井、膻中、足三里、列缺、膈俞、血海等穴,用泻法,留针15～20分钟,每天一次。

(3)若出现热毒内攻脏腑危象时,须加用抗生素。

(六)注意事项

(1)妊娠后期常用温水清洗乳头或用75%乙醇溶液擦洗。及早纠正乳头内陷。培养良好的哺乳习惯,注意乳头和乳儿口腔的清洁,每次哺乳后排空乳汁,防止淤积。及时治疗乳头破碎及身体其他部位的化脓性疾病。乳头如有破损或皲裂,可用麻油、蛋黄油或白玉膏外搽。

(2)忌食辛辣炙煿之品,不过食膏粱厚味。保持心情舒畅。

(3)若体温超过38 ℃,或乳汁色黄,应停止哺乳,但必须用吸奶器吸尽乳汁。高热时要卧床休息,必要时物理降温。

(4)患乳用三角巾或乳罩托起,减少疼痛,防止袋脓。脓水淋漓或乳汁较多浸渍皮肤者,应及时换药清洁。

(5)回乳时应先逐渐减少哺乳的次数以减少乳汁的分泌,可用麦芽、山楂煎汤代茶,外敷皮硝。酌情使用溴隐亭。

二、乳癖

(一)概述

乳癖是乳腺组织的既非炎症也非肿瘤的良性增生性疾病,相当于西医的乳腺增生病。其临床特点是单侧或双侧乳房疼痛并出现肿块,乳痛和肿块与月经周期及情志变化密切相关。乳房肿块大小不等,形态不一,边界不清,质地不硬,推之活动。好发于25～45岁的中青年妇女,发病率占乳房疾病的75%。

(二)病因病机

见图15-2。

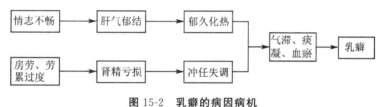

图 15-2　乳癖的病因病机

(三)诊断要点

(1)多发生于25～45岁妇女。

(2)乳房疼痛,以胀痛为主,或刺痛、隐痛,可放射至腋下、肩背部,可与月经周期、情绪变化有相关性。部分患者乳头可有溢液或瘙痒。

(3)乳房肿块,一侧或双侧乳房发生单个或多个大小不等、形态多样的肿块;肿块可分散于整个乳房,与四周组织界限不清,与皮肤或深部组织不粘连,推之可动,有触痛,可随情绪及月经周期的变化而消长。

(4)乳房钼靶X线摄片、超声检查、MRI有助于诊断和鉴别诊断。对于肿块较硬或较大者,可考虑做空芯针穿刺或肿块切除组织病理学检查。

(四)鉴别诊断

本病应当与乳岩、乳核等相鉴别。

(五)治疗

止痛和消块是本病治疗的主要目的,辨证论治有助于提高疗效。对于长期服药肿块不消反而增大,且质地较硬、疑有恶变者,应手术切除。

1.内治

(1)肝郁痰凝证:多见于青壮年妇女。乳房疼痛,肿块随喜怒消长;伴有胸闷胁胀,善郁易怒,失眠多梦,心烦口苦;苔薄黄,脉弦滑。

治法:疏肝解郁,化痰散结。

代表方：逍遥蒌贝散加减。

加减法：胸闷胁胀，善郁易怒者，加延胡索、川楝子、八月札；失眠多梦，心烦口苦者，加合欢皮、黄连。

（2）冲任失调证：多见于中年妇女。乳房疼痛、肿块月经前加重、经后缓减；伴有腰酸乏力，神疲倦怠，月经失调，量少色淡，或闭经；舌淡、苔白、脉沉细。

治法：调摄冲任，理气活血。

代表方：二仙汤合四物汤加减。

加减法：肿块质地较硬者，加生牡蛎、山慈菇、紫参等；乳头溢液色黄浊者，加鹿衔草、白花蛇舌草、薏苡仁等；乳头溢液色白者，加白果、芡实等；月经量少者，加益母草、鸡血藤；经前乳痛明显者，加柴胡、川楝子。

2.外治

阳和解凝膏掺黑退消或桂麝散敷贴，或以白附子外敷，或用大黄粉醋调外敷。若对外用药过敏者，应忌用。

3.其他疗法

手术疗法对于服药治疗后肿块不消或增大、质地较硬或不均匀、疑有恶性病变者，可考虑手术切除肿块送病理检查。

(六)注意事项

（1）保持心情舒畅，情绪稳定。

（2）适当控制脂肪类食物的摄入。

（3）及时治疗月经失调等妇科疾病和其他内分泌疾病。

（4）对于发病高危患者要重视定期检查。

三、乳岩

(一)概述

乳岩是指发生在乳房部的恶性肿瘤，相当于西医学的乳腺癌。其临床特点是乳房肿块，质地坚硬，凹凸不平，边界不清，推之不移，按之不痛，或乳头溢血，晚期溃烂，凸如泛莲或菜花。目前已成为女性最常见的恶性肿瘤之一。未曾生育或哺乳的妇女，月经初潮早或绝经晚的妇女，以及有乳腺癌家族史的妇女，乳腺癌的发病率相对较高。男性乳腺癌较少发生。

(二)病因病机

见图15-3。

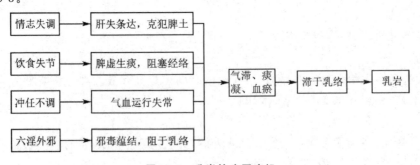

图15-3 乳岩的病因病机

（三）诊断要点

（1）发病年龄一般在40～60岁,绝经期妇女发病率相对较高。

（2）一般类型乳腺癌常为乳房内触及无痛性肿块,形状不规则,边界不清,质地坚硬,表面不光滑,不易推动。常与皮肤粘连而呈现酒窝征,个别可伴乳头血性或水样溢液。后期随着癌肿逐渐增大,产生不同程度疼痛,皮肤可呈橘皮样改变,乳头内缩或抬高。晚期乳房肿块色红高突,溃烂后疮口边缘不整齐,中央凹陷似岩穴,有时外翻似菜花,时渗紫红色血水,疼痛明显,恶臭难闻。病变周围可出现散在的小肿块,状如堆栗;癌肿转移至腋下及锁骨上淋巴结时,可触及散在、质硬无痛的肿物,以后渐大,互相粘连,融合成团。逐渐出现形体消瘦、面色苍白、憔悴等恶病质貌。

（3）特殊类型乳腺癌。①炎性癌:临床少见,多发于青年女性,半数发生在妊娠或哺乳期。起病急骤,乳房迅速增大,皮肤肿胀,色红或紫红,但无明显的肿块。转移甚广,对侧乳房往往不久即被侵及,并很早出现腋窝部、锁骨上淋巴结肿大。本病恶性程度极高,预后不良。②湿疹样癌:临床较少见。早期临床表现似慢性湿疮,乳头和乳晕的皮肤发红,轻度糜烂,有浆液渗出而潮湿,有时覆盖着黄褐色的鳞屑状痂皮。病变的皮肤甚硬,与周围分界清楚。多数患者感到奇痒,或有轻微灼痛。逐渐病变蔓延到乳晕以外皮肤,色紫而硬,乳头凹陷,破溃后易于出血,逐渐乳头蚀落,疮口凹陷,边缘坚硬,乳房内也可出现坚硬的肿块。

（4）乳房钼靶X线摄片可见致密的肿块阴影,大小比实际触诊的要小,形状不规则,边缘呈现毛刺状或结节状,密度不均匀,可有细小成堆的钙化点,常伴血管影增多增粗,乳头回缩,乳房皮肤增厚或凹陷。B超检查可见实质性占位病变,形状不规则,边缘不齐,光点不均匀,血流有改变。手术标本病理切片检查可作为确诊的依据。

（四）鉴别诊断

本病应当与乳癖、乳核、乳痨、乳晕部湿疮等相鉴别。

（五）治疗

早期诊断是乳岩治疗的关键,原则上以手术治疗为主。中医药治疗是乳腺癌综合治疗的重要部分,对晚期患者,特别是手术后患者有良好的调治作用,对放、化疗有减毒增效作用,可提高患者生存质量,有助于控制转移或复发,或延长生存期。

1.内治

（1）肝郁痰凝证:乳房部肿块皮色不变,质硬而边界不清;情志抑郁,或性情急躁,胸闷胁胀,或伴经前乳房作胀或少腹作胀;苔薄,脉弦。

治法:疏肝解郁,化痰散结。

代表方:神效瓜蒌散合开郁散加减。

加减法:经前胀痛者,加八月札、紫参。

（2）冲任失调证:乳房结块坚硬;经期紊乱,素有经前期乳房胀痛,或婚后从未生育,或有多次流产史;舌淡,苔薄,脉弦细。

治法:调摄冲任,理气散结。

代表方:二仙汤合开郁散加减。

加减法:乳房肿块坚硬者,加山慈菇、制天南星等。

（3）正虚毒盛证:乳房肿块扩大,溃后愈坚,渗流血水,不痛或剧痛;精神萎靡,面色晦暗或苍白,饮食少进,心悸失眠;舌紫或有瘀斑,苔黄,脉弱无力。

治法:调补气血,清热解毒。

代表方：八珍汤加减。

加减法：疼痛剧烈者，加乳香、没药、延胡索等；出血不止者，加生地榆、生蒲黄、仙鹤草等；心烦不寐者，加柏子仁、酸枣仁等；如有癌性热则加重清热解毒之品，如蒲公英、半枝莲等。

(4)气血两亏证：多见于癌肿晚期或手术、放化疗后，患者形体消瘦，面色萎黄或㿠白，头晕目眩，神倦乏力，少气懒言；术后切口皮瓣坏死糜烂，时流渗液，皮肤灰白，腐肉色黯不鲜；舌质淡，苔薄白，脉沉细。

治法：补益气血，宁心安神。

代表方：人参养荣汤加味。

(5)脾虚胃弱证：手术或放化疗后食欲缺乏，神疲肢软，恶心欲呕，肢肿倦怠；舌淡，苔薄，脉细弱。

治法：健脾和胃。

代表方：参苓白术散或理中汤加减。

(6)气阴两虚证：多见于手术、放疗、或化疗后，形体消瘦，短气自汗或潮热盗汗，口干欲饮，纳谷不馨，夜寐易醒；舌红少苔，脉细或细数。

治法：益气健脾，养阴清热。

代表方：四君子汤合知柏地黄丸加减。

加减法：口干欲饮者，加天花粉、天冬；纳谷不馨者，加炒麦芽、鸡内金等。

2.外治

(1)乳房肿块：初起用太乙膏掺阿魏粉或黑退消外贴；湿疹样癌宜搽青黛膏扑三石散；将溃者，用红灵丹油膏外敷；溃后用红油膏或生肌玉红膏掺海浮散外敷；若出血为主，以棉花蘸桃花散紧塞疮口并加压缠缚。适用于有手术禁忌证，或已远处广泛转移，不适宜手术者。

(2)手术后疮面不愈或皮瓣坏死：外敷九一丹、红油膏，必要时蚕食修剪局部少量坏死、腐脱组织，创面腐肉脱尽后改用生肌散、白玉膏。

(3)手术后患肢水肿：外敷皮硝，每天2次。

(4)化疗后静脉炎：外敷金黄膏或青黛膏，每天1次。

(5)皮肤放射性溃疡：外涂清凉油乳剂，每天4～5次。

3.其他疗法

(1)手术疗法是乳岩治疗的首选方法。

(2)化学治疗、放射治疗、内分泌治疗、生物治疗需正确掌握适应证，合理治疗。

(3)中成药犀黄丸，每次3 g，每天2次；小金丹，每次0.6 g，每天2次。

(六)注意事项

(1)普及防癌知识宣传，推广和普及乳房自我检查。

(2)重视乳腺癌高危人群的定期检查。

(3)积极治疗乳腺良性疾病。

(4)饮食清淡，营养合理，忌食用含雌、孕激素类食物。

(5)鼓励手术后患者适当运动，主要劳逸结合。

四、乳痨

(一)概述

乳痨是发生在乳房部的慢性特异性化脓性疾病，相当丁西医的乳房结核。其临床特点是多发生在 20~40 岁的女性,尤其是在妊娠期和哺乳期,起病缓慢,初起乳房内有一个或数个结块,状如梅李,边界不清,皮核相亲,日久破溃,脓液清晰且杂有败絮样物,常有肺痨、瘰疬等病史。

(二)病因病机

见图 15-4。

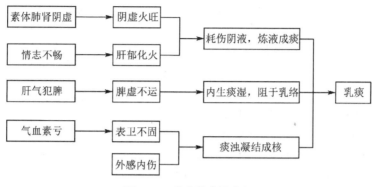

图 15-4　乳痨的病因病机

(三)诊断要点

(1)本病常发生在 20~40 岁已婚素体虚弱的女性。常有肺痨、瘰疬病史。

(2)初起乳中 1 个或数个结块,大小不等,边界不清,硬而不坚,推之可动,皮色不变,不痛或微痛,全身症状不明显。

(3)病情进展缓慢,数月后结块渐大,与表皮粘连,色转黯红,有轻微波动感,轻度触痛,形成脓肿。

(4)溃后脓出稀薄,并夹有败絮样物,局部有潜行性空腔或窦道,愈合缓慢,有时可窜延至胸胁、腋下。

(5)病久可伴有潮热、盗汗、消瘦、颧红等症状。

(6)活动期红细胞沉降率加快,混合感染时白细胞总数和中性粒细胞总数升高。必要时做病理组织活检和结核菌素试验,脓液涂片做抗酸染色找结核杆菌等有助于明确诊断,胸部 X 线等以寻找原发病灶。

(四)鉴别诊断

本病应当与乳岩、乳疽、粉刺性乳痈等相鉴别。

(五)治疗

中医中药辨证治疗对于体质虚弱者尤具优势。原则上应常规配合使用抗结核药物。

1.内治

(1)气滞痰凝证:多见于初起阶段。乳房肿块形如梅李,不红不热,质地硬韧,不痛或微痛,推之可动;伴心情不畅,胸闷胁胀;舌质正常,苔薄腻,脉弦滑。

治法:疏肝解郁,滋阴化痰。

代表方:开郁散合消疬丸加减。

加减法:胁肋胸闷者,加川楝子、八月札。

(2)正虚邪恋证:多见于化脓或溃后阶段。乳房结块渐大,皮色黯红,肿块变软,按之应指;溃后脓水稀薄夹有败絮样物质,日久不敛,形成窦道;伴面色㿠白,神疲乏力,食欲缺乏;舌淡,苔薄白,脉虚无力。

治法:补益气血,托里透脓。

代表方:托里消毒散加减。

加减法:食欲缺乏者,加炒白扁豆、六神曲、炒山楂。

(3)阴虚痰热证:溃后脓出稀薄,夹有败絮状物质,形成窦道,久不愈合;伴潮热颧红,干咳少痰,或痰中带血,形瘦食少;舌质红,苔少,脉细数。

治法:养阴清热。

代表方:六味地黄丸合清骨散加减。

加减法:痰中带血加墨旱莲、桑白皮。

2.外治

(1)初起:可用阳和解凝膏掺桂麝散或黑退消敷贴。

(2)成脓:肿块波动明显时,宜切开排脓。

(3)溃后:切开排脓后或溃后疮口有腐肉,可用红油膏掺五五丹或七三丹盖贴;腐脱肉鲜者,改用生肌散或生肌玉红膏收功。如形成瘘管者,用白降丹或红升丹药捻条插入,外敷红油膏,脓尽后改用生肌散。

3.其他疗法

西药常选异烟肼、利福平等联合用药抗结核治疗。

(六)注意事项

(1)保持心情舒畅,情绪稳定。

(2)避免过度劳累,注意劳逸结合。

(3)增加营养食物,忌食辛辣刺激之品。

(4)积极治疗原发结核灶。

(5)坚持用药,按医嘱完成疗程。

五、乳漏

(一)概述

乳漏是发生于乳房部或乳晕部的脓肿溃破后,久不收口而形成管道者。相当于西医的乳房或乳晕部窦道或瘘管。其临床特点是疮口脓水淋漓,杂有乳汁或败絮样或脂质样物,溃口经久不愈。

(二)病因病机

见图15-5。

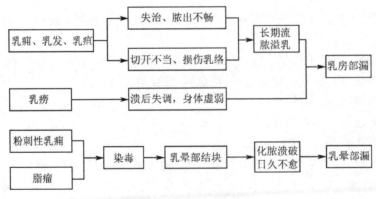

图15-5 乳漏的病因病机

（三）诊断要点

1.乳房部漏

乳痈、乳发溃脓或切开病史,疮口经久不愈,常流乳汁或脓水,周围皮肤潮湿浸淫;乳痰溃破成漏,疮口多为凹陷,周围皮肤紫黯,脓水清稀或夹有败絮样物质,或伴有潮热、盗汗、舌质红、脉细数等症状。

2.乳晕部漏

乳晕部漏多发于非哺乳或非妊娠期的妇女,常伴有乳头内陷,并在乳晕部有结块,红肿疼痛,全身症状较轻。成脓溃破后,脓液中兼有灰白色脂质样物,往往久不收口。若用球头银丝从疮孔中探查,银丝球头多可从乳窍中穿出。亦有愈合后在乳窍中仍有粉质外溢,带有臭气;或愈后疮口反复红肿疼痛而化脓者。若有局部手术或外伤史者,有时疮口中可有丝线等异物排出。

3.乳腺导管或漏管

X线造影常有助于明确管道的走向、深度及支管情况。脓液涂片或细菌培养及药敏试验,有助于判断乳漏的性质并指导用药。

（四）治疗

关键是要辨别形成漏管的原因,并明确管道的走向及分支情况。以外治为主,内治为辅。乳痰所致的乳漏,应配合抗结核药物治疗。

1.内治

(1)余毒未清证:乳房部或乳晕部漏,反复红肿疼痛,疮口常流乳汁或脓水,经久不愈,局部有僵肿结块,周围皮肤潮湿浸淫;舌质红,苔薄黄,脉滑数。

治法:清热解毒。

代表方:银花甘草汤加减。

加减法:局部红肿明显者,加蒲公英、天葵子、紫花地丁等;溃口日久难敛者,加生黄芪、白术;局部僵肿结块者,加皂角刺、莪术。

(2)正虚毒恋证:疮口脓水淋漓或漏乳不止,疮面肉色不鲜;伴面色无华,神疲乏力,食欲缺乏;舌质淡红,苔薄,脉细。

治法:扶正托毒。

代表方:托里消毒散加减。

加减法:食欲缺乏者,加六神曲、鸡内金;乳汁量多者,重用麦芽、山楂。

(3)阴虚痰热证:脓出稀薄,夹有败絮样物质,疮口久不愈合,疮周皮色黯红;伴潮热颧红,干咳痰红,形瘦食少;舌质红,苔少,脉细数。

治法:养阴清热。

代表方:六味地黄汤合清骨散加减。

加减法:潮热颧红,干咳痰红者,加百合、炙百部、黄芩等。

2.外治

(1)分期治疗:先用药线蘸八二丹或七三丹提脓祛腐,外敷红油膏。如有丝线等异物,应及时取出。脓尽后改用生肌散、生肌玉红膏,必须使创面从基底部长起。

(2)垫棉法:适用于疮口漏乳不止,或乳房部漏脓腐脱尽后,疮口愈合后应继续压迫2周,以巩固疗效,防止复发。

(3)切开疗法:适用于浅层漏管及药物外敷治疗失败者。乳晕部漏管手术的关键是切开通向乳头孔的漏管或扩张的乳腺导管。切开后创面用药同"分期治疗"。

(4)挂线疗法:适用于深层漏管,常配合切开疗法。

(5)拖线疗法:适用于漏管单一又不宜切开或挂开时。拖线必须待脓腐脱净后方能拆除,并加用垫棉法或绑缚法促使管腔闭合。

(五)注意事项

(1)及时恰当治疗乳痈、乳发、乳痨等病,以防脓毒内蓄,损伤乳络形成乳漏。

(2)正确掌握乳房乳晕部脓肿切开的部位,切口的方向和大小,以免误伤乳络成漏。

(3)注意精神调摄和饮食营养,增强体质,以利疾病康复。

(徐东梅)

第三节 瘿 病

一、气瘿

(一)概述

气瘿是指颈前结喉两侧肿大的一类疾病,为瘿病的一种,属于西医学的单纯性甲状腺肿及部分地方性甲状腺肿的范畴。其临床特点是发生于颈前结喉的两侧,呈弥漫性肿大,边缘不清,皮色如常,按之柔软,可随喜怒而消长。本病流行于高原地区,或沿海地区。好发于青年女性,女多于男,尤以青春期、妊娠期、哺乳期、绝经期的女性多见,但在流行地区内常出现于入学年龄的儿童。

(二)病因病机

见图 15-6。

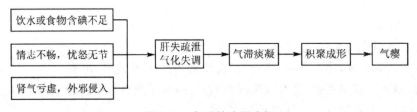

图 15-6 气瘿的病因病机

(三)诊断要点

(1)女性发病率较男性略高。一般多发生在青春期。

(2)初期无明显不适感,甲状腺呈弥漫性肿大,腺体表面较平坦,质软不痛,皮色如常,腺体随吞咽动作而上下移动,日久可出现多发性大小不等结节。如肿块进行性增大,可压迫气管从而出现呼吸困难;压迫喉返神经时,声音嘶哑;压迫上腔静脉时,出现颈部和胸前浅表静脉扩张等。

(3)B超检查可见甲状腺弥漫性肿大,可有囊性、实性、或囊实性结节存在。甲状腺穿刺细胞学检查可以确诊。大部分患者甲状腺激素水平正常,少数结节性甲状腺肿可出现轻度甲状腺功能亢进。

（四）鉴别诊断

本病应当与肉瘿、瘿痈等相鉴别。

（五）治疗

本病的治疗以疏肝解郁、化痰软坚为原则，以内治法为主。

1.内治

肝郁气滞证：颈部弥漫性肿大，边缘不清，随喜怒消长，皮色如常，质软无压痛，肿块随上下吞咽动作移动；伴急躁易怒，善太息；舌质淡红，苔薄，脉沉弦。

治法：疏肝解郁，化痰软坚。

代表方：四海舒郁丸加减。

加减法：妊娠期或哺乳期，加菟丝子、何首乌等；伴结节及表浅静脉明显扩张者，加当归、丹参等。

2.其他疗法

（1）单味药：本病若因摄碘不足而引起，则常服含碘的食物即可预防、治疗本病。如海带50 g，水煎服并吃下，每天 1 次；黄药子 15 g，水煎，每天 2 次，每次 150 mL 口服等。

（2）针刺：取穴上天柱、风池、扶突、合谷、三阴交及足三里等，隔天 1 次，15 天为 1 个疗程。

（3）手术：巨大气瘿，临床压迫症状明显者，或怀疑恶变时应施行手术治疗。

（六）注意事项

（1）在缺碘地区，除改善水源外，应以碘化食盐（即每千克食盐中加入 5～10 mg 碘化钾）者菜，作为集体性预防，服用至青春发育期过后。

（2）经常用海带或其他海产植物佐餐，尤其在妊娠期和哺乳期。

（3）平时保持心情舒畅，勿郁怒动气。

二、肉瘿

（一）概述

肉瘿是指发生于结喉正中附近的半球形肿块，能随吞咽动作而上下移动的良性肿瘤性疾病，属于西医学甲状腺腺瘤、甲状腺囊肿的范畴。其临床特点是颈前结喉一侧或两侧结块，柔韧而圆，如肉之团，随吞咽动作而上下移动，发展缓慢。

（二）病因病机

见图 15-7。

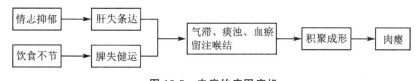

图 15-7　肉瘿的病因病机

（三）诊断要点

（1）好发于 40 岁以下女性。

（2）病程缓慢，多数在数月到数年甚至更长时间。

（3）因稍有不适或无任何症状而被发现颈部肿块。肿块多为单发，形状为圆形或椭圆形，表面光滑，边界清楚，质地韧实，与周围组织无粘连、无压痛，可随吞咽上下移动。肿瘤直径一般为数厘米，巨大者少见。巨大瘤体可产生邻近器官受压征象，但并不侵犯器官。当乳头状囊性瘤因囊壁血管破裂发生囊内出血时,肿瘤可在短期内迅速增大,局部出现胀痛;有些肿块会被逐渐吸收而缩小;有些可发生囊性变;病史较长者,往往因钙化而使瘤体坚硬;有些可发展为自主功能性腺瘤而引起甲状腺功能亢进。

(4)部分患者可伴有性情急躁、怕热出汗、心悸乏力、双手震颤、能食善饥、脉数等甲状腺功能亢进症状。少数患者可以发生癌变。

(5)B超检查可明确肿物为实性或囊性。甲状腺同位素扫描多为温结节,囊肿多为凉结节,合并甲状腺功能亢进者表现为热结节。甲状腺激素检查一般正常,少数合并甲状腺功能亢进者可见 FT_3、FT_4增高。甲状腺穿刺细胞学检查可协助诊断。

(四)鉴别诊断

本病应当与气瘿、甲状舌骨囊肿、瘿痈、石瘿等相鉴别。

(五)治疗

本病治疗以理气化痰、活血散结为原则,伴有气阴两虚时佐以扶正。必要时可手术治疗。

1.内治

(1)气滞痰凝证:多见颈前一侧或双侧肿块,不红、不热、无痛,随吞咽上下移动;一般无明显全身症状,或有呼吸不畅、吞咽不利等;苔薄腻,脉弦滑。

治法:理气解郁,化痰软坚。

代表方:逍遥散合海藻玉壶汤加减。

加减法:肿块质地偏硬,舌质瘀斑者,加三棱、莪术。

(2)气阴两虚证:多见颈部肿块柔韧,随吞咽动作上下移动;伴急躁易怒,怕热,汗出心悸,口苦,失眠多梦,手部震颤,消谷善饥,形体消瘦,月经不调等;舌红少苔,脉细数。

治法:益气养阴,软坚散结。

代表方:生脉散合海藻玉壶汤加减。

加减法:失眠多梦者,加茯神、珍珠母等;性情急躁、手部震颤者,可加生石决明、钩藤等;月经不调者,可加熟地黄、何首乌等。

2.外治

阳和解凝膏掺黑退消或桂麝散外敷。

3.其他疗法

(1)手术:在应用中药治疗 3 个月后,如肿块无明显缩小,或肿块近期增大明显,有恶变倾向者,宜考虑手术治疗。

(2)针刺:①取定喘穴,隔天针刺 1 次,连针 15 次;②沿甲状腺周围针刺,强刺激,不留针,每天或隔天 1 次,连续 15~30 天。

(六)注意事项

(1)保持心情舒畅,饮食有节,忌恼怒。

(2)注意观察肿物大小和质地变化,如短期明显增大,B超检查或穿刺除外囊内出血,应警惕癌变。

三、瘿痈

(一)概述

瘿痈是指瘿病中的感染性炎症疾病,相当于西医的亚急性甲状腺炎、急性甲状腺炎(后者在此不作讨论)。其特点是喉结两侧结块,疼痛肿胀,可伴有发热,发病急骤。

(二)病因病机

见图 15-8。

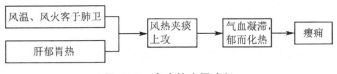

图 15-8　瘿痈的病因病机

(三)诊断要点

(1)多发生于中年人,女性发病率较男性高。

(2)发病前多有感冒、咽痛等病史。

(3)颈部肿胀多突然发生,皮色不变或微红,微有灼热,与皮肤组织不粘连,随吞咽上下活动。瘿肿疼痛拒按,可牵扯颌下、耳后枕部,活动或吞咽时疼痛加重。肿痛常先累及一侧后扩展到另一侧。常伴有发热、体温升高。

(4)初起时可伴有口渴、咽干、心慌、手抖、多汗;严重者可有声嘶、吞咽困难;反复发作或久治不愈者,可见神疲乏力、畏寒肢冷等症。

(5)血白细胞计数及中性粒细胞数正常或稍高,红细胞沉降率显著加快;大部分初期伴有甲状腺功能亢进,血清 T_3、T_4 升高,但甲状腺摄碘率降低,呈分离现象。少数患者后期出现短暂甲状腺功能减退。患者 B 超检查有助于了解甲状腺肿大和结节情况。

(四)鉴别诊断

本病应与颈痈、锁喉痈等相鉴别。

(五)治疗

本病内治为主,宜疏风清热、化痰散结。后期肿块难消可合用活血化瘀药物,有利于肿块吸收消散。

1.内治

(1)风热痰凝证:颈前局部结块,疼痛明显,疼痛牵扯颌下、耳后或枕部;伴恶寒发热,头痛,口渴,咽干;舌苔薄黄,脉浮数或滑数。

治法:疏风清热化痰。

代表方:牛蒡解肌汤加减。

加减法:热甚时,加石膏、知母、黄芩等清肺胃内热;头面疼痛明显,加白芷、羌活、川芎等祛风止痛;夏季发病,舌苔厚腻,可加佩兰、藿香等芳香化浊之品。

(2)气滞痰凝证:局部肿块坚实,皮色不变或微红,轻度作胀,重按才感疼痛,其痛常反射至后枕部;或有喉间梗塞感,痰多,一般无全身症状;舌苔黄腻,脉弦滑。

治法:疏肝理气,化痰散结。

代表方:柴胡疏肝散加减。

加减法:后期伴有乏力、肢体肿胀、纳呆等症时,加党参、茯苓、白术等益气健脾化湿。

(3)肝郁化火证:颈前肿痛;伴胸闷不舒,急躁易怒,口苦咽干,胸胁胀痛,尿赤便秘;舌红苔少或苔薄黄,脉弦数。

治法:清肝泻火解郁。

代表方:柴胡清肝汤加减。

2.外治

(1)初期:宜用箍围药,如金黄散、四黄散、双柏散,用水或蜂蜜调成糊状外敷,每天1～2次。

(2)后期:肿块难消时,外敷冲和膏。

3.其他疗法

后期出现甲状腺功能减退者,可加用西药左甲状腺素钠或甲状腺素片治疗。

(六)注意事项

(1)保持心情舒畅,忌郁怒,少食辛辣炙煿食物。

(2)劳逸结合,减少因持续劳累引起复发或加剧病情。

(3)病重者宜卧床休息,注意保持呼吸道通畅。

四、石瘿

(一)概述

石瘿是指甲状腺的恶性肿瘤,属于西医学甲状腺癌的范畴。其临床特点是喉结一侧或双侧肿块,坚硬如石,高低不平,推之不移。

(二)病因病机

见图15-9。

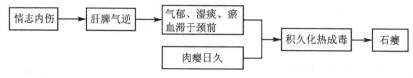

图15-9　石瘿的病因病机

(三)诊断要点

(1)多见于30～40岁青壮年,女性发病较多,男女之比例为1∶(2～3)。或既往有肉瘿病史。

(2)偶尔发现颈部肿块坚硬不平,或颈前多年存在的肿块迅速增大、变硬,表面高低不平,推之不移,吞咽时活动受限。

(3)若颈丛神经浅支受侵,则耳、枕和肩部疼痛;肿块可发生压迫症状,引起呼吸和吞咽困难、声音嘶哑;晚期可发生骨、肺、颅内等处的转移而出现骨痛、胸痛、咳嗽、咳血、头痛、复视等症状。

(4)石瘿的转移较为常见,早期即可转移至淋巴结,或经血行转移到内脏。远处转移以扁骨和肺为主。

(5)甲状腺同位素[131]I扫描多显示为凉结节(或冷结节)。可配合B超、CT等检查以协助诊断。甲状腺细针穿刺细胞学检查可基本确诊。

(四)鉴别诊断

本病应当与瘿痈、肉瘿等相鉴别。

(五)治疗

一旦诊断明确,宜早期手术治疗。若不宜手术或术后体质虚弱,以及放疗、化疗期间,可配合中药内治;局部可结合中药外敷。早期以解郁化痰活血为主,后期以和营养阴活血为主。

1.内治

(1)痰瘀内结证:多见颈部肿块短期内增大较快,坚硬如石,高低不平,推之不移;但全身症状尚不明显;舌黯红,苔薄黄,脉弦。

治法:解郁化痰,活血消坚。

代表方:海藻玉壶汤合桃红四物汤加减。

加减法:肿块疼痛灼热甚者,加蒲公英、紫花地丁;肿块大者,加三棱、莪术、白花蛇舌草等。

(2)瘀热伤阴证:多见于疾病晚期,或局部溃破流血水,或颈部他处发现转移性结块;或声音嘶哑,形倦体瘦;舌紫黯,或见瘀斑,脉沉或涩。

治法:化瘀散结,和营养阴。

代表方:通窍活血汤合养阴清肺汤加减。

加减法:采用放疗治疗者,加生地、玄参、女贞子;声音嘶哑者,加麦冬、胖大海、西青果;疼痛剧烈者,加乳香、没药、延胡索等。

2.外治

(1)可用阳和解凝膏掺阿魏粉敷贴于肿胀处。

(2)肿块处疼痛灼热者,可用生商陆根捣烂外敷。

3.其他疗法

(1)一旦确诊,宜早期手术切除。

(2)未分化癌以放射疗法为主,不宜手术切除。

(六)注意事项

(1)肉瘿患者久治不愈,或结节迅速增大变硬,宜及早手术切除,以防恶变。

(2)饮食忌烟、酒、油腻、辛辣刺激性食物。

(3)保持心情舒畅,树立战胜疾病的信心。

(徐东梅)

第四节 瘤 岩

一、气瘤

(一)概述

气瘤是发生于皮肤间的多发柔软肿物。属于西医学的皮肤神经纤维瘤。其临床特点是皮肤间的柔软肿块,按之凹陷,放手后又凸出,如气在瘤中。

(二)病因病机

见图15-10。

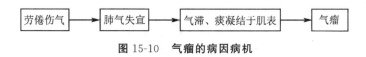

| 劳倦伤气 | → | 肺气失宣 | → | 气滞、痰凝结于肌表 | → | 气瘤 |

图15-10 气瘤的病因病机

（三）诊断要点

（1）多在出生时发生，小儿发病，青春期后加重，年龄愈大病情愈重。多发生于躯干部，也可见于面部和四肢。

（2）瘤体大小不等，数目多少不定，可沿神经干生长。多突出体表，或平坦，或带蒂柄，表面光滑，质地柔软，压之凹陷，放手恢复，皮色不变或有色素沉着。生长缓慢，一般无自觉不适。瘤体部位出现麻痹或痛觉敏感是恶变先兆。

（四）鉴别诊断

本病应当与脂瘤、肉瘤等相鉴别。

（五）治疗

以宣肺调气，配合化痰散结为主，必要时手术切除或结扎疗法。

1.内治

痰气凝结证：体表多个质地柔软肿块，生长缓慢，皮色不变，无疼痛；舌淡，苔薄白，脉和缓。

治法：宣肺调气，化痰散结。

代表方：通气散坚丸加减。

加减法：气虚倦怠、神疲乏力者，加黄芪、白术；瘤体逐渐增大增多，呈淡褐色者，加桃仁、红花、丹参等。

2.外治

一般不需要外治。对于头大蒂小的瘤体，可用细丝线双套结结扎。

3.其他疗法

对瘤体影响美观、功能，或有恶变时，可在局麻下行手术切除。

（六）注意事项

（1）患处避免挤压，以防破溃出血和继发感染。

（2）下肢多发肿物且瘤体较大时，宜适当减少跑步、快走等活动，以免肿胀不适。

（3）一旦肿物破溃出血，要做好止血。

二、血瘤

（一）概述

血瘤是指体表血络扩张，纵横交集形成的肿瘤。相当于西医学的血管瘤，常见毛细血管瘤和海绵状血管瘤。其临床特点是多数为先天性，肿块局部色泽鲜红或紫红，质地柔软，边界清楚，触之或如海绵状。

（二）病因病机

见图15-11。

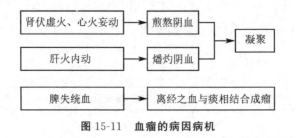

图 15-11　血瘤的病因病机

（三）诊断要点

（1）毛细血管瘤多为先天发病，部分在 5 岁左右自行消失。多发于颜面、颈部，可单发或多发。局部可见红色斑疹或丘疹，逐渐增大，边界清楚，大小不等，质地柔软，色泽鲜红或紫红，压之褪色，抬手复原。

（2）海绵状血管瘤多为局限性肿块，呈半球状或扁平隆起，质地柔软，肿块因体位变化可呈现伸缩性，无搏动，无杂音。瘤体内可触及颗粒状静脉结石。可并发外伤出血，继发感染及溃疡。

（3）B 超检查、CT 检查、血管造影、病理检查有助诊断。

（四）鉴别诊断

毛细血管瘤应当与血痣等相鉴别。发于下肢的海绵状血管瘤应当与筋瘤相鉴别。

（五）治疗

本病采用内、外治结合的治疗方法。手术疗法、冷冻、放射治疗也是重要的治疗方法。

1.内治

（1）心肾火毒证：多先天为患，肿块色红，无痛痒；伴面赤口渴，口舌生疮，尿黄便干；舌质红，苔薄黄，脉细数。

治法：清心泻火解毒。

代表方：芩连二母丸合凉血地黄汤加减。

加减法：心火盛者，加淡竹叶；阴虚火旺者，加龟甲、鳖甲、墨旱莲等。

（2）肝经火旺证：好发于面部或胸胁，肿块呈结节状或丘疹，色红，易出血；伴心烦易怒，咽干口苦；舌红，苔微黄，脉弦数。

治法：清肝泻火解毒。

代表方：丹栀逍遥散合清肝芦荟丸加减。

加减法：结节明显者，加三棱、莪术；易出血者，加茜草、仙鹤草。

（3）脾失统血证：好发于下肢，肿块质地柔软，色紫红，易出血；舌淡，苔白或白腻，脉细。

治法：健脾化湿解毒。

代表方：顺气归脾丸加减。

加减法：伴血瘀或血热出血者，加当归、赤芍、三七、仙鹤草等。

2.外治

（1）体积较小、非头面部及关节部位的血瘤可用五妙水仙膏外搽。

（2）瘤体出血可用压迫止血或云南白药掺敷伤口，具有止血、消散作用。

3.其他疗法

（1）手术疗法：适用于孤立病变。

（2）冷冻疗法：适用于浅表较小病变。

（3）其他局部疗法：可行浅层 X 线照射、硬化剂注射疗法等治疗。

（六）注意事项

（1）防止瘤体破溃出血及感染。

（2）对发于头面部及暴露部位手术时要尽量选用美容手术切口。

三、筋瘤

（一）概述

筋瘤是以筋脉色紫，盘曲突起，状如蚯蚓，形成团块为主要表现的浅表静脉病变，相当于西医学下肢静脉曲张。其临床特点是下肢青筋暴露，好发于久立、久行、过度负重、久坐少动者，病久伴发青蛇毒，形成湿疮、溃疡。

（二）病因病机

见图15-12。

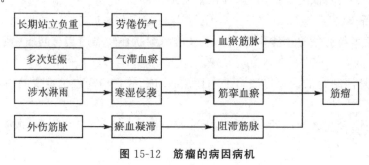

图15-12　筋瘤的病因病机

（三）诊断要点

（1）好发于长期站立工作或负重工作者或妊娠的女性，多发于下肢。

（2）患肢酸困沉重坠胀不适，站立明显，行走或平卧消失。患肢青筋怒张，状如蚯蚓。局部出现红肿、灼热、疼痛等症状为伴发青蛇毒；瘤体损伤破裂可发生出血；病久皮肤萎缩，颜色黯褐，伴发湿疮、臁疮。

（3）大隐静脉瓣膜功能试验和深静脉通畅试验有助于判断疾病的性质。B超、静脉造影等检查有助于疾病的诊断。

（四）鉴别诊断

本病应当与血瘤等相鉴别。

（五）治疗

脉络运行不畅，筋挛血瘀是本病发病的主要环节。以行气活血、舒筋通络为主的治疗可改善症状，单纯外治也是有效的方法，重症患者可采用手术治疗，防止青蛇毒、湿疮、臁疮的发生。

1.内治

（1）劳倦伤气证：久站久行或劳累时瘤体增大，下坠不适感加重；伴气短乏力，腰酸；舌淡，苔薄白，脉细缓无力。

治法：补中益气，活血舒筋。

代表方：补中益气汤加减。

加减法：并发青蛇毒，肿痛者，加蒲公英、地丁草、忍冬藤；下肢肿胀明显，加泽兰、益母草、通草；并发湿疹皮肤瘙痒者，加白鲜皮、地肤子、苦参等。

（2）寒湿凝筋证：瘤体黯紫喜暖，患肢肿胀；伴形寒肢冷，口淡不渴，小便清长；舌黯、苔白腻，脉弦细。

治法：暖肝散寒，益气通脉。

代表方：暖肝煎合当归四逆汤加减。

加减法:皮肤硬结,加三棱、莪术;肿胀明显,加益母草、泽兰、泽泻;频频抽筋,加白芍、甘草等。

(3)外伤瘀滞证:发病与外伤有关,青筋盘曲,状如蚯蚓,色发绀,患肢肿胀疼痛;舌有瘀点,脉细涩。

治法:活血化瘀,和营消肿。

代表方:活血散瘀汤加减。

2.外治

穿合适的弹力袜或弹力绷带包扎,有助于减小瘤体及减缓疾病的发展。

3.其他疗法

(1)手术治疗:诊断明确,无手术禁忌证者,均可手术。可采用大隐静脉或小隐静脉高位结扎、主干静脉剥脱及曲张静脉切除常规术,或经皮腔内激光电凝术或透光旋切微创术。

(2)硬化剂注射疗法:适用于单纯性下肢静脉曲张,也可作为手术的辅助疗法。

(六)注意事项

(1)适当活动下肢,避免长期站立及涉水淋雨,防止发病。分娩后应加强下肢锻炼。

(2)卧床休息,抬高患肢。

(3)予弹力护腿或穿弹力袜保护,防止外伤。

(4)患肢避免搔抓染毒。

四、肉瘤

(一)概述

肉瘤是发生于皮里膜外,由脂肪组织过度增生形成的良性肿瘤,相当于西医学脂肪瘤。其临床特点是瘤体肿块如肉之隆起,软如棉,肿如馒,皮色不变。

(二)病因病机

见图 15-13。

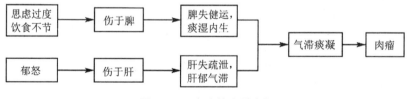

图 15-13 肉瘤的病因病机

(三)诊断要点

(1)本病发生于身体任何部位,多发于肩、背、腹、臀部及前臂,位于皮下。

(2)本病可单发或多发,生长缓慢,瘤体大小不等,呈扁平团块状或分叶状,边界清楚,触之柔软,推之可动,皮色不变,一般无疼痛,无全身症状。

(3)B 超、组织病理学检查有助于诊断。

(四)鉴别诊断

本病应当与气瘤等相鉴别。

(五)治疗

小的肉瘤可不处理,大的肉瘤手术切除,可配合中医药治疗。

1.内治

气郁痰凝证:单发或多发,瘤体大小不等,呈扁平状或分叶状,边界清楚,触之柔软,推之可动,皮色不变,生长缓慢;舌淡红,苔白,脉弦滑。

治法:理气健脾,化痰散结。

代表方:化坚二陈丸合十全流气饮加减。

加减法:发于头颈者,加川芎、藁本;发于上肢者,加桂枝、桑枝;发于下肢者,加牛膝、黄柏、苍术。

2.外治

阳和解凝膏掺黑退消或桂麝散外敷。

3.其他疗法

对瘤体较大或伴有疼痛者手术切除。

(六)注意事项

(1)合理饮食,勿过食肥甘厚味之品。

(2)观察随访,若肿物明显增大,则宜手术治疗。

五、失荣

(一)概述

失荣是发生于颈部的岩肿,因其晚期患者面容憔悴,形体消瘦,状如树木失去荣华,枝枯皮焦,故名失荣,属古代外科四大绝症之一。相当于西医学颈部原发性恶性肿瘤和颈部淋巴结转移癌的范畴。其临床特点是颈部肿块,坚硬如石,推之不移,皮色不变,溃后疮口凹凸不平,流血水但无脓,疼痛彻心,身体逐渐消瘦,多由其他部位的恶性肿瘤所致。

(二)病因病机

见图 15-14。

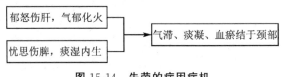

图 15-14　失荣的病因病机

(三)诊断要点

(1)原发性颈部恶性肿瘤:常见的有恶性腮腺混合瘤、甲状腺癌、恶性淋巴瘤等。肿块生长较快,质地坚硬,早期为圆形或椭圆形,可活动,后期肿块体积增大,数量增多,融合成团块状或联结成串,推之不动,高低不平,边界不清。

(2)转移性颈部恶性肿瘤:以鼻咽、口腔、消化系统及呼吸系统等恶性肿瘤转移至颈部者多见。大多可找到原发病灶,颈部肿块初为 1 个或数个肿大的淋巴结,增大较原发性颈部肿瘤慢,且多数现有原发肿瘤的相应临床表现。

(3)需进行全面细致的体格检查以寻找原发病灶,肿块做组织病理学检查可明确诊断。

(四)鉴别诊断

本病应当与瘰疬、肉瘿等相鉴别。

(五)治疗

应及早选择放射疗法或手术治疗,若是继发转移性的,应积极治疗原发病灶;配合中医辨证论治。

1.内治

(1)气郁痰结证:颈部或耳前后出现肿块,质地坚硬,聚结成团,与周围组织粘连而固定,轻度刺痛或胀痛,颈项有牵扯感,活动转侧不利;伴胸闷、心烦、胁胀等症;舌淡红,苔白腻,脉弦或弦滑。

治法:解郁散结,化痰解毒。

代表方:化坚二陈丸合开郁散加减。

加减法:肿块质地坚硬者,加浙贝母、半夏。

(2)阴毒结聚证:颈部肿块质地坚硬,不痛不胀,推之不动,患部初起皮色如常,后可呈橘皮样改变;伴畏寒肢冷,纳呆便溏;舌淡,苔白腻,脉沉细。

治法:温阳散寒,化痰解毒。

代表方:阳和汤加减。

(3)瘀毒化热证:颈部肿块迁延日久,迅速增大,中央变软,周围坚硬,溃后渗流血水,状如翻花,并向四周漫肿,范围可波及面部、胸部、肩背等处,可出现疼痛,颈部活动受限;可伴发热,消瘦等;舌红,苔黄,脉数。

治法:清热解毒,化痰散瘀。

代表方:黄连解毒汤合化坚二陈丸加减。

加减法:局部肿痛明显者,可加蒲公英、紫花地丁、白花蛇舌草等。

(4)气血两亏证:颈部肿块溃破翻花,长期渗流腐臭血水,不能愈合,肉芽苍白水肿,凹凸不平;伴低热、乏力、消瘦等;舌淡,苔白或无苔,脉细。

治法:补益气血,化瘀解毒。

代表方:八珍汤合四妙汤加减。

2.外治

(1)未溃:气郁痰结证,可用太乙膏掺阿魏粉外敷;阴毒结聚证,可用阳和解凝膏外贴。

(2)已溃:掺海浮散贴生肌玉红膏。溃烂处出血不止,可用棉花蘸桃花散紧塞疮口,并加压包扎。

3.其他疗法

化学药物治疗、放射治疗等。

(六)注意事项

(1)对颈部肿大淋巴结或肿块应高度重视,尽早明确诊断。

(2)加强营养。

(3)加强疮面护理,及时、正确换药。

六、肾岩

(一)概述

肾岩是发生于阴茎的岩肿,因其溃后翻花,又称肾岩翻花。相当于西医学的阴茎癌。其临床特点是阴茎表面出现丘疹、结节、疣状物,突起坚硬,溃后状如翻花,好发于阴茎马口及边缘,后期侵犯整个阴茎。

（二）病因病机

见图 15-15。

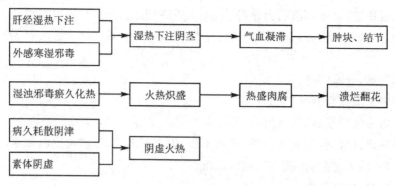

图 15-15　肾岩的病因病机

（三）诊断要点

（1）好发于中老年人，多有包皮过长、包茎史。

（2）初起在包皮内面、冠状沟、龟头不尿道口部位出现红斑、丘疹、结节、疣状增生物，逐渐增大，刺痒，边缘硬而不整齐，有分泌物或出血；晚期溃破，状如翻花，分泌物恶臭，疼痛加重，甚至阴茎溃烂脱落。

（3）部分患者发生淋巴结转移，以腹股沟淋巴结最多见。

（4）早期一般无全身表现，晚期可见发热、消瘦、贫血、乏力、食欲缺乏等。

（5）组织病理学检查可明确诊断。

（四）鉴别诊断

本病应当与阴茎乳头状瘤、尖锐湿疣、阴茎白斑病、阴茎结核等相鉴别。

（五）治疗

本病以手术治疗为主，配合辨证论治和其他疗法。

1. 内治

（1）湿毒瘀结证：阴茎龟头或冠状沟出现丘疹或菜花状结节，逐渐增大，痒痛不休，溃后渗流毒水，可见腹股沟淋巴结肿大；伴畏寒，乏力，小便不畅，尿道涩痛；舌质淡红，苔白腻，脉沉弦。

治法：利湿行浊，化瘀解毒。

代表方：三妙丸合散肿溃坚汤加减。

加减法：渗液出血者，加黄柏、苍术、土茯苓等；热毒明显者，加半边莲、白花蛇舌草等。

（2）火毒炽盛证：阴茎赘生结节，红肿胀痛，溃难闻；伴发热，口干，口苦，大便秘结，小便短赤；舌质红，苔黄腻，脉弦数或滑数。

治法：清热泻火，消肿解毒。

代表方：龙胆泻肝汤合四妙勇安汤加减。

（3）阴虚火旺证：多见于肾岩手术、放疗、化疗或病变晚期，阴茎溃烂脱落；伴口渴咽干、疲乏无力，五心烦热，身体消瘦；舌红，少苔，脉细数。

治法：滋阴壮水，清热解毒。

代表方：大补阴丸合知柏地黄丸加减。

加减法：腹股沟淋巴结转移者，加夏枯草、海藻；出血不止者，加仙鹤草、生蒲黄。

2.外治

岩肿溃烂不洁,用五五丹、九一丹或千金散外用,或红灵丹油膏外敷,腐蚀至癌肿平复后,改用九一丹;创面渗血用海浮散外用,生肌玉红膏外敷;创面清洁后外用生肌白玉膏。

3.其他疗法

(1)手术:根据病变范围和浸润程度选择局部病变切除术、阴茎部分切除术或阴茎全切术。

(2)化疗、放疗:根据病情合理选择。

(六)注意事项

(1)保持局部清洁卫生。

(2)包皮过长、包茎者宜早行包皮环切术。

(3)及时处理良性肿瘤、感染性疾病和癌前病变,如乳头状瘤、尖锐湿疣、黏膜白斑等。

(4)可疑病变应及时组织病理学检查,以期明确诊断。

(徐东梅)

第十六章

妇 科 病 证

第一节 痛 经

妇女在行经前后或行经期间发生周期性小腹疼痛称为痛经，以青年未婚者多见。

本证相当于西医学中的原发性痛经和继发性痛经，后者如子宫过度前倾和后倾、子宫颈狭窄、子宫内膜增厚、子宫异物、盆腔炎、子宫内膜异位症等所引起的痛经，均可参照本节辨证论治。

一、病因病机

本证多由情志所伤、六淫为害、气血亏虚、肝肾不足所致。

(一)气血瘀滞

素多抑郁，致肝气不舒，气机不利，气滞则血瘀，胞宫受阻，经血流通不畅，不通则痛。

(二)寒湿凝滞

多因经期冒雨涉水，或贪凉饮冷，或久居湿地，风冷寒湿客于胞中，以致经血凝滞不畅，不通而痛。

(三)肝郁湿热

肝郁脾虚，水湿内生，郁而化火；或经期、产后调摄不当，湿热之邪，蕴结胞中，流注冲任，湿热与经血相搏结，瘀滞而成痹阻，不通则痛。

(四)气血亏虚

禀赋不足，脾胃素虚，或大病久病，气血两亏，经期行经下血，血海空虚，冲任、胞宫濡养不足，不荣则痛。

(五)肝肾亏损

禀赋素弱，或多产房劳，损及肝肾，精亏血少，冲任不足，行经之后，精血更虚，胞脉失养而痛；若肾阳不足，冲任、胞宫失于温煦濡养，经行滞而不畅，亦致痛经。

二、辨证

(一)气血瘀滞

证候：经前或经期小腹胀痛拒按，或伴乳胁胀痛和经行量少不畅，色紫黑有块、块下痛减，舌紫暗或有瘀点,脉沉弦或涩。

治法:理气活血,化瘀止痛。

(二)寒湿凝滞

证候:经行小腹冷痛,得热则舒,经量少,色紫暗有块,伴形寒肢冷,小便清长,苔白,脉细或沉紧。

治法:温经暖宫,化瘀止痛。

(三)肝郁湿热

证候:经前或经期小腹疼痛,或痛及腰骶,或感腹内灼热,经行量多质稠,色鲜或紫,有小血块,时伴乳胁胀痛,大便干结,小便短赤,平素带下黄稠,舌红,苔黄腻,脉弦数。

治法:清热除湿,理气止痛。

(四)气血亏虚

证候:经期或经后小腹隐痛喜按,经行量少质稀,神疲肢倦,头晕目花,心悸气短,舌淡,苔薄,脉细弦。

治法:益气养血,调经止痛。

(五)肝肾亏损

证候:经期或经后小腹绵绵作痛,经行量少,色红无块,腰膝酸软,头晕耳鸣,舌淡红,苔薄,脉细弦。

治法:补益肝肾,养血止痛。

三、针灸治疗

(一)刺灸

1.气血瘀滞

取穴:气海、次髎、太冲、三阴交、合谷。

随症配穴:乳胁胀痛甚者,加乳根。

刺灸方法:针用泻法,可加灸。

方义:气海、次髎、太冲理气活血,化瘀止痛。三阴交为调气血、化瘀滞的常用穴,配气海有理气化瘀止痛的作用。合谷配太冲为开"四关",能调气止痛。

2.寒湿凝滞

取穴:关元、中极、水道、地机。

随症配穴:小腹冷痛甚者,加次髎。湿重者,加阴陵泉。

刺灸方法:针用泻法,可加灸。

方义:关元温补元气,加灸可温经暖宫。中极、水道调理冲任,灸之可温经利湿。地机为脾经的郄穴,既可健脾利湿,又可调经理血止痛。

3.肝郁湿热

取穴:期门、中极、次髎、行间。

随症配穴:乳胁胀痛甚者,加阳陵泉、乳根。少腹热痛者,加蠡沟、血海。大便干结者,加支沟。

刺灸方法:针用泻法。

方义:期门疏肝解郁,清热利湿。中极、次髎能清热除湿,调理冲任。行间为肝经荥穴,可疏肝凉肝,清利湿热。

4.气血亏虚

取穴:脾俞、足三里、关元、三阴交。

随症配穴:心悸失眠者,加神门。头晕者,加百会。

刺灸方法:针用补法,可加灸。

方义:脾俞、足三里健脾和胃,益气养血。关元、三阴交益气养血,调经止痛。

5.肝肾亏损

取穴:肝俞、肾俞、照海、关元、三阴交。

随症配穴:头晕耳鸣者,加太溪、悬钟。腰膝酸软者,加命门、承山。

刺灸方法:针用补法,可加灸。

方义:肝俞、肾俞、照海补养肝肾,调理冲任。关元有益肝肾精血、调冲任督带的作用。三阴交可补肾调肝扶脾,加强调经止痛之功。

(二)耳针

取内生殖器、内分泌、交感、肝、肾、神门,每次选 2～4 穴,毫针中度刺激,经期每天 1 次或 2 次,经前经后隔天 1 次。

(三)皮肤针

扣打少腹任脉、肾经、脾经和腹股沟部以及腰骶部督脉、膀胱经,疼痛剧烈者用重刺激;发作前或疼痛较轻或体质虚弱者用中度刺激。

(四)穴位注射

取三阴交、十七椎,选用当归注射液、安痛定各 4 mL,于月经来潮前 2～3 天或经期内每穴注入 2 mL。共注射 2～4 次,治疗 2 个月经周期。

(五)艾灸

以艾条温灸关元、曲骨、子宫、三阴交诸穴,每穴 3～5 分钟。

四、推拿治疗

(一)基本治法

取穴:气海、关元、曲骨、肾俞、八髎、三阴交等。

手法:一指禅推、摩、按、揉、擦、擦等法。

操作:患者仰卧位,用摩法顺时针方向摩小腹,一指禅推或揉气海、关元、曲骨。

患者俯卧位,擦腰部脊柱两旁及骶部,用一指禅推或按揉肾俞、八髎,以酸胀为度。擦八髎,以透热为度。按揉三阴交,以酸胀为度。

患者坐位或侧卧位,实证痛经患者若第一至第四腰椎(大部分在第二腰椎)有棘突偏歪及轻度压痛者,可用旋转复位或斜扳法。

(二)辨证加减

气血瘀滞者,加按揉章门、期门、肝俞、膈俞,拿血海、地机。寒湿凝滞者,加按揉血海、阴陵泉、三阴交。直擦背部督脉、膀胱经,横擦肾俞、命门,以透热为度。肝郁湿热者,加按揉曲泉、蠡沟、行间、委中。气血亏虚者,加按揉脾俞、胃俞、中脘、足三里。直擦背部督脉、膀胱经,横擦脾俞、胃俞,以透热为度。肝肾亏损者,加一指禅推或按揉太溪、复溜、肝俞。直擦背部督脉、膀胱经,横擦肾俞、命门、八髎,以透热为度。

(梁小龙)

第二节　闭　经

闭经是以女子年满 18 周岁,月经尚未来潮,或已行经非怀孕又中断 3 个月以上的月经病。前者称为原发性闭经,后者称为继发性闭经。闭经又名经闭或不月,妊娠期、哺乳期或生活变迁、精神因素影响等出现停经(3 个月内),因月经可自然恢复不属闭经的范畴。

西医学中的下丘脑性、垂体性、卵巢性等内分泌障碍引起的闭经均可参照本节治疗。

一、病因病机

本证病因病机较为复杂,但不外虚实两端。虚者因肝肾亏虚或气血虚弱,实者由气滞血瘀、痰湿阻滞、血寒凝滞引起。

(一)肾气不足

禀赋不足,肾精未充,冲任失于充养,壬癸不至或多产房劳,堕胎久病,肾气受损,导致闭经。

(二)气血亏虚

饮食劳倦,或忧思过极,损伤心脾,化源不足,大病久病,堕胎小产,吐血下血,虫积伤血,致冲任空虚,无血可下。

(三)气滞血瘀

情志怫郁,郁怒伤肝,肝气郁结,气滞血瘀,胞脉壅塞,经血不得下行。

(四)痰湿阻滞

形体肥胖,痰湿内生;或脾阳失运,湿聚成痰,脂膏痰湿阻滞冲任,胞脉闭而经不行。

(五)阴虚内热

素体阴虚,或久病耗血,失血伤阴,精血津液干涸,均可发为虚劳闭经。

(六)血寒凝滞

经期产后,过食生冷,或外感寒邪,寒凝血滞,而致经闭。

二、辨证

(一)肾气不足

证候:年逾 18 周岁,月经未至或来潮后复闭,素体虚弱,头晕耳鸣,腰腿酸软,腹无胀痛,小便频数,舌淡红,苔少,脉沉弱或细涩。

治法:益肾调经。

(二)气血亏虚

证候:月经周期后延,经量偏少,经色淡而质薄,继而闭经,赢瘦萎黄,头晕目眩,心悸气短,食欲缺乏,神疲乏力,舌淡边有齿印,苔薄,脉无力。

治法:益气养血调经。

(三)气滞血瘀

证候:月经数月不行,精神抑郁,烦躁易怒,胸胁胀满,少腹胀痛或拒按,舌边紫暗或有瘀点,脉沉弦或沉涩。

治法：理气活血调经。

（四）痰湿阻滞

证候：月经停闭，形体肥胖，神疲嗜睡，头晕目眩，胸闷泛恶，多痰，带下量多，苔白腻，脉濡或滑。

治法：豁痰除湿通经。

（五）阴虚内热

证候：月经先多后少，渐至闭经，五心烦热，颧红升火，潮热盗汗，口干舌燥，舌红或有裂纹，脉细数。

治法：滋阴清热调经。

（六）血寒凝滞

证候：经闭不行，小腹冷痛，得热痛减，四肢欠温，大便不实，苔白，脉沉紧。

治法：温经散寒调经。

三、针灸治疗

（一）刺灸

1.肾气不足

取穴：肾俞、关元、太溪、三阴交。

随症配穴：腰酸者，加命门、腰眼。

刺灸方法：针用补法，可加灸。

方义：肾俞、关元补肾益气调经。太溪为肾经原穴，有益肾的作用。三阴交补肾调肝扶脾，养血调经。

2.气血亏虚

取穴：脾俞、膈俞、气海、归来、足三里、三阴交。

随症配穴：纳少者，加中脘。心悸者，加内关。

刺灸方法：针用补法，可加灸。

方义：脾俞与血会膈俞健脾养血。气海、归来益气养血调经。足三里配三阴交健脾益气，养血调经。

3.气滞血瘀

取穴：太冲、气海、血海、地机。

随症配穴：少腹胀痛或拒按者，加四满。胸胁胀满加期门、阳陵泉。

刺灸方法：针用泻法，可加灸。

方义：太冲配气海可理气通经，调理冲任。血海配地机，能行血祛瘀通经。

4.痰湿阻滞

取穴：脾俞、中脘、中极、三阴交、丰隆。

随症配穴：白带量多者，加带脉、阴陵泉。胸闷泛恶者，加膻中。

刺灸方法：针用平补平泻法，可加灸。

方义：脾俞、中脘健脾胃化痰湿。中极、三阴交利湿调经。丰隆健脾化痰湿。

5.阴虚内热

取穴：肾俞、肝俞、关元、三阴交、太溪、行间。

随症配穴:潮热盗汗者,加膏肓、然谷。大便燥结者,加照海、承山。

刺灸方法:针用补法。

方义:肾俞、肝俞补益肝肾,滋阴清热。关元、三阴交补肾滋阴,调理冲任。太溪配行间养阴清热调经。

6.血寒凝滞

取穴:关元、命门、三阴交、归来。

随症配穴:小腹冷痛者,加灸神阙。

刺灸方法:针用泻法,可加灸。

方义:关元、命门可温经散寒,调理冲任。三阴交、归来活血通经。

(二)耳针

取内生殖器、内分泌、皮质下、肝、脾、肾、神门,每次选用2~4穴,毫针中度刺激,隔天或每天1次。

(三)电针

取归来、三阴交,中极、地机,天枢、血海三组穴位,每次选1组或2组,或各组穴位交替使用。针刺后通疏密波脉冲电流10~20分钟,隔天或每天1次。

四、推拿治疗

(一)基本治法

取穴:关元、气海、肝俞、脾俞、肾俞、血海、足三里、三阴交等。

手法:一指禅推、摩、按、揉、擦、擦法。

操作:患者仰卧位,用摩法顺时针方向治疗小腹,手法要求深沉缓慢,按揉关元、气海、血海、足三里、三阴交。

患者俯卧位,用一指禅推法治疗腰背部膀胱经,重点在肝俞、脾俞、肾俞,或用擦法在腰背部脊柱两旁治疗,然后再按揉上述穴位,以酸胀为度。

(二)辨证加减

肾气不足者,着重按揉肾俞、命门、八髎。直擦背部督脉及两侧膀胱经,横擦腰骶部,以透热为度。气血亏虚者,摩腹重点在关元、气海、中脘。直擦背部督脉,横擦脾俞、胃俞,透热为度。气滞血瘀者,加按揉期门、膻中、太冲,直擦背部督脉及两侧膀胱经,斜擦两胁。痰湿阻滞者,加按揉中脘、建里、八髎,横擦左侧背部及腰骶部,以透热为度。阴虚内热者,加直擦背部督脉及两侧膀胱经,横擦左侧背部及腰骶部,擦涌泉,按揉太溪。血寒凝滞者,加按揉神阙、命门,直擦背部督脉及两侧膀胱经,透热为度。

(梁小龙)

第三节 月 经 不 调

月经不调是以月经的周期、经量、经色、经质异常为表现的妇科常见病证,其中主要是月经周期改变。月经先期指月经周期提前7天以上,并连续2个月经周期以上,又称月经提前、经行先期、经早等。月经后期指月经周期延后 7 天以上,并连续 2 个月经周期以上,也称经水过期、经行后期、经期错后、月经稀发、经迟等。月经先后无定期指月经周期时而提前或时而延后达 7 天以上,并连续 2 个月经周期以上,亦称经水无定、月经延期、经乱等。

本证相当于西医学中的功能失调性子宫出血、盆腔炎症、子宫肌瘤等引起的月经紊乱。

一、病因病机

本证多与肝脾肾功能失调、情志不畅、外邪侵犯、冲任不调等因素有关。

(一)血热内扰

素体阳盛,或过食辛热,或肝郁化火,热蕴胞宫;或阴血亏耗,阴虚阳盛,热迫血行,致月经先期而下。

(二)血寒凝滞

经行之际,过食生冷或感受寒凉,胞宫受寒,血为寒凝;或因素体阳虚,阴寒内生,血寒凝滞,致使月经后期才下。

(三)肝气郁滞

情志抑郁或愤怒,气机郁滞,若气滞血行不畅,冲任受阻,则月经后期;若肝气逆乱,疏泄失调,血海蓄溢无常,则经来无定期。

(四)痰湿阻滞

痰湿之体,湿浊内壅;或脾虚生湿聚痰,滞留冲任,致月经后期而下。

(五)气血不足

劳倦过度,饮食失节或素体亏虚,致使脾气虚弱,气血生化之源不足;或久病体虚、产乳、失血过多,气血俱虚。若气虚统摄无权,冲任不固,致月经先期而下;若血虚不能渗灌冲任,则月经后期而至。

(六)肾气亏虚

素体肾虚,或房事不节,孕育过多,损伤冲任,以致肾失闭藏,血海蓄溢无常,则经来无定期。

二、辨证

(一)月经先期

证候:月经周期提前。气不摄血者,经量或多或少,色淡质稀,神疲乏力,气短懒言,小腹坠胀,纳差便溏,舌淡,脉细弱。血热内扰者,兼经量多,色红质黏,夹血块,烦热或潮热,口干,尿黄便干,舌红苔黄,脉弦数或细数。

治法:气不摄血者补气摄血调经;血热内扰者清热凉血调经。

(二)月经后期

证候:月经周期延后,经量少。血寒凝滞者,经色暗,有血块,小腹冷痛,得热痛减,畏寒肢冷,苔白,脉沉紧。肝气郁滞者,兼见经色暗红,或有小血块,小腹作胀,胸胁、乳房胀痛,脉弦。痰湿阻滞者,经色淡紫质黏,胸脘痞满,形体渐胖,舌胖苔腻,脉濡。阴血亏虚者,兼见经色淡,无血块,或小腹隐痛,头晕眼花,心悸少寐,面色苍白或萎黄,舌淡红,脉细弱。

治法:血寒凝滞者温经散寒调经;肝气郁滞者理气行血调经;痰湿阻滞者化痰除湿调经;阴血亏虚者养血益气调经。

（三）月经先后无定期

证候：月经周期不定。肾气不足者，兼见经量少，色淡质稀，神疲乏力，腰骶酸痛，头晕耳鸣，舌淡苔少，脉细尺弱。肝气郁滞者，兼见经量或多或少，色紫红，有小血块，经行不畅，胸胁、乳房及小腹胀痛，脘闷不舒，时叹息，苔薄白或薄黄，脉弦。

治法：肾气不足者补肾调经；肝气郁滞者理气行血调经。

三、针灸治疗

（一）刺灸

取穴：气海、三阴交。

随症配穴：气不摄血见月经先期者，加足三里、脾俞。血热内扰见月经先期者，加太冲、血海。血寒凝滞见月经后期者，加关元、命门、归来。肝气郁滞见月经后期或先后无定期者，加太冲、蠡沟。痰湿阻滞见月经后期者，加丰隆、阴陵泉。阴血亏虚见月经后期者，加肝俞、血海。肾气不足见月经先后无定期者，加肾俞、关元、太溪。月经量多者，加隐白。小腹冷痛，加灸关元。胸胁胀痛者，加支沟。腰骶痛者，加次髎。

刺灸方法：针用补泻兼施法，可加灸。

方义：气海属任脉，可调理冲任。三阴交为肝、脾、肾经交会穴，为调经要穴。补足三里、脾俞可健脾益气以统经血。泻太冲、血海可清血热以调经。针补艾灸关元、命门、归来可温经散寒，暖宫调经。泻太冲、蠡沟可疏肝理气，活血调经。丰隆、阴陵泉以健脾化痰。补肝俞、血海可滋养肝血，以渗灌冲任。取肾俞、关元、太溪可补益肾气，调理冲任。

（二）耳针

取内生殖器、内分泌、肝、脾、肾、皮质下，每次选 2～4 穴，毫针中度刺激，留针 15～30 分钟，每天或隔天 1 次，或埋针、埋籽刺激。

（三）穴位注射

取子宫、足三里、肝俞、脾俞、肾俞，每次选 2～4 穴，以当归注射液或丹参注射液每穴注射 0.5 mL，每天或隔天 1 次。

（四）头针

取额旁三线，毫针刺激，留针 30 分钟。

四、推拿治疗

（一）基本治法

取穴：气海、关元、子宫、膈俞、肝俞、脾俞、肾俞、八髎、血海、三阴交等。

手法：一指禅推、按、揉、摩、擦、擦等法。

操作：患者仰卧位，先用掌摩法治疗下腹部，从患者右下腹开始向上与脐平，向左移至左脐旁，再向下与中极穴平，然后又向右下腹移动，如此反复数次。接着以一指禅推气海、关元、子宫、中脘。然后，用拇指按揉血海、三阴交。

患者俯卧位，用一指禅推法在背部两侧膀胱经第一侧线上进行治疗，重点在膈俞、肝俞、脾俞、肾俞。再按揉肝俞、脾俞、肾俞及八髎。揉腰骶部，随之以小鱼际擦法横擦八髎，以有温热感为度。再自下向上捏脊 3 遍。

（二）辨证加减

气不摄血见月经先期者,着重按揉气海、足三里、脾俞。血热内扰见月经先期者,加点按血海、委中、三阴交、太冲。血寒凝滞见月经后期者,加按揉关元、命门、神阙,直擦背部督脉、两侧膀胱经线,透热为度。肝气郁滞见月经后期或先后无定期者,加按揉章门、期门、膻中、太冲,斜擦两胁。痰湿阻滞见月经后期者,加按揉中脘、丰隆、阴陵泉,横擦左背部、腰骶部,透热为度。阴血亏虚见月经后期者,加按揉足三里、太溪,横擦左背部、腰骶部。肾气不足见月经先后无定期者,着重按揉肾俞、关元、太溪,直擦背部督脉、两侧膀胱经线,横擦腰骶部,透热为度。

（梁小龙）

第四节　崩　漏

崩漏病是指妇女不规则的阴道出血。"崩"是指经血量多、暴下不止,"漏"是指经血量少、淋漓不尽。在发病过程中,两者常交替出现或互相转化,故以崩漏并称。又称崩中、漏下或崩中下血,是妇科常见病,亦是疑难重症。发病以青春期、更年期或产后为多见。

西医学中的功能性子宫出血、子宫内膜脱落不全、盆腔炎及生殖系统肿瘤等引起的阴道出血可参照本节治疗。

一、病因病机

本证主要因冲任损伤、固摄无权、经血失其制约,故非时而至。

（一）血热

素体阳盛,或感受热邪,或过食辛辣助阳之品,酿成实火;或情志失畅,肝郁化火,伏于冲任,内扰血海,迫血妄行。

（二）瘀血

七情损伤,肝气郁结,气滞血瘀;或经期、产后余血未尽,复感外邪,或夹内伤,瘀阻胞宫,恶血不去,新血不得归经而成崩漏。

（三）肾虚

素体肾虚,或早婚、房劳、多产、年老而致肾衰,肾阳不足,肾失封藏之司,冲任不固,发为崩漏;或肾阴不足,虚火内炽,血海扰动,冲任失约而成崩漏。

（四）脾虚

忧思过度或饮食劳倦,伤及脾胃,中气下陷,统摄无权,致气不摄血,冲任失固,经血妄下。

二、辨证

（一）血热内扰

证候:经血非时忽然大下,或淋漓日久不净,色深红或紫色,质黏稠,面红,口干身热,溲赤便秘,舌红,苔黄或干糙,脉弦数或滑数。

治法:清热凉血,止血调经。

(二)瘀滞胞宫

证候:阴道出血淋漓不净或忽然急下量多,经色紫暗,质稠,夹有血块,小腹疼痛拒按,血块下则痛减,舌紫暗,苔薄白,脉弦紧或沉涩。

治法:活血化瘀,止血调经。

(三)肾虚

证候:肾阳亏虚见阴道出血量多或淋漓不尽,色淡质稀,形寒肢冷,面色晦暗,小腹冷痛,腰膝酸软,小便清长,舌淡胖,有齿痕,苔薄白,脉沉细。肾阴亏虚见阴道出血量时多时少或淋漓不止,色鲜红,质稍稠,头晕耳鸣,五心烦热,失眠盗汗,舌红,无苔或花剥苔,脉细数。

治法:肾阳亏虚者温肾固冲,止血调经;肾阴亏虚者滋肾养阴,止血调经。

(四)气不摄血

证候:阴道出血量多或淋漓不尽,色淡质稀,伴少腹坠胀,面色萎黄,动则气促,神情倦怠,纳呆,便溏,舌淡,苔薄白,脉细弱或芤而无力。

治法:益气摄血,养血调经。

三、针灸治疗

(一)刺灸

1.血热内扰

取穴:血海、中极、行间、水泉、隐白。

随症配穴:面红身热者,加大椎、曲池。便秘者,加天枢。

刺灸方法:针用泻法,隐白可刺血。

方义:血海调理血分,有清热凉血的作用。中极穴近胞宫,可疏调局部经气。行间为肝经荥穴,配肾经水泉以凉血止血。隐白刺血可泄热凉血止血,是治疗崩漏之效穴。

2.瘀滞胞宫

取穴:地机、血海、膈俞、中极、三阴交。

随症配穴:小腹痛甚者,加四满、太冲。

刺灸方法:针用泻法,可加灸。

方义:地机配血海、膈俞可活血化瘀,调经止血。中极、三阴交祛瘀血,理胞宫。

3.肾虚

取穴:肾俞、交信、三阴交、子宫。

随症配穴:肾阳亏虚者,加关元、命门。肾阴亏虚者,加阴谷、太溪。腰膝酸软者,加大肠俞、委阳。失眠者,加神门、四神聪。

刺灸方法:针用补法,肾阳亏虚可加灸。

方义:肾俞强壮肾气。交信为阴跷脉郄穴,可调经止血。三阴交为足三阴经之交会穴,可补肾调经。子宫为经外奇穴,可固胞宫止崩漏。配关元、命门以温肾助阳。配阴谷、太溪以滋肾养阴。

4.气不摄血

取穴:脾俞、足三里、气海、百会、隐白。

随症配穴:便溏者,加天枢、公孙。

刺灸方法:针用补法,可加灸。

方义：脾俞、足三里、气海健脾益气，固摄经血。百会升提阳气，止下漏之血。隐白为治疗崩漏之效穴。

(二)耳针

取内生殖器、内分泌、肝、脾、肾、神门，每次选2～4穴，毫针中度刺激，留针1～2小时，每天或隔天1次。

(三)皮肤针

扣打腰椎至尾椎、下腹部任脉、腹股沟部、下肢足三阴经，中度刺激。

四、推拿治疗

(一)基本治法

取穴：中脘、气海、关元、中极、八髎、肝俞、脾俞、肾俞、血海、三阴交等。

手法：一指禅推、按、揉、振、擦、摩等法。

操作：患者仰卧位，先用一指禅推中脘、气海、关元、中极等穴，并于少腹部施摩法，再施振法于少腹部。按揉血海、三阴交。

患者俯卧位，用一指禅推法从背部沿两侧膀胱经上下往返8～10次，然后用较重的按揉法施于肝俞、脾俞、肾俞，施擦法于八髎，透热为度。

(二)辨证加减

血热内扰者，加点按血海、委中、三阴交，按揉大椎。瘀滞胞宫者，加按揉章门、期门、膈俞，摩少腹部，使热量渗透。肾虚者，加直擦背部督脉及两侧膀胱经，横擦肾俞、命门、八髎，透热为度；肾阴虚者再加擦涌泉。气不摄血者，着重摩中脘，点按脾俞、胃俞、地机。

（梁小龙）

第五节 带 下 病

一、非炎性带下病

带下量明显增多，或色、质、量、气味异常，而非生殖器炎症所致者，称为"非炎性带下病"，与某些内分泌失调、盆腔充血及精神因素有关。其内容散见于中医医籍对带下病的记载中，并无此病名。

(一)病因病理

西医学认为，本病主要是由于雌激素偏高或孕激素不足而雌激素相对升高，使黏膜中腺体细胞分泌增多；盆腔充血类疾病，如盆腔静脉淤血综合征、盆腔部分肿瘤等，引起盆腔静脉血液回流受阻，组织渗出液过多，从而导致本病的发生。中医学认为，本病是因为内生之湿，伤及任、带所致。湿之内生，病因较多：有饮食不节，劳倦，思虑过度损伤脾胃，水湿运化失常者；有素体肾气不足，命门火衰，或久病伤肾，房劳、多产致肾气亏乏，肾阳不振，封藏功能不及，气化不行者；有忧思多虑，五志过及，致肝火太盛，反克脾土，水湿失运者；有经产之时感受外邪或手术损伤，致冲任瘀阻，血行迟滞，水湿不行，流注下焦，损伤任带二脉而致带下病者。带下为机体的一种阴液，乃由脾化运,肾封藏,任带二脉约束。且脾肾为母子之脏,故脾损可伤肾,肾损可及脾。然湿为阴邪,阴盛必伤及阳,可致脾肾阳虚;同时肝气郁滞,克伐脾土,亦能导致肝郁脾虚。

(二)临床表现

本病的共同临床表现为带下量明显增多,淋漓不断。色白,质稀,气味无明显改变。可见疲乏无力、纳差、小便清长等全身症状。临床上应与炎性白带病,经间期出血和子宫黏膜下肌瘤相鉴别。

(三)诊断要点

1.症状

带下量明显增多,色白、质稀,气味无异常。有些伴有全身症状。

2.妇科检查

无明显器质性病变,阴道内白带量多,质稀,无明显异味。

3.辅助检查

内分泌检查示基础体温多呈单相曲线,或为双相但高低温差小于 0.3 ℃;孕酮分泌量降低,或雌激素分泌量过低。子宫内膜活检示经潮 6～12 小时内,子宫内膜组织活检为增殖期或分泌反应欠佳,怀疑盆腔充血类疾病,应作盆腔 B 超,可提示盆腔静脉淤血,或有子宫、卵巢肿瘤存在。

(二)针灸治疗

1.刺灸

处方一:气海、中极、关元、带脉、肾俞、次髎。

操作:气海向下斜刺。中极向耻骨联合方向斜刺,深约 1.0～1.5 寸,施提插平补平泻法,使针感传至会阴部为佳,关元直刺,针 1.0～1.5 寸,施捻转补法:带脉朝脐中方向斜刺,深 1.0～1.5 寸,施捻转补法。肾俞直刺,深 1 寸,施捻转补法。次谬宜刺入第 2 骶后孔内,深 1～2 寸,施捻转补法。

处方二:关元、肾俞、照海、带脉、次髎。

操作:局部皮肤常规消毒后,关元、肾俞、照海 3 穴用补法。带脉、次髎施以艾灸。

处方三:关元、三阴交、肾俞、足临泣、带脉。

操作:用毫针中等强度刺激,手法宜用补法,得气后,留针 30 分钟,每天 1 次,10 次为 1 个疗程,疗程间隔 3～5 天。

处方四:足临泣、中极。

操作:穴位局部常规消毒后,毫针刺,足临泣直刺 0.5 寸,捻转运针,中等刺激;中极穴直刺 1.0～1.2 寸,中等刺激,使针感放散至前阴部,留针 20～60 分钟,每 10～15 分钟捻转运针 1 次。每天或隔天 1 次,3 次为 1 个疗程。

处方五:曲骨。

操作:患者排空尿液,取仰卧位,穴位常规消毒后,直刺或稍向会阴部刺 2.5～3.0 寸深,以麻电感放射至阴道为佳。每 10 分钟捻转 1 次,用平补平泻法,留针 1 小时,每 3 天 1 次,2 次为 1 个疗程。

2.耳针

处方一:内生殖器、肾上腺、脾、肺、肾、肝、子宫。

操作:耳部消毒后,每次选 3～4 穴,毫针中度刺激,留针 15～30 分钟。每天或隔天 1 次,两耳交替。

处方二:内分泌、肾、卵巢、子宫。

操作:取单侧耳穴,消毒后,用0.5分毫针刺,刺入耳软骨,留针30~60分钟,每天1次。本方用于肾虚者。

处方三:膀胱、子宫、肝、脾、肾、神门、内分泌。

操作:每次选3~5穴,耳部常规消毒后,毫针中度刺激,每天1次,留针20分钟。10次为1个疗程。

处方四:内生殖器、肾上腺、膀胱、肾、三焦、内分泌。

操作:每次选3~5穴,局部常规消毒后,毫针中度刺激,留针20分钟,每天或隔天1次。

3.穴位注射

处方一:中极、曲骨、关元、足三里、三阴交。

操作:每次取2穴,皮肤常规消毒后,每穴注入5%当归注射液2 mL,隔天1次,7次为1个疗程,疗程间隔3~5天。

处方二:带脉、曲骨、三阴交、地机。

操作:穴位常规消毒后,选用红花注射液或鱼腥草注射液。每次取腹部及下肢各1穴,每穴注入1~2 mL,隔天1次,10次为1个疗程。

4.电针法

处方一:带脉、三阴交。

操作:局部穴位常规消毒后,毫针刺,再通脉冲电流15~20分钟。每天1次,7次为1个疗程。

处方二:①归来、阴陵泉。②曲骨、太冲。③气海、阴陵泉。

操作:每次选用1穴,局部穴位常规消毒后,毫针中等刺激,再通疏密波,通电20分钟,每天1次,7次为1个疗程。

5.灸法

处方一:隐白、大都。

操作:用艾卷点燃靠近穴位施灸,灸至局部皮肤红晕温热为度,每穴施灸10分钟,隔天1次,10次为1个疗程。

处方二:中极、关元、气海、三阴交。

操作:用艾卷点燃靠近穴位施雀啄灸,灸至局部皮肤红晕温热为度,每穴施灸10分钟,隔天1次,10次为1个疗程。

二、炎性带下病

带下量多,色、质、气味异常,外阴、阴道肿痛或瘙痒,或伴有全身症状,实验室检查可见病原体,称为"炎性带下病",属于中医学"带下病""阴痒"等范畴。本病首先记载于《素问·骨空论》。多见于已婚妇女。西医学的"阴道炎""宫颈炎"等所致的白带增多,属于本病的范畴。

(一)病因病理

西医学认为,当阴道、宫颈的自然防御功能受到损害,可导致疾病的发生:阴道和宫颈常被侵袭和感染的病原体主要有以下几类。①细菌:常见的有链球菌、葡萄球菌、大肠埃希菌等。②病毒:常见的有单纯疱疹病毒、巨细胞病毒等。③原虫或真菌:如阴道滴虫、白假丝酵母(白色念珠菌)等。主要由于生殖器与外界直接相通,经期或性卫生不良,流产和引产、分娩、产妇阴道宫颈损伤、阴道手术损伤或医源性的污染;异物、腐蚀性物质损伤阴道和邻近器官炎症向下蔓延至阴道和宫颈。病原体直接扩散于外阴表皮、阴道、宫颈,引发宫颈炎和阴道感染;也可通过淋巴扩散、血行传播,但比较少见。

中医学认为,本病主要是外感热毒之邪,或秽浊郁遏化毒生虫,伤及任带,任脉失调,带脉失约,导致带下量多,色、质、气味异常,发为炎性带下病。经行、产后。人流术后等,胞脉虚损,或洗浴用具不洁或不洁性交等,或肝郁化火,木克脾土,湿热内生伤及任带;或饮食不节,思虑过度,或劳倦伤脾,脾气虚损,运化失常,湿热内生流注下焦伤及任带,蓄于阴器化热,郁遏生虫;或素体肾虚,房劳、多产,或多次人流伤肾,封藏失职,伤及任带,或复感湿热之邪,伤及阴器发为炎性带下病。

(二)临床表现

主要症状是带下量多,色、质、气味异常,如呈现黏液脓性或血性带,或泡沫黄绿色带,或白色豆渣样或凝乳样带,或黏液性黄色淡红色带,或黄色水样带,或赤白带下,或灰白色乳状带下等,秽臭、腐臭、血腥臭气,或伴有阴部灼热肿痛,或外阴瘙痒,或坠痛不适,或腰骶酸胀,或尿频、尿急、尿痛,或性交痛,甚或下腹或全身不适,或不孕,或月经量少,经期延长,或闭漏交替。

(三)诊断要点

1.症状

带下量明显增多,不同病邪引起白带的颜色、气味各不相同,或伴有阴部瘙痒、灼热、疼痛等;或兼有尿频、尿痛,或有腥臭味。

2.妇科检查

外阴、阴道炎急性期可见局部潮红肿胀;慢性期局部体征不明显。滴虫性阴道炎的带下为稀薄泡沫状的黄带,阴道壁可见散见的出血点;念珠菌阴道炎为凝乳或豆渣样的稠厚白带,阴道黏膜附有白色膜状物;老年性阴道炎白带稀薄,为淡黄色或血样脓性赤带,外阴、阴道黏膜呈老年性改变,易出血;淋病性阴道炎白带呈黄色或脓样,常见尿道口充血,经阴道挤压尿道旁腺,可见尿道旁腺出口处有脓样分泌物排出;支原体或衣原体阴道炎的白带多无明显改变或有黄带;细菌性阴道炎多为稀薄黄带,可有腥臭味;宫颈糜烂或宫颈管、子宫内膜炎时,白带呈黏液样、脓样从宫颈管流出。

3.辅助检查

阴道分泌物涂片或宫颈拭子病原体培养有助于诊断。

(四)针灸治疗

1.毫针法

处方一:三阴交、足三里、带脉、气海、脾俞。

操作:脾俞朝督脉方向斜刺,进针 0.5～1.0 寸,施捻转补法,气海向下斜刺,带脉针尖向脐斜刺,均深 1.0～1.5 寸,施提插平补平泻法,足三里、三阴交均直刺,施捻转补法。

处方二:气海、次髎、肾俞、足三里、带脉、关元。

操作:气海、关元直刺,针 1.0～1.5 寸,施捻转补法,或用大艾炷灸疗,带脉朝脐中方向斜刺,深 1.0～1.5 寸,施捻转补法。肾俞直刺,深 1 寸,施捻转补法,次髎宜刺入第 2 骶后孔内,深 1～2 寸,施捻转补法。足三里直刺,进针 1～2 寸,施捻转补法。

处方三:中极、太溪、次髎、关元、带脉、肾俞。

操作:关元、带脉、肾俞、次髎刺法同处方二。中极向耻骨联合方向斜刺,深约 1.0～1.5 寸,施提插平补平泻法,使针感传至会阴部为佳。太溪直刺,深 0.5 寸,施提插平补平泻法。

处方四：照海、关元、肾俞、带脉、次髎。

操作：局部皮肤常规消毒后，关元、肾俞、照海 3 穴用补法。带脉、次髎施以艾灸。

处方五：复溜、关元、三阴交、血海。

操作：局部皮肤常规消毒，用毫针中等刺激，手法宜平补平泻，得气后，留针 30 分钟左右，每天 1 次，10 次为 1 个疗程，疗程间隔 3～5 天。

处方六：关元、复溜、三阴交、肾俞、足临泣、带脉。

操作：用毫针中等强度刺激，手法宜用补法，得气后，留针 30 分钟，每天 1 次，10 次为 1 个疗程，疗程间隔 3～5 天。

处方七：白环俞、三阴交、关元、带脉、气海。

操作：诸穴以常规针刺为主；关元、气海针尖向下斜刺，使针感传至耻骨联合上下；带脉向前斜刺，不宜深刺；白环俞直刺，使骶部出现较强的酸胀感。

2.耳针法

处方一：内生殖器、肾上腺、神门、脾、肾、肝、三焦。

操作：耳部消毒后，每次选 3～4 穴，毫针中度刺激，留针 15～30 分钟。每天或隔天 1 次，两耳交替。

处方二：脾、肺、子宫。

操作：取单侧耳穴，局部消毒后，用 0.5 分毫针刺，刺入耳软骨，留针 30～60 分钟，每天或隔天 1 次。适用于脾虚型。

处方三：内分泌、肾、卵巢、子宫。

操作：取单侧耳穴，消毒后，用 0.5 分毫针刺，刺入耳软骨，留针 30～60 分钟，每天 1 次。本方用于肾虚型。

处方四：膀胱、子宫、肝、脾、肾、神门、内分泌、三阴交。

操作：每次选 3～5 穴，耳部常规消毒后，毫针中度刺激，每天 1 次，留针 20 分钟。10 次为 1 个疗程。

处方五：内生殖器、肾上腺、膀胱、肝、脾、肾、内分泌、三焦。

操作：每次选 3～5 穴，局部常规消毒后，毫针中度刺激，留针 20 分钟，每天或隔天 1 次。

处方六：子宫、内分泌、三焦、肾、膀胱。

操作：耳部常规消毒后，用毫针捻转入穴，中度刺激，留针 15～20 分钟，留针期间可捻针 2～3 次，隔天 1 次，双耳同时施治，7～10 次为 1 个疗程，疗程间隔 5～7 天。

3.穴位注射法

处方一：三阴交（双）。

操作：局部皮肤消毒后，每穴注入小檗碱注射液 1～3 mL。

处方二：耳穴选子宫、内分泌。体穴选血海、关元、中极、三阴交。

操作：选耳穴或体穴注射，或交替穴注。耳穴每穴每次注入 0.1 mL 3％～5％当归注射液，体穴每次0.5 mL，每天 1 次，10 次为 1 个疗程。

处方三：中极、曲骨、关元、足三里、三阴交。

操作：每次取 2 个穴，皮肤常规消毒后，每穴注入 5％当归注射液 2 mL，隔天 1 次，7 次为 1 个疗程，疗程间隔 3～5 天。

处方四：曲骨、三阴交、横骨、地机。

操作:穴位常规消毒后,选用红花注射液或鱼腥草注射液,每次取腹部及下肢各1穴,每穴注入1～2 mL,隔天1次,10次为1个疗程。

处方五:中极、关元、带脉、血海、三阴交。

操作:穴位常规消毒后,每穴注入1～2 mL当归注射液或鱼腥草注射液,隔天1次,7次为1个疗程。

4.皮肤针法

处方:下腹部、脊柱两侧,腹股沟、三阴交、期门、带脉区。

操作:常规消毒后,中度或重度叩击。重点叩打腰骶部、三阴交、期门、带脉、带脉区,以及小腹部、腹股沟、腰骶部等处的阳性反应区,反复叩刺4～5遍,每天1次,7次为1个疗程。

5.腕踝针法

处方:双侧下2穴。

操作:患者取仰卧位,采用30号的1.5寸毫针,用拇、示、中三指持针柄,针体与皮肤表面成30°,用拇指端轻旋针柄,使针尖进入皮肤。过皮后即将针放平,贴近皮肤表面,针尖向下顺直线沿皮下表浅进针。进针速度稍缓慢,如有阻力或出现酸麻胀疼等感觉,则表示针刺太深已入肌层,应将针退至皮下,重新刺入。刺进皮下的长度一般为1.4寸、留针20～30分钟,每天治疗1次,7次为1个疗程。

6.电针法

处方一:带脉、三阴交。

操作:局部穴位常规消毒后,毫针刺,再通脉冲电流15～20分钟,每天1次,7次为1个疗程。

处方二:①归来、阴陵泉。②曲骨、太冲。③气海、阴陵泉。

操作:每次选用1穴,局部穴位常规消毒后,毫针中等刺激,再通密波,通电20分钟,每天1次,7次为1个疗程。

7.拔罐法

处方:十七椎、腰眼、骶骨孔周围的络脉。

操作:局部消毒后,用三棱针点刺出血,然后拔罐5～10分钟,出血量3～5 mL,最多可达60 mL。每3～5天复治1次。用于湿热下注型。

8.灸法

处方一:隐白、大都。

操作:用艾卷点燃靠近穴位施灸,灸至局部皮肤红晕温热为度,每穴施灸10分钟,隔天1次,10次为1个疗程。本方用于脾肾阳虚带下色白稀薄者。

处方二:双俞(膈俞、胆俞)、小肠俞(双)、带脉(双)、中极、归来(双)。

操作:蘸水湿润穴位,使艾炷不易坠落,用艾绒如炷状黏土,以绒香引火燃着,一炷燃完,第二炷粘在第一炷灰上继续,连灸七壮。先灸背部,再灸腹部。轻者每天1次,连续灸1周,重症连灸3周。

(五)推拿治疗

处方一:关元、神阙、中脘、三阴交、血海、八髎、命门、肾俞、中极、气海俞、腰阳关。

操作:患者仰卧位,先用一指禅推法自中脘向下至关元、中极,反复数次;继之揉神阙,摩腹;再按揉血海、三阴交。再俯卧位,掖腰骶部,按揉肾俞、气海俞、命门、腰阳关,然后横擦八髎,以透热为度。

处方二:神阙、中脘、气海、关元、中极、血海、阴陵泉、足三里、三阴交、命门、肾俞、次髎、长强、腰阳关、八髎、环跳。

操作:患者仰卧于床上,施术者站其身旁,先用手掌着力,反复按揉腰部,调补神阙,再用中指着力,反复按揉中脘、气海、关元、中极等穴。再捏揉下肢肌肉及血海、阴陵泉、足三里、三阴交等穴各约半分钟。再用手掌反复推摩小腹数次,抓提拿揉3次。然后,让患者翻身俯卧,术者用拇指或中指着力,点揉命门、肾俞、次髎、长强等穴。再用双手掌反复按揉腰骶及臀部,在肾俞、命门、腰阳关、八髎、环跳等穴处,进行重点按揉,并进行搓摩,使其温热之感传至小腹为度。

处方三:白环俞、腰阳关、中脘、下脘、气海、关元、中极、章门、带脉、肾俞、命门。

操作:患者仰卧位,医者施摩法于腹部,以腹部自感微热为适,时间约5分钟。继用掌根揉法从中脘沿任脉向下至中极穴往返治疗,重点在中脘、下脘、气海、关元、中极等穴,时间约5分钟。然后按揉章门、期门穴及带脉穴两侧,重点在带脉穴约5分钟。患者再俯卧,医者先施四指推法于腰骶部约5分钟;再施一指禅推法于肾俞及白环俞穴各1分钟;然后按揉肾俞、命门,腰阳关、白环俞穴各半分钟,以酸胀为度,最后搓两胁肋部。

(梁小龙)

第六节　子宫内膜异位症

子宫内膜异位症是指子宫内膜生长于子宫腔面以外的组织或器官而引起的疾病,临床上分为内在性和外在性两种。当异位的子宫内膜出现在子宫体的肌层时,因其尚在子宫内,称为内在性子宫内膜异位症;而当异位的子宫内膜发生于子宫壁层以外的任何其他部位时,统称为外在性子宫内膜异位症。外在性子宫内膜异位症最常发生于卵巢、子宫骶骨韧带、盆腔腹膜等处。子宫内膜异位症是一种常见的妇科疾病,多见于30～45岁的妇女,但20岁以下的年轻患者也并不罕见。

本病属中医学痛经、月经不调、不孕等范畴。

一、病因病机

子宫内膜异位症的病因目前尚不完全清楚。多数认为由子宫内膜种植所致,但也有人认为与体腔上皮化生、淋巴静脉播散、免疫因素等有关。主要病理变化是异位内膜周期性出血和周围组织纤维化。

中医认为本病多由气虚、热郁、寒凝而使冲任受阻所致。

(一)气虚血瘀

素体虚弱,或脾失健运,气虚不能行血,经脉不通。

(二)热郁血瘀

素体阳盛,或嗜食辛辣肥甘,湿热内蕴,阻滞胞宫,冲任不调。

(三)寒凝血瘀

素体阳虚,或寒邪侵袭,经脉阻滞,气血不通。

二、辨证

外在性子宫内膜异位症表现为继发性、渐进性痛经,月经不调和原发性或继发性不孕。内在性子宫内膜异位症除了继发性痛经外,还见经量增多、经期延长、子宫增大、继发性不孕等。

(一)气虚血瘀

证候:病程较长,痛经,小腹拒按,经血有瘀块,或月经不调,性交痛,不孕,神疲乏力,便溏,或肛门下坠疼痛感,舌淡胖或紫暗,或舌边有齿印,苔薄,脉沉细弱。

治法:益气化瘀。

(二)热郁血瘀

证候:痛经,小腹拒按,经血有瘀块,或月经不调,性交痛,不孕,经期发热,带下黄臭,口干思饮,大便秘结,舌红有瘀点,苔薄黄,脉弦数。

治法:清热化瘀。

(三)寒凝血瘀

证候:月经不调,行经小腹或脐周疼痛,或有会阴部坠痛,带下清,腹胀便溏,舌青紫,苔白滑,脉弦而沉涩。

治法:散寒化瘀。

三、针灸治疗

(一)刺灸

1.气虚血瘀

取穴:关元、气海、脾俞、足三里、次髎、带脉。

随症配穴:月经不调者,加三阴交。

刺灸方法:针用补法,可加灸。

方义:关元、气海补元气,调冲任。脾俞、足三里能健脾益气。次髎、带脉能通调冲任,活血化瘀。

2.热郁血瘀

取穴:曲池、支沟、三阴交、子宫、血海、行间。

随症配穴:大便秘结者,加天枢。

刺灸方法:针用泻法。

方义:曲池、支沟可通腑泄热。三阴交、子宫调理冲任,疏通胞宫。血海、行间泄热理气。

3.寒凝血瘀

取穴:关元、命门、三阴交、带脉、天枢。

随症配穴:小腹冷痛者,加灸神阙。

刺灸方法:针用平补平泻法,可加灸。

方义:血得寒则凝,寒气散则经通,故取关元、命门以温经散寒,调理冲任。三阴交、带脉以通经活血。天枢能散寒止腹痛。

(二)穴位激光照射

取子宫、中极、气海、血海、三阴交、足三里,每次选 2～4 穴,每穴用氦-氖激光治疗仪照射 10～15 分钟,隔天治疗。

（三）穴位注射

取中极、水道、次髎，可用当归注射液或红花注射液每穴注射 1 mL，每天 1 次，10 次为1 个疗程。

四、推拿治疗

（一）基本治法

取穴：气海、关元、子宫、血海、阴陵泉、三阴交、膈俞、肾俞、肝俞、八髎等。

手法：一指禅推、按、揉、摩、震、颤、擦法。

操作：患者仰卧位，先用一指禅推法推气海、关元、子宫，后用中指按揉气海、关元、中极、子宫。用摩法顺时针方向摩腹，用掌颤法震颤腹部。用一指禅推法推血海、三阴交，用拇指按揉血海、阴陵泉、三阴交。

患者俯卧位，用一指禅推法在背部沿膀胱经第一侧线上下往返操作 2 次，后用拇指按揉膈俞、肝俞、肾俞、八髎。以小鱼际擦法直擦背部两侧膀胱经第一侧线，以透热为度，以小鱼际擦法横擦八髎，以温热为佳。

（二）辨证加减

气虚血瘀者，加按揉脾俞、足三里。热郁血瘀者，加按揉章门、期门、曲池。寒凝血瘀者，加小鱼际擦法横擦肾俞、命门，以透热为度。

（梁小龙）

第七节　经前期紧张综合征

经前期紧张综合征是指出现在月经来潮前数天的一系列症状，如乳房胀痛、烦躁易怒、胸闷、头晕、头痛、四肢面目浮肿、失眠或嗜睡、倦怠无力、盆腔沉重感、腰背部钝性疼痛等。一般在月经来潮前 7～14 天出现，经前 2～3 天加重，月经来潮后症状随之消失。大多数妇女有轻度的经前期紧张综合征，少数患者有精神症状及性格和行为的改变，以至影响生活和工作。

本病与中医学月经前后诸症、经行乳房胀痛等相似。

一、病因病机

在月经周期中，由于雌雄激素比例失调、雌激素相对过高可使血液内液体进入组织，也使抗利尿激素和醛固酮升高，致使水、钠潴留而引起水肿、头痛、烦躁、乳房胀痛等症状。精神紧张也可通过内分泌调节引起醛固酮分泌增加，加重水钠潴留。平素情绪紧张、急躁、忧郁的妇女反应更明显。

中医学认为本病的发生由肝气郁滞、脾肾阳虚、肝肾阴虚等引起。

（一）肝气郁结

情志抑郁，肝失条达，气机失畅，经脉不通。若肝郁日久，肝火上炎。

（二）脾肾阳虚

素体阳虚，或久病体弱，脾肾不足，气血亏虚，水湿停留。

（三）肝肾阴虚

素体阴虚，或久病房劳伤肾，阴虚阳亢。

二、辨证

经前精神神经症状见情绪激动、精神紧张、忧郁、不安、烦躁易怒、失眠或嗜睡、疲乏、注意力不集中、健忘等。水钠潴留则引起全身浮肿（以足踝、眼睑部明显）或体重增加，胃肠功能紊乱、食欲缺乏、腹胀、腹泻，下腹和腰骶部坠痛、盆腔沉重感，头痛、偏头痛，鼻塞、咳嗽和个别患者哮喘发作，全身疼痛、乳房胀痛（并有触痛性结节）。这些症状周期性地于经前期出现，在经期内多数减轻或消失。有些患者可能伴有舌炎、颊部黏膜溃疡、外阴瘙痒、湿疹、荨麻疹及痤疮样疹等。

（一）肝气郁结

证候：经前紧张或抑郁，胸胁胀满，乳房胀痛，舌淡苔薄，脉弦。若肝火上炎，可见头痛，烦躁易怒，小便短黄，衄血，舌红苔黄，脉弦数。

治法：疏肝解郁，清肝泻火。

（二）脾肾阳虚

证候：经前肢体面目水肿，嗜睡，倦怠乏力，身痛，腰膝酸痛，纳差，腹胀腹泻，舌淡，脉沉细。

治法：温补脾肾。

（三）肝肾阴虚

证候：经前心烦不安，头痛头晕，潮热盗汗，心悸失眠，舌红，苔少，脉细数。

治法：滋养肝肾。

三、针灸治疗

（一）刺灸

1. 肝气郁结

取穴：太冲、内关、膻中、三阴交。

随症配穴：乳房胀痛者，加阳陵泉。头痛者，加百会。烦躁易怒者，加行间。

刺灸方法：针用泻法。

方义：太冲可疏肝理气解郁。内关、膻中宽胸理气。三阴交调经通络。

2. 脾肾阳虚

取穴：脾俞、肾俞、关元、中脘、足三里、三阴交。

随症配穴：腹胀腹泻者，加天枢。面浮足肿者，加三焦俞、水分。

刺灸方法：针用补法，可加灸。

方义：脾俞、肾俞温补脾肾。关元可温阳利水。中脘、足三里健脾益气化湿。三阴交可补脾肾，调冲任。

3. 肝肾阴虚

取穴：肝俞、肾俞、太溪、阴郄、三阴交。

随症配穴：头痛者，加行间、风池。潮热盗汗者，加复溜、合谷。心悸失眠者，加神门。

刺灸方法：针用补泻兼施法。

方义：肝俞、肾俞滋补肝肾。太溪可滋肾养阴。阴郄可养阴清热。三阴交可补肝肾，调冲任。

（二）耳针

取内分泌、皮质下、神门、心、肝、肾、脾、内生殖器,每次选 2～4 穴,毫针中度刺激,或埋籽压迫刺激。

四、推拿治疗

（一）基本治法

取穴:印堂、神庭、太阳、风池、百会、内关、神门、心俞、肝俞、膈俞、脾俞等。

手法:一指禅推、按、揉、擦等法。

操作:患者坐位,用一指禅推或揉印堂、神庭、太阳,抹前额数遍。按揉风池、百会、内关、神门。擦胸胁,以透热为度。

患者俯卧位,用一指禅推肺俞、心俞、膈俞、肝俞、脾俞、胃俞,按揉三阴交,用小鱼际擦法直擦背部督脉和膀胱经第一侧线,以温热为度。

（二）辨证加减

肝气郁结者,加按揉章门、期门、膻中、太冲,搓两胁。肝火旺加颞部扫散法,击百会数次,拿肩井。脾肾阳虚者,加摩腹,按揉脾俞、肾俞、命门,横擦腰骶、擦四肢,透热为佳。肝肾阴虚者,加按揉肝俞、肾俞、心俞、太溪、阴郄,横擦腰骶,擦涌泉。

（梁小龙）

第八节　围绝经期综合征

妇女在绝经期前后可出现一系列因性激素减少所致的症状,包括自主神经功能失调的症状,称为围绝经期综合征,其突出表现为潮热和潮红,易出汗,情绪不稳定,头痛失眠等。围绝经期为妇女卵巢功能逐渐直至完全消失的一个过渡时期,在更年期的过程中月经停止来潮,称绝经,一般发生于 45～55 岁。绝经为妇女一生中的一个生理过程,正常的卵巢遭到破坏或手术切除,也可能提前绝经,围绝经期综合征也随之发生。围绝经期综合征的持续时间因人而异,可持续数月至 3 年或更长。

本病相当于中医学的经断前后诸证或绝经前后诸证。

一、病因病机

本病是因卵巢功能衰退、体内雌激素水平降落所直接产生的,且与机体老化也密切相关,它们共同引起神经血管功能不稳定的综合征。

中医认为本病由肝肾阴虚、肾阳亏虚引起。

（一）肝肾阴虚

素体阴虚,或房劳多产伤肾,天癸将竭,肾阴益亏,阳失潜藏。

（二）肾阳亏虚

素体阳虚,或劳倦过度,大病久病,过用寒凉,日久伤肾,肾阳不足,天癸渐竭,元阳更虚,经脉五脏失于温养。

二、辨证

由于绝经前无排卵周期的增加,月经开始紊乱。表现为月经周期延长,经量逐渐减少,乃至停闭;或周期缩短,经量增加,甚至阴道大出血,或淋漓不断,或由月经正常而突然停止来潮。常见潮红或潮热、汗出、眩晕、心悸、高血压等心血管症状,往往有抑郁、忧愁、多疑、失眠、记忆力减退、易激动,甚至喜怒无常等精神神经症状。因雌激素逐渐减少,外阴及阴道萎缩,分泌物减少可产生老年性阴道炎、外阴瘙痒或灼热感、性交时疼痛、阴道血性分泌物等。常伴骨质疏松,可造成腰部疼痛,易发生骨折或关节痛。因活动减少及新陈代谢改变易致肥胖,消化功能改变产生肠胃胀气及便秘,内分泌改变致水、钠潴留而出现浮肿等。实验室检查见促性腺激素中促卵泡素(FSH)和促黄体生成素(LH)的含量均增加,但 FSH 的增加比 LH 多。血中的雌激素水平很低。阴道细胞学检查,涂片中出现中层及低层细胞。

(一)肝肾阴虚

证候:经行先期,量多色红或淋漓不绝,烘热汗出,五心烦热,口干便艰,腰膝酸软,头晕耳鸣,舌红少苔,脉细数。兼肝旺者,多见烦躁易怒。兼心火旺者,可见心悸失眠。

治法:滋养肝肾,育阴潜阳。

(二)肾阳亏虚

证候:月经后期或闭阻不行,行则量多,色淡质稀,或淋漓不止,神萎肢冷,面色晦暗,头目晕眩,腰酸尿频,舌淡,苔薄,脉沉细无力。兼脾阳虚者,可见纳少便溏,面浮肢肿。兼心脾两虚者,可见心悸善忘,少寐多梦。

治法:温肾助阳,调理冲任。

三、针灸治疗

(一)刺灸

1.肝肾阴虚

取穴:肝俞、肾俞、太溪、三阴交、神门、太冲。

随症配穴:烦躁易怒者,加行间。心悸失眠者,加内关。潮热汗出者,加复溜、合谷。月经量多者,加地机。外阴瘙痒者,加蠡沟。

刺灸方法:针用补泻兼施法。

方义:取肝俞、肾俞调补肝肾。太溪补肾滋阴。三阴交交通肝、脾、肾经,调理冲任。神门养心安神。太冲补可柔肝养血,泻可疏肝解郁。

2.肾阳亏虚

取穴:肾俞、关元、命门、三阴交。

随症配穴:腰酸者,加腰阳关。纳少便溏者,加脾俞、足三里。少寐者,加神门。神疲肢冷者,加灸关元。

刺灸方法:针用补法,可加灸。

方义:针补艾灸肾俞、关元、命门可益肾助阳。三阴交为足三阴经交会穴,可健脾益肾,调理冲任。

(二)耳针

取内分泌、内生殖器、肾、肝、神门、皮质下,每次选 2～4 穴,毫针中度刺激,留针 30～

40 分钟,或用埋针、埋籽刺激。

四、推拿治疗

(一)基本治法

取穴:中脘、气海、关元、阴陵泉、三阴交、足三里、太阳、攒竹、百会等。

手法:一指禅推、摩、按、揉、拿、擦法。

操作:患者仰卧位,用一指禅推法推中脘、气海、关元,然后掌摩腹部。按揉阴陵泉、三阴交、足三里。

患者俯卧位,用拇指按揉厥阴俞、肝俞、脾俞、肾俞、命门,然后用小鱼际蘸取少许冬青油膏直擦背部督脉及膀胱经第一侧线,横擦肾俞、命门,以透热为度。

患者坐位,用一指禅推前额部,拇指按揉太阳、攒竹、迎香、百会。五指拿头顶约 5 次,拿风池、肩井各约 10 次。

(二)辨证加减

肝肾阴虚者,着重按揉肝俞、肾俞、心俞、期门、内关、太溪、照海,擦涌泉。肾阳亏虚者,着重按揉肾俞、脾俞、胃俞、章门、关元。

(梁小龙)

第九节　不　孕　症

凡育龄妇女未避孕,配偶生殖功能正常,婚后有正常性生活,同居 2 年以上而未怀孕者称为原发性不孕。曾有过生育或流产,未避孕而又 2 年以上未怀孕者,称继发性不孕。中医学称原发性不孕为"无子""全不产",称继发性不孕为"断绪"。

一、病因病理

西医学认为,引起不孕的原因有卵巢、输卵管、子宫体、子宫颈、阴道以及精神等方面的因素。此外,还有性器官以外的因素及部分妇女血清中含有抗精子抗体而不孕者。其中由于卵巢功能低下或卵巢内分泌功能障碍,以及下丘脑、垂体、卵巢之间内分泌平衡失调而引起月经异常、无排卵月经或黄体功能不全所致的不孕占有很大比例。

中医学认为,导致不孕的原因很多,如古人所说的五不女,即螺、纹、鼓、角、脉五种,大多属于先天性生理缺陷,这是针灸所不能奏效的。就脏腑气血而论,本症与肾精关系密切;如先天肾虚,或精血亏损,使冲任虚衰,寒客胞脉而不能成孕;或情志不畅,肝气郁结,气血不和;或恶血留内,气滞血瘀;或脾失健运,痰湿内生,痰瘀互阻,胞脉不通均可致不孕。

二、临床表现

婚后 2 年以上未孕,多见有月经不调,经期紊乱,或先或后,经量不一,量少或淋漓不断,或量多而出血凶猛。经色或淡或红或紫黑,或有瘀块,由于导致不孕的原因不同,则可伴不同的症状。

三、诊断要点

(1)育龄妇女未避孕,配偶生殖功能正常,婚后有正常性生活,同居 2 年以上而未怀孕,或曾有过生育或流产,未避孕而又 2 年以上未怀孕。

(2)因男方因素导致不孕症约占 30%,首先应排除男方因素。要注意有无慢性病、结核、腮腺炎、附睾炎、睾丸炎等病史,有无接触铅、磷或放射线。还应做局部检查及精液检查。

(3)女方应了解月经史、分娩史及流产史,有无生殖器感染,性生活情况,是否采取避孕措施。还要进行体格检查、卵巢功能检查、性交后试验、输卵管通畅试验,必要时进行腹腔镜、宫腔镜、免疫等各项检查,以查明原因。

(4)妇科检查、基础体温、基础代谢率和血清雌激素、孕激素的测定,以及诊断性刮宫、输卵管通畅试验、宫颈黏液检查等有助于诊断。

四、针灸治疗

(一)针刺

(1)处方一:肾俞、太溪、照海、关元、三阴交、足三里。

操作:常规针刺,施提插捻转补泻法,关元穴可加用灸法。每天 1 次,10 次为 1 个疗程。适用于肾虚型不孕。

(2)处方二:肾俞、关元、中极、子宫、三阴交、足三里、血海、脾俞。

操作:常规针刺,施补法。得气后留针 20~30 分钟,每天 1 次,10 次为 1 个疗程。适用于血虚型不孕。

(3)处方三:中极、气冲、足三里、丰隆、三阴交、阴陵泉、子宫。

操作:常规针刺,施泻法。得气后留针 20~30 分钟,每天 1 次,10 次为 1 个疗程。适用于痰湿型不孕。

(4)处方四:中极、四满、三阴交、太冲、子宫。

操作:中极向曲骨方向斜刺,针刺 1.0~1.5 寸,施提插泻法,以针感向会阴传导为佳。四满直刺,进针 1.0~1.5 寸,施捻转平补平泻法。三阴交直刺,进针 1 寸;太冲直刺,进针 0.5~0.8 寸;子宫穴直刺 1.5 寸,使患者感到局部酸胀,均施捻转泻法。每天 1 次,10 次为 1 个疗程,适用于肝郁型不孕。

(5)处方五:主穴取关元、中极、子宫、血海。肾虚配肾俞、命门;气血亏虚配百会、足三里;肝郁气滞配内关;痰湿郁滞配丰隆、阴陵泉、三阴交;宫寒血瘀配归来、膈俞;湿热内阻配阴陵泉。

操作:每次取主穴 2~3 个加配穴,施平补平泻手法。针刺关元穴时,针尖应向斜下,进针 2 寸左右,使针感向会阴部扩散。子宫穴直刺达 1.5~3.0 寸,使患者感到局部酸胀,并向下腹部扩散为宜。留针 20~30 分钟,留针期间行针 2~3 次,每天 1 次,10 次为 1 个疗程,疗程间隔 5~7 天,经期暂停。

(6)处方六:主穴取中极、三阴交、大赫、地机。肾虚型配肾俞、气穴、照海;血虚型配膈俞、血海、足三里;肝郁型配太冲、阴廉、气门;痰湿型配四满、丰隆、阴陵泉;血瘀型配气冲、胞门、次髎。

操作:在月经周期第 12 天开始针刺,连续 3 天,每天 1 次,留针 15 分钟,均用平补法。月经期和增生期,根据辨证取穴治疗,每天 1 次。

(7)处方七:主穴取中极、大赫、三阴交、地机。肾虚者配肾俞、关元、太溪;血虚者配肝俞、血海、足三里;痰盛者配中脘、丰隆、阴陵泉;肝郁者配阴廉、曲泉、太冲;血瘀者配膈俞、次髎、血海。

操作:虚证施以补法,实证施以泻法,并可配合采用艾灸。针灸治疗在月经期及增生期根据证型,辨证用穴,隔天治疗1次,月经周期第12天开始,用上述处方的主穴,每天治疗1次。

(8)处方八:中极、归来、子宫、气穴、三阴交。

操作:中极、归来、气穴、子宫均直刺,可刺1~2寸,施捻转泻法。三阴交直刺,针1.0~1.5寸,施提插捻转泻法。每天1次,10次为1个疗程。

(9)处方九:中极、气冲、丰隆、三阴交、阴陵泉。

操作:中极直刺,进针1.0~1.5寸,施提插捻转泻法。气冲直刺或稍向上斜刺,进针0.5~1.0寸,施捻转泻法。丰隆直刺,进针1.0~1.5寸,施提插泻法。阴陵泉、三阴交直刺,进针1.0~1.5寸,施捻转平补平泻法。每天1次,7次为1个疗程。

(10)处方十:关元、气海、中极、血海、天枢、三阴交、八髎、肾俞。

操作:针刺用平补平泻法,每次引出强烈针感。每次留针30分钟,每10分钟行针1次。针刺完毕后可配合以按摩手法在腹部及腰骶部操作,手法以按法、揉法为主,手法要求深透柔和,以患者感觉局部明显温热感为度。治疗自月经来潮前15天开始,每天1次,12次为1个疗程。

(二)芒针

处方:志室、肾俞、血海、气海、中极、八髎、昆仑、太溪。

操作:针刺八髎时,由上髎进针沿皮平刺至下髎。气海穴透中极穴时,先直刺气海0.5~1.0寸,得气后,将针稍稍退出少许,沿皮浅刺透中极穴。余穴用常规针法。隔天1次,每次留针0~30分钟,7~10次为1个疗程,疗程间隔5~7天。经期暂停。

(三)皮肤针

(1)处方一:肾俞、命门、八髎、关元、气海、中极、足三里、三阴交。

操作:用皮肤针中、重度刺激,每天1次,7次为1个疗程,疗程间隔7天,于每次月经前7天施治。适用于各型不孕症。

(2)处方二:气海、关元、中极、天枢、命门、肾俞、八髎。

操作:用中、重度刺激,下腹部由脐向下至耻骨联合上缘反复叩刺2~3行,可加叩横向3~4行,重点叩刺气海、关元、中极、天枢穴。腰、骶部可沿督脉及其夹脊穴自上而下海条经脉叩刺1~2行,每天施治1次,7次为1个疗程,疗程间隔7天,可于每次月经前7天左右开始施治。

(四)耳针

(1)处方一:子宫、肾、屏间、脑、卵巢。

操作:穴位常规消毒,用中等刺激,留针20分钟,每天1次,10次为1个疗程,或用锨针耳内埋入法、压豆法,亦可用耳穴磁疗法。适用于本病各型。

(2)处方二:内分泌、肾、子宫、皮质下、卵巢。

操作:穴位严格消毒,毫针刺,用中等刺激,每天1次,每次2~3穴,10次为1个疗程。亦可用锨针耳内埋入法。

(3)处方三:子宫、脑、腹、皮质下、内分泌、肝、肾。

操作:先用75%酒精在穴位上消毒,用28号毫针刺激,留针20~30分钟,留针期间捻针刺激1~2次,每天或隔天1次,10次为1个疗程。

(4)处方四:内分泌、肾、子宫、卵巢。

操作:毫针刺,经期第12天开始治疗,连续3天,中等刺激,留针30分钟,每天1次。

(5)处方五:子宫、卵巢、肾、肝、内分泌、皮质下。

操作:每次选用2～4穴,或两耳交替。毫针刺法在月经周期第12天开始,连续3天,中等刺激,留针30分钟,每天1次。

(6)处方六:子宫、肾、卵巢。肝郁加肝;痰湿加内分泌。

操作:毫针中等刺激,每天1次,10次为1个疗程,亦可用耳穴埋针治疗。

(五)三棱针

处方:主穴曲泽、腰俞;配穴阴陵泉、委阳。

操作:用三棱针点刺放血,若出血量少,可配合针刺后拔罐。主要用于血瘀型不孕。

(六)皮内针

处方:肾俞配关元,志室配中极,气海配血海,三阴交配足三里。

操作:每次取1组穴,局部常规消毒后,用皮内针平刺入皮肤0.5～1.2 cm,用小块胶布固定针柄,埋针时间为2～3天,7次为1个疗程,疗程间隔5～7天。

(七)穴位注射

(1)处方一:肾俞、气海、关元、天枢、归来、子宫、足三里、三阴交。

操作:每次取2～3穴,每穴注入5%当归注射液或胎盘组织液0.5～1.0 mL,隔天1次,10次为1个疗程,经期暂停。适用于各型不孕症。

(2)处方二:肾俞、关元、天枢、归来、三阴交、足三里。

操作:每次只取2～3个穴,上穴轮换使用,用5%当归注射液或胎盘组织液,每穴注入0.5～1.0 mL,隔天1次,10次为1个疗程,经期暂停。

(3)处方三:子宫、次髎、肾俞、关元、曲骨、足三里、三阴交、然谷。

操作:用胎盘组织液2 mL或绒毛膜促性腺激素或当归注射液,每次选3～4穴,每穴注入0.5～1.0 mL,治疗从经期第10天开始,每天1次,连续5天。

(4)处方四:中极、大赫、三阴交、地机。

操作:每次选用2穴,或选用胎盘注射液、当归注射液、绒毛膜促性腺激素等,每穴注入药液1～2 mL,治疗从月经周期第12天开始,每天1次,连续5次。

(八)电针法

处方:关元、天枢、中极、曲骨、血海、三阴交。

操作:每次取3～4个穴,针刺得气以后接通电G-6805电针仪,使用连续波中等刺激,每次治疗20～30分钟,每天或隔天1次,10次为1个疗程,经期暂停。

(九)激光照射法

(1)处方一:关元、气海、水道、子宫。

操作:月经后3～5天,用氦-氖激光仪照射上穴,每穴5分钟,每天1次。适用于无排卵性不孕症。

(2)处方二:子宫、八髎。

操作:用CO_2激光扩束(功率密度300 mW/cm^2)照射穴位,每天1次,每穴10分钟。

(十)穴位埋线法

处方:三阴交。

操作:穴位常规消毒后,以注射用针头为套管,1.5寸毫针剪去针尖为针芯,套入长度为0.2 cm的4号羊肠线。针刺适当深度后,行轻度提插捻转手法至患者自觉局部有酸、麻、重、胀感,然后边推针芯边退针将羊肠线埋于穴位内。15 天治疗 1 次,3 次为 1 个疗程。

(十一)灸法

(1)处方一:神阙、关元、石关、子宫。

操作:以直接无疤痕灸,每穴 25～50 壮,或隔附子饼灸 7～9 壮,每天 1 次,15 次为 1 个疗程。

(2)处方二:神阙、关元、足三里、三阴交、中极。

操作:每次选腹部、下肢各 1 穴,神阙用隔盐灸,余穴用隔附片发泡灸。每月经周期治疗 1 次,治疗时间在经期第 12 天左右为宜。平时用艾条温和灸气海或中极 15～20 分钟,隔天 1 次。

(3)处方三:关元、中极、神阙、子宫、肾俞、命门、脾俞、足三里、三阴交。

操作:每次取 4～5 穴,每穴用艾条温和灸 10 分钟,每天 1 次,10 次为 1 个疗程;适用于各型不孕症。

(4)处方四:关元、中极、子宫、神阙、命门、肾俞、血海、三阴交。

操作:每次取 3～4 穴,每穴用中号艾炷隔姜施灸 5～7 壮,隔天 1 次,7 次为 1 个疗程,疗程间隔 7 天。适用于肾阳虚型不孕症。

(十二)温针法

处方:关元、中极、肾俞、命门、足三里、三阴交。

操作:先用毫针刺入穴位,得气以后,用 1 寸长艾条插在针柄上,点燃,使针体温热,待艾条燃尽,再留针 10 分钟左右,每天 1 次,10 次为 1 个疗程,疗程间隔 5～7 天。

(十三)磁疗法

处方:耳穴有子宫、脑、内分泌、肝、肾。

操作:先用毫针刺入耳穴,然后在针柄上贴小磁片,每次留针 30 分钟左右,双耳交替施治,每天 1 次,10～15 次为 1 个疗程。

五、推拿治疗

(1)处方一:关元、子宫、气海、胞门、三阴交、次髎为主穴,配合背部膀胱经第一线。

操作:先用禅推法分别施治于关元、中极、子宫、气海、胞门、子户穴,每穴约 2 分钟,然后按揉双侧三阴交穴 2 分钟,再用小鱼际擦次髎穴,以透热为度,最后用小鱼际擦背部膀胱经第一线5～8 遍。肾虚不孕者,加按揉命门、肾俞、照海,每穴 2 分钟;肝郁不孕者,加按揉蠡沟、太冲穴,每穴 2 分钟;痰湿不孕者,加按揉脾俞、丰隆、足三里穴,每穴 2 分钟;血瘀不孕者,加掌摩腹部约 5 分钟,然后按揉血海穴约 2 分钟。

(2)处方二:关元、气海、曲骨、中极、肾俞、命门、然谷、太溪、腰眼、阳谷。

操作:首先,患者取仰卧位,医者施摩法于小腹部,以小腹部微热为宜,时间约 10 分钟。再按揉关元、气海、曲骨、中极各 1 分钟,以酸胀为度。然后患者取俯卧位,医者施四指推法、擦法于腰部,重点在肾俞与命门穴,时间约 5 分钟。接着擦腰骶部,透热为度。最后,点按气海、然谷、太溪、腰眼、阳谷穴2 分钟,振百会穴。

(梁小龙)

第十七章

儿科病证

第一节 小儿惊风

一、概述

惊风是指小儿时期常见的一种以抽搐、伴神昏为特征的证候，又称"惊厥"，俗称"抽风"；临床以全身或局部肌肉抽搐为主要表现，常伴有神志不清，是小儿常见症。一年四季均可发生，一般以1~5岁的小儿多见，年龄越小，发病率越高，且病情亦重，变化亦快，常威胁生命，故被列为中医儿科四大症之一。

惊风的症状，临床常有八候之说，即搐、搦、颤、掣、反、引、窜、视。八候的出现表示惊风在发作，但惊风发作之时，不一定八候都有。发作时急、慢强度不同，由于发病有急有缓，症状表现有虚、实、寒、热。凡病急暴，属阳属实者，统称急惊风；久病中虚，属阴属虚者，统称慢惊风。慢惊风中若出现纯阴无阳的危重证候，可称慢脾风。

二、小儿推拿治疗

（一）外感惊风

1.感受风邪（风热）

症状：多见于冬春季节，起病急，面色青带滞色，乍青乍赤，症见发热、头痛、咳嗽、流涕、咽红、烦躁、神昏、惊厥，舌苔薄黄。

症状分析：风热之邪郁于肌表，故发热；风邪上扰，则头痛；风邪侵肺，则咳嗽、流涕；风热上熏咽喉，则咽红；热甚风动，故烦躁、神昏、惊厥，舌苔薄黄。

治则：疏风清热，息风镇静。

处方：醒神可选用掐人中、老龙、十宣、仆参、精宁、威灵等；再加息风可揉小天心3分钟，分阴阳（阴重）2分钟，补肾7分钟，揉二马3分钟，大清天河水2分钟。祛外邪可揉小天心3分钟，揉乙窝风5分钟，清板门3分钟，清肺3分钟，揉小横纹2分钟，退六腑1分钟，水底捞明月1分钟。配以清补脾3分钟，逆运内八卦3分钟，推四横纹2分钟。

症状加减：咽红肿、疼痛、体温高而不退，可在大椎、少商穴点刺出血后加局部捏挤出血，除瘀。止抽、角弓反张,拿或按双膝眼;向前仆,拿委中;足外翻,拿太溪;向内翻,拿悬钟等。

若风寒束表,郁而化热,上穴改为揉小天心 3 分钟,揉乙窝风 2 分钟,补肾 5 分钟,清板门 5 分钟,分阴阳 2 分钟,清肺 3 分钟,逆运内八卦 3 分钟,揉小横纹 1 分钟,清天河水 1 分钟,可解表清热。镇静穴同上,可根据病情选穴。

2.感受暑邪

症状:多见于盛夏季节,起病急,症见壮热多汗,头痛项强,双目斜视或直视,恶心呕吐,烦躁嗜睡,牙关紧闭,角弓反张,四肢抽搐,舌红苔黄腻(病情重者高热不退、神昏、反复抽搐等,要中西医结合治疗)。

症状分析:暑热之邪炽盛,郁蒸于外,故壮热多汗;上扰清阳,故头痛项强;阳明热盛,胃降失和,故恶心呕吐;暑邪伤心,神明无主,故昏沉嗜睡或烦躁不安;热盛伤津,筋脉失其濡养,则肝风内动,故四肢抽搐,惊厥不已,舌苔黄腻。

治则:开窍醒神,镇惊止抽,清热祛湿。

处方:先开窍醒神、止抽镇惊,穴位同前。醒神后,继清热祛暑,捏挤曲池紫红为宜,掐合谷 5~8 次,揉小天心 3 分钟,揉乙窝风 3 分钟,清肺 3 分钟,分阴阳、清补脾各 5 分钟,逆运内八卦 3 分钟,清四横纹 2 分钟,补肾 3 分钟,清板门 5 分钟,水底捞明月 1 分钟,退六腑 2 分钟,掐揉颊车 5~7 次,掐揉膊阳池 5~7 次,捣小天心 2 分钟。

(二)痰食惊风

症状:面黄青少华,山根青筋横截,鼻准色黯黄,鼻翼青白硬,鼻梁青黯浊,鼻唇沟周围青,纳呆,呕吐腹痛,便秘及痰多等,继而发热神呆,迅速出现昏迷痉厥,喉间痰鸣,腹部胀满,呼吸气粗,舌苔黄厚而腻。

症状分析:望诊面黄青少华,鼻准色黯黄,山根青筋横截,为伤乳食;鼻翼青白硬,为待吐。纳呆、呕吐腹痛,便秘,舌苔厚腻,为伤食的主症;乳食结于胃肠,谷反为滞,气机不利,腹部胀满,呼吸气粗,又复郁而生热;运化不健,易于生痰,痰热上壅,则激动肝风,故神昏痉厥。

治则:消食导滞,涤痰镇惊。

处方:先开窍息风。清补脾 7 分钟,清板门 5 分钟,逆运内八卦 3 分钟,清四横纹 2 分钟,水底捞明月 1 分钟,清肺 2 分钟,合阴阳 2 分钟,揉丰隆 2 分钟。配以清大肠 3 分钟,分腹阴阳、点中脘、点天枢、摩腹(泻法)、点气海、按弦走搓摩各 1 分钟,掐肾经一节 0.5 分钟。

(三)惊恐痉厥

症状:面色乍青乍赤,频频惊惕不安,惊哭惊叫,甚至惊厥,偶有发热,大便色青、黏、无味,舌无特殊变化。

症状分析:小儿神气怯弱,易受惊吓,心气受损,真火不安本位,上越于面,故面乍青乍赤;肝主筋脉,其色青,故出现筋肉抽掣、跳动,面色泛青,大便色青、黏。

治则:镇惊安神。

处方:揉小天心 10 分钟,分阴阳 2 分钟,补肾水 5 分钟,大清天河水 2 分钟,掐五指节每个 5~7 次。配以清补脾 5 分钟,逆运内八卦 3 分钟,清四横纹 2 分钟,揉外劳 3 分钟,清大肠 3 分钟。

急惊风的治疗,必须审病求因,把握病机,分清主次。急惊来之凶猛,多属实属热。但少数儿正气虚弱,阳气不足,病程中往往出现昏迷不醒、四肢厥冷、面色苍白、气息微弱、额头冷汗、便泻、四肢抽搐等,是为厥脱。尤其感受暑邪者,更易发生,此时应抓紧时间入院治疗,以免误诊(速加补脾、补肾各 10 分钟,手法要轻慢,有助于稳定病情)。

(四)慢惊风

1.土虚木亢

症状:形神疲惫,面色萎黄,不欲饮水,嗜睡露睛,大便稀薄、色青绿,时有腹鸣,四肢不温,足跗及面部轻度浮肿,神志不清,不时抽搐,舌质淡、苔白。

症状分析:久泻伤阳,脾阳伤则形神疲惫,面色萎黄;阳衰则寒湿内生,故大便稀薄、色渐青绿,腹中鸣响,甚至肢冷浮肿;土弱则木乘,故时作抽搐,嗜睡露睛;苔白质淡,为脾阳虚弱之象。

治则:温运脾阳,扶土抑木。

处方:补脾10分钟,推上三关3分钟,清板门5分钟,揉小天心3分钟,分阴阳3分钟,平肝3分钟,补肾5分钟,清天河水2分钟,逆运内八卦3分钟,清四横纹2分钟,揉外劳2分钟,清补大肠1分钟。

症状加减:浮肿重者,可上穴加利小肠,只用1~2天后慢慢调之,因肿可能为病后营养不足或电解质紊乱所致,因此不能利得太快,应以扶正为主而浮肿自消。

2.脾肾阳衰

症状:面色㿠白或灰滞,囟门低陷,精神极度萎靡,沉睡或昏迷,口鼻气冷,额汗涔涔,抚之不温,四肢厥冷,手足蠕动或震颤,大便澄澈清冷,舌质淡,舌苔薄白。

症状分析:脾主运化,须依赖肾之命门火温煦,才能发挥其健运功能,而肾阳又需依赖脾阳运化水谷精微,以不断补充和化生,故脾阳损伤到一定程度时,必殃及肾之真阳。肾阳衰微则元气虚弱,火不生土,寒水上泛,故面色㿠白或灰滞、舌苔薄白;阳气不足,故口鼻气冷、四肢厥冷、额汗涔涔、抚之不温,甚至沉睡昏迷。此即所谓"纯阴无阳"的慢脾风证。其实质是阴盛阳衰,属于慢惊风后期,气阳衰竭的危重阶段,病情重,应速请中西医结合治疗,以提高疗效。

治则:温补脾肾,回阳救逆。

处方:补脾10分钟,补肾8分钟,揉二马3分钟,推上三关2分钟,揉小天心5分钟,揉外劳3分钟,掐精宁威灵、拿列缺各3~5次,掐印堂、山根、延年、鼻准、人中、承浆各2~3次。

3.阴虚风动(肝肾阴亏)

症状:虚烦疲惫,面色潮红,身热消瘦,手足心热,肢冷拘急或强直,时有抽搐,大便干结,舌光无苔、质绛少津。

症状分析:此由急惊或他病经久不愈而来,热久伤阴,肝肾之阴不足,阴虚则生内热,故见虚烦低热,形疲神衰,下午面潮红;阴虚不能潜阳,水不涵木,筋脉失养,故肢体痉挛,时有抽搐,手足心热,大便干结;舌光红绛,少津,为阴液干涸之象。

治则:育阴潜阳,滋水涵木。

处方:育胃、肝、肾之阴。补肾7分钟,揉二马3分钟,揉小天心3分钟,分阴阳3分钟,清板门5分钟,补脾5分钟,推上三关2分钟,逆运内八卦3分钟,清四横纹2分钟,平肝肺3分钟,清大肠3分钟,揉肾顶2分钟,清天河水1分钟。

(李佳贞)

第二节　小儿感冒

一、概述

感冒俗称"伤风"。感冒是小儿时期常见的外感性疾病之一，主要由于感受外邪所致，临床以发热、头痛、咳嗽、流涕、喷嚏为特征。感冒分两种：一种是普通感冒，另一种是时行感冒。前者病邪轻浅，不造成流行；后者为感受时邪病毒而致，病邪较深重，具有传染流行的特点。本病发病率占儿科疾病的首位，婴幼儿发病率更高，一年四季均可发病，以冬春季多见，在季节变换、气候骤变的情况下更易发病。

感冒轻重不同，四时感冒病情轻，兼夹证少；时行感冒病情多重，发热较高，有传染性，多有兼夹证。多数病儿于1周左右恢复。本病一般预后较好。但婴幼儿、体弱年长儿感邪之后容易夹痰、夹滞、夹惊。

二、小儿推拿治疗

(一)风寒感冒

症状：发热轻，恶寒重，无汗、头痛、鼻塞流涕、喷嚏咳嗽、喉痒、口不渴、咽不红，舌苔薄白，面青黄带滞色。

症状分析：外感风寒，客于腠理，邪正交争于卫表，则发热恶寒；肌表被束，故无汗面滞；头为诸阳之会，风寒之邪遏于外，不得发越，故头痛；鼻为肺窍，是呼吸的通道，感邪之后，肺气失宣，外窍不利，故见喉痒咳嗽、喷嚏、流清涕、口不渴、咽不红；舌苔薄白，面带滞色，均为风寒之象。

治则：疏风解表，清热散寒（侧重辛温解表）。

处方：揉小天心3分钟，揉乙窝风4分钟，补肾5分钟，清板门5分钟，分阴阳2分钟，清肺经3分钟，清天河水1分钟。配以揉小横纹3分钟，清大肠3分钟。

症状加减：头痛，加掐揉膊阳池，或用四大手法，或用掐攒竹、鱼腰、丝竹空、揉太阳太阴，而止头痛；鼻塞，加黄蜂入洞；恶心、呕吐，加推天柱骨；腹泻，加清大肠、清补脾；咳嗽重者，多用清肺、逆运内八卦、揉小横纹；痰多，加揉丰隆、合阴阳。

(二)风热感冒

症状：发热重，有汗或少汗、恶风、头痛、鼻塞、流脓涕、喷嚏、痰稠色白或黄，咳嗽，咽红肿痛，口干而渴，舌质红、苔黄，面带滞色。

症状分析：风热感冒，邪在卫表，寒从热化，故发热重，畏寒较轻，微有汗出；邪上扰于头，故见头痛；风热之邪客于肺卫，肺开窍于鼻，鼻通于肺，故见鼻塞、流涕、喷嚏；肺气不宣，则咳嗽；肺有郁热，则痰稠黄；咽喉为肺胃之门户，风热上乘咽喉，故见咽喉红肿疼痛；口干而渴，舌质红、苔黄、面带滞色，为热象。

治则：清热解表，宣肺止咳（辛凉解表）。

处方：大清天河水3分钟，退六腑2分钟，揉小天心3分钟，揉乙窝风3分钟，补肾水5分钟，清板门5分钟，分阴阳2分钟（阴重）。配以揉小横纹3分钟，平肝肺2分钟，逆运内八卦3分钟，清四横纹 2 分钟,清补脾 3 分钟。

症状加减:鼻塞,加黄蜂入洞;咳重,平肝肺、逆运内八卦、揉小横纹、清四横纹多用;痰多,合阴阳、揉丰隆;热退,食欲缺乏,多用运脾法;夹惊厥,多用镇静术组;咽红肿痛、头痛身重,可用消毒三棱针在耳尖(双)、大椎、少商穴(双)局部消毒后点刺出血。

(三)暑邪感冒

症状:高热无汗,头痛,身重困倦,胸闷恶心,食欲缺乏,呕吐或腹泻,鼻塞流涕,咳嗽不剧,舌苔薄白或白腻,舌质红,多见于夏秋季。

症状分析:夏季暑盛,风邪夹暑湿之邪致卫表失宣,见高热无汗、头痛、身重困倦;湿困中焦,脾胃失于和降,故食欲缺乏或呕吐腹泻;风邪客肺,肺失宣肃,则鼻塞流涕、咳嗽;舌苔薄白或腻,舌质红为,暑热夹湿之证。

治则:清暑解表。

处方:掐揉曲池 5~7 次,掐揉合谷 3 次,揉小天心 3 分钟,揉乙窝风 3 分钟,清板门 5 分钟,清肺 3 分钟,清大肠 3 分钟,退六腑 1 分钟,大清天河水(或水底捞明月)2 分钟。

症状加减:痰多,加清补脾、逆运内八卦、合阴阳、掐揉丰隆;有恶心呕吐、食欲缺乏、肚腹胀满,加推天柱骨、清补脾、逆运内八卦、清四横纹、分腹阴阳、点中脘、点天枢、摩腹。

(四)体虚感冒

禀赋不足,后天失养或大病后正气未复之体质虚弱儿,大都抵抗力薄弱,卫外不固,易患感冒。临床较常见气虚感冒和阴虚感冒。治疗虚性感冒,手法要轻,速度要慢,时间要长。

1.气虚感冒

症状:恶寒发热,鼻塞头痛,咳嗽痰白,倦怠无力,气短懒言,舌淡苔白。

症状分析:既有风寒感冒的症状,又有气虚的表现,病程较长,并易反复发作。

治则:益气固表。

处方:补脾 5 分钟,推上三关 2 分钟,补肾 5 分钟,揉二马 3 分钟,揉小天心 3 分钟,揉乙窝风 3 分钟,分阴阳 2 分钟,清天河水 2 分钟。配以清板门 3 分钟,逆运内八卦 3 分钟,清四横纹 2 分钟,清肺 2 分钟,揉肾纹 1 分钟,揉肾顶 1 分钟。

2.阴虚感冒

症状:头痛身热,微恶风寒,微汗或无汗,心烦少寐,口渴咽干,手足心热,干咳少痰,舌红苔少。

症状分析:有感冒的证候,又有阴虚内热的临床表现。

治则:滋阴解表。

处方:补肾 5 分钟,揉二马 3 分钟,清板门 5 分钟,揉小天心 3 分钟,揉乙窝风 3 分钟,分阴阳 2 分钟,清肺 2 分钟,逆运内八卦 3 分钟,清四横纹 2 分钟,揉小横纹 1 分钟,清天河水 1 分钟,补脾 3 分钟,推上三关 2 分。

(五)时行感冒

病势急,且流行传染,病情转变快,不易推拿治疗,应速转医院救治。

(六)感冒夹证

1.夹痰

偏风寒:辛温解表,宣肺化痰(感冒穴加清肺、揉小横纹、逆运内八卦、清四横纹)。

偏风热:辛凉解表,清肺化痰(感冒穴加清补脾、清肺、逆运内八卦、揉小横纹、掐合谷、揉丰隆等)。

2.夹滞

症状:脘腹胀满,不思饮食,呕吐酸腐,口气秽臭,大便酸臭,或腹痛、腹泻或大便秘结,小便短赤,舌苔薄白。

治则:解表穴加消食导滞(感冒穴加清板门、分阴阳、逆运内八卦、清四横纹、分腹阴阳、点中脘、点天枢、摩腹)。

3.夹惊

症状:夜卧不安,时时抽动,啼叫甚至有惊厥,舌红。

治则:醒神开窍(掐人中、十宣、合谷、老龙等);醒神后镇惊,解表清热。

处方:揉小天心3分钟,分阴阳2分钟,补肾5分钟,揉二马3分钟,平肝3分钟,大清天河水2分钟,加感冒穴。

(王丁磊)

第三节　小儿咳嗽

一、概述

咳嗽是小儿肺系疾患常见病症之一。咳嗽一证,一年四季均可发病,尤以冬春多。3岁以下尤为多见,气候冷热变化直接影响肺气的宣降,小儿脏腑未充,卫外不固,更易发生。其他脏腑病变也能影响肺的正常功能。小儿咳嗽不论什么原因所致,皆与肺有密切关系。一般有外感咳嗽、内伤咳嗽。临床外感咳嗽多于内伤咳嗽,其他还与体质有关。

二、小儿推拿治疗

(一)外感咳嗽

1.风寒咳嗽

症状:初起咳嗽一般频作,喉痒声重,痰白稀薄,鼻塞流涕,恶寒无汗,发热头痛,全身酸痛,舌苔薄白,面青微黄,带滞色。

症状分析:风寒犯肺,肺气不宣,故鼻塞流清涕,咳一般频繁;风寒外束,腠理闭塞,故发热怕冷,无汗头痛;风邪内郁于肺,肺主声,故喉痒,咳而声重;寒伤皮毛,外束肌腠,故全身酸痛。痰白稀薄,亦为风寒闭肺,水液输化无权,留滞肺络,凝而为痰之象。舌苔薄白,均主邪在表分。

治则:宣肺散寒。

处方:揉小天心3分钟,揉乙窝风4分钟,补肾5分钟,清板门5分钟,分阴阳2分钟,清肺3分钟,揉小横纹2分钟,逆运内八卦3分钟,清四横纹2分钟,清补脾3分钟,清天河水2分钟。

症状加减:无汗头痛,加四大手法或按揉膊阳池、拿风池;喉痛重,加掐少商、合谷,捏挤大椎。

2.风热咳嗽

症状:咳嗽不爽,痰黄黏稠,不易咳出,口渴咽干,鼻流脓涕,发热头痛,恶风,微出汗,面赤带滞色,鼻色青黯,鼻唇沟青,舌苔薄黄、质红。

症状分析:风热犯肺,肺失清肃,气道不宣,故咳嗽不爽、鼻流脓涕;肺主皮毛,风热之邪客肺,皮毛疏泄,故发热头痛、恶风而微汗自出;风热之邪灼津炼液成痰,故痰黄黏稠,不易咳出;咽为肺之通道,肺热伤津,故口渴咽干;面赤带滞色,舌质红,舌苔黄薄,为风热之邪在肺卫之象。

治则:疏风清热,肃肺。

处方:清板门 5 分钟,退六腑 3 分钟,揉小天心 3 分钟,揉乙窝风 3 分钟,补肾 5 分钟,揉二马 3 分钟,分阴阳 3 分钟,清肺 3 分钟,清补脾 5 分钟,逆运内八卦 3 分钟,揉小横纹 2 分钟,清大肠 2 分钟,清天河水 2 分钟,揉膊阳池 5～6 次,掐揉合谷、少商各 6～7 次。

(二)内伤咳嗽

1.痰热咳嗽

症状:咳嗽痰多,黏稠难咯,发热面赤,目赤唇红,口苦作渴,烦躁不宁甚者鼻衄,小便短赤,大便干燥,舌质红、苔黄,鼻色青黯。

症状分析:肝热心火素蕴,炼液成痰,逆乘于肺,或外感之邪化火入里,灼津成痰,痰随气逆,咳嗽痰多,黏稠难咯;气火上升,肺气不宣,故发热面红目赤;心火亢盛,血热妄行,故口渴烦躁,鼻衄频作;肝气不降,则便干;火热内盛,则溲赤;舌红苔黄,为痰热内盛之象。

治则:平肝清肺化痰。

处方:揉小天心 3 分钟,补肾 5 分钟,平肝肺 5 分钟,清补脾 3 分钟,分阴阳 2 分钟,逆运内八卦 3 分钟,开璇玑 2 分钟,大清天河水 2 分钟,退六腑 2 分钟,揉总筋 3 分钟,掐中冲 3～5 次,揉丰隆 2 分钟,合阴阳 2 分钟,按弦走搓摩 2 分钟。鼻衄时,绳扎端正穴后,平卧休息 15 分钟(不能扎太紧,以免阻碍血液循环)。

2.痰湿咳嗽

症状:咳嗽痰壅,色白而稀,胸闷纳呆,神乏困倦,舌质淡红,苔白腻。面黄稍青,鼻色黯青,鼻唇沟青。

症状分析:痰湿从脾胃滋生,上渍于肺,故咳嗽痰壅,色白而稀;痰湿内停,气失宣展,故胸闷神乏困倦;脾失健运,食欲缺乏,故纳食呆滞;苔白腻,为痰湿内停之证。

治则:化痰燥湿、利湿。

处方:清补脾 10 分钟,逆运内八卦 3 分钟,清四横纹 2 分钟,清板门 5 分钟,补肾 5 分钟,揉小天心 2 分钟,揉小横纹 3 分钟,平肝肺 3 分钟,清大肠 3 分钟,清天河水 2 分钟。配以按弦走搓摩 2 分钟,揉丰隆 2 分钟,合阴阳 2 分钟,掐肾经一节 5～8 次。

3.阴虚咳嗽

症状:干咳无痰或痰少而黏,不易咳出,口渴咽干,喉痒声嘶,手足心热或咳痰带血,午后潮热,舌红少苔,面青少华,鼻青黯无泽。

症状分析:温热时久,津液耗伤,则阴虚生燥,故干咳无痰,喉痒声嘶;阴虚生内热,故午后潮热,手足心热;热则迫血妄行,故咳嗽带血;肺阴更伤,则口渴咽干;舌红,面青无华,鼻色黯青为胸中有饮,为阴虚之象。

治则:滋阴润燥,润肺止咳。

处方:补肾 10 分钟,揉二马 5 分钟,清板门 3 分钟,揉小天心 3 分钟,清肺 2 分钟,揉小横纹 3 分钟,逆运内八卦 3 分钟,清补脾 5 分钟,掐揉足三里 2 分钟,清四横纹 2 分钟,清天河水 2 分钟。

4.肺虚久咳

症状:咳而无力,痰白清稀,面色㿠白,气短懒语,语声低微,喜温畏寒,体虚多汗,舌质淡嫩。

症状分析：肺为气之主，肺虚则气无所主，故咳而无力，气短懒语，语声低微；肺气虚弱，卫外不固，故喜温畏寒多汗，面色㿠白；肺虚及脾，则水湿不能运化，故痰白清稀；舌淡嫩，属肺脾虚象。

治则：健脾补肺益气。

处方：补脾 10 分钟，补肺 3 分钟（只用 2～3 天），揉足三里 2 分钟，推上三关 1 分钟，补肾 5 分钟，揉二马 3 分钟，揉外劳 3 分钟，揉肾顶 3 分钟。配以逆运内八卦 3 分钟，清四横纹 2 分钟，清天河水 2 分钟。

（王丁磊）

第四节 小儿哮喘

一、概述

哮喘是小儿时期常见的一种以发作性哮鸣气促，呼气延长为特征的肺部疾患。以呼吸急促、张口抬肩，不能平卧为喘；喘时喉中有吼声，谓之哮。二者互为影响，互为因果，统称哮喘。春秋多见，常反复发作，气候骤变而诱发，以夜间及清晨居多，病程越长对患儿影响越大。随小儿生长发育逐渐变化，发作逐渐减少，以致痊愈。

二、小儿推拿治疗

（一）发作期

1.热性哮喘

症状：咳喘哮鸣，痰稠色黄，发热面赤，面带滞色，鼻色青黯，鼻唇沟青，胸闷膈满，渴喜冷饮，呼吸声高，呼气延长，小便黄赤，大便干或秘结，舌苔薄黄或黄腻。

症状分析：因小儿素体阳胜或六淫化火或肥甘积滞，热自内生，痰因热动，痰热交阻，上蒸于肺，肺气壅盛，肃降失司，故咳逆作喘，哮鸣有声；气实有余，故胸闷膈满，声高呼吸快，呼气延长；肺胃俱热，故发热面赤，渴喜冷饮；肺气上逆，腑气不通，故大便干或秘结；肺失通调，热蒸津液，故小便黄赤；苔黄腻，为痰热内蕴之象。

治则：清肺化痰定喘。

处方：清补脾 6 分钟，平肝肺 3 分钟，清板门 5 分钟，退六腑 3 分钟，补肾 5 分钟，揉小天心 3 分钟，逆运内八卦 3 分钟，揉小横纹 2 分钟，泻大肠 5 分钟，开璇玑 2 分钟，按弦走搓摩 2 分钟，清天河水 1 分钟。配以揉乙窝风 3 分钟，利小肠 2 分钟。

2.寒性哮喘

症状：咳嗽气促，喉有痰鸣，痰清稀白或黏，形寒无汗，面色晦暗带滞色，鼻青黯无泽，鼻唇沟青，四肢不温，口不渴或渴喜热饮，舌苔薄白或白腻。

症状分析：风寒外束，内闭于肺，痰为之动，肃降失司，故形寒无汗，咳逆气促；痰浊留伏于肺，气道受阻，痰气相搏，故呼吸急迫，喉中有哮鸣声；邪为风寒，故痰稀有沫；肺气阻逆，胸中阳气失宣，故面色晦暗，四肢不温。口不渴，为邪未化热；渴喜热饮，为内有寒痰；舌苔薄白，为寒痰之象；鼻梁青黯，多为肺疾痰饮之症。

治则:解表温肺,化痰定喘。

处方:揉小天心 3 分钟,揉乙窝风 3 分钟,补肾 5 分钟,清板门 5 分钟,分阴阳 2 分钟,平肝肺 2 分钟,补脾 4 分钟,揉小横纹 3 分钟,揉二马 2 分钟,逆运内八卦 3 分钟,清四横纹 2 分钟,开璇玑 2 分钟,按弦走搓摩 2 分钟,清天河水 1 分钟。

(二)缓解期

1.肺气虚弱

症状:面色㿠白无泽,鼻色青黯,气短懒言,语声低微,倦怠无力,自汗盗汗,怕冷四肢不温,苔薄质淡。

症状分析:肺主一身之气,肺虚则气弱,故气短懒言声低,倦怠;肺虚则表不固,自汗怕冷,四肢不温,卫外之阳不能充实腠理,易为邪乘而发病。若见面赤、唇红,痰少黏稠,手足心热,汗出易感冒,舌红少苔,则属肺阴耗伤之证。

治则:补脾肺,固卫气。

处方:补脾 5 分钟,补肺 3 分钟,揉外劳 3 分钟,推上三关 2 分钟,补肾 5 分钟,揉二马 2 分钟,逆运内八卦 3 分钟,清四横纹 2 分钟,揉小横纹 3 分钟,清肺 2 分钟,清天河水 1 分钟。配以揉肾顶 2 分钟。

2.脾虚气弱

症状:咳嗽痰多,食少脘硬,面黄,鼻色黄黯,鼻梁青黯无泽,大便稀,肌肉消瘦,倦怠乏力,苔少色淡。

症状分析:脾虚不能生气,则化源不足,故面黄无华;鼻色黯黄,鼻梁青黯无泽,为脾功能受损,肺气不足;肌肉消瘦,倦怠无力,乃中气衰馁,脾运无权,食物不化精微,故少食脘痞,大便不实,或食油腻后易泄泻,每因饮食不当而诱发;脾湿不运,反为痰浊而上泛,故痰多而咳。脾为生痰之源,肺为储痰之器,故治痰必治脾。

治则:健脾化痰。

处方:补脾 5 分钟,清板门 3 分钟,揉外劳 2 分钟,掐揉足三里 3~7 次,推上三关 2 分钟,补肾 5 分钟,揉二马 3 分钟,清肺 3 分钟,揉小横纹 2 分钟,逆运内八卦 3 分钟,清四横纹 2 分钟,清天河水 1 分钟。

3.肾虚不纳气

症状:面色㿠白或青灰无泽,耳垂青灰,形寒肢冷,下肢不温,腰膝酸软,脚软无力,动则心悸气短,小便澄清或夜间遗尿,舌苔薄白。

症状分析:肾为元气之根,肾气亏乏,故下肢不温,脚软无力;阳气不足,故面色㿠白或青,或耳垂青灰无泽,形寒肢冷;元气不能秘藏,故动则心慌气短;肾主二便,澄沏清冷,膀胱不能自约,则小便自遗,舌苔薄白。若见形体羸瘦,腰膝酸软,五心烦热,舌红少津,则属肾阴不足、虚火内生之证。

治则:补肾固本。

处方:补肾 8 分钟,揉二马 3 分钟,补脾 5 分钟,推上三关 2 分钟,逆运内八卦 3 分钟,清四横纹 2 分钟,揉外劳 3 分钟,拿列缺 3~5 次,清天河水 2 分钟。

(王丁磊)

第五节 小儿厌食

一、概述

厌食是指在较长时间内见食不贪、食欲缺乏、厌恶进食的病症,是小儿常见病之一。城市小儿较多见,各年龄组均可发病,尤其1～6岁多见,发病没有明显季节性。但夏季暑湿当令,易于困遏脾气,使其症状加重。本病由于饮食喂养不当,导致脾胃不和,脾运胃纳失职。厌食儿一般精神状态均较正常,病程长者常有面色少华、身体消瘦等症状,但与疳病的脾气急躁并精神萎靡症状不同,一般预后良好。但长期不愈者会使气血生化乏源,易感受外邪,可合并虚证。日久见消瘦或转化为其他病症,因此要积极治疗。

二、小儿推拿治疗

(一)脾运失健

症状:厌恶进食,食不知味,常伴有嗳气、乏恶、胸闷脘痞,大便不畅,若强迫进食或偶有多食则脘腹胀满,舌淡苔薄或微黄。

症状分析:因患儿脾胃失健,主要因喂养不当或湿浊困遏脾气,使脾气失展,胃纳不开,发为厌食。胃纳功能降低,运化纳食功能下降,则消化能力下降,出现以上症状。

治则:调和脾胃,助运化。

处方:揉小天心2分钟,清补脾3分钟,逆运内八卦2分钟,清四横纹2分钟,揉乙窝风2分(中指揉),分腹阴阳1分钟,点中脘1分钟,点天枢1分钟,摩腹顺逆各1分钟。

(二)脾胃气虚

症状:不思饮食,食不知味,形体消瘦为主,面色少华,精神不振,食少便多,大便入水即散,内夹有未消化的食物,患儿易出汗,易患外感,舌体胖嫩,舌质淡,苔薄白。

症状分析:因脾胃气虚,受纳、运化功能降低,故出现厌食,不思饮食,时久形体消瘦,面色少华,精神不振,食量少,消化、吸收差,大便水冲即散,内有未消化的食物残渣;气血生化无源,腠理不固,易出汗,易感冒;舌体胖嫩,舌质淡,苔薄白,为脾胃气虚之象。

治则:健脾益气,佐以助运。

处方:清补脾4分钟,清板门3分钟,揉小天心2分钟,逆运内八卦3分钟,清四横纹2分钟,揉乙窝风(中指)2分钟,揉外劳3分钟,补肾5分钟,揉二马2分钟,清天河水1分钟。

(三)脾胃阴虚

症状:不思饮食,食少饮多,口舌干燥,大便偏干,小便色黄,面色少华,皮肤不润,舌红少津,苔少或花剥。

症状分析:脾为阴土,喜燥而恶湿,得阳则运;胃为阳土,喜润而恶燥,以阴为用。脾胃阴虚,失于濡润,纳运失常致厌食,见不思饮食,食少饮多,口干舌燥,大便偏干,小便赤,面色少华,皮肤不润,舌红少津,苔少或花剥。

治则:滋脾养胃阴,佐以助运。

处方:清补脾 3 分钟,清板门 3 分钟,分阴阳 2 分钟,清肺 2 分钟,补肾 5 分钟,揉二马 2 分钟,逆运内八卦 3 分钟,清四横纹 2 分钟,掐揉足三里 5～7 次,清天河水 1 分钟。

(王丁磊)

第六节　小 儿 积 滞

一、概述

积滞是指小儿内伤乳食,停滞中焦,积而不化,气滞不行所形成的一种脾胃疾患;以不思乳食,腹部胀满,食而不化,嗳腐呕吐,大便酸臭或便秘为特征。本证一年四季均可发生,以夏秋季多见。暑湿易于困遏脾气,发病率略高。小儿各年龄组均可发病,以婴幼儿多见,此症预后良好。

积滞与伤乳、伤食、疳证关系密切。伤乳食,经久不愈,病情进展,可变成积;积久不消,迁延失治,影响小儿的营养和生长发育,形体日渐羸瘦,可转化成疳。故前人有"积"为疳之母,无积不成"疳"之说。

二、小儿推拿治疗

(一)乳食内积

症状:面黄肌瘦,山根青筋横截,色深黯,烦躁哭闹,夜卧不安,伤乳食则呕吐乳片,口中有乳酸味,食欲缺乏或呕吐酸馊,腹胀或疼痛,小便短黄或米泔,大便酸臭或溏薄、便秘或兼低热,舌红苔腻。

症状分析:乳食内积,气机郁结,故腹胀或疼痛;胃肠不适,则睡卧不安,烦躁哭闹;胃气上逆,则呕吐酸馊;中焦积滞,则食欲缺乏;腐秽壅结,化热化湿,则大便酸臭或稀溏或秘结,小便短黄如米泔或兼发低热,舌红苔腻;山根青筋横截,色深黯,多为积滞实证。

治则:消食导积滞,和中健脾胃。

处方:揉小天心 3 分钟,清补脾 5 分钟,清板门 5 分钟,逆运内八卦 3 分钟,清四横纹 2 分钟,清肺 3 分钟,清大肠 3 分钟,清天河水 1 分钟。配以分腹阴阳、点中脘、点天枢(双)、摩腹(泻法)各 2 分钟,掐揉足三里 5～7 次。

推 2～3 次后症状好转,改为调中健脾胃,分阴阳 2 分钟,补脾 5 分钟,推上三关 3 分钟,补肾水 5 分钟,揉二马 3 分钟,清板门 5 分钟,逆运内八卦 3 分钟,清四横纹 2 分钟,揉外劳 3 分钟,补大肠 3 分钟,清天河水 1 分钟。

(二)脾虚夹积

症状:面色萎黄,鼻准黯晦,鼻翼色青白而硬,困倦无力,夜卧不安,不思饮食,食则饱胀,腹满喜按,呕吐酸馊,大便稀溏、酸臭,唇舌色淡,舌苔薄白或腻。

症状分析:脾胃虚弱,中气不运,不能化生精微,气血俱虚,故面黄困倦、唇舌色淡;脾阳不振,运化失职,乳食积滞,气机失畅,故不思饮食,食则饱胀,腹满喜按,呕吐酸馊,大便溏薄酸臭。

治则:健脾助运,消补兼施。

处方:补脾 5 分钟,推上三关 3 分钟,分阴阳 2 分钟,逆运内八卦 3 分钟,清四横纹 2 分钟,揉外劳 3 分钟,清大肠 3 分钟,清天河水 2 分钟。配以补肾 5 分钟,清板门 3 分钟,分腹阴阳 2 分钟,点中脘、天枢各 1 分钟,摩腹顺逆各 1 分钟。

(王丁磊)

第七节 小儿呕吐

一、概述

呕吐是小儿时期的一种消化系统病症,很多疾病过程中均可出现;由于胃失和降、气逆于上所致,以乳食由胃经口而出为特征。古人谓有声有物谓之呕,有物无声谓之吐,有声无物谓之哕。由于呕、吐同时发生,故合称呕吐。本病无年龄与季节区别,多以夏秋为多见。外感、内伤、惊吓及其他脏腑疾病等,均可导致脾胃功能紊乱而致呕吐。如能及时治疗,预后良好。经常或长期呕吐则损伤胃气,使胃纳失常,导致津液耗损,气血亏虚。

二、小儿推拿治疗

(一)伤食呕吐

症状:口吐乳片或宿食,气味酸馊,嗳腐吐酸,口气秽臭,不欲饮食,腹痛腹胀,身有潮热,大便酸臭或溏或秘,面色微黄,山根青筋横截,鼻准色泽俱差,鼻翼青白硬,鼻唇沟青,唇色正常,舌苔薄腻或微黄。此为积滞中脘,胃不受纳。

症状分析:乳食不节,积滞中脘,升降失调,气逆于上,故见呕吐不消化之食物;胃不腐熟,脾失运化,宿食停积,故口气臭秽,呕吐酸馊或泄下酸臭;有形之物,阻滞于中,气机不畅,脾为食困,故不思饮食,乳食内停,腹胀腹痛。鼻准色泽俱差,鼻翼色青白而硬,鼻唇沟青,唇色正常,为伤食表现。舌苔薄腻或微黄,系伤乳食吐之症。

治则:消食导积,调中降逆。

处方:揉小天心 3 分钟,清板门 4 分钟,逆运内八卦 3 分钟,清四横纹 2 分钟,分阴阳 2 分钟,清补脾 5 分钟,清肺 3 分钟,清大肠 3 分钟,清天河水 2 分钟,推天柱骨 2 分钟。

(二)寒吐

症状:吐物不化或清稀不臭,起病缓,病程长,时吐时止,吐时少而吐物多,朝食暮吐,暮食朝吐,形寒肢冷,腹痛绵绵,神疲或腹鸣伴作泻,泻物清稀,面色青或㿠白,鼻色黯无泽,鼻翼色青白而硬,唇白。如见面滞,为风寒呕吐。

症状分析:脾胃素弱,体虚中寒则脾阳失调,故食入即吐,吐物稀薄或吐不消化之乳食,腹痛绵绵;寒邪内着,客于胃肠,气机凝聚不通,中阳被困,则不能腐熟水谷,故吐出之物无味;鼻色黯无光泽,鼻翼色青白而硬,唇白,为寒吐之证。

治则:温中降逆,调中止呕。

处方:补脾 5 分钟,揉乙窝风 2 分钟,揉外劳 3 分钟,掐揉足三里 5~7 次,分阴阳(阳重)3 分钟,清板门 3 分钟,逆运内八卦 3 分钟,清四横纹 2 分钟,推天柱骨 2 分钟,清天河水 1 分钟。

(三)热吐

症状:食入即吐,吐物如黄黏水,酸臭或苦味,多似喷射性,吐时多,出物少,口渴喜冷饮,烦躁少寝,小便短赤,身热面赤,鼻准色稍红燥,鼻翼色淡黄而硬,唇干赤,舌红苔黄。

症状分析:胃有结热,热则生火,故食入即吐,呕吐气秽;热结胃中,耗伤津液,故身热烦躁,口渴喜饮,唇干赤,小便短赤,身热面赤,鼻准色稍红燥,鼻翼色淡黄而硬,舌红苔黄等。

治则:清热和胃,降逆止呕。

处方:揉小天心3分钟,清补脾5分钟,清板门5分钟,逆运内八卦3分钟,清四横纹4分钟,退六腑3分钟,补肾5分钟,揉二马2分钟,分阴阳2分钟(阴重),大清天河水2分钟。配以清肺3分钟,泻大肠3分钟,推天柱骨2分钟。

(四)惊吐

症状:暴发性频吐清涎,身热心烦,胸胁胀痛,神志紧张或郁闷,惊哭惊叫,睡卧不宁,面乍青乍白,额及承浆色青,舌红。

症状分析:小儿神志怯弱,元气未充,骤受惊恐,或神志失和,使心气受损,故心神不宁,睡卧不安,面乍青乍白;惊则气乱,恐则气下,气机暴乱,故时时惊惕哭闹;肝气犯胃,则呕吐清涎。

治则:镇静镇惊,和胃止吐。

处方:揉小天心3分钟,分阴阳2分钟,补肾5分钟,揉二马3分钟,大清天河水3分钟,清板门3分钟,逆运内八卦3分钟,清四横纹2分钟,推天柱骨2分钟。配以掐揉五指节5~6次。

(王丁磊)

第八节　小儿泄泻

一、概述

泄泻是以大便次数、数量增多,便质稀薄,甚如水样为特征的一种小儿常见病。一年四季均可发病,以夏秋季占多数,因夏秋季小儿脾胃易受暑湿、风寒和饮食所伤,故易患泄泻。小儿越小,发病率越高且越重。

二、小儿推拿治疗

(一)外感泄泻

1.湿热泻

症状:起病急,面赤带滞色,泻势急迫,便下稀薄或冲蛋花样便,色黄而气味秽臭或夹黏液,肛门灼红,发热烦闹,口渴喜饮,腹痛阵发性哭闹,恶心呕吐,食欲减退,小便黄少,舌质红,苔黄腻,重者有脱水症。

症状分析:外感湿热之邪,蕴结脾胃,下注大肠,传化失职,故泻下稀薄或如水注;湿性黏腻,热性急迫,湿热交蒸,蕴结肠胃气机,故见泻下色黄而臭或见少许黏液,腹部时痛;湿热困脾,则食欲缺乏。若伴外感,可见发热;热重于湿者,见口渴苔黄;湿热在下,故见小便短赤。

治则:解表清热,和中化湿止泻。

处方:揉小天心 3 分钟,揉乙窝风 2 分钟,清肺 3 分钟,清板门 5 分钟,补肾 5 分钟,清天河水 2 分钟,分阴阳 2 分钟(阴重),清补脾 4 分钟,逆运内八卦 3 分钟,清四横纹 2 分钟,利小肠 3 分钟,清大肠 2 分钟,推天柱骨 1 分钟,推下七节骨 1 分钟(推 1~2 次后停用推下七节骨)。

此型泄泻,最易出现脱水酸中毒,所以临床应特别注意,以免误诊。

2.风寒泻

症状:面带滞色,泻物清稀多泡沫,便色淡黄,臭气不重,肠鸣腹痛,喜按喜暖,常见鼻塞,怕冷怕寒或发热恶寒,唇舌色淡,舌苔薄白或腻。

症状分析:调护失宜,因外感风寒或腹部受凉,寒邪客于胃肠,寒凝气滞,中阳被困,运化失司,故见腹泻清稀,粪多泡沫,臭气不重;风寒郁阻,气机不易宣通,故见肠鸣腹痛;外感风寒,邪在卫表,则见发热恶寒,面带滞色。

治则:解表清热,温中散寒,调中止泻。

处方:揉小天心 3 分钟,揉乙窝风 4 分钟,分阴阳 2 分钟,补脾 5 分钟,揉外劳 3 分钟,逆运内八卦 3 分钟,清四横纹 2 分钟,推上三关 2 分钟,清补大肠 3 分钟,掐揉足三里 3~5 次,揉龟尾 1 分钟。

(二)食伤泄泻

症状:脘腹胀满,面色微黄,山根青筋横截,鼻准色黯无泽,鼻翼色青白而硬,肚腹作痛,痛时欲泻,泻后痛减,粪便酸臭或臭如败卵,夜卧不安,舌苔白腻或微黄。

症状分析:乳食入胃,停积不化,壅积胃肠,气机不畅,故见脘腹胀满,不通则痛,痛则欲泻,泻后痛减(气机通畅,故腹痛暂缓);乳食内腐,气秽上冲,故舌苔微黄或白腻,大便臭或如败卵等;望诊见面黄、山根青筋横截、鼻准色黯无泽、鼻翼色青白而硬,皆是乳食积滞之证。

治则:消食导滞,调中止泻。

处方:清补脾 5 分钟,清板门 4 分钟,逆运内八卦 3 分钟,清四横纹 2 分钟,清大肠 3 分钟,清天河水 2 分钟,分腹阴阳 2 分钟,点中脘 1 分钟,点天枢 1 分钟,摩腹(泻法)2 分钟。

(三)正虚泻

1.脾胃气虚泻

症状:病情迁延,时轻时重或时发时止,大便稀溏,色淡不臭,夹未消化之食物残渣,食后即泻,多食则脘腹胀硬、多便,食欲缺乏,个别患儿纳亢,面色萎黄,甚至发黄成绺,鼻准、鼻翼色黯无泽,神疲倦怠,睡时露睛,形体消瘦,舌质淡,苔薄白。

症状分析:脾胃虚弱,则清阳不升,运化失职,故大便稀溏,色淡不臭,时轻时重;运化无权,故食后作泻,食欲缺乏;脾虚不运,精微不布,生化无源,气血不足,故见面色萎黄,神疲倦怠,舌淡苔白,且易反复发作,发黄成绺。

治则:健脾益气,温阳止泻。

处方:补脾 5 分钟,推上三关 2 分钟,清板门 5 分钟,揉乙窝风 2 分钟,揉外劳 3 分钟,补肾水 5 分钟,揉二马 3 分钟,清天河水 1 分钟。配以逆运内八卦 3 分钟,清四横纹 2 分钟,补大肠 2 分钟,掐揉足三里 3~5 次。

症状加减:纳亢的,逆运内八卦改为顺运内八卦;泄泻好转后,改为捏脊疗法,每天 1 次,14 天为 1 个疗程,一般 1 个疗程后休息 3~5 天,再继续第 2 个疗程或根据病情而定。

2.脾肾阳虚泻

症状:久泻不止,入食即泻,便质稀薄,完谷不化或见脱肛,形寒肢冷,面色㿠白,鼻色黯无泽,精神萎靡,睡时露睛,舌淡苔白。

症状分析:久泻不止,脾肾阳虚,命门火不足,不能温煦脾土,故食入即泻,便色清稀,完谷不化;脾虚气陷,或见脱肛;命门火衰,阳不温布,阴寒内生,故形寒肢冷、面色㿠白;鼻色黯无泽,精神萎靡,睡时露睛,舌淡苔白,皆为脾肾阳虚之证。

治则:补脾温肾,温中提气止泻。

处方:补脾8分钟,推上三关3分钟,补肾水5分钟,揉二马2分钟,揉乙窝风3分钟,揉外劳3分钟,清板门3分钟,逆运内八卦3分钟,清补大肠3分钟,清天河水1分钟。配以清四横纹2分钟,掐揉足三里3～5次。

症状加减:有脱肛者,加按揉百会、猿猴摘果上提、揉关元、揉龟尾。

3.惊泻

症状:面色青或乍青乍白,上额及承浆青尤著,胸腹胀满,嗳气少食,肠鸣腹痛,时作啼哭,腹痛则泻,泻后痛减,睡中惊惕不安,唇淡,苔薄白。

症状分析:小儿神气怯弱,突闻异声,乍见异物或不慎跌仆,暴受惊恐,惊则伤神,恐则伤志而致神志不宁,加之小儿脾胃虚弱,易发泄泻;惊属肝,肝属青,以印堂及承浆为著;肝气不舒,则胸腹满闷,嗳气少食,肠鸣腹痛,痛则即泻,泻后痛减。

治则:安神镇惊,调中止泻。

处方:揉小天心4分钟,分阴阳3分钟,补肾6分钟,揉二马3分钟,大清天河水2分钟,补脾5分钟,清板门3分钟,逆运内八卦3分钟,清四横纹2分钟,揉外劳3分钟,清大肠3分钟。

(四)重证

气阴两伤、阴竭阳脱者,为重症,必须中西医结合治疗,以提高疗效。

(王丁磊)

第九节 小儿便秘

一、概述

便秘是指大便干燥坚硬,便结不通,排便次数减少,间隔时间延长或虽便意频而排便困难的一种病症,也称便闭、便结、大便不通。便秘可作为一种独立病变,也可继发于其他疾病的过程中。本病在儿科发病率较高,可见于任何年龄段及任何季节。便秘日久会导致腑气不通,浊阴不降,引起腹胀、腹痛、头晕、食欲减退,睡眠不安等,个别小儿由于便时努挣,引起肛裂或脱肛,故要引起家长的注意,抓紧治疗。

二、小儿推拿治疗

(一)实秘

1.食积便秘

症状:大便秘结,面黄青,鼻色黯无泽,鼻翼色青白而硬,鼻唇沟青,不思饮食,脘腹胀满,恶心呕吐,手足心热,小便短黄,苔黄腻。

症状分析:乳食停滞胃肠,阻塞气机,故见不思饮食,脘腹胀满;食停中焦,久而成积,积久化热,积热蕴结而致肠腑传导失常,引起便秘;热移膀胱,则小便短黄。

治则:消积导滞,清热化湿。

处方:揉小天心3分钟,清补脾5分钟,清板门5分钟,逆运内八卦3分钟,清四横纹2分钟,清肺3分钟,清大肠3分钟,退六腑3分钟,清天河水2分钟,揉膊阳池1分钟。

随症加减:有呕吐,加推天柱骨。

2.燥热便秘

症状:大便干结,排便困难,重者秘结不通,面红身热,口干口臭,腹胀或痛,小便短赤或口舌生疮,舌质红,苔黄燥。

症状分析:患热病后,余热未除,或素食肥甘炙煿之品化热,或胎热内盛,蕴于肠腑,导致传导失调而致便秘不通,循经上口则口干、口臭、口疮,下移膀胱则小便短赤。

治则:清热润肠通便。

处方:揉小天心3分钟,清板门5分钟,清补脾5分钟,退六腑3分钟,泻大肠5分钟,大清天河水3分钟。配以清肺2分钟,逆运内八卦3分钟,清四横纹3分钟,补肾5分钟,揉二马2分钟,揉膊阳池1分钟,分腹阴阳1分钟,点中脘1分钟,点天枢1分钟,摩腹(泻法)2分钟。

3.气滞便秘

症状:多见于年长儿有情志不畅或素体活动量少,大便秘结,欲便不及,嗳气频作,胁腹痞闷,胀痛,舌质红,苔薄白。

症状分析:较大儿有思维,遇到不顺心事,情志不和而致心情怫郁,导致肝气不畅,横逆犯胃,气机阻碍,运化功能紊乱,致便秘或欲便不及,嗳气频作,胁腹痞满、胀痛等,舌红、苔薄白。

治则:疏肝理气,导滞通便。

处方:揉小天心5分钟,补肾5分钟,平肝肺2分钟,分阴阳3分钟,清补脾5分钟,清板门5分钟,逆运内八卦3分钟,清四横纹3分钟,清大肠2分钟,退六腑2分钟,清天河水1分钟。配以分腹阴阳2分钟,点中脘2分钟,点天枢2分钟,摩腹2分钟,加揉背部膈俞、三焦俞、大肠俞、胃俞、脾俞、肾俞各1分钟。

(二)虚秘

1.气虚便秘

症状:常见于先天不足儿及病后未愈者,面色㿠白,鼻准色黯无泽,虽有便意,但努挣乏力,难以排出,挣则汗出气短,便后疲乏,神疲懒言,舌淡苔薄,伴全身气虚征象。

症状分析:因小儿气虚传导无力,故大便不下,有便意,努挣或便后乏力。面色㿠白,神疲懒言,舌淡,苔薄,均为气虚征象。

治则:健脾益气,温阳通便。

处方:补脾5分钟,补肾5分钟,揉二马3分钟,补肺2分钟,推上三关3分钟,揉外劳3分钟,清板门5分钟,逆运内八卦3分钟,清四横纹3分钟,清大肠3分钟,退六腑2分钟。配以分腹阴阳、点中脘、点天枢、摩腹(平)各1分钟,揉背部脾俞、胃俞、三焦俞、大肠俞各0.5分钟,清天河水1分钟。

随症加减:气虚下陷者,症见多次去厕所而努责,肛门坠迫,甚至脱肛,治当补中益气,气虚日久需兼补肾、二马以大补元气;病久及肾,肾阳不足,阴寒内生,温煦无权,不能蒸化津液,温润肠道,症见大便不干、排出困难、腹中冷痛、四肢不温,治宜温阳通便,加补脾、三关、外劳等。

2.血虚便秘

症状:气虚无力,面白无华,精神萎靡,大便干结,努挣难下,唇甲色淡,头晕心悸,舌淡嫩红,苔薄白。

症状分析:由于贫血,故出现贫血貌。

治则:养血润肠通便。

处方:揉小天心3分钟,补脾5分钟,推上三关2分钟,清板门5分钟,逆运内八卦3分钟,清四横纹2分钟,按揉足三里3～5次,补肾5分钟,揉二马3分钟。配以捏脊。

（王丁磊）

第十节　小儿遗尿

一、概述

遗尿是指5岁以上小儿不能自控排尿,经常自遗、醒后方知的一种病症,又称尿床。5岁以下神经发育尚未健全,故不在其范围之内。本证无严重后果,但时久必影响小儿心身健康,故应及时治疗。现代中医明确指出"膀胱不约为遗尿"。历代医家均认为小儿遗尿多由虚寒所致,常用温补之法。

二、小儿推拿治疗

(一)下元虚寒

症状:睡中常遗,多者一夜数次,醒后方知,神疲乏力,面色苍白,肢凉怕冷,腰腿酸软,下肢无力,智力较同龄儿差,小便清长,舌苔较淡。

症状分析:肾气虚弱,膀胱虚冷,不能制约,故睡中常遗;肾虚真阳不足,命门火衰,故神疲乏力,面色苍白,肢凉怕冷;腰为肾府,肾主骨,肾虚则腰腿酸软;肾虚脑髓不足,故智力较差;下元虚寒,故小便清长,舌质淡。

治则:温补肾阳,固涩小便。

处方:补肾8分钟,揉二马5分钟,补脾5分钟,推上三关2分钟,揉外劳3分钟,分阴阳2分钟,按揉关元1分钟,掐揉足三里5～7次,掐揉曲骨、三阴交各1分钟。配以逆运内八卦3分钟,清四横纹2分钟,清天河水1分钟。

症状加减:下肢冷凉,上穴加拿列缺、揉膊阳池。

(二)脾肺气虚

症状:睡中遗尿,少气懒言,面色苍黄,鼻色黯欠泽,食欲缺乏,大便稀溏,自汗,舌质淡,苔薄白。

症状分析:脾肺气虚,上虚不能制下,故遗尿;肺气不足,则懒言、神疲乏力;脾肺气虚,则输布无权,气血不足,则面色苍黄;脾虚则运化失司,故食欲缺乏,大便溏薄;体虚不能固其表,故常自汗;舌质淡,鼻色黯欠泽为脾虚表现。

治则:补益脾肺,固涩小便。

处方：补脾 7 分钟，补肺 3 分钟，清板门 5 分钟，推上三关 3 分钟，揉外劳 3 分钟，逆运内八卦 2 分钟，清四横纹 2 分钟，补肾 5 分钟，揉二马 3 分钟。配以按揉关元 1 分钟，点揉曲骨 5～7 次，揉三阴交 1 分钟，按揉百会 2～5 次，揉肾顶 1 分钟，清天河水 1 分钟。

(三)肝经湿热

症状：尿量不多，但尿味腥臊，尿色较黄，平时性情急躁或夜间说胡话，乱语咬牙，唇红，苔黄。

症状分析：肝经郁热，蕴伏下焦，热迫膀胱，故睡中遗尿；湿热郁结膀胱，热灼津液，故尿腥臊、色黄，尿量短少；湿热内蕴，郁而化火，肝火偏亢，故性情急躁；肝火内扰心神，故梦语切齿；苔黄，为湿热内蕴所致。本证多见于脾气躁的小儿。

治则：泻肝清热，固涩止遗。

处方：揉小天心 3 分钟，补肾 7 分钟，揉二马 5 分钟，平肝 3 分钟，清板门 5 分钟，清天河水 2 分钟，利小肠 3 分钟，清肺 3 分钟，清补脾 5 分钟，揉关元 1 分钟，按揉三阴交 1 分钟，点曲骨5～6 次，重揉肾俞、肝俞、胆俞各 1 分钟。配以逆运内八卦 3 分钟，清四横纹 2 分钟。

（王丁磊）

第十一节 小 儿 腹 痛

小儿腹痛属于中医学"胁痛""胃痛""腹痛"等病的范畴。腹痛是临床上小儿常见的一个症状，可见于多种疾病中。由于腹腔中有很多重要脏器和经脉，因此腹痛病因非常复杂，凡脏腑、经脉的病变均可引起腹痛，本节所述腹痛主要为腹部受寒，或由于乳食停滞，或由于虫积腹中引起的腹痛，而不包括外科急腹症之腹痛，治疗时需特别注意，以防贻误病情。

一、病因病机

(一)感受外邪

由于护理不当，或气候突然变化，小儿腹部为风寒冷气所侵。寒凝不散，搏结肠间，以致气机阻滞，不通则痛。

(二)乳食积滞

由于乳食不节，暴饮暴食，或恣食生冷食物，停滞中焦，气机受阻，而致腹痛。

(三)虫积

由于感染蛔虫，扰动肠中，或窜行胆管，或虫多而扭结成团，阻滞气机而致气滞作痛。

(四)脾胃虚寒

由于平素脾胃虚弱，或久病脾虚，致脾阳不振，运化失司，寒湿滞留，气血不足以温养而致腹痛。

二、辨证

(1)主症：腹痛时作，哭叫不安。

(2)寒痛：腹痛急暴，常在受凉或饮食生冷后发生，遇冷更剧，得热痛减，面色青白，或兼大便清稀，舌淡苔白滑，指纹色红。

(3)伤食痛：腹部胀满疼痛、拒按，厌食，嗳腐吞酸，恶心呕吐，矢气频作，腹泻或便秘，苔厚腻，脉滑。

（4）虫痛：腹痛突然发作，脐周痛甚，时发时止，有时可在腹部摸到蠕动之块状物，时隐时现，有便虫病史，形体消瘦，食欲不佳，或嗜食异物；如蛔虫窜行胆管则痛如钻顶，时发时止，伴见呕吐。

（5）虚寒腹痛：腹痛隐隐，喜温喜按，面色萎黄，形体消瘦，食欲缺乏，易发腹泻，舌淡苔薄，指纹色淡。

三、针灸治疗

（一）基本治疗

治法：健脾和胃，行气止痛。取脾胃俞募穴及足阳明胃经穴位为主。

处方：足三里、合谷、中脘。

配穴：寒痛加内关，灸神阙；伤食痛加内庭；虫痛加阳陵泉、胆囊穴；虚寒痛加脾俞、胃俞、肾俞。

方义：婴幼儿腹痛的病位主要在脾胃，主要是脾胃的运化功能失常所致。足三里、中脘温中理气，健运脾胃，合谷为大肠的原穴，三穴均为调理脾胃的重要穴位，三穴同用，为治疗婴幼儿腹痛的基本处方。

操作：毫针浅刺。

（二）其他治疗

耳针：取大肠、小肠、胃、脾、神门、交感。每次取 2～3 穴，毫针中等刺激，留针 20～30 分钟，每隔5 分钟捻转 1 次，每天或隔天 1 次，10 次为 1 个疗程；或耳部贴压王不留行籽。

四、推拿治疗

（一）寒痛

1.治法

温中散寒，理气止痛。

2.取穴及手法

补脾经、天门入虎口、揉外劳宫、推三关、摩揉肚脐、掐揉一窝风、拿肚角。

3.操作

（1）补脾经：医师以左手示指置于患儿之左拇指掌侧，以拇指置于其拇指末节背侧，使其拇指微屈。以右手示、中二指夹持固定患儿之腕部，用拇指螺纹面或其桡侧面自拇指尖向拇指根部推200～300 次。

（2）天门入虎口法：医师以左手拇、中二指拿患儿拇指，示指托患儿指根，右手示、中二指兜持患儿示、中、环、小四指根部，使手指向上，掌心向外，以右手拇指桡侧面，自患儿之拇指尖沿尺侧缘赤白肉际侧推入虎口 20～30 次。然后，揉板门穴 30～50 次。

（3）揉外劳宫：术者一手持患儿四指令掌背向上，另一手中指端揉穴处，揉 100～300 次。

（4）推三关：患儿左手臂伸直，掌心向内，医师以左手握住患儿腕关节尺侧，示指在下伸直，托住患儿前臂，右手示、中二指并拢或用拇指桡侧自大横纹桡侧阳池直推至曲池穴100～200 次。

（5）摩揉肚脐：患儿仰卧，医师以掌心或示、中、环三指指面，摩肚脐 3～5 分钟，继以掌根或示、中、环三指指面顺时针揉肚脐 100～200 次。

(6)掐揉一窝风:医师一手托患儿手掌,使其掌背向上,以另一手拇指甲掐一窝风穴3～5次。以拇指或示指端揉一窝风穴50～100次。

(7)拿肚角:患儿仰卧,医师以拇、示、中三指,向肚角深处拿3～5次。

(二)伤食痛

1.治则

消食导滞,和中止痛。

2.取穴及手法

清补脾经、清大肠、揉板门、掐揉一窝风、运内八卦、揉中脘、分阴阳、按弦走搓摩、分腹阴阳、拿肚角、天门入虎口法、推下七节骨。

3.操作

(1)清补脾经:医师以左手示指置于患儿左手拇指掌侧,拇指置于其背侧,以右手示、中二指夹持固定其腕部,以拇指自患儿拇指尖至拇指根来回直推200～300次。

(2)清大肠:术者一手持患儿示指以固定,以另一手拇指指端由患儿虎口推向示指尖100～500次。

(3)揉板门:医师以左手持患儿左手,使其掌心朝上,医师用右手拇指端揉板门穴200～300次。

(4)掐揉一窝风:医师一手托患儿手掌,使其掌背向上,以另手拇指甲掐一窝风穴3～5次,以拇指或食端揉一窝风穴50～100次。

(5)运内八卦:术者一手持患儿四指以固定,掌心向上,拇指按定离宫,另一手示指、中指夹持患儿拇指,拇指自乾宫运至兑宫,运100～500次。

(6)揉中脘:患儿仰卧,医师以拇指或中指端揉中脘穴2～3分钟。

(7)分阴阳:医师以两手示指按于患儿掌根之两侧,中指托患儿手背,环、小指固定其四指,用双拇指由总筋穴分别向两侧分推50～100次。

(8)分腹阴阳:患儿仰卧。医师以两拇指腹自剑突部沿肋弓向两侧分推50～100次。

(9)按弦走搓摩法:患儿两上肢抬起,医师两手五指并拢,由上而下自患儿两胁来回搓摩至肚角处,手掌要贴紧皮肤,如按弦状,搓摩50～100次。

(10)拿肚角:患儿仰卧,医师以拇、示、中三指,向肚角深处拿3～5次。

(11)天门入虎口法:医师以左手拇、中二指拿患儿拇指,示指托患儿指根,右手示、中二指兜持患儿示、中、环、小四指根部,使手指向上,掌心向外。以右手拇指桡侧面,自患儿之拇指尖沿尺侧缘赤白肉际侧推入虎口20～30次;然后,揉板门穴30～50次。

(12)推下七节骨:患儿俯卧,医师以拇指桡侧或示、中二指指腹自第4腰椎棘突向尾骨尖推50～100次。

(三)虫痛

1.治法

温中行气,安蛔止痛。

2.取穴及手法

掐揉一窝风、揉外劳宫、推三关、摩腹、揉脐。

3.操作

(1)掐揉一窝风:医师一手托患儿手掌,使其掌背向上,以另一手拇指甲掐一窝风穴3～5次,以拇指或食端揉一窝风穴 50～100 次。

(2)揉外劳宫:医师一手托住患儿之手,使其掌心向下。以另一手拇指或中指端揉外劳宫穴200～300 次。

(3)推三关:患儿左手臂伸直,掌心向内,医师以左手握住患儿腕关节尺侧,示指在下伸直,托住患儿前臂,右手示、中二指并拢或以拇指桡侧自大横纹桡侧阳池直推至曲池穴 200～300 次。

(4)摩腹:患儿仰卧,医师以全掌或示、中、环三指指面,以顺时针方向摩上腹部3～5 分钟。

(5)揉脐:患而仰卧,医师以掌根或示、中、环三指指面顺时针揉肚脐 100～200 次。

(四)虚寒腹痛

1.治法

温补脾肾,益气止痛。

2.取穴及手法

补脾经、补肾经、推三关、揉外劳宫、揉中脘、揉脐、按揉足三里、拿肚角。

3.操作

(1)推三关:患儿左手臂伸直,掌心向内,医师以左手握住患儿腕关节尺侧,示指在下伸直,托住患儿前臂,右手示、中二指并拢或以拇指桡侧自大横纹桡侧阳池直推至曲池穴 200～300 次。

(2)揉外劳宫:医师一手托住患儿之手,使其掌心向下,以另一手拇指或中指端揉外劳宫穴200～300 次。

(3)揉中脘:患儿仰卧,医师以拇指或中指端揉中脘穴 2～3 分钟。

(4)揉脐:患儿仰卧,医师以掌根或示、中、环三指指面顺时针揉肚脐 100～200 次。

(5)揉足三里:患儿仰卧,医师以拇指揉足三里穴 2～3 分钟。

(6)拿肚角:患儿仰卧,医师以拇、示、中三指,向肚角深处拿3～5 次。

(王丁磊)

第十二节　小儿多发性抽动症

一、概述

多发性抽动症(又称为抽动-秽语综合征),它是一种以运动、言语和抽搐为特点的综合征,属儿童精神行为障碍性疾病。表现为头面部、肢体或躯干的多发性肌肉抽动,同时伴有爆发性不自主发声或重复语言、猥亵语言等症状,并可出现各种行为紊乱(如注意力缺乏多动症)、认知障碍(如智能迟钝,学习困难;视觉或运动失常),严重者伴强迫行为、自残行为,抽动在精神紧张时加重,入睡后消失。呈慢性病程,持续时间长,多在 1 年以上,常有起伏波动的特点。本病无明显发病季节,一年四季均可发病。多发性抽动症的起病年龄为 1～21 岁。大多数起病于 2～12 岁,学龄前和学龄期儿童为发病高峰人群。90%在 10 岁以前起病,以 5～9 岁最为多见。男性明显多于女性,约高三倍。

根据本病以抽动为主症的临床表现,多属中医"肝风证""慢惊风""瘛疭""筋惕目眴"等范围。由于本病症状谱宽广而且复杂多变,共存病较多,常多种病症联合或交叉出现,因此对多发性抽动症的辨治,还应结合中医对怔忡、梅核气、郁证、脏燥等病症的认识。

本病经过积极、适当的治疗,大部分患儿的抽动症状可在1～6个月内减轻并逐渐被控制,一般不影响学习和正常生活,但是仍有少数记忆力减退,计算能力差,反应迟钝,性格急躁,学习困难,成绩下降,严重者被迫停学,并延续到成年,直至终身。

二、病因病机

(一)传统认识

在古代医籍中对多发性抽动症无专病记载,仅有散在类似症状的描述,如《黄帝内经》中有"瘛""痉强拘瘛""痫瘛筋挛"等记载,相近于抽搐症状。对其病机认识,历代医家多从"肝风内动"立论,《素问·阴阳应象大论》曰:"风盛则动""诸风掉眩,皆属于肝"。《小儿药证直诀·脉证治法》指出"目连劄"的病机是"肝有风甚……风动而上于头目。"皆说明"风"是本病的主要病机和证候特点。《幼科全书》云:"木能胜土又归心,风火相争脾不足。"认为病位在肝,木克脾土,引动心火,终致"风火相争"而搐作。此外,《幼科发挥》提出:"惊后其气不散,郁而生痰,痰生热,热生风,如此而发搐。"认为精神因素也是致抽之因,"痰"在抽搐的发病中起主要作用,《名医杂著》亦云:"小儿惊搐之证,必有痰"。

(二)现代新论

多发性抽动症首次报告于1825年,1885年进行系统描述而命名,国内1977年对本病首见报道,中医界自20世纪80年代中后期才渐有论述。现代认为多发性抽动症多由内外合因所致。小儿心、肝多有余,脾、肾常不足,这是小儿易发本病的体质基础,个体禀赋不足是发病的重要内因之一,加之后天调护失宜,感受外邪、外伤,教养失当,遇惊吓、紧张、学习压力等负面情绪致情志失调,引起脏腑阴阳失衡而发病。

本病病位以肝为主,并与脾、肾、心密切相关,如五志过极,化火生风,或外感六淫,引动内风,均可致肝风内动;饮食不节,脾虚生痰,则风痰鼓动;先天肝肾不足,则可阴虚生风。风性主动,故表现为发作性的点头、眨眼、耸肩等面部及肢体肌肉抽动,若喉肌抽动则怪声连连;痰蕴化热,蒙蔽神窍,扰动心神,则躁动不安,秽语不能自控,少寐多动。风为内风,痰属无形,风性善行与痰生怪症导致了症状的波动性与复杂性。因此,本病的病理因素以风、痰为主。病机属本虚标实之候,肝肾阴虚为本,风动痰扰为标。

三、临床诊断

(一)诊断要点

(1)起病年龄在2～15岁,可有疾病后及情志失调的诱因或有家族史。

(2)不自主的眼、面、颈、肩及上下肢等处肌肉快速收缩,以固定方式重复出现,动作特点为重复、快速、无目的性,动作无节律性,入睡后消失。在抽动时,可出现异常的发音,如咯咯、咳声、呻吟声或粗言秽语。

(3)抽动能受意志遏制,控制可达数分钟至数小时暂时不发作。

(4)病状呈慢性过程,但病程呈明显波动性。

(5)实验室检查多无特殊异常,脑电图正常或非特异性异常。智力测试基本正常。

(6)病程至少持续1年。

（二）辨证探要

本病辨证重在辨虚实,实证起病较急,病程较短,抽动强劲有力,频频发作,脉弦或滑而有力;虚证、虚实夹杂者起病缓慢,或由实证转致,病程较长,抽动无力,时发时止,脉沉或细而乏力。临床常见证型主要有肝阳化风、痰火扰心、肝郁脾虚和阴虚动风证。病初常见肝阳上亢之证,或兼痰火,多属实证;肝郁脾虚者,虚实并见;肝肾不足,阴虚风动者,则以虚证为主。

（三）病证鉴别

1.风湿性舞蹈病

6岁以后多见,女孩居多,是风湿热主要表现之一。表现为四肢较大幅度的无目的而不规则的舞蹈样动作,生活经常不能自理,常伴肌力及肌张力减低,并可有风湿热其他症状。

2.肌阵挛

肌阵挛是癫痫中的一个类型,往往是一组肌群突然抽动,病儿可表现突然的前倾和后倒,肢体或屈或伸。

3.习惯性抽搐

4～6岁多见。往往只有一组肌肉抽搐,如眨眼、皱眉、龇牙或咳嗽声。发病前常有某些诱因,此症一般轻,预后较好。但此症与多发性抽动症并无严格的界限,有些病儿能发展为多发性抽动症。

4.注意力缺陷多动症

以注意力不集中、自我控制差,动作过多、情绪不稳、冲动任性,伴有学习困难,但智力正常或基本正常为临床特征。两病兼见亦为临床常见。

四、古代治疗经验

多发性抽动为现代病名,在古代针灸文献中无专门记载,但古人治疗抽搐为主要症状疾病的经验,可为本病的治疗提供借鉴。

（一）选穴特点

古代治疗抽搐的常用穴位为百会、合谷、神阙、囟会、印堂、昆仑、神庭、少商、然谷、太冲、人中等,其选穴特点如下。

1.循经选穴,多选督脉、膀胱经

尽管古人对抽动症与脑密切相关没有明确的论述,但在治疗抽搐症时也注意到了选择督脉头部穴位的重要性。脏腑背俞穴均位于膀胱经上,可调整脏腑阴阳,以止惊熄风定神。故该两经的穴次占诸经之首。如《针灸甲乙经》:"瘛,取囟会、百会及天柱、膈俞、上关、光明主之。""瘛,目不眴,刺脑户。""瘛,筋痛急互引,肝俞主之。"

2.分部选穴,常用头部、手足穴

从治疗用穴可见,前人已认识到惊风抽搐选择督脉头面部穴位的重要性。常用百会、印堂、人中等穴。其中又以百会最为突出,该穴既属督脉,又在头部,位居巅顶,故为首选穴位,如《备急千金要方》载:"百会主汗出而呕,瘛。"

手足部（腕踝以下）为经气之所出,多为特定穴,其远治作用显著,故亦多取之,如《针灸大全》载:治疗"手足搐搦",取列缺为主穴,配以"印堂、百会、人中、中冲、大敦、太冲、合谷",其穴均是头部穴配手足穴。四肢穴又以足部膀胱经、肾经、肝经穴为多用,如昆仑、京骨、束骨、承筋、照海、复溜、行间、太冲等。此外,还注意末端穴的选用,如少商、大敦、隐白、涌泉等,以醒脑开窍、交通阴阳。如《杂病穴法歌》云："小儿惊风少商穴，人中涌泉泻莫深。"《备急千金要方》载："若风病大动，手足瘈疭者，尽灸手足十指端，又灸本节后。"

3.随症选穴，兼顾病症的多样性

前人已注意到抽搐证与癫痫、昏厥、脊反张、口噤、破伤风、癫狂、发热等证多有交叉，呈现出临床证候的多样性，故古人论述了不同病症及多种兼症的针灸选穴方法。如癫痫发作时往往有抽搐表现，而痫证又多与痰迷心窍有关，因此治疗除常用头部、手足穴外，还选取健脾和胃、化痰宁心之穴，如上脘、足三里、心俞等，并注重后溪、申脉、照海等八脉交会穴的选用。如《济生拔粹》曰："治风痫热病，""刺任脉上脘一穴，次针足阳明经三里二穴。"对于破伤风之抽搐，因由风毒之邪所致，故多取肢端穴，并用放血疗法逐邪外出，如《针灸大全》取后溪，配大敦、合谷、行间、十宣、太阳紫脉，治疗"破伤风，因他事搐发，浑身发热颠强"。对于抽搐兼昏厥者，多取末端穴和腹部任脉穴；对于兼口噤者，多取口周围的穴位。上述选穴法体现了古人对辨病施治的早期认识，说明抽搐的发生与多种因素有关，不同疾病引起的抽搐其兼症亦有差异，因此应根据病因及伴随症状进行灵活施治。

（二）针灸方法

1.多用灸法治疗和预防

古代治疗抽搐灸法最为多用。灸治部位除头部、四肢经穴外，腹部任脉穴如神阙、中脘等亦常用之。还有灸灼"青筋"之处较有特色，如《针灸集成》治疗惊痫，灸"耳后青络脉三壮"；《诸病源候论》曰："大惊乃灸惊脉。"施灸方法除传统艾灸法外，还用灯火灸，据《针灸逢源》载："定惊元宵灯火：囟门、眉心、脐心、脐轮、少商、合谷、鞋带，各穴共十五燋。"此外，古人还用灸法预防惊风发作，如《诸病源候论》曰："决舌下去血，灸颊以防噤。"《针灸资生经》载："百会，北人始生子则灸此穴，盖防他日惊风也。"

2.针刺、刺血法

在针刺治疗方面，既有单独运用的记载，更有针灸并用之实例。如《子午流注针经》载："昆仑：小儿痫搐一齐针。"《针灸大成》云："孩子慢惊何可治，印堂刺入艾还加。""印堂：一穴，在两眉中陷中是穴，针一分，灸五壮，治小儿惊风。"关于针刺操作的手法，基于本证多为实证，急则治其标的考虑，古人多用泻法，或先泻后补。刺血法也是临床常用之法，如《灵枢·热病》曰："风痉身反折，先取足太阳及腘中及血络出血。"《名医类案》载："子和治一妇年三十，病风搐目眩，角弓反张，数天不食，""以铍针刺百会穴，出血二杯立愈。"

综上所述，根据先秦至清末重要针灸著作中有关肝风证、慢惊风、瘛疭、惊搐、痉证、慢脾风等文献统计，古代治疗抽搐多取头部及手足远端穴，百会、印堂、人中、合谷、太冲等常用穴位亦为现代临床中的高频次用穴。古人重视与头部督脉穴、膀胱经穴的选用及辨病与兼症的选穴经验，均对针灸临床具有重要启示。

古代治疗抽搐十分重视灸法的作用，或针灸并用。并认识到抽搐一证的复杂性，可见于多种疾病，兼见多种症状。但古代文献以伴神志障碍的急惊风、破伤风、痫证等论述为多，现代临床的多发性抽动等症，其病因、发病机制及临床症状特点与上述病症均有不同之处。因此，一方面根据它们在抽动主症及中医病机上的共同点，可借鉴古人的治疗经验以异病同治；另一方面更应研究、总结符合本病自身发病规律及症状特点的辨病、辨证及对症治疗新方案。

五、临床治疗现状

(一)体针

1.肝阳化风

症状:皱眉眨眼,张口歪嘴,摇头耸肩,发作频繁,抽动有力,面红耳赤,烦躁易怒,大便秘结,小便短赤。舌红苔黄,脉弦数。

主穴:百会、风池、太阳、太冲、期门、行间。

配穴:皱眉眨眼加太阳、阳白;口角抽动加地仓、承浆;缩鼻加迎香;喉中怪声加廉泉;摇颈耸肩加天柱、肩井;上肢抽动加曲池、内关;下肢抽动加足三里、阳陵泉;注意力不集中、寐差加四神聪、神门等。

2.痰火扰心

症状:起病急骤,头面、躯干、四肢不同部位的肌肉抽动,粗言骂人,喜怒不定,睡眠不安。舌红,苔黄腻,脉滑数。

主穴:四神聪、印堂、大椎、内关、丰隆、尺泽。

配穴:同肝阳化风。

3.肝郁脾虚

症状:皱眉眨眼,嘴角抽动,肢体动摇,肌肉抽动无力,时发时止,时轻时重,喉中声响,脾气乖戾,面黄体瘦,精神不振,胸闷纳少,大便溏薄。舌淡,苔薄白,脉细弱无力。

主穴:头维、太冲、足三里、脾俞、内关、神门。

配穴:同肝阳化风。

4.阴虚动风

症状:挤眉眨眼,耸肩摇头,肢体震颤,形体消瘦,两颧潮红,五心烦热,性情急躁,口出秽语,睡眠不宁,大便干结。舌质红绛,舌苔光剥,脉细数。

主穴:百会、风池、太冲、合谷、肝俞、肾俞。

配穴:同肝阳化风。

(二)特种针灸法

1.耳针

选穴:①肝、肾、风溪、心、脑干、相应抽动病变部位。②脾、胃、神门、皮质下、缘中、交感。实证加耳尖。

方法:两组耳穴交替使用。抽动发作频繁者用毫针针刺,实证加耳尖放血数滴;病情较缓者用压籽法(磁珠或王不留行籽),每天按压3~5次,每次每穴2~3分钟,2~3天换贴1次。

2.头皮针

主穴:主穴取额中线、顶中线、顶旁1线。

配穴:根据症状不同选取相应的穴位,如频繁眨眼取枕上正中线、额旁1线;肢体抽动取顶颞前斜线;异常发音取颞后线等。

方法:用1寸不锈钢毫针,在所选腧穴上及其穴傍各刺1针,虚证行进气法,实证行提气法。①提气法:术者以拇、食指紧捏针柄,凝神候气片刻,然后用爆发力向外速提针6次(似提非提,不超过0.1寸),再缓缓将针体纳入原处,如此紧提慢按多次,直至气至。②进气法:依前法,用爆发力向穴内速进9次(似进非进,不超过0.1寸),再缓缓将针提至原处,如此紧按(进)慢提多次,直至气至。留针时间 30～60 分钟,病程长,症状复杂者可适当延长留针时间。出针时,要及时按压针孔以免出血。隔天一次,每周治疗 3 次,周日停针,共治疗 2 个月。

3.腹针

主穴:中脘、水分、气海、关元、天枢、神阙。

随症配穴:口眼抽动者加中脘、阴都;手足抽动者加外陵、滑肉门、上下风湿点;躯干抽动者加建里、石关、阴交。

方法:任脉穴宜深刺,神阙用艾条温和灸,肾经穴针刺深度中等,外陵、滑肉门浅刺,每次留针30 分钟,每天或隔天 1 次。

4.耳穴贴压

主穴:肝、神门、风溪。

配穴:脾、胃、皮质下、枕、肾、面颊、额、肩、肘、膝、髋。

方法:主穴必取,配穴据症状及抽动的相应部位酌加 2～3 穴。以王不留行籽贴压,每一小块胶布粘贴 1～2 粒王不留行籽,两耳均取,并嘱家长协助揉压,压至耳郭发热、发胀,以能忍受为度。每天揉压 3 次,每次 3 分钟。每周更换 1 次耳穴,5 次为 1 个疗程,一般治疗 2 个疗程。

(三)常用方案

1.方案一(体针结合耳压)

主穴:百会、风池、太冲、合谷。

配穴:如肝风内动加行间、太阳;痰火扰动加丰隆、大椎、内关;肝郁脾虚型加神门、足三里;肝肾阴虚加肝俞、肾俞。相应部位配穴见体针所述。耳穴选肝、肾、脾、心、神门、皮质下、相应抽动部位(如眼、口、颈、肩等)。

方法:用快速进针法,体穴得气后采用平补平泻法,手法不宜过重。留针 30 分钟,抽动明显处的穴位不宜留针,采用行针后疾出针的方法。针刺后进行耳压贴敷,在所选耳穴区找出最敏感点,将王不留行籽用胶布固定于一侧耳穴上,每天适度按压 3～5 次,每次每穴 2～3 分钟,3 天后换贴另一侧。针刺治疗每天或隔天 1 次,20 次为 1 个疗程,疗程间休息 2～3 天。

2.方案二(体针结合头针)

选穴:体穴参考方案一;头穴用舞蹈震颤控制区为主,或配顶颞前斜线(运动区)。

方法:体针方法同方案一,头针以针身与头皮成 15°刺入,用 2～3 根 1.5 寸毫针,接续刺达所选头针刺激线的全程,进针至帽状腱膜下层后,快速捻转,每分钟 200 次以上,持续 30 秒,每隔10 分钟捻转 1 次,头部穴可多留针。对于年龄较大或有一定耐受性的患者,可在舞蹈震颤控制区加用电针,以连续波刺激 20 分钟。每天或隔天 1 次,20 次为 1 个疗程。

(四)其他疗法

1.中药成药

(1)当归龙荟丸:每服 2～3 g,1 天 2～3 次。用于气郁化火证。

(2)泻青丸:每服 3～5 g,1 天 2～3 次。用于气郁化火证。

(3)琥珀抱龙丸:每服 1 丸,1 天 2 次。用于脾虚痰聚及痰热证。

(4)杞菊地黄丸:每服 3～6 g,1 天 2～3 次。用于阴虚风动证。

2.推拿疗法

推脾土,揉脾土,揉五指节,运内八卦,分阴阳,推上三关,揉涌泉、足三里。

六、针灸治疗多发性抽动症疗效评价

由于目前本病的诊断依据主要是患儿的临床表现,缺乏理化检查的特异性指标,因此评价针灸治疗多发性抽动症的疗效也主要是观察临床症状治疗前后的变化情况,采用抽动障碍评分量表,如抽动障碍评分(TIS)、抽动总量评分(TTS)和耶鲁抽动障碍整体严重程度评分(YGTSS)等。其中 YGTSS 评分多被国内学者采用,认为其评分结果与患儿的轻重程度一致,能较客观的反映抽动症状的严重程度以判断治疗效果,且该量表便于掌握交流,实用性强。YGTSS 量表主要从抽动的类型、频度、强度、复杂程度和对生活或行为影响程度 5 个方面,对多发性抽动症患儿进行运动性抽动及发声性抽动的评估,用 YGTSS 减分率作为疗效的评定标准。

七、预防与调护

(一)预防

(1)平时注意合理的教养,重视儿童的心理状态,保证儿童有规律性的生活,培养良好的生活习惯。

(2)不过食辛辣炙煿的食物或兴奋性、刺激性的饮料。

(二)调护

(1)关怀和爱护患儿,耐心讲清病情,给予安慰和鼓励,不在精神上施加压力,不责骂或体罚。

(2)饮食宜清淡,不进食兴奋性、刺激性的饮料和膨化食品。

(3)注意休息,不看紧张、惊险、刺激的影视节目,不宜长时间看电视、玩计算机和游戏机。

八、临证心得

(一)多发性抽动症针灸切入点

西医学认为基底部神经节、额叶大脑皮层、肢体运动中枢是本病的主要病变部位。西药用氟哌啶醇、泰必利为代表的多巴胺受体阻滞剂已被公认在改善与缓解抽动症状方面有较好疗效,但由于其伴有锥体外系反应、嗜睡、乏力等明显的不良反应,使患儿不能配合长期服药,治疗难以持久,导致病程迁延,症状反复,远期疗效并不理想。针灸之所以可能介入本病的治疗是因为针灸可以调节脑功能,同时又可能使脑内多巴胺、五羟色胺等中枢单胺类神经递质的浓度增加,纠正患儿的神经递质、神经内分泌功能的失衡状态,从而使患儿恢复到正常的功能状态。另外,针灸对异常发声十分有效,这与针灸能够协调咽喉部的肌肉的舒张收缩功能有一定的关系。

(二)针灸治疗思路

1.针灸腧穴的选择

针灸治疗本病主要根据病机及症状特点,一是平肝熄风,二是开窍醒神,三是辨证分治。选穴以头部穴结合四肢远端穴为主。百会、风池穴既能熄风,又可开窍,四肢的四关穴(合谷、太冲)亦具有显著的熄风定搐,利关通窍功效,故临床选用较多。根据现代研究,本病的发病机制与脑关系密切,因此诸多医家注重头部穴的应用,除百会、风池穴外,亦多取用印堂、人中、颞三针、四神聪等穴,或应用头皮针,以改善脑功能,镇静安神止痉。头部穴位针刺时一般不会因肢体抽搐而弯针,便于行针、留针。本病伴发症状复杂,因此临床治疗强调辨证论治,针对每位患者不同的证型及不同兼症,配用与病变脏腑相关或抽动部位相应的腧穴。

2.针灸方法的运用

治疗多发性抽动症的针灸方法有毫针、头针、耳针、电针、腕踝针等,毫针法是最常用的方法,多将体穴的毫针法与头针结合运用,并可在头穴上通以电脉冲刺激,以加强对脑功能的调整作用。为便于持续刺激,还应辅助耳压疗法,通过每天的多次按压,频频刺激,借以巩固针刺疗效。本病多为本虚标实,虚实兼见,针刺手法以平补平泻为宜,针对小儿多动与耐受性差的特点,针刺刺激不宜过强,留针时间 30～40 分钟,头部穴位可多留针,对抽动处穴位及不能配合的小儿,一般行针得气后即出针,不留针。药物治疗对控制抽搐有较好的即时疗效,因此对抽搐频发、症状较重的患者,应选择针药结合的综合治疗方案。鉴于本病迁延难治、多易复发的特点,针灸疗程不宜过短,每天或隔天治疗 1 次,20 次为 1 个疗程,一般要治疗 2 个疗程左右。症状完全缓解后,应再治疗 1～2 个疗程,每周 1～2 次,以巩固疗效,防止复发。

(三)针灸治疗多发性抽动症的疗效特点

针灸治疗起效较快,多在短期内症状即有不同程度的改善,尤其是针灸在治疗抽动发声时,常起到快捷的疗效。但针灸治疗本病目前仍有起伏波动,症状时轻时重,或新的症状代替旧的症状等现象,因此治疗要持之以恒。针灸的远期疗效,经半年后的随访观察,多数研究均获得疗效较稳定,其复发率低于西药对照组的结果。对复发后的患者,针灸治疗仍然有效。影响疗效的因素多与患者的年龄、症状、病程呈正相关。本病初期,症状轻,伴随症状少,患儿的心理状态好,易于配合治疗,因此早期的介入治疗具有重要意义。

九、展望

多发性抽动症由于其病因不明、症状复杂、反复迁延,成为现代医学十分棘手的疑难病症,针灸治疗在借鉴前人惊风抽搐等治疗经验的基础上,探索中医对本病病机的认识,不断总结治疗规律。近 10 年来,采用体针与头针、耳针结合的综合治疗方案或针药并用,无论是近期疗效,还是远期疗效,均取得了较为肯定的成果,尤其在减轻药物的毒副反应,提高治疗的安全性和全面改善患儿的身体状况方面具有较明显的优势。

中医对多发性抽动症的认识历史并不长,针灸治疗本病更处于初步探索阶段,相关的临床研究文献不够丰富,辨证分型差异较大,临床选穴亦多庞杂,需在进一步积累临床经验、充分重视与有效借鉴现代医学对本病发病机制及治疗学的最新研究成果基础上,逐步建立针灸分型论治标准,总结辨病与辨证用穴规律,更好地指导临床实践。目前治疗本病的针灸方法并不丰富,临床报道多为毫针针刺,该刺激方法不易被畏针惧痛的患儿所接受,或难以坚持长期治疗,因此应进一步拓展治疗本病的无痛针灸疗法,以适应不同患儿及长期治疗的需要。迄今用穴位注射法、药物穴位导入法等治疗本病的报道很少,能否通过穴位等特殊部位的给药方式,开创针药结合的新疗法,也是今后临床研究的方向之一。

多发性抽动症的针灸临床研究水平近年来虽日渐提高,开展了一些较大样本的随机对照临床观察,但为数不多。疗效评定标准的不统一,使研究结果的推广和横向比较受到限制。由于多发性抽动为症状性诊断,因此证候标准化量表的建立与运用,在本病的临床疗效评价中具有重要意义,并能为疗效标准的统一奠定基础。评定指标中应针对本病的临床特点,除了对抽动主症进行评定外,还应重视对合并症及复发率的全面评价。

(王丁磊)

第十三节　小儿肌性斜颈

一、概述

小儿肌性斜颈又称小儿先天性肌性斜颈,是各种原因引起的斜颈中最常见的一种,常于小儿出生时或出生后数月内被发现,发病率在 0.3‰～1.9‰,男女发生率基本相同,左右侧也无明显差别。临床上以头向一侧喎斜为特征,并继发有面部和头颅左右不对称畸形。若不及时合理治疗,畸形会随年龄增加而逐渐加重,并严重影响美容,从而对患儿的心理、生理都产生影响。

斜颈可以分为先天性斜颈与后天性斜颈。也可以根据患病所在,将斜颈分为骨性斜颈、肌性斜颈、眼性斜颈、神经性斜颈及精神性斜颈等。根据前一种分类,本病为先天性斜颈中的一种;按照后一种分类,本病属于肌性斜颈。因此,将其命名为小儿先天性肌性斜颈(congenital muscular torticollis,CMT),又称小儿肌性斜颈。另外本病亦称为“小儿先天性胸锁乳突肌肥大”,或称“颈肌肥大”等。

小儿肌性斜颈是由胸锁乳突肌内的纤维瘤病所致,表现为一侧胸锁乳突肌可摸到肿块,质硬而固定,肿块可在出生后或在第2～3周出现。病变可以累及全部肌肉,但更多的病变只累及胸锁乳突肌的近锁骨附着点。小儿头部向患侧倾斜,颜面旋向对侧。颈部向患侧旋转和向对侧倾斜均受限制。肿块在生后1～2个月最大,以后肿块可逐渐缩小,通常在1年时间内变小或消失,而患侧胸锁乳突肌则出现挛缩形成索条,颈部活动更加受限。若治疗不及时会引起患儿面部和头部继发性畸形(如出现两侧颜面及眼裂有大小,枕部的健侧半面较患侧半面更为扁平),继而颈椎下段和胸椎上段发生代偿性的侧弯畸形。

中医学认为小儿肌性斜颈属“痉”范畴,是由于各种原因引起小儿颈部经筋受损,瘀血留着聚而不散,致使经筋挛缩而引起的。若日久失治,或治疗不当,导致筋强、筋结则将难以治愈;若误治而引起新的创伤会造成不良后果。

西医学认为小儿肌性斜颈是儿骨科常见病。本病的病因尚未确定,最早认为由于婴儿在产程中损伤胸锁乳突肌,并在肌肉内形成血肿机化导致胸锁乳突肌挛缩;或胎儿在宫内头颈已长期处于过度侧屈受压的位置,肌肉损伤,静脉回流受阻而发生缺血性挛缩;或胎儿在子宫内位置不当,胸锁乳突肌受压缺血,以致该肌纤维化;另外还有遗传学说、感染学说等。以上原因可能单独存在,或兼而有之,有些病儿在母体内畸形已经形成,加上难产、外伤而促使畸形出现。

小儿肌性斜颈的基本病理变化是胸锁乳突肌间质增生及纤维化,起初可见纤维细胞增生和肌纤维变性,最终全部被结缔组织所代替,导致胸锁乳突肌挛缩。引起该肌纤维化的病理变化过程,目前无明确定论,仍需从基因、细胞的凋亡代谢及细胞外基质蛋白和糖胺聚糖等的变化中进一步研究阐明其病理过程。

小儿肌性斜颈的治疗包括手术治疗及非手术治疗。西医是以手术治疗为主,手术治疗需在全身麻醉下行胸锁乳突肌松解(切断)术。由于行手术治疗,其胸锁乳突肌切开和切断以后,很容易发生瘢痕联结,致胸锁乳突肌锁骨头重新连接而复发;且1岁以内的患儿对全身麻醉的耐受性较差,危险性相对较大;另外1岁以内肌性斜颈有自愈可能,且非手术疗法可取得满意效果。因此,大多数学者主张,周岁以内不宜手术,可经过非手术治疗一阶段后,无明显改善者再行手术治疗。非手术治疗包括磁疗、超声波、针灸、推拿等方法,理疗方法效果不显,针灸不易被患儿接受,推拿治疗本病积累了大量的临床经验,大量的文献表明,推拿治疗小儿肌性斜颈具有疗效好、不良反应少的特点,年龄愈小,疗程愈短,效果愈好。

总之本病应早期诊断、早期治疗。随访发现,未经治疗病儿随年龄增长瘤样包块也逐渐增大,可持续发展 2~3 个月;而经治疗的多数病儿的瘤样包块于 4~8 个月逐渐消退,直至完全消失。

二、病因病机

(一)中医病因病机

小儿肌性斜颈多见于初生儿。正如《小儿病源方论》的"养子十法"中说:"小儿一周之内,皮毛,肌肉,筋骨,骨髓,五脏六腑,营卫,气血皆未坚固,这是脏腑娇嫩,形气未充的表现。"婴儿从出生到一个月,是从胎内转到胎外生活,不断面对新环境,其所发生的疾病,大多和胎内发育不足和分娩有关。

胎内所伤,《慈幼论》中云:"儿之在胎,与母同体,得热则俱热,得寒则俱寒,病则俱病,安则俱安,母之饮食起居,尤当慎密。"可见,古代医学家已认识到先天性疾病和母体活动有着密切关系,小儿先天性斜颈也不例外。现代科学证明,妊娠第三至第七周,胚胎组织正逐渐分化为各个器官,这个时期胎儿对各种刺激都较为敏感,有害的刺激,很易使胎儿发生畸形,孕妇长时期的恐惧、愤怒、抑郁,或多疾病都会因母体生理内环境的变化而使子宫内环境改变以致影响胎儿的发育。

生产所伤,难产的婴儿,较易引起先天性斜颈,因为它涉及了胎儿、母体与产力、产道及胎儿、胎位等因素。《灵枢经·百病始生》曰:"……用力过度,则络脉伤,阳络伤则血外溢,血外溢则衄血,阴络伤则血内溢……汁沫与血相抟,则并合凝聚不得散,而积成矣。"可见生产过程对小儿先天性斜颈的产生有着很大的影响。《素问·六微旨大论》也说:"夫物之生,从于化,物之极由于变,变化之相薄,成败之所由也……成败倚伏游乎中何也?岐伯曰:成败倚伏生乎动,动而不已,则变作矣……出入废则神机化灭,升降息则气立孤危,故非出入,则无以生长壮老已……是以升降出入,无器不有……化有小大,期有远近,四者之有,而贵常守,反常则灾害至矣。"可见确保正常的生产对预防小儿先天性斜颈也有着重要的作用。

中医学认为,小儿先天性肌性斜颈是"先天筋结"。什么是"筋",《灵枢经·九针十二原》曰:"皮、肉、筋、脉各有所处,病各所宜,各不同形"。《素问·金匮真言论》记载:"黄帝问曰:天有八风,经有五风何谓?岐伯对曰所谓四时之胜也,东风生于春,病在肝,俞在颈项……东方色青,入通于肝,开窍于目,藏精于肝……其应四时,上为岁星,是以春气在头也;其音角,其数八,是以知病之在筋也。"什么是"结","结"有聚集,气血郁结,邪气滞留,筋的结聚与连络之意。"先天筋结",实际上用中医理论准确地道出了小儿先天性肌性斜颈的病机。正如《灵枢经·九宫八风》云:"风从东方来,名曰'婴儿风'。其伤人也,内舍于肝,外在于筋纽。"

(二)西医病因及发病机理

西医学对其发病的原因及机制有许多说法。

1.胎位不正

造成小儿肌性斜颈的因素以胎位不正居多。多以臀位见多,初产妇多于经产妇,臀位是胎儿以臀部为先露,胎头在子宫底部,胎势恰与正常头位胎儿相反,臀位分娩时,小而娩出较容易,而大而硬的胎头最后娩出常形成阻塞,尤其腿直臀位,两腿伸直于前胸,似一夹板,影响胎儿回转,使胎儿在子宫内活动量相应减少,易造成胎位位置不正,影响一侧胸锁乳突肌的正常发育。加之局部阻塞、损伤,得不到血液滋养,日久造成肌性倾斜。孕妇骨盆狭窄、畸形造成的胎位不正,尤以臀位、颜面位及横位发生率高。

2.孕妇自身运动量减少

这是直接影响胎儿正常发育的因素。孕妇常处于坐势,尤其喜欢坐沙发或睡软床,使身体处于收腹姿势,直接影响胎儿在母腹内正常回转。或常处于一侧睡,日久使胎儿的头部活动受损最大,使气血运行受阻,造成一侧胸锁乳突肌发生营养障碍,致成肌性斜颈。

3.受产钳或产道的影响

这两种因素在临床上各占有一定的比例。多为臀部牵引术对过度牵拉所致。头颈在正常发育过程中伸长,由于受损侧肌肉缺乏弹性,不能与健侧同样之速度伸长,致使患儿的头逐渐向患侧,形成斜颈畸形。或由于产钳牵拉位用力不当,姿势不正确,也会造成一侧胸锁乳突肌牵拉伤,以致胸锁乳突肌出血,血肿机化钙化而成本病。产道狭窄,产妇分娩时用力不当,影响胎儿头部、肩部顺利娩出,造成一侧胸锁乳突肌损伤,形成挛缩所致的肌性斜颈。

三、病证诊断

(一)诊断标准

1.中医诊断标准

(1)在出生后,颈部一侧发现有梭形肿物(有的经过半年后,肿物可自行消退),以后患侧的胸锁乳突肌逐渐挛缩紧张,突出如条索状。

(2)患儿头部向患侧倾斜,而颜面部旋向健侧。

(3)少数患儿仅见患侧胸锁乳突肌在锁骨的附着点周围有疣样改变的硬块物。

(4)病久患侧的颜面部发育受影响,健侧一半的颜面部也会发生适应性的改变,使两侧颜面部不对称。晚期患儿一般伴有代偿性的胸椎侧凸。

2.西医诊断标准

(1)头斜向患侧,下颌转向健侧。

(2)在胸锁乳突肌中下 1/3 处可扪及一个椭圆形或梭形包块。

(3)患侧面部缩小,两眼不在同一平面。

(4)下颌向患侧转动受限,胸锁乳突肌挛缩呈条索状。

(5)X 线片显示颈椎骨质无异常。

(二)推拿临床分型及其诊断要点

根据推拿治疗的特点,可以将小儿先天性肌性斜颈分为肿块型和非肿块型。肿块型又可以分为卵圆形肿块型和条索肿块型。治疗上也是主要依照此种分型标准施治。

1.临床通常分型及其诊断要点

(1)卵圆形肿块:此型发病原因多为分娩时产程过长,接生方法不当,使用产钳,或者过度用力牵引,使一侧胸锁乳突肌受到牵拉而引起局部经脉受损,气血外溢,瘀阻经脉,聚积成块。在临床上多数患儿肿块位于患侧胸锁乳突肌的中、下段且肿块大小不一,大者约 6 cm×5 cm,轮廓清晰,不需触摸,一望便知,小者 1.5 cm×1.0 cm,需触摸方知,肿块质地较硬,其形状为卵圆形或椭圆形,患侧颜面小于健侧颜面,斜方肌短缩,眼睛变小。

(2)条索肿块型:本病发病原因多为分娩时胎儿头位不正,产程又长,使一侧胸锁乳突肌受挤压而致血液循环发生障碍,局部缺血,血脉空虚,不能荣养筋脉,日久造成肌肉拘急,挛缩形成条索状肿块,伴患侧颜面小于健侧,患侧颈肌、斜方肌轻度萎缩。

(3)非肿块型:此型发病多由于产前缺血缺氧或胎儿在子宫内位置不良,耗气伤血,而致气血两亏,不能运血于经络,发生缺血性纤维性变化而斜颈,表现为两种情况。①一开始患儿此病即无肿块。②起先有肿块,因其较小未被发现,待家见孩子颈部活动受限,逐渐出现面部不对称,随着儿童畸形有所发展,患侧眼、耳、鼻、嘴角都低下,前额亦有狭窄,头部倾斜度渐渐增大,患侧斜方肌缩短,颈部肌肉、面部肌肉严重萎缩,颈椎出现侧弯。

2.其他分型及其诊断要点

根据不同的分型标准对本病进行区分,主要有如下几种。

(1)根据胸锁乳突肌挛缩程度将 CMT 分为 3 度。①轻度:颈部活动受限,患侧胸锁乳突肌挛缩长度与健侧对比<2.5 cm。②中度:颈部活动明显受限,有轻微面部不对称,挛缩长度在2.5~3.5 cm。③重度:颈部活动明显受限,面部呈不对称畸形,挛缩长度>3.5 cm。

(2)根据 B 型超声波检查病变胸锁乳突肌的回声情况把 CMT 分为 4 型。①Ⅰ型:在挛缩的胸锁乳突肌中可见不均匀回声团块。②Ⅱ型:在低回声背景中可见更多不均匀回声点及线条。③Ⅲ型:整块胸锁乳突肌可见混乱的高回声反射波。④Ⅳ型:整块胸锁乳突肌可见纵向高回声带。

(3)根据头颈倾斜程度分型。①轻型:头颈向一侧歪斜<20°,头颈向患侧旋转>30°,头颈活动轻度受限。②中型:头颈向一侧歪斜 20°~30°,头颈向患侧旋转 20°~30°,头颈活动受限。③重型:头颈向一侧歪斜>30°,头颈向患侧旋转<20°,头颈活动明显受限。

(三)鉴别诊断

1.中医鉴别诊断

本病因近似"小儿颈软""胎毒瘰疬""小儿五软""小儿五硬"等病,易被误诊,故治疗时要注意认真观察。

(1)五软是指颈软,口软,手软,脚软,肌肉软。是以颈、口、手、足和肌肉软弱无力为特征。发病与先天胎禀不足,发育失常及外感六淫邪毒,或因久泻、久吐及疳积失养而致。病变主要在脾,进而累及肝、肾。

(2)五硬是指小儿颈硬,口硬,手硬,足硬和肌肉硬。临床特征和五软刚好相反,以头项、胸腹、腰背处紧张强硬而不柔,伴以手足冰凉,身体不温为临床特征。在寒冷季节发病率较高,好发于早产体弱或伴有其他疾患的小儿,严重患儿面青发搐,心腹硬急,常危及生命。

(3)"胎毒瘰疬"是一种疮名,生于两耳前后及颈下,累累相连,肿硬难溃,溃即难以收口。

小儿肌性斜颈是以头向一侧倾斜,患侧颈部肌肉紧张,并可扪及肿块等为特征,而没有严重的全身症状,一般也没有明显疼痛,因此比较容易鉴别。

2.西医鉴别诊断

(1)颈部淋巴结炎:颈部淋巴结炎在胸锁乳突肌处可触及肿块,但多发于较大儿童,局部有压痛、发热,以此可鉴别。

(2)颈椎半脱位:较大的儿童突然发病,在损伤、咽喉部炎症或无特殊原因下出现斜颈,肌肉痉挛,颈椎活动受限,X 线片可表现为环齿间隙增宽和枢椎齿突与寰椎侧块两侧间隙不等及相应侧块关节不整齐,可以鉴别。

(3)产伤锁骨骨折:新生儿产伤后锁骨骨折在锁骨上出现骨痂,呈球形,较固定、不活动,X线片可以发现锁骨骨折线或骨痂。

(4)颈椎结核:患者颈部各方向的主动及被动活动受限,并伴有肌肉痉挛,但无胸锁乳突肌挛缩,颈部活动时引起不同程度的疼痛,X线片示颈椎破坏和椎前脓肿。

(5)先天性骨性斜颈:它是在颈椎发育缺陷的基础上发生的,其斜颈的直接原因是颈椎畸形,而无胸锁乳突肌的挛缩。骨性斜颈最易发生在环枕、环枢区域,X线检查应着重于环枕、环枢骨结构及其相互关系的变化及齿状突的发育特点。肌性斜颈的直接原因是一侧胸锁乳突肌的纤维化和挛缩,而无器质性的颈椎骨性改变。主要依靠X线、CT等检查加以鉴别。

(6)听力障碍:由于一侧听力障碍,患儿在注意倾听时常表现为斜颈姿势,但无固定性斜颈畸形,亦无胸锁乳突肌挛缩,X线片示颈椎无异常表现。

(7)眼科疾病:这是由眼部疾患引起的歪脖子。不少患儿的眼睛一侧远视、一侧近视,看物时常出现脖子歪;眼神经麻痹使一侧眼睑下垂,也可出现斜颈。这些患儿的胸锁乳突肌没有挛缩,活动不受限,视力及视神经检查可找出病因。斜颈随眼科疾病的治愈而消失。

四、临床治疗概述

(一)临证思路

1.注重小儿胸锁乳突肌解剖生理

胸锁乳突肌左右各一,其起端有两处:①胸骨的上外端。②锁骨的内侧端,即锁骨的胸骨端。胸锁乳突肌的止端为同侧的颞骨乳突。当两侧的胸锁乳突肌同时收缩时,使头抬起;当一侧的胸锁乳突肌收缩时,使同侧的颞骨乳突与同侧的肩部靠近,并且此侧的颞骨乳突转向前方。例如,当右侧的胸锁乳突肌收缩时,头顶向右侧倾斜,并且头向左侧旋转,颏部与左侧肩部的距离缩短。在临床上,经常有人把无肿块的小儿先天性肌性斜颈患儿的患侧当作健侧,而把健侧当作患侧,这是由于没有理解胸锁乳突肌的运动功能。

胸锁乳突肌具有单独的肌鞘,但较薄。其血供较为丰富。该肌沿途接受多个动脉血供,每一个胸锁乳突肌可有4～5条肌支。常由4个以上动脉供血。肩胛上动脉支配该肌的位置较深,经锁骨后面达到胸锁乳突肌的起始处,即达到胸骨头和锁骨头;颈横动脉从该肌的后侧进入;甲状腺上动脉从该肌中份进入,在该肌深面下行发出分支;颈外动脉进入该肌后沿肌分布,支配该肌;枕动脉从该肌上份进入,然后分成多支;耳后动脉位置最高且更深,分布于该肌上段。综上所述,胸锁乳突肌血供来源较为丰富。

2.充分理解其临床表现

小儿肌性斜颈主要表现:患儿头顶部向患侧倾斜,并向健侧旋转,颏部与健侧肩部的距离变得靠近。一部分患儿,在患病的早期,于病侧的胸锁乳突肌处可以发现一个肿块,一般比较坚硬。肿块于出生后十余天即可以发现,也有数月后才出现者,或者肿块不明显而未被及时发现。在出现肿块的患儿中,有不少患儿,约在出现肿块后的半年时间内,肿块逐渐自行消退,但此时,部分患儿头部倾斜的程度反而变得更为明显。

在后期,患儿的头面部及脊柱会出现适应性的改变,其中最为明显的是:①患侧的眉毛与眼,与前发际的距离缩短,而健侧的眉毛及眼,与前发际的距离加大。也就是说,在头倾斜及旋转的位置上,两眉及两眼仍与地面保持水平。②鼻子与发生上述改变的眉与眼,仍保持相对的垂直位。③口也与上述改变保持同步。④健侧半面的枕部较患侧半面显著扁平。⑤由于患侧颜面部及颈部运动减少,故出现患侧面部较健侧面部变小,患侧颈部肌束较健侧颈部肌束亦变小。此时,若将患儿的头部放正,就会发现眼、鼻、口等已发生明显的适应性倾斜。

3.根据病情选择合适的治疗方法

根据患儿病变程度及病变时间来选择合适的治疗方法,一般来说本病越早治疗效果越好,不论是采取保守治疗还是采取手术治疗都要尽早。由于手术治疗一般宜在患儿1岁以后进行,而患儿经推拿治疗后,有95%以上在1岁以内痊愈,因此可以将无创伤的推拿治疗作为首选疗法。

(二)推拿方案

小儿肌性斜颈的治疗最终目的是矫正畸形,改善颈部的活动功能。推拿治疗本病的原则为活血化瘀,软坚散结。常选用的手法包括推法、揉法、捏法、拨法、拿法、按法,以及运动小儿颈部的被动运动手法等。

治疗步骤大体可以分为三步,第一步为放松患侧胸锁乳突肌,重点是在硬结节或条索处施术。第二步为牵伸患侧胸锁乳突肌的手法,让小儿的颈部向患侧方向旋转等。第三步为结束放松手法,重点还是在结节、条索处。所有上述的步骤中的手法,一定要轻柔,力量由小到大,颈部活动幅度也要由小到大,由慢到快,以免造成患儿颈部的人为损伤。

手法治疗的机理主要是加快局部的血液以及淋巴循环,使局部组织的温度升高,促使毛细血管扩张,增强局部皮肤与肌肉的营养供给,抑制纤维细胞增生和肌纤维细胞的变性,使肌萎缩得以改善;另外将痉挛的肌肉充分拉长,达到解除痉挛,改善颈部活动度的目的;同时在适当的刺激作用下,提高了局部组织的痛阈;推拿手法在加强循环的基础上,还促进损伤处血肿、水肿的吸收。若软组织有粘连,可以帮助松解粘连,理筋整复。最终目的使经络通畅,气血调和,纠正患儿畸形。

(三)推拿适用范围

(1)6个月以内的婴儿,最大不超过12个月的婴儿。

(2)从挛缩程度及B超诊断的结果上来看,推拿治疗是轻型、Ⅰ型、Ⅱ型的首选方案。

(3)上述者推拿治疗3个月以内。

推拿治疗3个月以上未见显效者,或在临床推拿治疗过程中出现患肌变细,触之较硬,呈索条或弓弦状,说明已出现了纤维变性。应该停止推拿治疗,或改行手术解决方案。

(四)推拿时机

推拿治疗小儿肌性斜颈一般来说早治疗比晚治疗效果要好,最佳时机应该在小儿出生6个月之内,即肿块没有骨化之前,凡是胸锁乳突肌有条索状,或者卵圆形肿块的,经过治疗一般也都可以消失。超过半周岁以上治疗,不但疗程会很长,而且效果也不如早治疗明显。因为肿块随着年龄的增长逐渐成为纤维化硬块,推拿治疗效果很不好,此时就得需要借助手术来纠正。

五、推拿治疗措施

(一)治疗原则

活血化瘀,软坚散结,矫正畸形。

(二)基本治法

1.常用手法

推、揉、捏、拨、拿、按及被动运动手法。

2.经络穴位

风池、肩井、大杼、肩外俞、缺盆、桥弓、乳突等。

3.一般步骤

(1)患儿取仰卧或抱坐位,医者位于其患侧,以滑石粉为介质,一手托起患儿颈部,使患儿头部向健侧略倾斜,以加宽颈部,便于操作。用另一手按揉患侧胸锁乳突肌,由上至下反复操作数遍,一般2～3分钟。手法操作的重点在肿块处及其周围,作用力渗透到肌层。要"轻而不浮,重而不滞",以柔和为宜,勿损伤皮肤,使局部有温热感,以活血散瘀,消肿止痛,理筋松肌,温经活络。

(2)用捏拿法对肿物进行挤压。以拇指与食中指,三指相对用力捏住患侧胸锁乳突肌,宛如将肿物拿起捏碎、挤散一样,反复操作数遍。如肿物范围较大,可在肿物上下反复操作数遍,以舒展肌筋,促进局部血液循环,有利于肌肉萎缩的恢复,消除肌肉酸胀,调和气血,通经活络。操作手法要具有活力,不要扭绞皮肤,以防皮肤损伤,并需与揉法交替进行,以避免患儿因疼痛而不配合治疗。

(3)提揉患侧斜方肌,以缓解斜方肌反射性紧张。并轻揉肩井、缺盆、乳突、翳风,手法要轻而柔和。并按揉风池、大杼、肩井、肩中俞、肩外俞约2分钟,以缓解提肩肌痉挛。

(4)医者一手轻轻按住患儿患侧肩部,另一手扶住患儿头项部,将患儿头项部渐渐向健侧倾斜牵拉,或向患侧旋转牵拉,反复数次,以便使患儿胸锁乳突肌得到伸展,以松解肌肉粘连。

4.方解

推拿手法直接作用于病变部位,可引起受损部位的部分细胞蛋白分解,产生组胺和类组胺物质,促进组织修复。同时机械能转化为热能,可促进局部毛细血管的扩张,增加皮肤和肌肉的营养供应,加速病变产物的吸收,使肌痉缩得以改善。被动运动类手法还可增加肌纤维的伸缩性,促进被牵拉组织的放松,有利于组织修复。

(三)常规操作

现在临床上治疗小儿肌性斜颈主要有以下操作方法。

1.第一种

(1)拇指揉法:医者站/坐于患儿头顶部,先用滑石粉涂于患部。然后用一只手托住患儿的头顶部。用另一只手的大拇指在患侧胸锁乳突肌处其余四指放在患侧后颈项肌处同时按揉6～8分钟,以达到放松肌肉,温通气血的作用。

(2)提捻法:医者用拇指和食指捏住挛缩的胸锁乳突肌向外提捻,剥离与胸锁乳突肌粘连在一起的结缔组织。手法由轻到重,根据患儿情况,手法轻重适度。提捻的时间为1～2分钟,起到软坚、消肿、散结的作用。

(3)牵拉法:医者用一只手托患儿健侧的后颈部,把拇指和其他四指分开,分层放在颈部两旁,拇指按住患侧的锁骨头,其四指抵住健侧的颈椎,另一手放在患儿的头部,轻轻地向健侧横推2、3次,被动的牵拉患侧的韧带和颈项肌,以减轻其挛缩。

(4)旋转法:医者两手分别放在患儿的枕部和下颌部,两手轻轻用力,沿颈椎纵轴左右旋转,主要以向患侧为主,一次治疗中旋转数次,达到理筋、解痉、活血、散结之作用。

(5)揉、推、按法:此法是治疗患有脸部偏斜的患儿。患儿脸偏向健侧,健侧高于患侧。操作方法:医者用一手的大小鱼际、掌根部轻揉患儿健侧面部,健侧手法揉中加按,患侧手法揉中加提,两侧交换操作3～5分钟,以促进面部血液循环。然后,医者用手掌按住患儿的下颌部,轻轻向患侧推 3～4 次,纠正下颌移位。

(6)对于伴有眼斜的患儿,用双手的拇指螺纹在睛明、鱼腰穴用一指禅法/揉法放松眼周围的轮匝肌和斜肌,揉承泣、睛明、鱼腰、瞳子髎、太阳等穴 2～3 分钟。然后,用双拇指螺纹面分阴阳,由印堂到发际 3 次。

2.第二种

(1)按揉推捻法:患儿仰卧位,医者先以示、中、无名三指并拢,沿胸锁乳突肌方向自上而下推按数次,目的是使颈部放松以利操作。再以拇指指端螺纹面及食指桡侧面置于肿物两侧,以腕部带动手指行按揉法,随之以多指捻揉肿物,最后再用拇指指肚揉胸锁乳突肌的起止端深部。

(2)捏拿拨提法:以拇指螺纹面和示、中二指指腹捏拿提拉肿物及条索状物,力量由轻到重,幅度逐渐加大,但不可过猛,否则容易造成进一步损伤,并以拇指、食指在胸锁乳突肌挛缩部位做前后方向的横向拨筋法,由浅入深,力量适度。

(3)扳正摇颈法:本法即将小儿头反复地向畸形的反方向转动。患儿取坐位,患侧朝向医者,手法步骤:①医者双手分别夹捧患儿头部两侧,将面部向患侧旋转,使面部及下颌转向患侧肩部。②医者以一手按压患儿患侧肩部,一手推患儿头倾向健侧,使健侧的耳垂接近肩部。③一手扶患儿患侧头后枕部,一手扶患儿健侧下颌部,将头枕部转向健侧,面部转向患侧,抬高下颌,逐渐拉长患侧的胸锁乳突肌。

以上三个步骤,手法要轻柔,动作要充分,遇阻即回,反复牵拉,亦可在胸锁乳突肌拉长的状态下,适当持续数秒。三种手法牵拉次数据证而定:颜面转向健侧明显者多做第一种扳法;歪头明显者多做第二种扳法。不管何种表现,第三种扳法必须要做,一般每种每次治疗牵拉 20～40 次。

(4)滚动疏理法:侧坐位,医者一手将患儿头推向健侧,另一手以小鱼际在患侧颈部做快速滚动,反复施术,以局部皮肤潮红为宜。最后,按揉患侧颈、肩、背等部位,并以擦法结束操作,以达到患侧肌肉充分放松。

3.第三种

(1)足底按揉:患儿体位不限,以便于操作为原则。用双手拇指指腹按揉患儿双侧足底相当于颈项部的位置(即足底蹞趾掌趾关节处),每侧约 2 分钟。

(2)脊柱按摩:患儿取俯卧位或仰卧位。医者坐于患儿头侧,取膏摩药适量,施拇、示、中三指揉于整个脊柱及其两侧,尤以患侧的斜方肌、竖脊肌、冈上肌和肩胛提肌为重点,揉法贵在柔和而有力,揉后适当配合指摩法,操作约 3 分钟。

(3)局部推拿:①患儿取仰卧位,医者坐于患儿头侧,取膏摩药适量,依次施拇、示、中三指揉法于患侧胸锁乳突肌约 2 分钟;施捏法、按揉法或弹拨法于胸锁乳突肌起止点及肿块或硬结处约 3 分钟;示指、中指、无名指和小指的四指面揉于患侧胸锁乳突肌,自上而下 3～5 遍。②患儿仍取仰卧位,如患侧有肿块或硬结,即在肿块或硬结处再施缠法约 2 分钟,如胸锁乳突肌症状不明显,或轻度挛缩者,于其肌的起止点施以适量震法。③于患儿颈项部施以斜扳法或拔伸旋转扳法,左右各 3 次。

(四)辨证加减

1.肿块型

治则:软坚消肿散结。

手法:指揉法、拿法。

取穴及部位:患侧胸锁乳突肌处。

操作方法及要求:①使患儿取仰卧位,低枕或不用枕头,医者立于或坐于患儿的头端或患侧。②医者以一手在患侧胸锁乳突肌处施指揉法,以肿块处为重点。③医者以一手在患侧胸锁乳突肌处施拿法,也以肿块处为重点。④再在整个患侧胸锁乳突肌处施轻柔的弹拨法、指揉法。

方解:第一次采用指揉法,意在软坚消肿。用轻柔的弹拨法、拿法,有散结之功效。再次用指揉法治疗,以疏理筋脉。

2.非肿块型

治则:舒筋缓拘,松解患肌。

手法:拿法、扳法、指摩法、指揉法。

取穴及部位:患侧胸锁乳突肌处。

操作方法及要求:①使患儿取仰卧位,低枕或不用枕头,医者立于或坐于患儿的头端或患侧。②医者以一手在患侧胸锁乳突肌处用拿法进行治疗,在做拿法时,应稍上提。③医者以一手扶住病儿患侧的肩部,另一手扶持患侧头部上方;扶住患侧肩部的手稍向下压住肩部,扶持头部的另一手轻缓地将患儿的头推向健侧,使患儿头部在额状面内做被动侧向运动。以上动作,应反复做数次。④在患侧医者以一手在患侧胸锁乳突肌处用摩揉法。

方解:在患侧医者以一手在患侧胸锁乳突肌处用拿法,以舒筋缓解拘急。再用扳法,以牵张患肌。最后用摩揉法,为调和气血之意。

(五)推拿疗程

一般情况为每天推拿 1 次,一次 15～20 分钟,1 个月为 1 个疗程,连续治疗 2～4 个疗程。也可一天推拿 2 次,上下午各 2 次,时间也是 15～20 分钟。治疗过程中密切观察患儿的情况,手法宜以轻快柔和为贵,勿用蛮力与滞力。

(六)要点难点

在临床过程中,我们不仅要对胸锁乳突肌挛缩的包块进行系统治疗,而且还要对除胸锁乳突肌以外的其他发育不良的颈部肌肉进行治疗,这样才能有效地促进周围相邻肌肉的发育,二者并重,才能达到更加有效治疗本病的目的,从而使治疗彻底。

斜颈的患儿大都伴有同侧周围肌肉萎缩,一方面多是由于妊娠期间胎儿在宫腔内活动受限,患侧肌群长期处于受压迫状态,导致局部血液供应不好,已经发育的肌肉由于没有充足的血液供应,而逐渐挛缩成为需血液量少的纤维结缔等硬组织。尚未发育的肌肉则发育缓慢或者停止发育,因此,在出生后包括胸锁乳突肌在内的肌群会出现挛缩及发育不良的情况。

临床上挛缩的胸锁乳突肌较容易被发现,而萎缩的其他颈部肌群则容易被忽视。另一方面,颈部运动受限导致相关肌肉失用性萎缩。无论妊娠期间还是出生后,胸锁乳突肌萎缩或发育不良均会导致颈部活动能力受限,从而使颈部其他肌肉得不到有效的运动而出现肌纤维变细、收缩无力,运动能力逐渐削弱。因此,对颈部其他的肌肉群进行推拿,也是斜颈治疗的重要组成部分。相反,如果对于胸锁乳突肌之外的其他发育不良的颈部肌肉,如斜方肌、颈外侧肌、前中后斜角肌等治疗不足或根本不治疗,虽然患儿胸锁乳突肌已经恢复正常,而颈部偏歪、支撑乏力的症状仍然存在。如果错误地认为这种头部偏歪还是胸锁乳突肌牵拉不够所致,因而一味过度牵拉已经恢复正常的胸锁乳突肌,会导致颈部胸锁乳突肌的意外损伤可能。所以在常规推拿完以后,捏、拿、捻动相关颈部相关的肌肉,如斜方肌、肩胛提肌、斜角肌群等,以加快局部的血液循环,促进肌肉进一步发育。操作时,可将患儿颈部推向健侧,使发育不良的部位充分暴露,有利于施展手法。

还应注意,在对患儿进行颈部斜扳法等被动运动手法时,用力要轻柔和缓,力度幅度从小到大,不宜过度牵拉患侧肌肉群。

(七)推拿流派

1.卫其华采用

(1)轻柔的按、摩、揉法和拿法作用于患处部位及其周围。

(2)端提牵引下做小幅度颈项旋转。

(3)颈椎侧屈按压。

(4)再重复(1)手法后结束;可隔天推拿1次。

2.唐宝云采用

(1)捻揉法:医者用三指(拇、中、示指)指腹揉患侧风池穴,然后沿胸锁乳突肌从上而下反复揉捻按数遍,重点揉按肿块局部。

(2)弹拨提拿法:医者用三指(拇、中、食指)指腹在肿块及周围反复弹拨,以拇指为主,然后再用拇指与示、中指相对提拿肿块数次,最后上下来回捻转数遍。

(3)侧扳与斜扳法:侧扳为医者一手固定患侧肩部,斜扳为医者一手扶住患儿下颌部,另一手扶住后头部左右旋转,每次扳3～4遍。

(4)拔伸旋转法:医者用双手分别托起下颌和后头部,以颈椎为纵轴向上拔伸,并向健侧旋转。

(5)用拇指按揉患侧面部数遍,按揉颈肩部肌肉数遍,最后按压风池、缺盆、肩井穴结束。

3.何文损采用

(1)患儿仰卧,家长扶住其双肩,以做固定,医者一手托住患儿头颈后部,使头后伸,并慢慢地向健侧侧移,侧屈20°～30°,置于矫正体位,另一手用拇、示、中三指,蘸介质在病侧胸锁乳突肌,自乳突至胸锁关节施行轻拿揉法3遍,以疏通其经脉。

(2)在肿块处轻重交替地施行推揉捏法5分钟,以散其肿块。

(3)使用错位扭揉法,即拇指和示、中两指不在同一位上,而是上下交错位进行扭揉,并与肌纤维呈垂直方向交错捏拿肌肉扭转2～3次,此法可有效牵拉纤维和剥离粘连。

(4)斜扳拔伸,医者两手捧住患儿头的两侧,两拇指托住下颌,两手的其余四指置于枕骨下缘和枕骨后部,并将患儿面部转向患侧,头向健侧倾斜约30°～45°,用1.5～2.5 kg的力量拔伸0.5～1.0分钟。

(5)由家长将患儿抱起,医者在患侧颈肩部施行推揉法3分钟,以改善或预防一侧组织的发育不良。

4.朱桂祯采用

(1)准备手法:患儿取仰卧位,医者先在患侧的胸锁乳突肌上涂少量白凡士林油,以免推拿时擦破皮肤,然后轻揉胸锁乳突肌、斜方肌3～5分钟,使肌肉松弛,为关键手法做准备。

(2)关键手法:患儿仰卧位,头后仰,使患侧胸锁乳突肌充分暴露,医者立于患侧,施用推揉法3～5分钟,以疏经活血。

(3)拿捏患侧胸锁乳突肌10～15分钟,以消散结块。

(4)医者一手扶住患儿肩部,另一手扶住患儿患侧胸锁乳突肌,反复进行斜扳2～3次,但禁止后伸位斜扳,以免损伤颈髓。

(5)在患侧胸锁乳突肌上缓缓施用推揉法5分钟,进一步舒通气血,消除牵拉后的不适感。

5.庞建荣采用

(1)患儿仰卧,术者坐于患儿头部一侧,面对患儿,用拇指来回按揉患侧胸锁乳突肌3～5遍,重点为胸锁乳突肌的起止点,以解除胸锁乳突肌的痉挛。

(2)用拇指指腹及食指指腹拿捏弹拨血肿或挛缩部位5～8分钟,以松弛胸锁乳突肌,促进血肿吸收。

(3)固定患儿肩部,术者用双手捧住患儿头,先轻轻用力将患儿头推向健侧,感到有阻力后即可放松,重复做3～5次,接着捧住患儿头,将患儿颜面转向患侧,直到有阻力出现,重复操作3～5次。

以上侧扳、侧旋手法均须轻柔、缓和,用力应循序渐进,逐渐加大颈部活动度,切忌使用暴力,造成新损伤;在操作时,颈部纵轴上不可有牵引力,以防止颈椎关节脱位;以上操作完毕后,应采用放松手法:在患侧胸锁乳突肌轻轻按揉3～5遍,然后按揉健侧斜方肌,因为患儿头偏向一侧时,对侧斜方肌受牵拉,常处于痉挛状态,按揉可放松斜方肌,有助于患儿恢复;对胸锁乳突肌未扪及肿块及挛缩的患儿,以按揉两侧斜方肌为主,辅以侧扳、侧旋手法。

(八)功法训练

由于患儿年龄较小,缺乏主动意识,所以在小儿肌性斜颈的功法训练上可分被动和主动两种方式。但不论哪种方式都需要家长或者医者来掌控,具体方法如下。

1.头部被动运动伸展痉挛或挛缩的胸锁乳突肌

(1)体位:去枕仰卧位,头部伸出床外,暴露整个颈部;目的是使其放松,以达到最大的活动范围。

(2)家长或医者站在床头,一助手固定患儿肩部。操作者右手托住患儿头部,虎口放在枕骨,拇指在右耳后,四指在左耳后,左手放在下颌,左前臂掌侧放在左侧面部,双手固定,下蹲,身体后倾,借助上肢力量将头部向后牵拉,受限处保持3秒,其作用是直接牵拉颈椎关节周围的软组织,保持或增加其伸展性,改善颈椎关节的活动范围;之后用力使头部向健侧侧屈45°,然后保持3秒,再向患侧旋转45°,也是保持3秒,其作用是牵拉患侧胸锁乳突肌,使其得到充分伸展。如此反复做10次,10次为一组,每天做3组,两组中间可适当休息。

2.头部主动运动伸展痉挛或挛缩的胸锁乳突肌

(1)仰卧位头部的旋转:患儿仰卧位,操作者用颜色鲜艳且能发出声音的玩具在离患儿眼睛30 cm的水平位置缓慢向健侧对角线方向移动,诱导患儿头部主动向患侧旋转。

(2)俯卧位头部垂直上抬:患儿俯卧位肘支撑,治疗师双手托住下颌借助患儿头部主动上抬保持垂直位,抑制患儿头部斜向一侧的异常姿势。

(3)立位头部的活动:由助手抱着患儿,操作者用颜色鲜艳的玩具逗引患儿头部主动向健侧侧屈,然后玩具从头部上方向健侧对角线方向移动,诱导患儿头部主动向患侧旋转。

以上两种操作,先进行3组被动牵拉运动,等休息片刻后再开始做头部的主动运动。操作时力度一定要轻柔,幅度由小到大,不能用蛮力暴力,操作时间也不宜过长,要循序渐进。若患儿哭闹严重、面色青紫要停止操作,休息片刻后再做,防止患儿受到伤害。另外,家长在日常喂奶、怀抱、睡眠垫枕时,应采用与斜颈相反的方向,以矫正斜颈。

(九)注意事项

(1)小儿皮肤娇嫩,容易破皮,故在治疗中定要使用介质,如滑石粉、润滑剂等。矫正头位,家属在日常生活中,采用与斜颈相反的方向,以矫正斜颈。家庭按摩时,家属在平时可用示、中、无名指螺纹面在小儿颈项患侧用揉法,揉小儿患部肿结处为主。孕母应注意孕期检查,纠正不良胎位;孕期注意坐的姿势,不要屈腰压腹,防止对胎儿造成不良影响而致斜颈;产后检查注意是否斜颈,以便及时治疗。对斜颈患儿,还应注意检查是否伴有先天性髋关节半脱位。小儿不宜过早直抱,防止发生姿势性斜颈。

(2)先天性肌性斜颈的病理改变累及以胸锁乳突肌为主的一个肌群——负责支撑、旋转、后仰、侧弯功能的颈部肌群。治疗时,既需要推拿挛缩的胸锁乳突肌,又要有效地促进周围相邻肌肉的发育,从而使颈部肌肉力量均衡,运动协调,达到全面康复的目的。人体是一个有机的整体,胸锁乳突肌的挛缩,不仅引起"歪脖",也会影响面部的发育及颈项肩部相关肌肉的发育。临床上相当一部分患儿面部左右不对称,患侧脸小而平,有的面部畸形明显,有的只是略有差异。有些患儿早期即有脊柱不同程度的侧弯,患侧斜方肌薄弱,所以我们主张治疗不仅是对病变局部的调整,除了用手法作用于患侧的胸锁乳突肌外,尚需对患儿面部、斜方肌、冈上肌、肩胛提肌、竖脊肌等施以擦、揉等手法,多方位调理,以纠正已存在的畸形或预防潜在性肌肉发育不够引起的面部不对称及代偿性胸椎侧凸。

(3)治疗施术中,婴儿最好处于睡眠状态,不宜用强迫性手段治疗,以免治疗施术对婴儿造成恐惧心理而产生负面影响。要熟练掌握手法的动作要领;操作时要静心端坐,守神于操作部位。轻柔而又有节奏的手法一般均能使婴儿在舒适而简单的环境中很快入睡,或入睡后睡眠加深进入深睡眠状态,这种状态也是治疗的最佳状态。

六、其他中医疗法

(一)七厘散茶水调敷患处

其可以加强活血化瘀、消肿止痛功效。方中血竭、红花活血祛瘀;乳香、没药祛瘀行气,消肿止痛;当归调血;朱砂镇心安神;儿茶清热止血;茶水清热消肿,收敛止血。诸药合用以奏功效。

(二)中药热敷配合推拿治疗

患儿仰卧位,首先施以中药热敷,方如下:青木风藤 10 g,大川芎 10 g,制乳香、没药各 10 g,淫羊藿 10 g,生地黄 10 g,制川乌 10 g,徐长卿 10 g,威灵仙 10 g,玄明粉 10 g(后下)。上方加醋煎汤热敷,可促进肌肿吸收消散,防止肌纤维挛缩,每次 20 分钟。之后,医者位于其患侧,以爽身粉为介质,患儿吮乳之态最佳。医者一手托起其患儿颈部,一手使患儿头部后伸,以加宽颈部,便于操作,提揉患侧胸锁乳突肌,由上至下,反复操作数遍,手法操作的重点在于肿物周围,作用力渗透到肌层,要"重而不滞",使局部有发热感。持续5~8分钟,但不能损伤皮肤。

(三)活血化瘀汤湿敷治疗

伸筋草、红花各 5 g,桃仁、川芎、木瓜、丹参各 10 g。水煎取汁,用纱布浸湿后趁热敷患处,每天2~4次。注意避免烫伤。中医学认为本病主要因禀赋不足,脉络不通,气血阻滞,经筋结聚所致,故治则宜活血化瘀、软坚散结。外敷中药方中川芎善行血中之气,活血化瘀;桃仁、红花活血祛瘀通络;伸筋草、木瓜舒筋活络;丹参通行气血脉,擅长活血祛瘀,又能凉血散瘀。诸药合用,共收活血化瘀、软坚散结之功。

(四)配合针刺治疗

快速轻柔针刺点刺法治疗小儿先天性斜颈。所选穴位常规消毒。然后用 32 号 1 寸毫针快速轻柔点刺,以得气为度,不留针。主穴:翳风、完骨、扶突、气舍、外关、曲池、合谷。配穴:天窗、天牖、水突、阿是穴。每次治疗时从主穴和配穴中选 6~8 个穴位,10 次为 1 个疗程。用本法治疗快者 1 个疗程可治愈。重症患儿则需要 6 个疗程才能治愈。

小儿为稚阴稚阳之体,气血待充,血脉待长,因此,对小儿疾病的治疗,手法要轻,针刺要浅,以免伤其正气。小儿斜颈,病变在颈部,累及少阳、阳明二经。病因为产伤及宫内发育不良而致经脉阻滞,气血郁滞,瘀血不去,则新血不能濡养而致胸锁乳突肌缺血、缺氧肌肉挛缩而致本病。关于本病的治疗,根据病因及病变部位,采用循经取穴及病位取穴相结合的方法,以理气活血,疏通经络为准则。故取翳风、完骨、扶突、外关、曲池、合谷等穴,以疏通少阳、阳明之经气,使气血流畅,瘀去新生,改善局部血液循环,使挛缩舒展,硬块及条索变软消失。对合并尺神经或桡神经损伤者,同时取其病位所在经脉腧穴,协助治疗,也能取得较满意的效果。

(五)配合小针刀疗法

推拿手法对小儿肌性斜颈的作用机制为扩张局部毛细血管,加速血液循环、改善局部营养,促进新陈代谢,使病灶部位的水肿等病理产物得以吸收,从而起到了舒筋活血、消瘀退肿的作用。弹拨法、侧屈法、旋转法可牵拉肌纤维,缓解肌肉痉挛,松解粘连组织。早发现,及时正确的推拿治疗,一般效果亦佳。但本病发展 8 个月以后,因胸锁乳突肌已经纤维变性,甚至为结缔组织所代替,推拿治疗效果便不理想。若配合小针刀治疗,可产生较好效果。方法为患儿取仰卧位,头稍后仰旋向健侧,嘱患儿父母分别固定头、胸部,常规消毒皮肤,铺巾,在局麻下进行。切口选择在患侧胸锁乳突肌胸骨端、锁骨端、肌腹、乳突端,每次选择 2～4 个点。小针刀在左手食指、中指的指示下,逐渐切割胸锁乳突肌肌腱或肌束,至肌张力减低或消失为止,创可贴包扎伤口,每周 1 次。小针刀对小儿肌性斜颈治疗机制为松解粘连,刮除瘢痕,使颈部的动态平衡得到恢复。通过专业培训此法也方便易行,可值得推广。

七、疗效评定标准

(一)痊愈标准

(1)头活动自如,头位居中,头部外观及活动幅度正常,患侧胸锁乳突肌肿物消失。

(2)两侧胸锁乳突肌的肌张力对称。

(3)头部后面观,斜方肌无明显萎缩,两侧肌力正常。

(4)两目对称,五官端正,无面部肌萎缩,正视移动物。

(二)好转标准

(1)头、面部外观及活动幅度基本正常。

(2)患侧胸锁乳突肌肿物基本消失,但肌张力尚高。

(三)无效标准

(1)肿物无消失。

(2)活动幅度无好转。

八、护理与调摄

(一)护理目标

(1)及时体检,早期发现,早期治疗。

(2)早期坚持手法矫正以取得效果,避免手术。

(3)非手术治疗无效时,应积极做好术前准备及术后护理。

(4)积极做好社会宣传,提高人民群众的卫生健康知识水平。

(二)家庭护理

小儿先天性肌性斜颈的治疗过程中,家长的护理也是相当关键的,医者应教会患儿的家长如何正确地进行家庭护理,以利于患儿的康复,如对于月龄较小、病程较短而斜颈明显者,应嘱其家长在患儿睡卧时,于其头部侧各放置一个大小合适的沙袋,强制其头部保持于中立位,从而减少畸形的发生,防止其患侧胸锁乳突肌更加挛缩,也可嘱其家长,经常利用玩具引导患儿的注意力,使头部向歪斜的反方向旋转。

九、预后与转归

小儿肌性斜颈,目前国外主要采取手术治疗,国内中医方面采用推拿手法治疗,痊愈率均达80%以上,推拿治疗本病不需手术,无创伤,并可以早期阻止病情的发展,防止代偿性胸椎侧弯、颜面部萎缩畸形。手法治疗年龄宜在婴幼儿早期 1 个月~3 岁进行,最佳时间应在 6 个月内治疗,新生儿期治疗则更佳;总之,治疗时间愈早疗效愈好,对于年龄较大患儿(5 岁以上)的治疗方案及其预后,目前尚缺乏。针对辨证推拿治疗小儿肌性斜颈尚未规范化,缺乏标准化的临床分型及临床评估标准,各家学者常自行制定以帮助病情判断及预后评估。

(王丁磊)

第十四节　脑　性　瘫　痪

一、概述

脑性瘫痪(cerebral palsy,CP)简称脑瘫,是自受孕开始至婴儿期各种原因所致的非进行性脑损伤综合征,主要表现为运动障碍及姿势异常。随着新生儿急救医学的发展,早产儿、低出生体重儿成活率的提高及社会、环境等因素,由于病因复杂、发病机制复杂、临床表现多样、可能伴有多种并发症等,使脑瘫的预防与康复治疗成为世界性的难题,多年来世界范围内脑瘫发病率和患病率没有明显下降趋势。

(一)流行病学

脑瘫的发病率在世界范围内为 1.5‰~4.0‰,平均约为 2‰。我国幅员辽阔,各地经济发展、生活水平及医疗条件差别很大。据文献报道,我国脑瘫发病率为 1.8‰~4.0‰。从调查结果看,脑瘫发病率各国差别不大,城乡差别不大,男性略高于女性。近五十年来,由于产科技术、围生医学、新生儿医学的发展,新生儿死亡率、死胎发生率均有明显下降,但脑瘫发病率并无减低,而重症脑瘫的比例有增多趋势。这种现象与当今 NICU 监护技术提高有关,使许多过去很难存活的早产儿和极低出生体重儿得以存活,而这些婴儿患脑瘫的机会明显高于足月儿和正常体重儿。

(二)病因

脑瘫的直接病因是在脑发育成熟前,脑损伤和/或发育缺陷导致以运动障碍和姿势异常为主的综合征。造成脑瘫的病因按时间可划分为三个阶段,即出生前、围生期和出生后。

1.出生前

(1)母体因素:母亲孕期大量吸烟、酗酒、理化因素、妊娠期感染、先兆流产、用药、妊娠中毒症、外伤、风湿病、糖尿病、弓形虫病、胎儿期的循环障碍、母亲智力落后、母体营养障碍、重度贫血等。

（2）遗传因素：近年来研究认为,遗传因素对脑瘫的影响很重要,双胞胎同时患脑瘫、家族中已经有脑瘫患儿再发生脑瘫的概率偏高。

2.围生期

（1）患脑瘫的危险性随着出生体重偏离同胎龄标准体重的程度而增加,低出生体重儿或巨大儿患脑瘫的概率可高于正常体重数十倍。

（2）早产是目前发现患脑瘫的最主要因素之一。

（3）胎盘功能不全,缺氧缺血等被认为与脑瘫有关。

3.出生后

新生儿期惊厥、呼吸窘迫综合征、吸入性肺炎、败血症、缺氧缺血性脑病、颅内出血、脑积水、胆红素脑病及颅内感染、低血糖症、脑外伤等都被认为是脑瘫的危险因素。

（三）分型

（1）按异常运动的特征分为 6 型：①痉挛型；②不随意运动型；③强直型；④共济失调型；⑤肌张力低下型；⑥混合型。

（2）按瘫痪部位分为 5 型：①单瘫；②双瘫；③三肢瘫；④偏瘫；⑤四肢瘫。

二、临床表现

（一）痉挛型

痉挛型最常见,占脑瘫的 60%～70%,主要损伤部位是锥体系。患儿肌张力增高、姿势异常,被动屈伸肢体时有"折刀"样感觉。主要表现为上肢手指关节掌屈,拇指内收,腕关节屈曲,前臂旋前,肘关节屈曲,肩关节内收;坐位时出现拱背坐位、W 状坐位;下肢髋关节屈曲、内收、内旋,膝关节屈曲或过伸展,足内、外翻,尖足,行走时呈剪刀步态;由于关节活动受限,自主运动困难,严重者可出现肌肉痉挛和关节畸形。

（二）不随意运动型

不随意运动型约占脑瘫的 20%,损伤部位为锥体外系。表现为肌张力动摇不定,在紧张兴奋时肌张力增高,安静和睡眠时肌张力变化不明显,难以用意志控制头部、手、脚、上肢等部位的运动,动作不稳,走路摇晃,头部控制差,分离动作困难,当进行有意识、有目的的运动时,不自主运动增多,安静时不随意运动消失。常伴有流涎、咀嚼吞咽困难、挤眉弄眼、表情奇特等。原始反射持续存在并通常反应剧烈,尤其以非对称性紧张性颈反射(asymme tricaltonic neck reflex,ATNR)姿势(图 17-1)多见。本型可表现为手足徐动、舞蹈样动作、扭转痉挛等,也可同时具有上述几种表现。此型患儿易紧张、怕受刺激,护理人员应注意采取相应的护理措施避免刺激。

（三）强直型

强直型较为少见,由锥体外系损伤所致。表现为肢体僵硬,活动减少,被动运动时,伸肌和屈肌持续抵抗,肌张力呈铅管状或齿轮状增高,无腱反射亢进,常伴有智力落后、情绪异常、语言障碍、癫痫、斜视、流涎等。此型一般临床症状较重,护理困难。

（四）共济失调型

本型不多见,多与其他型混合,约占脑瘫的 5%。主要损伤部位为小脑,表现为平衡障碍,肌张力低下,无不自主运动。本体感觉及平衡感觉丧失,不能保持稳定姿势。患儿步态不稳,走路呈醉酒步态,容易跌倒,步幅小,重心在足跟部,身体僵硬,方向不准确,过度动作或多余动作较多,动作呆板而机械。常伴手和头部轻度震颤,眼球震颤极为常见。语言缺少抑扬声调,而且徐缓。

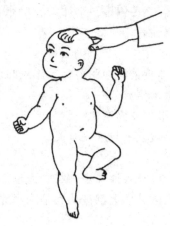

图 17-1　非对称性紧张性颈反射

(五)肌张力低下型

表现为肌张力低下,肌力降低,四肢呈软瘫状,自主动作减少,仰卧位四肢外展、外旋,似仰翻的青蛙,俯卧位不能抬头,四肢不能支撑,腹部贴床,由于肌张力低下,易发生吸吮、吞咽困难和呼吸道堵塞,可伴有智力落后、癫痫等并发症。

(六)混合型

两种或几种类型的症状同时存在于一个患儿身上,以痉挛型和不随意运动型症状同时存在为多见。图 17-2 为临床各型表现。

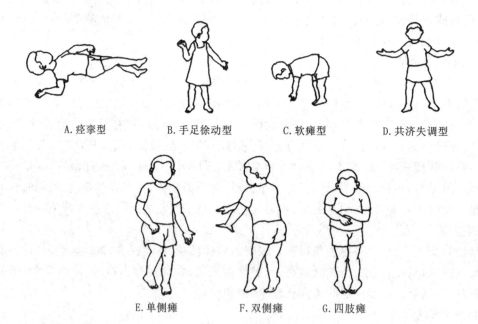

A.痉挛型　　　B.手足徐动型　　　C.软瘫型　　　D.共济失调型

E.单侧瘫　　　F.双侧瘫　　　G.四肢瘫

图 17-2　临床各型表现

三、主要功能障碍

(一)运动障碍

脑瘫患儿的运动发育一般不能达到同龄正常儿的发育水平,常表现为运动模式及姿势异常、原始反射延迟消失、肌张力异常等,不同类型的脑瘫患儿其运动功能障碍表现不同:①脑瘫患儿运动发育异常,翻、坐、爬、站、走等明显落后于正常儿童。②脑瘫患儿肌张力机制受到损伤,可出现肌张力增高导致肢体僵硬;肌张力降低导致肢体松软,不能维持正常体位;肌张力波动导致肢体不随意运动;肌张力不协调导致共济失调。③脑瘫患儿神经反射异常,原始反射及病理反射不能如期消失。

(二)视觉障碍

视觉中枢或传导路损伤在脑瘫患儿中占一定比例,控制运动功能的眼部肌肉受累而导致斜视的脑瘫患儿几乎占半数。主要表现为内、外斜视,视神经萎缩,动眼神经麻痹,眼球震颤及皮质盲。部分脑瘫可存在弱视。

(三)听力损害

脑瘫患儿可伴有听觉神经通路的损伤,易见于不随意运动型。由于是由耳至脑的部分神经损伤,因此称之为中枢性听力障碍,应与儿童常见的由于感染所造成的传导性听力障碍相区别。中枢性听力障碍目前尚无有效方法修复损伤的神经,但应根据损伤的程度,尽早采取积极措施。

(四)言语障碍

部分脑瘫患儿控制语言和发音的肌肉受累,出现语言交流困难,表现为语言发育迟缓、构音不清、发音困难、不能成句说话、不能正确表达甚至完全失语。有 1/3～2/3 的脑瘫患儿存在不同程度的言语障碍,包括发音障碍、共鸣障碍及发音迟缓等。

(五)癫痫或惊厥

癫痫在脑瘫患儿中比较常见,大约 50% 的脑瘫患儿容易发生惊厥,有的发生新生儿惊厥,有的只是在儿童时期发生一两次而无严重的惊厥。发作时表现可为全身性阵挛、部分发作和继发性大发作。发作时一般以意识丧失和全身抽搐为特征,表现为上睑抬起、眼球上翻、口吐白沫、呼吸增快及大小便失禁等。

(六)心理行为异常

脑瘫患儿可以出现行为异常,如自残行为、暴力倾向、睡眠障碍、性格异常等。脑瘫患儿对社会、家庭的适应性低于正常儿童,心理适应力低。体质的安定度、个人的安定度低于正常儿童,呈现性格的不安定倾向及发展的不平衡特征。因此,要注意观察脑瘫患儿的行为,采取有效措施预防异常行为的发生,同时要积极矫治,避免症状加重。

(七)学习困难

大约一半脑瘫患儿伴有轻度或中度学习困难,他们的智商一般低于 70。有的脑瘫患儿看似没有大的问题,但可能存在阅读困难或计算困难。有的患儿阅读和计算非常好,但却难以建立形状的概念,从而画图画的能力极差。严重的学习困难,更使脑瘫患儿对于走路、说话、活动等学习十分缓慢。

(八)生活功能障碍

由于运动发育落后和感觉障碍,导致患儿日常生活活动能力降低,如吞咽咀嚼困难、流涎、易受伤、缺乏自理能力等。

（九）智力障碍

以痉挛型脑瘫患儿多见，不随意运动型患儿多数智力正常。

（十）其他

脑瘫患儿因肌张力增高可伴有进食困难和排泄困难，同时，免疫力降低，易发生呼吸系统、消化系统等疾病。

四、康复评定

（一）整体发育水平的评定

常采用适合患儿年龄阶段的发育量表，如贝利婴幼儿发育量表、丹佛发育筛查测验、儿童社会适应量表等，用以判断患儿发育损害的范围和程度，确定是否存在智力低下、语言障碍和交往障碍等伴随障碍。同时也要了解患儿家属对疾病的知识和对治疗的要求和希望，以判断其对治疗的依从性和参与性。

（二）运动功能评定

（1）运动功能发育评定：如 Peabody 运动发育量表和脑瘫儿童粗大运动功能评估。

（2）异常姿势和运动模式的评定：如观察仰卧位、俯卧位、坐位、跪立位及立位行走的姿势和运动模式等。

（3）肌力评定：常用的肌力测定方法有徒手肌力检查（manual muscle test，MMT）、简单器械的肌力测试、等速肌力测试。

（4）肌张力评定：常用修订的 Ashworth 痉挛评定量表对肌张力进行评定。

（5）关节活动度（range of motion，ROM）评定：可选用不同的测量工具，如各种量角器、皮尺等，必要时也可用 X 线或摄像机拍摄后进行计算分析。临床上应用最普遍的是量角器。

（6）平衡与协调功能评定。

（7）步态分析。

五、康复治疗

脑瘫的康复是针对患儿存在的各种功能障碍进行全面的、多样化的康复治疗和护理，帮助患儿获得最大的运动、智力、语言和社会适应能力，以改善生活质量，适应家庭和社会生活。

（一）物理治疗

物理治疗（physical therapy，PT）包括运动疗法及物理因子疗法。

运动疗法是小儿脑瘫康复治疗广泛采用的康复治疗技术，如：关节活动技术的主动运动、主动助力运动和被动运动；关节松动技术；软组织牵伸技术；肌力训练技术的主动助力运动、主动运动、抗阻力运动；牵引技术；神经生理治疗技术中最常应用的是神经发育疗法（neuro development treatment，NDT）。上述各类技术中，最为广泛采用的是 NDT。我国于 20 世纪 80 年代初期最早引入的是治疗小年龄组脑瘫的诱导疗法（Vojta 疗法）以及被广泛应用的神经发育学疗法（Bobath 疗法）为主；Rood 技术、Brunnstrom 技术、本体感觉神经肌肉促进技术（proprioceptive neuromuscular facilitation，PNF）、TempleFay 技术、Domain 技术、运动再学习等被不同程度地应用。其他技术如强制性诱导疗法、减重步态训练、平衡功能训练等，以及借助于辅助器具的训练都有不同程度的开展。

（二）作业治疗（occupational therapy,OT）

1.保持正常姿势

按照儿童发育的规律，通过包括游戏在内的各种作业活动训练，保持患儿的正常姿势。

2.促进上肢功能的发育

通过应用各种玩具，以游戏的形式促进患儿正常的上肢运动模式和视觉协调能力；通过使用木棒、鼓棒、拔起插棒等方法，促进患儿手的抓握能力；矫正患儿拇指内收。

3.促进感觉、知觉运动功能的发育

进行感觉统合训练，对于扩大患儿感知觉运动的领域，促进表面感觉和深部感觉的发育，正确判断方向、距离、位置关系等都十分重要。

4.促进日常生活动作能力

作业疗法的最终目的是达到患儿的生活自理能力，如训练饮食动作时需要头的控制、手眼协调、手的功能、咀嚼、吞咽时相应部位的运动；训练更衣动作、洗漱动作、排泄动作、洗浴动作、书写动作等。

5.促进情绪的稳定和社会适应性

从婴幼儿起，调整其社会环境，通过游戏、集体活动来促进脑瘫患儿的社会性和情绪的稳定。

（三）言语治疗

言语治疗（speech therapy,ST）包括：①日常生活交流能力的训练；②进食训练；③构音障碍训练；④语言发育迟缓训练；⑤利用语言交流辅助器具进行交流的能力训练等。

（四）引导式教育

引导式教育又称Petō疗法。不同年龄的脑瘫患儿，尤其是3岁以上的脑瘫患儿和不随意运动型脑瘫患儿效果最好。

（五）其他疗法

其他疗法包括传统医学康复疗法、药物治疗、手术治疗、辅助器具及矫形器、水疗、马术治疗、多感官刺激、游戏及文体治疗、音乐治疗等。

六、家庭社区康复指导

脑瘫的康复是一个长期的过程，所需费用高、耗时长、给家庭和社会带来极大的负担，因此，加强宣教，积极预防具有重要意义。

（一）脑瘫的预防

结合母婴之间各种危险因素的联系，采取多种预防措施，告知家长预防脑瘫发生的知识和措施，从产前保健、围生期保健和出生后三个阶段进行预防，宣传优生优育，实行婚前保健，避免近亲结婚，阻断遗传病及先天缺陷；积极开展产前检查，防止感染性疾病发生；避免早产、低体重儿和巨大儿出生，预防窒息、颅内出血和核黄疸，出生后预防感染性疾病的发生，预防高热惊厥。

（二）早发现、早治疗

婴儿出生后应定期到医疗机构进行体格检查，特别是母亲孕期出现不正常情况，难产、早产、新生儿窒息等情况者更应密切观察，对脑瘫做出早期诊断，早期加以综合干预治疗，避免错过康复治疗的关键时期。

（三）指导家庭训练

家庭治疗是脑瘫康复的一个重要环节，患儿每天通过自身的日常生活动作的完成，来达到训练目的。因此,应教给家长、患儿日常生活活动训练的内容和方法,包括脑瘫患儿正确的卧床姿势、如何正确抱脑瘫患儿、脑瘫患儿进食体位等,避免过分保护,应采用鼓励性和游戏化的训练方式。帮助家长树立起良好的心态和坚定的信念,最终使患儿学会生活的基本技能,适应环境,回归家庭,回归社会。

(倪祥强)

第十五节　儿童孤独症

一、概述

孤独症又称自闭症,是一组终生性、固定性、具有异常行为特征的广泛性发育障碍性疾病,以儿童自幼开始的社会交往障碍、言语发育障碍、兴趣范围狭窄和刻板重复的行为方式为基本临床特征,称之为 Kanner 三联征。本病男童多见,未经特殊教育和治疗多数儿童预后不佳,通常表现为终身智力残疾状态,对儿童健康影响极大。

(一)流行病学

近几十年来,欧美各国在孤独症的流行病学方面做了大量工作,患病率报告不大一致,这可能与调查者诊断标准和调查不统一有关,但其患病率呈显著上升趋势却是相同的。到目前为止,我国还没有一个相关较为公认的全国范围内的流行病学调查。但有专家认为,由于我国人口基数大,估计全国约有 50 余万孤独症患儿,男女比例差异较大,一般为(4~7)∶1,但女性患儿症状往往较男性重,智力水平也较低。

(二)病因

造成孤独症的病因和发病机制尚未阐明,在多项研究和实验室中发现,至少可以认为该病是包括多种生物学原因和社会心理因素引起的广泛性发育障碍所致的异常精神行为综合征。对于孤独症病因学研究,认为该病主要涉及以下几方面原因:①遗传因素;②神经生化代谢因素;③感染与免疫学因素;④中枢神经系统器质性变化和生理功能失调因素;⑤家庭和社会心理学因素。

孤独症中有较高的癫痫患病率,发生率约占全部病例的 1/3,可在儿童早期或青春期发作,在青春期前发病约为 11%,大多发作不频繁。一般认为,24~36 个月内就开始干预治疗,其预后较 4 岁后治疗好。

二、临床表现

孤独症是一个与神经生物学有密切关系的疾病,而社会心理因素、父母亲的养育方式和态度对疾病的过程及表现的严重程度产生一定的影响。该病一般在生后 36 个月内起病。多数患儿早期表现在婴幼儿期,至 12~30 个月症状明显。少数患儿出生后的前 10 个月表现极轻或完全正常,12~30 个月症状明显,出现语言功能退化,本来已会表达的少数词汇消失,并呈现典型孤独表现。

孤独症的基本临床特征为 Kanner 三联征,即主要表现为语言、非语言交往、想象活动及社会交往有质的障碍,往往伴有刻板动作。以兴趣范围狭窄,强迫保持生活环境和方式为特征。

三、主要功能障碍

(一)社会互动障碍

社会互动障碍是孤独症的核心特征之一,即与他人缺乏感情联系,极端孤僻与外界隔离(自闭)。这种征象在婴儿期就表现出缺乏与他人眼与眼的对视,缺少面部表情,对人缺乏兴趣。母亲将其抱着喂奶时,他不会将身体与母亲贴近,不会望着母亲微笑。6～7个月还分不清亲人和陌生人,不会像正常小儿一样发出咿呀学语声,只是哭叫或显得特别安静。

有的患儿即使1～2岁发育正常或基本正常,但起病以后表现有饥饿、疼痛或不舒服时,不会到父母亲身边寻求食物或安抚,或只是拉着父母亲的手去取东西,而不会以言语或姿势来表达。不会伸开双臂要人抱,有的患儿甚至拒绝别人的拥抱,或当抱起他时表现为僵硬或全身松软。当父母离开或返回时没有依恋的表示。和父母易于分离,跟随陌生人也很少有胆怯不安的反应。对亲人呼唤他们的名字时常无反应,以致使人怀疑他们是否有听力问题。不与周围小朋友交往,更谈不上建立友谊,喜欢独自玩耍。

病情较轻的孤独症患儿社交障碍在2岁前不明显,5岁以后患儿与父母同胞之间建立起一定的感情,但患儿仍极少主动进行接触,在与伙伴的活动中常充当被动角色,缺乏主动兴趣。他们青春期后仍缺乏社交技能,不能建立恋爱关系或结婚。

(二)语言沟通障碍

孤独症患儿语言发育障碍十分常见和严重,也是最早容易引起父母注意的症状,常为孤独症患儿的首诊原因。

孤独症的语言障碍是一种质的全面的损害,具体表现:①患儿语言发育延迟或不发育。约一半孤独症患儿终生沉默,仅以手势或其他形式表达他们的要求,或极少情况下使用极有限的语言。②语言内容、形式的异常。不主动与人交谈,不会提出话题或维持话题,他们常常是自顾自地说话,毫不在意对方听不听,也不顾及周围的环境或者别人正在谈话的主题。③刻板重复的语言或模仿语言。可为反复模仿别人说过的话,亦可是患儿重复提类似的问题或要对方回答一样的话,或重复自造的话,并渴望维持这种刻板重复语言和重复简单游戏活动不变,有的患儿则表现出无原因的反复的尖叫、喊叫。④言语音调、节奏的障碍。语言缺乏声调,存在速度、节律、语调、重音等方面的问题,语言单调平淡或怪声怪调,缺乏抑扬顿挫,没有表情配合。⑤非语言性交流障碍。面部表情、手势或姿势语言缺乏,患儿很少用点头、摇头或摆手及其动作来表达其意愿,常以哭或尖叫表示他们的需要或不舒服。

(三)兴趣狭窄、坚持同一性和仪式性强迫性行为

1.对环境倾向于要求固定不变或不正常反应

表现为对日常生活常规变化的拒绝,有的患儿每天要吃同样的饭或菜,数年不变,每天固定的排便时间、地点或便器,出门一定要走某条路线,若变动则表现为烦躁不安,吵闹或拒绝。

2.兴趣狭窄和游戏方式奇特

表现为对某些物件或活动的特殊迷恋,患儿常对一般儿童所喜欢的玩具或游戏缺乏兴趣,尤其不会玩有想象力的游戏,而对某些特别的物件或活动表现为特别的兴趣和迷恋,比如圆的或可以旋转的物品,可达到着迷的程度。

3.刻板、重复的行为和特殊的动作姿势

表现为来回踱步、自身旋转、转圈走、重复地蹦跳,最常见的姿势是将手置于胸前凝视,这种

动作常在 1~2 岁时发生,随着年龄增长而减轻消失,还有扑打、摇动、敲击、撞击、旋转等动作,亦有破坏行为及自伤行为,如咬手、撞头、以拳击墙等,这些行为往往在患儿无事可做时出现,有时则在其兴奋、烦躁时频繁出现。

(四)感觉和动作障碍

大多数孤独症患儿存在对刺激感觉异常,包括对某些声音的反应特别迟钝,如一个突然的声响对于正常儿童会引起惊吓,而孤独症患儿则若无其事。在后面对他们讲话或呼叫他们时,他们似乎像聋人一样没有反应,但对某些刺激又会特别敏感,如当收音机或电视机播广告、天气预报时,音量即使放得很小,他们也会做出相应反应。有些患儿表现为对某些视觉图像恐惧;很多患儿不喜欢被人拥抱,触觉、痛觉异常也较常见。

(五)智能和认知障碍

约 3/4 的患儿智力落后,但这些患儿可以在某些方面有较强能力,20%智力正常,约 10%智力超常。多数患儿记忆力较好,尤其是在机械记忆方面有超常能力,如数字、人名、路线、车牌、年代和日期推算、速算的能力、音乐等。在应用操作、视觉空间技能、即时记忆的测验较优,而那些象征性、抽象思维和逻辑程序的测验上较差。

四、康复评定

(一)一般情况

了解患儿人际交往能力、语言交流及行为特点。对患儿的出生史、生长发育史、母孕期情况也应详细了解。既往有无中枢神经系统感染、外伤、中毒等病史,有无发育迟缓及家族中有无孤独症、认知缺陷、精神病等病史。

(二)身体及功能评估

对于语言发育较好又合作的患儿,可采取面对面交谈,但对幼儿或低功能患儿则采用直接观察或参与游戏以了解其与人的交往、合作,模仿情况、运动水平,有无刻板、重复的动作,奇特姿势、行为以及他们的兴趣和注意力等。对学龄期功能水平较高的患儿可选用韦氏儿童智力量表,对语言发育障碍者可选用瑞文推理测验、绘人测验、图片词汇测验,对学龄前或婴幼儿可用 Bayley 婴幼儿发育量表、Gesell 智力量表等,对儿童不合作者可用社会适应量表。

(三)孤独症评定量表

应用较广泛的儿童孤独症评定量表,有孤独症行为评定量表(autism behavior checklist,ABC)、儿童孤独症评定量表(childhood autism rating scale,CARS)、克氏孤独症行为量表(Clancyautism behavior rating scale,CBRS)等。

五、康复治疗

孤独症仍无根治的疗法,目前主要是依据学习原理和儿童发展原则,建立教育矫治的策略,在家长积极参与下,教育患儿学习适当的行为及消除不适当的行为。一般而言,药物治疗仅担任辅助性的角色。

(一)特殊教育和强化训练

特殊教育治疗是目前世界各国公认的孤独症的主要治疗方法之一。教育的目标重点应该以生活技能训练、语言训练、交往能力训练为主,教会他们掌握基本生活技能、语言技能、学习技能和有用的社交技能,其中注视和注意力的训练是最基本和最重要的,要及早进行。特殊教育和强化训练由家长、儿科医师、心理医师、特教老师、行为治疗师和语言治疗师共同完成,但应该以家庭为中心开展训练。因此,教给家长有关教育和训练知识特别重要,也可开办专门的日间训练机构开始训练。

(二)行为治疗

治疗重点应放在促进孤独症儿童的社会化和语言发育上,尽量减少那些干扰患儿功能和与学习不协调的病态行为,如刻板、自伤、侵犯性行为。一般采用在高度结构化的环境中进行特殊行为矫正。亦有学者发明了动画交流训练的方法,主要通过各种变换的图片与患儿交流。对患儿进行干预训练,包括声音、姿势、模仿等,从利用简单的图标到利用组成句子,促使患儿建立和改善社交方式。

(三)感觉统合治疗

感觉统合理论(sensoryin tegrative theory)是由 Ayres 首先提出,她认为只有通过感觉统合,神经系统的不同部分才能协调工作,使个体与环境接触顺利,并涉及脑功能发展,学习与学习障碍和治疗三部分,感觉统合治疗方法对孤独症儿童的动作协调性、注意力、情绪的稳定及触觉过分防御行为方面有改善。在语言词汇量和表达能力、与人交流方面也有不同程度的改进。Ayres 的感觉统合理论虽然有不完善之处,但它对儿童生理心理问题、学习及行为问题的治疗提供了一个新的治疗手段。

(四)药物治疗

目前药物治疗尚无法改变孤独症的病程,用药目的在于从某种程度上控制或改善某些行为症状,如减轻冲动、多动、破坏性行为,以便为教育训练提供条件。一般来说,多动、易怒在儿童早期较突出,到青少年期或成人期后变为少动与退缩;攻击、自伤在儿童晚期较突出;抑郁、强迫现象在青少年期和成人期较突出。使用的药物有抗精神病药、中枢神经兴奋剂、抗组织胺类药、抗抑郁制剂、锂盐和维生素等,但疗效均无定论。

六、家庭社区康复指导

孤独症的矫治、康复、重归社会是一个艰难复杂的过程,因此对孤独症患儿的教育培训必须持之以恒,循序渐进。

(一)教育训练中要特别注意父母所起的作用

在教育训练中父母不仅作为教师和训练人员出现,而且作为一个"人",通过训练使孤独症患儿对父母对人感兴趣,并且学会交往技能和技巧,以及不同的交往方式。患儿不宜长期住院,有条件可让其父母与患儿同时住院,目的在于让父母学会训练的方法。以家庭为中心的早期训练教育应是孤独症患儿训练的首推方案。

(二)对家长的教育

家长得知患儿有孤独症后,会出现焦虑、恐慌和内疚等不健康情绪,将会给患儿的治疗带来严重困难,所以要给家长讲述孤独症患儿的主要问题是什么,并说明孤独症的病因至今仍不明确,与家庭环境和养育方式无关,消除内疚情况,如能早期进行有计划的医疗和矫治教育,并能长期坚持,可取得一定治疗效果,从而使家长由消极、被动转为积极主动参与。

(三)合理使用药物治疗

选择药物时必须掌握好剂量,由小剂量开始,缓慢加量,要注意所选药物的适应证、禁忌证和不良反应。

（四）正确对待孤独症预后

孤独症预后的好坏与病情、婴幼儿时期语言发育状况、智商高低、病因及训练教育状况等有关。大约 2/3 的孤独症预后较差，相关研究认为，仅 10％可上班工作，40％可在指导下工作，50％需要养护。孤独症由于存在明显的社会适应不良，需要长期照管。因其没有独立社交能力，不能学会任何独立的生存本领，无法独立生活。在 5 岁以前已发展了功能性语言者，预后较好，孤独症中高功能患儿多在最初 1～2 年发育正常或基本正常，仍保持简单的认知和语言交流功能，与父母和周围人也保持一定的情感联系，无癫痫发作脑部器质性病变，以后出现的孤独症表现也较轻；而低功能患儿则反之。重度病例中大约有半数在青春期症状恶化，表现为活动过度，攻击、自伤、伤人或行为刻板，仪式性或行为不可预测性，继之失去言语技能及缓慢的智力倒退，女童较男童更易恶化。

（倪祥强）

参考文献

[1] 吕明.推拿手法学[M].北京:中国医药科学技术出版社,2020.

[2] 李瑛.针灸推拿实训教程[M].北京:中国中医药出版社,2020.

[3] 杜革术.实用针灸推拿康复学[M].济南:山东大学出版社,2021.

[4] 李海.常见骨伤科疾病中医针灸推拿诊治辑要[M].北京:中国纺织出版社,2019.

[5] 许桂青.临床针灸与推拿实践[M].哈尔滨:黑龙江科学技术出版社,2020.

[6] 王华兰,张世卿.中国儿科推拿[M].郑州:河南科学技术出版社,2019.

[7] 牟成林,沈向楠,朱学亮,等.实用骨病针灸推拿康复技术[M].北京:科学技术文献出版社,2021.

[8] 王艳君,王鹏琴,龚利.针灸推拿康复学[M].北京:中国中医药出版社,2020.

[9] 崔姗姗.中医门径 中医基础通识[M].郑州:河南科学技术出版社,2021.

[10] 臧志伟.现代针灸与推拿[M].长春:吉林科学技术出版社,2019.

[11] 乔巧.现代临床针灸推拿精要[M].长春:吉林科学技术出版社,2020.

[12] 魏立新,佟晓英,赵长龙.中医针灸临证经验及特色疗法[M].北京:北京科学技术出版社,2021.

[13] 刘世伟.实用针灸与推拿[M].上海:上海交通大学出版社,2019.

[14] 李慧梅.传统中医针灸推拿与康复[M].天津:天津科学技术出版社,2020.

[15] 周素贞.现代疾病中医特色诊疗学[M].开封:河南大学出版社,2021.

[16] 聂兆伟.中医临床诊治与针灸推拿[M].长春:吉林大学出版社,2019.

[17] 李西亮.现代针灸与推拿临床治疗学[M].哈尔滨:黑龙江科学技术出版社,2020.

[18] 王红民.经络诊察与推拿临床思维训练[M].北京:中国中医药出版社,2021.

[19] 何光.现代针灸推拿技术与临床[M].上海:上海交通大学出版社,2019.

[20] 张燕.中医疾病诊断与针灸推拿治疗学[M].天津:天津科学技术出版社,2020.

[21] 孙涛.推拿手法[M].北京:中国劳动社会保障出版社,2021.

[22] 徐晓丽.精编针灸推拿治疗学[M].长春:吉林科学技术出版社,2019.

[23] 曹伟.现代针灸推拿与康复治疗学[M].哈尔滨:黑龙江科学技术出版社,2020.

[24] 王健,王耀智.新编中国现代推拿[M].上海:上海交通大学出版社,2021.

[25] 孙绍峰.中医针灸推拿治疗学[M].长春:吉林科学技术出版社,2019.

［26］薛正海.针灸推拿学基础与临床应用［M］.南昌:江西科学技术出版社,2020.

［27］宋柏林,于天源.推拿治疗学［M］.北京:人民卫生出版社,2021.

［28］韩乐鹏.针灸推拿学现代研究进展［M］.长春:吉林科学技术出版社,2019.

［29］孔庆雪.常见病推拿与针灸治疗［M］.长春:吉林科学技术出版社,2020.

［30］杜培学.临床常见病针灸推拿与康复治疗［M］.上海:上海交通大学出版社,2018.

［31］王华兰.推拿技能实训教程［M］.郑州:河南科学技术出版社,2020.

［32］高雁鸿.当代针灸推拿临床实践技术［M］.北京:科学技术文献出版社,2019.

［33］马铁明,王艳.临床常见疾病针灸推拿与康复手册［M］.沈阳:辽宁科学技术出版社,2018.

［34］刘智斌,陆萍.推拿手法学［M］.上海:上海科学技术出版社,2019.

［35］徐建波.临床针灸推拿临证精要［M］.西安:西安交通大学出版社,2018.

［36］郭静,周康艳,卢晋,等.以经络传变为要洞察经络病机［J］.中国中医基础医学杂志,2020,26(1):15-16.

［37］吴娇娟,纪智,梁靖蓉,等.针刺单式补泻手法探微［J］.中国针灸,2019,39(11):1187-1190.

［38］王学军,陈志明.温针灸治疗周围性急性面瘫的临床观察［J］.时珍国医国药,2019,30(11):2695-2696.

［39］刘庆军.温针灸治疗虚寒型膝骨关节炎的效果研究及方法创新［J］.介入放射学杂志,2020,29(1):119.

［40］廖柏丹,柳元娥,彭志谋,等.艾灸神阙配合温针灸关元、三阴交治疗原发性痛经疗效观察［J］.中国针灸,2019,39(4):367-370,376.